读经典学名方系列

肝胆病名方

主　编　华何与　高日阳

副主编　梁荣能（中国香港）
　　　　胡永祥（中国香港）

编　委　（按姓氏笔画排序）
　　　　文小敏　华丹一　张红栓
　　　　杨运高　汪自强　袁立霞

中国医药科技出版社

内 容 提 要

本书是丛书之一，以病证名为纲，以方剂为目，择取了历代中医典籍和近现代名医经用有效的肝胆病名方，并详细介绍每首方剂的名称、来源、组成、用法、功效、主治、方解、配伍特点及临床运用。方从法出，法从证出，方证相应，体现了中医辨证论治特色。本书适合临床医务工作者、医学生及患者家属参考使用。

图书在版编目（CIP）数据

肝胆病名方/华何与，高日阳主编. —北京：中国医药科技出版社，2013.9
（读经典学名方系列）
ISBN 978 - 7 - 5067 - 6162 - 8

Ⅰ.①肝… Ⅱ.①华… ②高… Ⅲ.①肝疾病 - 验方 ②胆道疾病 - 验方
Ⅳ.①R289.5

中国版本图书馆 CIP 数据核字（2013）第 090558 号

美术编辑 陈君杞
版式设计 郭小平

出版 中国医药科技出版社
地址 北京市海淀区文慧园北路甲 22 号
邮编 100082
电话 发行：010 - 62227427 邮购：010 - 62236938
网址 www.cmstp.com
规格 710 × 1020mm $\frac{1}{16}$
印张 25 ½
字数 348 千字
版次 2013 年 9 月第 1 版
印次 2015 年 5 月第 2 次印刷
印刷 三河市汇鑫印务有限公司
经销 全国各地新华书店
书号 ISBN 978 - 7 - 5067 - 6162 - 8
定价 **49.00 元**
本社图书如存在印装质量问题请与本社联系调换

《读经典学名方系列》

总编委会

出版者的话

中华医学源远流长，博大精深，是中华民族优秀传统文化的代表，是国家非物质文化遗产保护的重要内容，但随着全球经济一体化的推进，中华传统医药面临着边缘化的危险，中医药的保护、传承和发展工作迫在眉睫，应当引起我们的关注和重视。

方剂是中医重要的治疗手段，亦是中医文化的基础和核心内容之一。中医经方的产生可以追溯到商代的初期，由西汉刘向等整理并著录于《汉书艺文志》的《汤液经法》相传为伊尹所作，东汉张仲景在此基础上作《伤寒杂病论》，之后《千金要方》、《外台秘要方》、《太平圣惠方》等世代传承，人们创制总结出了大量的临床经用有效的方剂。这些方剂，经过历代学者们不断地充实和发展，已成为中医学中取之不尽的宝库，有效地指导着人们的临床。尤其是许多经典方剂，更以其科学的组方、合理的配伍、可靠的疗效而经久不衰，至今仍被作为指导临床组方的基础和处方的依据。本丛书收集的名方，即是中医经方的延续，有着重要的实用价值。我们从这些方剂中，筛选出临证各科名方，这些医方出自历代著名医家和经典医籍，同时广泛用于古今中医的临床实践中，具有较高的历史文化价值和很强的实用性。

本丛书以现代临床常见病为依据，本着符合现实、方便查阅的原则，参考现代中医学、西医学对疾病的命名和分类进行分册，分为呼吸病名方、养生名方、心系病名方、脾胃病名方、肝胆病名方、肾病名方、脑病名方、糖尿病名方、风湿病名方、妇科病名方、男科病名方、儿科病名方共12个分册，供不同专业的医务工作者及广大中医爱好者阅读和研究使用。

需要说明的是，中医讲究同病异治、异病同治的辨证论治原则，一方常常可以多用，在每一个方剂的【临床应用】部分，大部分都有提示和说明。希望读者在阅读本书和临床实践应用时，能够根据情况充分理解方剂的用法，达到灵活运用的目的。

先将本丛书的编辑特点和编写体例作统一说明：

1. 选方以古方为主，现代方为辅。从古籍中选取的方剂占60%～70%，从现代文献中选取的方剂占30%~40%。近现代名方主要选择一些已经公开的传统老字号配方、民国时期的名老中医和国家级名老中医的验方。

2. 对方剂的介绍较为完整。介绍了每首方的名称、来源、组成、功效、主治、方解、临床应用等知识，有利于全面把握每首医方的特征。

3. 突出方剂的临床实用性。在每首方的临床应用部分，归纳出用方要点，及历代医家应用该方的经验，可以使读者在学习的基础上能尽快将该方运用于临床。

4. 同一病证下的方剂排序，主要依所出文献的年代顺序排列。现代方剂排序也是主要按照作者所处年代排序。

本丛书执行总主编高日阳教授和中国医药科技出版社范志霞主任一起负责丛书的设计规划和组织工作，并负责丛书资料补充和统稿定稿工作。分册主编承担各分册的组织落实工作，并负责分册的资料收集、撰稿和审定稿工作。

我们本着严谨认真的态度编辑本套丛书，但由于水平所限，思虑不周，引证和解释或欠详尽，敬请读者批评指正。

中国医药科技出版社

2013年5月

编写说明

"方剂"俗称药方或处方，是中医药学辨证论治医疗体系的重要组成部分，它是中医理法方药的核心环节，上承中医理论、治则治法，下接临床诊病选药。每一首方剂的制定，都反映着辨证论治水平的高低和医疗技艺的优劣，关系着每个病人的安危。因此，方剂一直为古今医家所重视，留下大量经方、验方和时方。肝胆疾病是指肝脏和胆囊发生了病理变化的疾病。肝脏几乎参与了人体内的一切代谢过程，如分泌、排泄、解毒以及各种物质代谢等；胆囊是浓缩、储存和排出胆汁的器官，亦参与消化、代谢过程。当肝胆出现病理改变时，体内消化和物质代谢作用就会受到影响。肝胆疾病在临床上常表现为黄疸、胁痛、腹部肿块及腹水等症状。中医药在肝胆疾病的防治方面具有传统的优势，在长期的医疗实践中积累了丰富的治疗经验，并形成了众多有效的方剂。这些经方、验方、时方是我国中医药学伟大宝库中的巨大财富之一。认真继承古今中医药名家的学术思想、辨证规律、用药特色、临床经验，是每一位中医药工作者义不容辞的责任，也是一项光荣的历史使命。

本书以病为纲，以方为目，针对常见的肝胆疾病如病毒性肝炎、肝硬化、非酒精性脂肪肝、酒精性肝病（酒精性脂肪肝、酒精性肝炎、酒精性肝硬化）、原发性肝癌、肝脓肿、胆囊炎、胆石症等疾病，收集了古代名家、当代名老中医、现代名家验之有效的 260 余首方剂。每个方剂介绍时包括来源、组成、用法、功用、主治、方解、临床应用（用方要点、随症加减、医家应用经验）、注意事项。本书内容全面，深入浅出，强调知识性与实用性并重。其编写宗旨是融汇古今，理法并重，方药贯通，重点突出。

以铜为鉴，可以正衣冠；以古为鉴，可以知兴替；希望读者能通过阅读本书得到肝胆病临证治疗的启迪和借鉴。本书适用于掌握了一定中医药知识的临床医师及肝胆病患者，希望本书成为您的朋友。由于篇幅与时间有限，本书涉及的肝胆病种类不够全面，参考的众多书目未能全部一一列出，书中的缺点和错误亦在所难免，恳请读者批评指正，希望各位读者在使用过程中提出宝贵意见，以便今后进一步修改、提高、完善。

编　者
2013 年 5 月

目　　录

第一章　病毒性肝炎

第二章　肝硬化

第三章　非酒精性脂肪肝

第四章　酒精性肝病

第五章　原发性肝癌

第六章　肝 脓 肿

第七章　胆 囊 炎

第八章　胆　石　症

第一章　病毒性肝炎

病毒性肝炎是由肝炎病毒引起的，以损害肝脏为主的感染性疾病。该病具有传染性强、流行面广、发病率高等特点。主要分为5种，其中甲型、戊型主要表现为急性肝炎，乙型、丙型、丁型主要表现为慢性肝炎。我国是肝炎大国，现患者约3000万，其中60%以上为慢性。临床分型为急性肝炎、慢性肝炎、重型肝炎、淤胆型肝炎。急性病毒性肝炎是感受肝炎病毒（多为甲型和戊型肝炎病毒），具有起病急，以畏寒、发热、纳差、恶心、呕吐等黄疸前期症状，血清谷丙转氨酶显著升高为特点的肝脏急性炎症病变，根据黄疸的有无又分为急性黄疸型肝炎和急性无黄疸型肝炎。慢性病毒性肝炎是感染肝炎病毒，肝脏出现慢性、反复的炎症损害，临床上以疲乏、恶心、食欲减退、肝区不适、肝脏肿大、肝功能异常等为主要表现，部分病例出现黄疸的消化系统疾病。慢性肝炎迁延不愈，往往容易向肝纤维化、肝硬化甚至肝癌发展。

中医将病毒性肝炎归属于"黄疸"、"胁痛"，其中急性病毒性肝炎多归属于"阳黄"、"肝热病"、"肝瘅"，慢性病毒性肝炎归属于"阴黄"、"肝著"，重型肝炎归属于"肝瘟"、"急黄"，淤胆型肝炎多归属于"黄疸"。中医学认为病毒性肝炎的病因有内因和外因两个方面。外因多为感受湿热或时邪疫毒，内因则与正气亏虚有关，二者相互关联，互为因果。

西医治疗方法包括抗病毒治疗、保护肝功能、调节免疫功能、对症治疗等。

中医主要采取辨证治疗。①急性病毒性肝炎的辨证治疗：一般分为热重于湿、湿重于热、肝郁气滞等证型。热重于湿型临床表现为身目俱黄，色泽鲜明，发热口渴，或见心中懊恼，腹部胀满，口干欲饮，口苦，恶心欲吐，小便短赤，大便秘结，舌苔黄腻，脉弦数等症状，治疗以清热利湿为主；湿重于热型临床表现为身目俱黄，头身困重，胸脘痞闷，食欲减退，口干不欲饮，厌油纳呆，恶心呕吐，腹胀或大便溏垢，舌苔厚腻微黄，脉弦滑或濡缓等症，治疗以利湿清热为主；肝郁气滞型临床表现为神疲乏力，胁肋胀痛，胸闷不适，情志抑郁，不思饮食，口苦喜呕，腹胀便溏，脉弦滑，舌苔白腻等症，治疗以疏肝解郁为主。②慢性病毒性肝炎的辨证治疗：一般分为肝胆湿热、肝郁脾虚、瘀血阻络、肝肾阴虚、脾肾阳虚等证型。肝胆湿热型临床表现为胁肋胀痛，胸脘痞满，恶心厌油，纳呆，或见身目黄染，大便黏滞不爽，小便黄，舌苔厚腻或黄，脉弦滑或滑数等症状，治疗以利湿清热解毒为主；肝郁脾虚型临床表现为胁肋窜痛，情志抑郁易怒，神疲乏力，脘腹胀满，食少便溏，舌体淡胖有齿痕，舌苔白，脉弦细或弦滑等症，治疗以疏肝健脾为主；瘀血阻络型临床表现为面色晦暗，右胁刺痛，肝脾肿大，或见肝掌、蜘蛛痣，腹部青筋暴露，舌质暗或有瘀斑等症，治疗以活血化瘀为主；肝肾阴虚型临床表现为右胁刺痛，耳鸣健忘，失眠多梦，五心烦热，腰膝酸软，女子经少，舌质红少苔，脉细或弦细等症，治疗以滋补肝肾为主；脾肾阳虚型临床表现为面色无华，神倦嗜睡，畏寒肢冷，下肢浮肿，舌苔白，脉沉细等症，治疗以温肾扶阳、健脾益气为主。③重型肝炎的辨证治疗：一般分为湿热毒蕴、毒入营血、疫毒内闭、血热妄行等证型，治疗以清热解毒化湿、清热解毒凉血、开窍醒神、凉血止血等，配合西医急救措施，采取多途径给药，如口服、静脉滴注、肌肉注射、灌肠、外敷等。

茵陈蒿汤

【来源】《伤寒论》

【组成】茵陈蒿六两（18克）　栀子（擘）十四枚（9克）　大黄（去皮）二两（6克）

【用法】上三味，以水一斗二升，先煮茵陈，减六升，内二味，煮取三升，去滓，分三服（现代用法：每日一剂，水煎煮，分早晚两次温服）。

【功用】清热，利湿，退黄。

【主治】病毒性肝炎，黄疸之湿热蕴结证。症见一身面目俱黄，黄色鲜明如橘子色，但头汗出，身无汗，小便不利，腹微满，口渴，舌苔黄腻，脉沉实或滑数。

【方解】方中重用茵陈蒿，为君药，苦泄下降，功专除湿清热退黄；臣以栀子苦寒，泻火除烦，清热利湿，使湿热从小便而去；佐以少量大黄，通泄瘀热，且利湿热从小便而出。三药配伍，苦泄下降，清热利湿，使邪有去路，则黄疸自退。

【临床应用】

1. **用方要点** 本方为清热祛湿之剂，遇黄疸辨证为阳黄热重于湿者，用之疗效较佳。现代药理研究证实，茵陈蒿汤具有保肝、降酶、降低血清胆红素、利胆、去脂、解毒、解热镇痛、利尿泻下等作用。该方治疗急性黄疸性肝炎具有疗效佳、显效快、肝功能恢复迅速特点。西医学的各种原因导致的肝炎、高胆红素血症、肝硬化、肝癌术后、胆石症、胆系感染及胆绞痛等多种肝胆疾病，属湿热发黄证者均可选用本方治疗。

2. **随症加减** 若小便黄赤短涩甚者，可加车前子、泽泻、碧玉散以清热利湿；若大便秘结，可重用大黄以泻热通便；若大便较溏，可去大黄加黄连；若脘腹胀满较甚，可加制香附、广郁金、山楂炭、鸡内金以行气活血，消导积滞。

3. **历代医家应用经验** 本方出自汉代医家张仲景的《伤寒杂病论》，为治疗湿热黄疸的第一要方。《伤寒杂病论》包括《伤寒论》与《金匮要略》。《伤寒论》中用此方治疗瘀热发黄，《金匮要略》中用此方治疗谷疸。名老中医何任认为黄疸虽分多种，总在首先分辨阴阳。阳黄多由瘀热，系胃腑湿热熏蒸，胆汁泄越，其黄如橘皮，其治在胃，主方即茵陈蒿汤。根据文献报道，下列肝胆疾病可用本方化裁治疗：

（1）病毒性肝炎伴高胆红素血症。在护肝降酶治疗的基础上用茵陈蒿汤加金钱草、柴胡、赤芍、白术、茯苓、泽泻、黄芩、金银花、丹皮等药。用茵陈蒿汤加减治疗淤胆型肝炎，胁痛热甚者加黄芩、金银花藤；阳虚而寒者加制附子、干姜。

（2）重症肝炎。茵陈蒿汤加赤芍、茜草、茯苓等药。

（3）婴儿肝炎综合征。用茵陈蒿汤加黄芩、黄柏、龙胆草等药，同时配合西药保肝及营养支持治疗。

（4）脂肪肝。茵陈蒿汤加生山楂、陈皮、泽泻等。

（5）肝硬化。用茵陈蒿汤加三棱、莪术、丹参、赤芍、郁金、虎杖、泽兰、金钱草等活血化瘀之品。

（6）肝癌术后黄疸。茵陈蒿汤加柴胡、赤芍、广金钱草等药。

（7）原发性肝癌经导管肝动脉栓塞化疗后发热。在以茵陈蒿汤为核心的基础方（茵陈30克，栀子15克，大黄15克，党参15克，白术15克，法半夏12克，石菖蒲15克，鸡骨草30克）上随症加减：热甚者，加溪黄草、蒲公英、黄芩；湿重者，加车前子、滑石、白蔻仁；气虚甚者，加黄芪、淮山药；阴虚甚者，加元参、生地、沙参；夹瘀血者，加乳香、没药、桃仁、红花。

（8）药物中毒性肝损害。用茵陈蒿汤加白术、茯苓、柴胡等药。

（9）慢性胆囊炎。用茵陈蒿汤加柴胡、黄芩、川楝子等药或合柴胡疏肝散加减治疗。

（10）胆石症。在以茵陈蒿汤为核心的基础方（茵陈20克，山栀子15克，大黄10克，金钱草30克，海金沙15克，陈皮30克，川楝子10克，白芍15克，枳壳10克，甘草6克）上随症加减：气虚加白术、黄芪；气郁加柴胡、香附；血瘀加姜黄、郁金；湿热加龙胆草、蒲公英；食滞加山楂、麦芽；阴虚加生地黄、乌梅；疼痛剧烈重用白芍、甘草。

（11）急性重症胆管炎。用茵陈蒿汤加穿心莲、溪黄草等。

（12）胆绞痛。以茵陈蒿汤为核心组方（茵陈蒿、大黄、栀子、金钱草、柴胡、虎杖等），将煎煮出的药液加入药物透皮促进剂，制成乳膏剂贴敷患者胆囊区止痛。

【注意事项】运用本方，当根据湿热的程度，适当用苦寒药，以免热虽已清，湿郁不去，甚则损伤脾阳，变为阴黄。对于阴黄，则绝对禁用本方。黄疸乃湿热所致，由于湿热郁结在里，肠胃之气壅滞不利，临证中其大便性状可有不同表现，既可见大便不畅或秘结，亦可见大便溏垢不爽，因此，对方中是否一定要用大黄颇有争议。从张仲景原著精神来看，大黄在该方中的作用主要在于清泄湿热，而不在于通腑。故对大黄的应用，不可视大便溏而不爽舍弃不用，在用量上则可根据大便的溏秘之不同而灵活变通。

麻黄连轺赤小豆汤

【来源】《伤寒论》

【组成】麻黄（去节）二两（10克）　连轺（连翘）二两（10克）　杏仁（去皮尖）四十个（9克）　赤小豆一升（30克）　大枣（擘）十二枚（4枚）　生梓白皮（可用桑白皮、茵陈蒿代替）一升（30克）　生姜（切）二两（10克）　甘草（炙）二两（10克）

【用法】上八味，以潦水（雨水）一斗，先煮麻黄再沸，去上沫，内诸药，煮取三升，去滓，分温三服，半日服尽。（现代用法：每日一剂，水煎

煮，分早晚两次温服）

【功用】清热利湿，解表散邪。

【主治】病毒性肝炎，黄疸之湿热兼表证。症见发热恶寒，无汗身痒，心烦懊恼，身目发黄，黄色鲜明如橘子色，小便不利而色黄，舌苔黄腻，脉浮数或浮紧有力。

【方解】方中麻黄、杏仁、生姜辛散表邪，三味相配既能发汗又能开提肺气以利水湿；连翘、赤小豆、生梓白皮，辛凉而苦，清热利湿，生梓白皮为梓树的韧皮部，药房多不备，可代以桑白皮；陈修园云，若无梓白皮，可以茵陈代之；甘草、大枣调和脾胃。方用潦水煎药，盖雨水味薄，不助湿热之邪，现多用普通水代之。诸药协同，表里宣通，湿热泄越，则黄退身和。

【临床应用】

1. **用方要点**　本方临床应用以发热，恶寒，无汗，身目发黄，如橘子色，小便不利而色黄为辨证要点。多用于治疗急性黄疸初起，兼有表证者，或黄疸病程中新感外邪而出现表证者。湿热发黄的早期。现代药理研究表明，麻黄连翘赤小豆汤具有发汗，解热，止咳，平喘，利尿，解毒等作用。方中麻黄含麻黄碱，伪麻黄碱及麻黄挥发油等成分。麻黄碱有拟肾上腺素作用及兴奋中枢作用，可使心率加快，血管收缩血压升高，促进汗液和唾液分泌，缓解支气管平滑肌痉挛作用。伪麻黄碱有利尿作用。连翘挥发油能促进发汗，其所含有效成分具有抗炎、抗菌、强心、利尿、抗肝损伤等作用。该方目前用于肝炎初起，急性肾炎和各种皮肤病的治疗。

2. **随症加减**　表邪重者，麻黄量可稍重；然一旦汗出表解之后，就应减量或去除。湿热甚者，重用赤小豆、连翘等。此外还须随症化裁，水湿甚加茯苓、猪苓、泽泻、车前子；小便不利者，加滑石、白茅根；黄疸重者，合茵陈蒿汤或加大黄、赤芍、丹皮活血退黄；恶心呕吐加半夏、生姜、竹茹、代赭石；肌肤瘙痒者加防风、地肤子、白鲜皮、蝉蜕、乌梢蛇等。

3. **历代医家应用经验**　本方出自汉代张仲景《伤寒论》一书，原书用此方治疗风寒束表，湿热内蕴的黄疸病。本方广泛用于消化、泌尿、神经、循环、呼吸、传染病等各系统疾病中，其中以黄疸型肝炎、小儿肾炎最为常用。黄疸型肝炎证属湿热内蕴兼表邪者常用之。黄疸型肝炎证属湿热内蕴兼表邪未解，适用麻黄连翘赤小豆汤治疗。据报道，经病案统计得出本方的临床多见症状是发热、恶寒、水肿、发黄（色鲜明）、食少、尿短赤。根据文献报道，下

列肝胆疾病可用本方化裁治疗:

（1）急性病毒性肝炎。本方中茵陈蒿易生梓白皮，加车前草、泽泻、茯苓、猪苓、滑石以加强清热祛湿；加枳实、大腹皮以行气利湿。

（2）急性胆囊炎。本方中茵陈蒿易生梓白皮，加柴胡、金钱草疏肝利胆。

【注意事项】 用本方解表后，当用其他方继续治疗黄疸。药后应该保温发汗，方可有效。

栀子柏皮汤

【来源】《伤寒论》

【组成】 肥栀子（擘）十五个（10克）　甘草（炙）一两（3克）　黄柏二两（6克）

【用法】 上三味，以水四升，煮取一升半，去滓，分温再服。（现代用法：每日一剂，水煎煮，分早晚两次温服）

【功用】 清热利湿退黄。

【主治】 病毒性肝炎，黄疸之湿热轻证。症见身目发黄，黄色鲜明，发热口渴较重，心烦懊憹，头汗出，身无汗，小便不利，舌红苔黄，脉数有力。

【方解】 方中栀子为主药，性味苦寒，能清泄三焦之热，通利水道，并因其性滑利而有通腑功能，然剂量较小，且不配大黄，故泻下力不强。黄柏苦寒，善清下焦湿热。甘草甘温和中，且防栀、柏苦寒伤胃。三药相配，清热利湿，轻剂去实。

【临床应用】

1. **用方要点** 本方临床应用以身目俱黄，黄色鲜明如橘子色，发热，无汗或汗出不畅，小便不利而色黄、舌红苔黄或黄腻为辨证要点。现代药理研究证实，栀子柏皮汤中栀子体外实验有广谱抗菌作用，其水浸膏、醇浸膏，均有降血胆红素和促进胆汁分泌的利胆作用。黄柏含有小檗碱，少量棕榈碱、黄柏酮、黄柏内脂、甾醇类化合物等，抗菌谱很广，对痢疾杆菌、伤寒杆菌、大肠、绿脓、白喉、百日咳、结核杆菌、均有抑制作用、对钩端螺旋体、阿米巴原虫、各型流感病毒、皮肤真菌等均有抑制作用。药理研究还表明对血小板有保护作用，使其不易破碎，此外尚有利尿作用，甘草具有利尿作用，可使尿量增加，并能增强肝脏功能而有明显的解毒作用。西医学的传染性肝炎，钩端螺旋体病，胆囊炎，泌尿系感染，急性结膜炎等出现以黄疸为主症的疾病，病机属湿热内郁，热重于湿者均可选用本方治疗。

2. **随症加减** 本方合茵陈蒿汤加黄芩、黄连可用于重症肝炎、新生儿溶血性黄疸。本方加茵陈、茜草、郁金等可治钩端螺旋体病发黄。

3. **历代医家应用经验** 本方出自汉代医家张仲景的《伤寒杂病论》中的《伤寒论》一书，原书用此方治疗湿热郁蒸，热大于湿之黄疸轻证。历代医家对本方应用广泛。如清代医家吴鞠通运用本方治疗阳明温病，不甚渴，腹不满，无汗，小便不利，心中懊恼，必发黄。近代有医家用本方加茵陈、郁金治疗传染性肝炎，获得显著效果，且有很好的预防作用。在肝炎流行地区的患者中，只要出现食欲不振，精神疲乏，胸胁不畅，四肢无力，头晕等前驱症状时，即使未出现黄疸，预服本方有较好的预防作用。但栀子必须生用。还有医家将本方加减制成"茵栀黄注射液"，有较好疗效而应用较广。名医郝万山认为此方多用于治疗湿热发黄，热重于湿，而中气有不足者。当在用茵陈蒿治疗过程中，湿热未尽，黄疸未退，而病人中气已有不足，症见大便稀溏，日行 2~3 次以上者，在此方中加茵陈蒿、板蓝根、郁金、柴胡等。根据文献报道，下列肝胆疾病可用本方化裁治疗：

（1）急性病毒性肝炎。本方合当归、猪苓、茯苓、生麦芽、茵陈、郁金。本方不仅有治疗作用，亦有很好的预防效果。

（2）肝硬化。早期肝硬化可用此方加茵陈蒿、桃仁。

（3）其他原因所致的黄疸。钩端螺旋体病发黄，可用本方加茵陈、茜草、郁金等治疗。

【注意事项】黄疸初起兼表者，阳黄湿重热轻者不适合用。

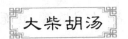

大柴胡汤

【来源】《伤寒论》

【组成】柴胡半斤（15克）　黄芩三两（9克）　芍药三两（9克）　法半夏半升（9克）　生姜（切）五两（15克）　枳实（炙）四枚（9克）　大枣（擘）十二枚　大黄二两（6克）

【用法】上八味，以水一斗二升，煮取六升，去滓，再煮，温服一升，日三服。（现代用法：每日一剂，水煎煮，分早晚两次温服）

【功用】和解少阳，内泻热结。

【主治】病毒性肝炎，黄疸之少阳阳明合病。症见身目俱黄，往来寒热，胸胁苦满，呕不止，郁郁微烦，心下痞硬，或心下满痛，大便不解或协热下利，舌苔黄，脉弦数有力。

【方解】本方用于病在少阳，而与阳明腑实并见之证。大柴胡汤系小柴胡汤去人参、甘草，加大黄、枳实、芍药而成，主治少阳阳明合病，仍以少阳为主之证；亦是小柴胡汤与小承气汤两方加减合成，是和解为主与泻下并用的方剂。因兼阳明腑实，故去补益脾胃之人参、甘草，加大黄、枳实、芍药以治疗阳明热结之证。方中重用柴胡为君药，配臣药黄芩和解清热，以除少阳之邪；轻用大黄配枳实以内泻阳明热结，行气消痞，亦为臣药。芍药柔肝缓急止痛，与大黄相配可治腹中实痛，与枳实相伍可以理气和血，以除心下满痛；半夏和胃降逆，配伍大量生姜，以治呕逆不止，共为佐药。大枣与生姜相配，能和营卫而行津液，并调和脾胃，功兼佐使。既可和解少阳，又可内泻热结，表里兼顾，使少阳与阳明合病得以双解。

【临床应用】

1. **用方要点**　本方临床应用以身目发黄，往来寒热，胸胁苦满，心下满痛，呕吐，便秘，苔黄，脉弦数有力为辨证要点。现代药理研究证实，大柴胡汤具有保肝，利胆，抗实验性胆石症，抗炎，解热，兴奋肾上腺功能，抗血小板聚集，防止动脉硬化，抑制离体平滑肌等作用。目前临床上本方常用以治疗多种消化系疾病，如肝炎、肝硬化、胆囊炎、胆道蛔虫、胆石症、胰腺炎、胃肠炎、痢疾等，尤以急腹症治疗引人注目，本方在其他系统也得到了广泛应用。因此，西医学多种出现以黄疸为主症的疾病，只要病机属少阳枢机不利，阳明里热成实者均可选用本方治疗。

2. **随症加减**　黄疸明显者，加茵陈蒿、山栀子、黄柏以清热除湿退黄；胸胁痛者，加川楝子、延胡索、旋覆花以理气止痛；大便秘结严重者，加芒硝以泻热通便；兼胆结石者，加金钱草、海金沙、鸡内金以利胆排石；心下痛连及左胁，难于转侧者，加郁金、瓜蒌、青皮以清热行气；呕不止者，加左金丸、姜竹茹以清热止呕；胃脘痛甚者，加木香、延胡索、川楝子以舒肝止痛。

3. **历代医家应用经验**　本方出自汉代张仲景《伤寒杂病论》，《伤寒论》中此方治少阳病兼证，原文论："太阳病，过经十余日，反二三下之，后四五日，柴胡证仍在者，先与小柴胡汤，呕不止，心下急，郁郁微烦者，为未解也，与大柴胡汤下之则愈"；《金匮要略》中此方治腹满，原文论："按之心下满痛者，此为实也，当下之，宜大柴胡汤"。皆用此方治疗少阳阳明合病，腹满便秘或热结旁流者。后世医家认为，大柴胡汤集清、疏、通、降四法于一身，根据"六腑以通为顺"的理论，一切着眼于通的配伍特点，实为清热利胆法的代表处方。根据文献报道，下列肝胆疾病可用本方化裁治疗：

（1）急性黄疸型肝炎。本方加减：大黄12克（后下），柴胡10克，黄芩15克，半夏9克，赤芍20克，生姜3片，茵陈20克，枳壳12克，金钱草30克，垂盆草15克，白花蛇舌草30克，虎杖20克，郁金10克。每日一剂，水煎煮，分早晚两次温服，日1剂。15天为1个疗程，至少2个疗程。

（2）慢性病毒性肝炎。多用本方加丹参、郁金、茵陈、鳖甲、女贞子等治疗，用于慢性肝炎活动期，能改善肝炎症状，促进肝功能修复。

（3）淤胆型肝炎。本方加减：茵陈40克、柴胡10克、大黄10克、枳实10克、黄芩10克、栀子10克、法半夏10克、浙贝10克、车前子10克、赤芍20克、郁金10克、山楂15克、金钱草30克、豨莶草30克。腹胀甚加枳壳、呃逆加竹茹，里热不甚者，苦寒药减量，热甚伤阴者加生地，湿重者加化湿利湿药，食滞不化加神曲、莱菔子、鸡内金，肝区疼痛、肝脾肿大加丹皮、丹参。每日1剂，水煎煮，分2次服。

（4）原发性肝癌并梗阻性黄疸。本方加减（柴胡15克，生石膏30克，黄芩12克，白花蛇舌草30克，山楂20克，白芍12克，生甘草6克等），每日一剂，水煎2次，每次取汁200毫升，两煎合一，分2~3次餐后口服。1个月为1个疗程，至少2个疗程。

（5）原发性肝癌栓塞后综合征。即原发性肝癌经肝动脉化疗及栓塞术（TACE）后出现的栓塞后综合征，以大柴胡汤合六君子汤加减柴胡10克，黄芩10克，白芍15克，枳实10克，姜半夏10克，茯苓15克，生白术15克，茵陈15克，太子参20克，砂仁10克，木香10克，甘草6克，元胡15克。每日一剂，水煎后早晚分服，从TACE术前2日开始服用，直至术后1周。

（6）梗阻性黄疸围手术期及术后。本方加减：柴胡12克，黄芪9克，人参6克，法夏9克，生姜9克，大枣4枚，枳实9克，赤芍9克，大黄12克，如呃逆加柿蒂10克；呕吐加茯苓15克；小便短赤加茵陈60克，栀子9克；热盛加炙甘草5克，黄柏9克。每日一剂，水煎分2次服。

（7）胆囊炎。本方加木香、郁金、赤芍、茵陈、芒硝之类；热毒重可加入虎杖、黄连、蒲公英；痛甚可加入延胡索、川楝子。

（8）慢性胆囊炎伴胆石症。本方去姜枣加茵陈、栀子为基本方，气滞加香附、郁金、川楝、芒硝，湿热加金钱草、虎杖。

（9）胆石症。本方加郁金、鸡内金、金钱草、茵陈蒿、桃仁，湿重者加藿香、佩兰、薏苡仁、白蔻仁以祛湿；胁痛甚者加川楝子、延胡索以行气活血止痛；热甚者加丹皮、赤芍以清热凉血。

（10）胆汁淤积性瘙痒症。大柴胡汤合消风散加减，柴胡 10 克，熟大黄 10 克，川楝子 10 克，枳实 10 克，生地 15 克，黄芩 10 克，茵陈 10 克，防风 10 克，乌梢蛇 10 克，车前子 10 克，泽泻 10 克，地肤子 15 克，白鲜皮 15 克，刺蒺藜 10 克。水煎过滤，取汁 200 毫升，分 2 次口服，每日一剂。疗程 1 周。

（11）壶腹癌导致的顽固性黄疸。本方加减：柴胡 10 克、枳实 10 克、黄芩 10 克、大黄 6 克、生姜 6 克、法夏 10 克、大枣 4 枚、白芍 10 克、蒲公英 15 克、茵陈蒿 20 克、土茯苓 30 克、姜黄 8 克。

（12）胆心综合征。本方加减：柴胡 10～30 克、枳实、半夏、黄芩、降香各 10 克，白芍、赤芍、制大黄、瓜蒌皮、丹参各 15 克，甘草 5 克。

【注意事项】单纯少阳证者、单纯阳明证者、少阳阳明病而阳明尚未结热成实者禁用；孕妇禁用。

茵陈五苓散

【来源】《金匮要略》

【组成】茵陈蒿末十分（4 克） 五苓散（泽泻、猪苓、茯苓、桂枝、白术各等份）五分（2 克）

【用法】上二物合，先食饮方寸匕（6 克），日三服。（现代用法：散剂，每服 6 克；汤剂，每日一剂，水煎煮，分早晚两次温服，用量按原方比例酌定）。

【功用】清热利湿，化气行水。

【主治】病毒性肝炎，黄疸之湿热蕴结，湿重于热，小便不利证。症见身目俱黄，但黄色不及茵陈蒿汤证鲜明，头重身困，胸脘痞满，食欲减退，恶心呕吐，腹胀或大便溏垢，舌苔厚腻，脉濡数或滑数。

【方解】方中用茵陈清热利湿退黄，重用泽泻，取其甘淡性寒，直达肾与膀胱，利水渗湿。以茯苓、猪苓之淡渗，增强利水渗湿之力。而白术健脾运化水湿，转输精津，不使水液潴留。桂枝一药二用，既外解太阳之表，又助膀胱气化。可见本方重在利水渗湿，用于湿重于热之黄疸而表现为水湿内盛的水肿、小便不利尤为适宜，而且内外兼治，使表邪得解，脾气健运，黄疸诸症自除。

【临床应用】

1. 用方要点 本方为清热祛湿之剂，遇黄疸辨证为阳黄湿重于热者，用之疗效较佳。现代药理研究表明，茵陈五苓散具有保护肝功能、降低转氨酶，降血脂，抗氧化，过敏，抗动脉粥样硬化等作用。该方多用于治疗病毒性肝炎高胆红素血症，慢性黄疸型肝炎，慢性迁延性肝炎，脂肪肝，高脂血症，药物性肝病，肾移植后肝损害，胆囊炎，慢性胃炎，湿疹，荨麻疹等出现以黄疸为主症的疾病。

2. 随症加减 湿重难化者可加藿香、佩兰、蔻仁等以芳香化湿，宣畅气机；兼食滞不化，胃脘胀满者，加炒枳实、白术、神曲、莱菔子等；呕逆重者可加半夏、陈皮，以和胃止呕；腹胀重者宜加大腹皮、川朴、木香等行气消胀。

3. 历代医家应用经验 本方出自汉代医家张仲景《伤寒杂病论》中的《金匮要略》一书，原书用此方治疗湿重于热的黄疸病，从方药测证，可知本方适用于黄疸的初期轻证，当有形寒发热，口中黏腻不渴，倦怠乏力，食欲减退，恶心呕吐，小便短少或不利，舌苔白腻等症状。老中医何任认为黄疸虽分多种，总在首先分辨阴阳。阴黄多由寒湿，脾湿不运，胆汁浸淫，其黄色晦如烟熏，小便不利者，其治在脾，主方即茵陈五苓散。根据文献报道，下列肝胆疾病可用本方化裁治疗：

（1）急性病毒性肝炎：甲型急性黄疸型肝炎用本方加虎杖、金钱草、山楂、栀子、川楝子、蔻仁、炒鸡内金。乙型急性黄疸型肝炎用本方加青黛、生栀子、大黄、太子参、五味子、葛根、丹参、枸杞、鳖甲、龟甲、白花蛇舌草、甘草。丙型急性黄疸型肝炎用本方加丹参、红藤、泽兰、赤芍、秦艽。小儿急性黄疸型病毒性肝炎可用本方去桂枝加栀子、板蓝根、当归、乌梅、五味子、山楂；若兼腹胀满者再加青皮、陈皮；若兼大便干者再加大黄；若兼食欲不振者再加砂仁、神曲；若兼恶心呕吐者再加竹茹、半夏。

（2）慢性病毒性肝炎："大三阳""或小三阳"者加叶下珠、鸡骨草、虎杖、白背叶根、柴胡、白芍、郁金、五味子、甘草等药；兼口苦烦热者再加栀子、苦参、蚕砂；兼胁肋闷痛者再加青皮、炒枳壳、丹参；兼气虚乏力者再加西洋参、黄芪；兼腹胀便秘者再加大黄。

（3）肝衰竭：本方加赤芍、党参组成基础方，偏于热者加山栀子，偏于寒者加熟附片、巴戟天；瘀血重者加桃仁、赤芍；兼便秘者加熟大黄。

（4）脂肪肝：本方加山楂、丹参、郁金、草决明、柴胡、胆南星、制半夏等药。

（5）肝硬化腹水：湿邪盛于热邪者本方加大腹皮、藿香、石菖蒲、白蔻仁、薏苡仁等，热邪盛于湿邪者本方加龙胆草、柴胡、虎杖、六一散；兼气郁脾虚者加白芍、柴胡、香橼、黄芪、山药、郁金；兼瘀血阻络者加赤芍、丹参；兼肝肾阴虚者加枸杞子、女贞子；兼脾肾阳虚者将桂枝改为肉桂并加仙灵脾。

（6）酒精性肝病：本方加姜黄、龙胆草、香橼、香附、黄连、马齿苋、山药等药。

（7）抗结核药所致的肝损害：本方加陈皮、半夏、五味子、生大黄、丹参、花粉、沙参等药。

（8）肾移植后肝损害：本方加焦山栀、郁金、赤芍、白茅根等药。

（9）慢性胆囊炎：本方加金钱草、郁金、鸡内金、山楂、延胡索、广木香、厚朴、柴胡、川楝子等药。

（10）胆结石：本方加栀子、大黄、柴胡、垂盆草、半枝莲、郁金等药。

【注意事项】本方含有的利水药物作用强，无水湿者、有湿而肾虚者、小便通利者忌服。

栀子大黄汤

【来源】《金匮要略》

【组成】栀子十四枚（15克）　大黄一两（3克）　枳实五枚（10克）　豆豉一升（15克）

【用法】上四味，以水六升，煮取二升，分温三服。（现代用法：每日一剂，水煎煮，分早晚两次温服）

【功用】清热除湿，消滞和胃。

【主治】病毒性肝炎，黄疸之湿热内蕴，胸胃郁热证（酒疸）。症见身目俱黄，如橘子色，心中热痛，懊憹不宁，足下热，身热口渴，心烦不眠，不思饮食，胸腹痞满，大便秘结，小便黄赤，舌质红，舌苔黄或黄腻，脉沉或沉数。

【方解】栀子大黄汤，即栀子豉汤合小承气汤去厚朴而成。以栀子豉汤清宣胸膈间烦热，除上炎之热；大黄伍枳实，泻实泄热，导湿热酒毒从大便而出。四药合用，栀子豆豉清解上部之热，大黄枳实去除中下部之实，则为上下分消，热清湿泄，酒疸可愈。

【临床应用】

1. **用方要点**　本方临床应用以身目俱黄，黄色鲜明，心中懊恼，时欲吐，胸腹痞满，小便不利，脉数为辨证要点。现代药理研究证实，栀子大黄汤有解热、抑菌作用。西医学的急慢性病毒性肝炎、胆囊炎、胆石症等出现以黄疸为主症的疾病，只要病机属湿热内郁，热重湿轻，热盛里实者均可选用本方治疗。

2. **随症加减**　如有黄疸加茵陈、田基黄、荷包草、垂盆草、凤尾草；如发热加柴胡，黄芩。

3. **历代医家应用经验**　本方出自汉代医家张仲景《伤寒杂病论》中的《伤寒论》一书，原书用此方治疗嗜酒过度而致黄疸（酒疸），证属湿热蕴结胃腑，上干胸膈，热重湿轻，病位在心中、心下，主证为心中懊憹而热痛。《备急千金要方》治伤寒饮酒，食少饮多，痰结发黄，酒疸心中懊憹而不甚热，或干呕。《肘后方》中载酒疸者，心中懊憹，足胫满，小便黄，饮酒发赤斑黄黑，由大醉当风入水所致，治之方即本方。《医醇剩义》载此方治黄疸，热甚脉实者。根据文献报道，下列肝胆疾病可用本方化裁治疗：

（1）急性病毒性肝炎。以本方为基础方，若气滞热结者加川朴、柴胡、枳实，兼呕吐者加半夏、陈皮，兼夹瘀血者，加丹皮、鳖甲，正虚邪弱者加玄参、当归等治疗。

（2）酒精性肝损伤。本方加茵陈蒿、薏苡仁等药。

【注意事项】兼表者，或湿大于热者，或兼里虚者不适宜。

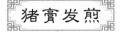

猪膏发煎

【来源】《金匮要略》

【组成】 猪膏半斤（50 克）　乱发（10 克）如鸡子大三枚

【用法】 上二味，和膏中煎之，发消药成，分再服。病从小便出。（现代用法：将猪油煎化，入血余，待血余焦化即停止煎药，分二次温服之。如制为栓剂，待药冷凝成块，取如枣大，纳入肛门中，日 1～3 次，每次 1 枚）。

【功用】 补虚润燥，化瘀通便。

【主治】 病毒性肝炎，黄疸之胃肠燥结，津枯血瘀证。症见身目发黄或肌肤萎黄而枯，形体羸瘦，脘腹满闷或疼痛，饮食不消，少腹胀满急结，大便干涩难解，小便不利或黄赤，舌红少津，脉细涩。

【方解】 久病津枯血瘀，胃肠燥结，肌肤失养，而致此证。方中猪膏即猪油，能利血脉、解风热、补虚润燥、滑肠通便；乱发即血余，入油中煎溶，能消瘀活血、利小便。二药合用具有润燥消瘀，通利二便之效，使余邪得以泄利，而从小便排除。故方后曰：病从小便出。

【临床应用】

1. **用方要点**　本方是治疗津亏燥热瘀血发黄的方剂。临床应用以大病久病，身目发黄或肌肤萎黄而枯，体瘦纳差，大便干结，舌红少津，脉细涩为辨证要点。现代药理研究证实，猪膏具有滋润肠道、增强肠胃蠕动作用；血余炭具有止血、利尿、抗炎、抗病毒、抗凝血作用；猪膏发煎还具有多种微量元素（如钙、钠、钾、锌、铜、铁、锰等）补给作用。目前临床上本方常用以治疗慢性乙型肝炎，肝硬化腹水，慢性盆腔炎，慢性附件炎，老年性便秘等疾病，只要病机属胃肠燥结，精亏血瘀者均可选用本方治疗。

2. **随症加减**　身体发黄明显者，加茵陈、栀子、虎杖、金钱草、大黄，以利湿泻热祛瘀退黄；若兼肝胆结石者，加金钱草、海金沙、鸡内金清热排石；若瘀血明显者，加当归、桃仁，以活血化瘀，润肠通便；若腹胀者，加厚朴、陈皮，以理气导滞；兼气虚者，酌加蜜炙黄芪、黄精、生首乌等，以补中气不足；兼血虚者，酌加当归、赤芍等，以润燥生血；兼津亏者，加生地、玄参、麻仁，以增液生津润燥。

3. **历代医家应用经验**　本方出自汉代医家张仲景《伤寒杂病论》中的《金匮要略》一书，原文论"诸黄，猪膏发煎主之"，诸黄指一切萎黄病、黄疸及女劳疸后期出现的瘀燥发黄证。根据古代文献记载，本方可用于治疗黄疸、黑疸、妇人阴吹病、大便秘结、痔疾便干漏血等。《杂病方讲义》载："黄疸病，是胆汁不降之症，血与胆汁不能分解也。按血余，乃血之余精所生，有还原之力，通利小便，可分清血液胆汁；佐以猪膏，润肠下达，黄从小便出也"。《肘后方》载："疗黄疸者，一身面目悉黄如橘柚，暴得热，外以冷迫之热因留胃中生黄衣，热熏上所致方。猪脂一斤煎成者，温令热尽服之，日三，燥屎当下，则稍愈止"。《圣惠方》载："治黄疸耳目悉黄，食饮不消，胃中胀热，此肠间有燥粪，宜服此方，煎炼猪脂五两，每服抄大半四匙，以葱白汤频服之，以通利为度"。《沈氏尊生》载："有服对证药不能效，耳目皆黄，食不消者，是胃中有干粪也。宜饮熬猪脂，量人令禀，或一杯，或半杯，日三次，以燥粪下为度，即愈"。《外台秘要》载："近效疗男子女人黄疸病，医疗不愈，身目皆黄，食饮不消，胃中胀热，生黄衣，在胃有干屎使病尔，方以成煎猪脂一小升，温服，顿尽服之，日三，燥屎下去乃愈"。清代徐忠可《金匮要略论注》载："徐氏云：予友乐天游黄疸，腹大如鼓，百药不效，用猪膏四两，发灰四两，一剂而愈。仲景岂欺我哉"。在现代，本方用油煎发，病人可能难以接受治疗。近年来，有人认为本方实是吃发，决非饮油，只不过仲景煎炸头发之油所用是猪膏罢了。此说可供参考。除内服外，本方还可制成栓剂用于肛肠疾病。根据现代文献报道，可用本方治疗肾气过损所致的黑疸，症见肌肤舌质尽黑，阳痿腰软，脉弱神疲，纳减足冷等，予血余四两，猪油一斤，熬至血余枯焦，取油盛储，一切食物中可用油者俱用之，配合服用汤剂（制附片、枸杞、黄柏、菟丝子、茯苓、牡蛎、菌陈蒿、杜仲、熟地黄）。

【注意事项】本方润燥消瘀，通利二便，只适宜于津枯血瘀，胃肠燥结之萎黄证，湿热发黄、寒湿发黄则不宜用。

小建中汤

【来源】《金匮要略》

【组成】桂枝（去皮）三两（9克）　甘草（炙）二两（6克）　大枣（擘）十二枚　芍药六两（18克）　生姜（切）三两（10克）　胶饴一升（30克）

【用法】上六味，以水七升，煮取三升，去滓，内饴，更上微火消解，温服一升，日三服。（现代用法：水煎取汁，兑入饴糖，文火加热溶化，分两次温服）

【功用】温中补虚，和里缓急。

【主治】病毒性肝炎，黄疸之中焦虚寒，肝脾不和证。症见身目发黄，腹中拘急疼痛，喜温喜按，神疲乏力，虚怯少气；或心中悸动，虚烦不宁，面色无华；或伴四肢酸楚，手足烦热，咽干口燥。舌淡苔白，脉细弦。

【方解】方中重用甘温质润之饴糖为君，温补中焦，缓急止痛。臣以辛温之桂枝温阳气，祛寒邪；酸甘之白芍养营阴，缓肝急，止腹痛。佐以生姜温胃散寒，大枣补脾益气。炙甘草益气和中，调和诸药，是为佐使之用。其中饴糖配桂枝，辛甘化阳，温中焦而补脾虚；芍药配甘草，酸甘化阴，缓肝急而止腹痛。六药合用，既可温中补虚，缓急止痛，又有柔肝理脾，益阴和阳之功，使中气强健，阴阳气血生化有源。本方治疗的黄疸，是由于脾胃虚弱，气血不足，阴阳不和，气血运行不畅，阳浮于上而致黄疸。用小建中汤使中气建立，气血生化，阴阳和，气血运行通畅，而黄自退。

【临床应用】

1. **用方要点** 本方临床应用以身目发黄，心中悸而烦，腹中急痛，喜温喜按，纳呆少气，身倦肢困，腹痛便溏为辨证要点。现代药理研究证实，小建中汤具有镇痛、镇静、抗炎、抗溃疡、抗惊厥、降低胃张力、缓解胃肠痉挛、改善睡眠等作用。目前临床上常用以治疗慢性肝病、慢性消化系统疾病、血管神经性腹痛、溶血性黄疸、贫血，白血病、脊髓空洞、白塞综合征、粟粒性肺结核、慢性胰腺炎、红斑狼疮；妇科可用于治疗痛经、先兆流产、崩漏、恶露不绝、产后癫狂、产后或术后腹痛；儿科可用于治疗各种类型腹痛；还可治疗便秘、失眠、抑郁症等疾病。只要病机属中焦阳气虚或气血虚者均可选用本方治疗。

2. **随症加减** 若中焦寒重者，可加干姜以增强温中散寒之力；兼有气滞者，可加木香行气止痛；便溏者，可加白术健脾燥湿止泻；面色萎黄、短气神疲者，可加人参、黄芪、当归以补养气血。

3. **历代医家应用经验** 本方出自汉代医家张仲景《伤寒杂病论》，其中《金匮要略》云"虚劳里急，悸，衄，腹中痛，梦遗精，四肢酸疼，手足烦热，咽干口燥，小建中汤主之。男子黄，小便自利，当与虚劳小建中汤。妇人腹中痛，小建中汤主之"；《伤寒论》云"伤寒二三日，心中悸而烦者，小建中汤主之"，"伤寒，阳脉涩，阴脉弦，法当腹中急痛，先与小建中汤，不差者，小柴胡汤主之"。小建中汤为补益脾胃的祖方。除了用此方治疗虚劳所致的萎黄，在黄疸病恢复期，见中焦虚寒者，可用此方加减调理。清代名医万健臣先生用小建中汤加人参当归治疗虚劳发黄患者，十余剂则黄退热止。根据现代文献报道，下列肝胆疾病可用本方化裁治疗：

（1）慢性乙型病毒性肝炎。辨为脾胃虚弱证，以本方加减：桂枝10克，白芍25克，干姜6克，甘草6克，饴糖10克，肉桂粉3克（冲服），黄芪10克，白术15克，茯苓15克，板蓝根25克，丹皮10克，麦芽10克，薄荷6克。每日一剂，连服10剂。以后隔日1剂，疗程为半年。病程长者服2个疗程。另有报道，慢性乙型肝炎辨证为阴黄者，以本方加黄芪、炮附片，每获良效。

（2）慢性乙型病毒性肝炎合并慢性胃黏膜炎症、溃疡病变。辨证为脾胃亏虚、寒湿困脾，以本方加减：桂枝3克，白芍15克，炙甘草9克，茵陈30克，炮干姜9克，白花蛇舌草30克，白豆蔻6克，猪苓15克，麦芽15克，饴糖30克（烊化），大枣5枚，生姜3克，沙参15克，乌梅15克，五味子9克，丹参20克，黄芪30。随症加减。水煎早晚2次服，30天为1个疗程。

（3）乙肝病毒携带者。本方加味：本方加黄芪、金钱草、丹参、木瓜、黄芩、白术、郁金。每日一剂，分2～3次服，三个月为一疗程。

（4）溶血性黄疸：本方多加茵陈、当归、黄芪等药。有报道溶血性黄疸验案一则，中医辨为阴黄，与小建中合当归补血汤化裁：桂枝9克，白芍12克，炙甘草9克，大枣20枚，生姜3片，黄芪30克，当归6克，水煎去渣取汁，纳饴糖120克口服，每日一剂，连服20余剂，诸症悉除。

【注意事项】呕吐或中满者不宜使用；阴虚火旺之胃脘疼痛忌用。

当归芍药散

【来源】《金匮要略》

【组成】当归三两（9克）　芍药一斤（30克）　川芎半斤（9克）　茯苓四两（12克）　白术四两（12克）　泽泻半斤（15克）

【用法】上六味，杵为散，取方寸匕，酒和，日三服。（现代用法：可作散剂，将以上6味共研细末为散，每服6克，黄酒调服，日3次；作汤剂，每日一剂，水煎煮两次，合并此两次药液，分两次温服）。

【功用】养血疏肝，健脾利湿。

【主治】病毒性肝炎，黄疸之肝脾不和，血滞湿阻证。症见身目发黄，情志抑郁，面色萎黄，或面唇少华，下肢浮肿或腹胀如鼓，胸胁脘腹疼痛绵绵或拘急而痛，纳呆食少，眩晕耳鸣，爪甲不荣，肢体麻木，泄泻，小便不利，带下清稀，月经量少色淡，甚则闭经，脉象弦细。

【方解】方中重用白芍养血和营，柔肝缓急止痛；助以当归、川芎，养血和血调肝；与白芍相合，养肝体疏肝用，行血滞；重用泽泻之利小便，以渗湿下行；更用白术、茯苓益气健脾，补土制水；与泽泻相合，祛除湿浊。全方仅6味，分为两组，配伍成方，具有养血疏肝行血滞，健脾益气利湿浊之效。方中芍药用量独重，说明柔肝是其主要用途；重用川芎、泽泻，说明血瘀湿阻是其主要矛盾，故本方是以通为主，以补为辅。此方配伍精当，肝脾两调，血水同治，用之可使血行湿去，肝脾调和。

【临床应用】

1. 用方要点　本方临床应用以身目俱黄，胸胁脘腹满痛，常因情志不畅或饮食不节而加重，面色萎黄，纳差，下肢浮肿，小便不利，舌淡胖苔腻，脉弦细为辨证要点。现代药理研究证实，当归芍药散（汤）具有利胆退黄、降低转氨酶、消炎保肝、利尿、降血脂、增强免疫系统功能、抗痴呆、改善微循环、改善卵巢功能、镇静、镇痛等作用。目前临床应用广泛，内科疾病，如急慢性肝炎、脂肪肝、肝硬化、胆囊炎、慢性消化系统疾病、慢性泌尿系疾病、低血压、冠心病、老年性痴呆、梅尼埃病；妇科疾病，如妊娠高血压综合征、胎位异常、羊水过多、习惯性流产、不孕症、痛经、慢性附件炎、盆腔炎、子宫肌瘤、月经不调、卵巢囊肿、妊娠坐骨神经痛、经前期紧张综合征、更年期综合征、乳腺小叶增生等；皮肤疾病，如痤疮、黄褐斑、雀斑、脂溢性脱发、带状疱疹、淤积性湿疹等，只要病机属肝脾不和，血滞湿阻者均可用本方加减治疗。

2. 随症加减　黄疸明显者者，可加茵陈蒿、栀子、大黄；气机郁滞明显者，可合四逆散；血瘀明显者，可加桃仁、红花、赤芍；疼痛明显者，可加延胡索、香附、青皮；脾虚便溏纳差者，可合四君子汤；气血亏虚者，可加人参，黄芪，当归；肝硬化腹水形成者，可加鳖甲、三棱、莪术。

3. 历代医家应用经验　本方出自汉代医家张仲景的《金匮要略》，原书记载："妇人怀妊，腹中疠痛，当归芍药散主之"。虽然仲景用当归芍药散治疗妊娠腹痛，但腹痛病机为脾虚湿困而为肝木所乘，故当归芍药散成为后世治疗肝脾不和的祖方。对于肝胆疾病，本方多用于治疗肝炎证属肝脾不和者；因其能使血行湿去，故亦用于肝硬化腹水的治疗。名老中医陈慎吾先生遇血虚型慢性肝炎，症见口苦、胸满、食少、呕吐、心烦、胁下痞硬、腹部喜按时，用小柴胡汤合当归芍药散治疗。中国中医研究院西苑医院尚尔寿教授遇肝硬化腹水症见面色微黄，皮下出现红缕、赤痕、常有齿鼻衄血、胁痛，腹胀绷急，青筋暴露，舌红紫暗，苔黄白相间不润，脉弦数偏于血瘀重者，用三棱、莪术、赤芍、焦白术、柴胡、焦三仙、车前子、茯苓等药合当归芍药散以调和肝脾，活血利水。根据现代文献报道，下列肝胆疾病可用本方化裁治疗：

（1）急性病毒性肝炎合并妊娠。当归 15 克，川芎 6 克，白芍 20 克，茯苓 12 克，白术 12 克，泽泻 9 克，茵陈 20 克，大黄 6 克，黄芩 6 克，黄芪 15 克。

（2）慢性活动性肝炎。当归、白术各 12 克，白芍 24 克，茯苓、郁金各 15 克，川芎、泽泻各 10 克，砂仁 6 克，每日一剂，水煎煮，分早晚两次温服，连服 20 剂。

（3）肝炎后高胆红素血症。当归 10 克，赤芍 30 克，川芎、白术、茵陈各 12 克，茯苓、泽泻各 25 克，苍术 15 克，陈皮 8 克。每日一剂，15 天为 1 个疗程。

（4）艾滋病 HAART 疗法所致的肝功能损害。当归 9 克，白芍 12 克，白术 12 克，茯苓 15 克，泽泻 9 克，郁金 9 克，白花蛇舌草 30 克。每日一剂，分 2 次口服，3 个月为 1 个疗程。

（5）脂肪肝。当归 10 克，白芍 30 克，川芎 10 克，白术 12 克，茯苓 15 克，泽泻 10 克，佛手 10 克；痰多加瓦楞子 10 克，桔梗 10 克；瘀血征象重者加丹参 15 克，郁金 10 克；偏寒加桂枝 10 克，吴茱萸 6 克；偏热者加丹皮 10 克，茵陈 10 克。每日一剂，水煎分早晚 2 次温服。

（6）肝硬化腹水。白芍 60 克，鳖甲、茯苓各 30 克，当归、白术、泽泻、川芎各 15 克，每日一剂，水煎分早晚 2 次温服，连服 42 剂，待腹水和下肢水肿消退，饮食正常后，予八珍汤服用 1 月善其后，巩固疗效。

（7）预防新生儿黄疸。高危孕妇（夫妇 ABO 血型不合，且以往妊娠多发流产、早产、新生儿黄疸者）预防服用当归芍药散加减（当归、白芍、川芎、茯苓、白术、木香、益母草、菟丝子、枸杞子），同时服用维生素 C 与 E。

【注意事项】非肝脾不和，血滞湿阻证者不宜使用；一般而言，病缓者多用散剂，病急者多用汤剂。

犀角地黄汤

【来源】《备急千金要方》

【组成】 犀角一两（水牛角代）（30 克）　生地黄半斤（24 克）　芍药三分（12 克）牡丹皮一两（9 克）

【用法】 上药四味，咬咀，以水九升，煮取三升，分三服（现代用法：作汤剂，每日一剂，水煎煮，分早晚两次温服，水牛角镑片先煎，余药后下）。

【功用】 清热解毒，凉血散瘀。

【主治】 病毒性肝炎，热入血分证。可出现以下三组证候：①热扰心神，身热谵语，舌绛起刺，脉细数。②热伤血络，斑色紫黑、吐血、衄血、便血、尿血等，舌红绛，脉数。③蓄血瘀热，喜忘如狂。漱水不欲咽，大便色黑易解等。

【方解】 本方治证由温热邪毒燔于血分所致。方用苦咸寒之犀角为君，清心肝而解热毒，直达血分以凉血。臣以生地甘苦性寒，清热凉血，养阴生津，一可助犀角清热凉血，又能止血；二可复已失之阴血。赤芍苦酸微寒，丹皮辛苦微寒，两者合用，有清热凉血，活血散瘀以化斑之功，同为佐药。四药合用，其配伍特点是：凉血与散瘀并用。使热清血宁而无耗血动血之虑，凉血止血而无冰伏留瘀之弊。

【临床应用】

1. **用方要点**　本方是治疗热毒深陷血分证的常用方。临床应用以吐血、衄血、便血、尿血，斑色紫黑，神昏谵语，身热舌绛为辨证要点。现代药理研究证实，犀角地黄汤具有扩张血管、改善血液循环、调整凝血和抗凝机制的平衡，抗菌消炎，解热镇静，强心利尿等作用。目前临床上本方常用于内、外、妇、儿各科疾病以及一些危急重症，如重症肝炎、肝昏迷、弥漫性血管内凝血、过敏性紫癜、尿毒症、急性白血病、败血症等疾病，只要病机属血分热盛者均可选用本方治疗。

2. **随症加减**　若出现神志症状如喜忘如狂者，乃热燔血分，邪热与瘀血互结所致，可加大黄、黄芩以泄热逐瘀；郁怒而夹肝火者，加柴胡、黄芩、栀子以清泻肝火；用治热迫血溢之出血证，可加白茅根、侧柏炭、小蓟等，以增凉血止血之功。

3. 历代医家应用经验 本方出自唐代医家孙思邈的《备急千金要方》，原书记载："伤寒及温病应发汗而不汗之，内蓄血者，及鼻衄，吐血不尽，内余瘀血，面黄，大便黑，消瘀血方"。本方是治疗温热病热入血分证的常用方。国医大师周仲瑛教授首创"瘀热"病机新理论应用于急、疑、难、重症，认为治疗的主要代表方即犀角地黄汤。若瘀热损伤的病位在肝，本方宜合丹参、虎杖、紫草、桃仁等，如重症肝炎。周老临证用本方时常配用滋阴生津增液之品，如玄参、麦冬、石斛、芦根等；若阴虚动风，又当加入凉肝熄风之羚羊角、钩藤、桑叶、菊花、石决明等；若瘀热阻滞，络伤血溢者，参入清热、活血化瘀、止血之黑山栀、紫珠草、参三七等；若瘀热阻窍，内闭心包，神昏谵语，伍用开窍醒神之丹参、郁金；若血蓄下焦、瘀热水互结，合桃仁、芒硝、怀牛膝、猪苓以泻下通瘀利水。江苏省知名肝病专家邵铭主任医师以本方为治疗慢性丙型病毒性肝炎的基础方，配合调肝扶正，益气健脾之法，常酌加柴胡、郁金、炒麦芽等疏理肝气以调肝之用，加枸杞子、杭白芍、当归等以养肝之体。若口干明显加南北沙参、百合、石斛一类；乏力甚者加黄芪、知母、仙鹤草；低热或烦躁者加青蒿、黄芩、柴胡；两胁疼痛不适者加柴胡、延胡、乌药、佛手；情志抑郁胸闷不畅者可加合欢花、郁金、百合；睡眠不佳多梦可酌加酸枣仁、红景天、炙远志等；齿鼻衄血者加茜草、仙鹤草、参三七粉；嗳气泛酸者加刀豆壳、川连、吴茱萸、煅瓦楞；舌苔白腻较厚者可加石菖蒲、炒苍术或草豆蔻等；胃脘或腹胀者加苏梗、炒枳壳、槟榔；黄疸明显者可重用茵陈、鸡内金、金钱草；白蛋白低者可加用鸡血藤、炙鳖甲、炒白术、白芍；瘀血明显者以三棱、水蛭、炮山甲加强化瘀之功。根据文献报道，下列肝胆疾病可用本方化裁治疗：

（1）急性黄疸型肝炎。茵陈蒿汤合犀角地黄汤为基础方加减：茵陈蒿 50克，栀子 15克，大黄 10克，水牛角 50克，赤芍 15克，生地黄 15克，牡丹皮 20克，鸡骨草 20克，田基黄 15克，金钱草 30克，柴胡 10克，丹参 15克，茯苓 10克，滑石 10克，五味子 20克，每日 1剂，水煎取汁 300毫升，每次口服 100毫升，每日 3次，7天为 1疗程，连服 2个疗程。

（2）慢性乙型病毒性肝炎。本方加减：水牛角 50克，生地 10克，丹皮 10克，叶下珠 50克，蒲公英 30克，金银花 15克，紫花地丁 30克，苍术 10克，甘草 10克，按传统方法将中药浸泡，文火煎两次，去渣合并，每日一剂。

（3）慢性丙型病毒性肝炎。本方多加虎杖、垂盆草、制大黄、丹参、珍珠母、酸枣仁、醋柴胡、白芍、五味子、枸杞子、太子参、茯神、乌梅、炒白术、炒薏苡仁、生甘草等药。

（4）重型肝炎。本方多加茵陈、大黄、丹皮、焦山栀、郁金、连翘、黄芩、麦冬等药泄热逐瘀，养阴清热。

（5）淤胆型肝炎。以犀角地黄汤去犀角重用赤芍、加丹参、葛根。

（6）肝硬化。辨证属血瘀血热证以本方加减：生地 10 克、水牛角 15 克、丹皮 10 克、赤芍 15 克、丹参 10 克、水红子 15 克、白茅根 30 克、车前子 15 克、牛膝 10 克、茯苓 15 克，加水 500 毫升煎至 200 毫升，口服，每日一剂共 10 天。

【注意事项】本方寒凉清滋，阳虚失血，脾胃虚弱者忌用。

千金犀角散

【来源】《备急千金要方》卷八"犀角汤"异名

【组成】犀角（镑）二两（6 克）　茵陈、栀子、黄连各三两（10 克）　升麻二两（6 克）

【用法】上药研末冲服。（现代用法：散剂水吞服，或汤剂口服，或鼻饲）

【功用】凉血解毒，清热救阴。

【主治】病毒性肝炎，黄疸之气分湿热疫毒证。症见发病急骤，黄疸迅速加深，其色金黄鲜明，高热烦渴，呕吐频作，胁痛腹满，神昏谵语，或见衄血、便血，或肌肤出现斑疹，尿少便结，舌质红绛，苔黄而燥，脉弦数或细数。

【方解】急黄乃湿热疫毒之邪侵袭，引动伏邪，内外相因，郁而化火，扰动心包所致。热入营血，迫血妄行，故见鼻衄、瘀斑。由于热毒炽盛，药轻势难奏效，故以大剂量犀角，清心肝之热毒，且凉血、开窍治热邪内陷、迫血妄行所致之出血有卓效。茵陈清肝利胆，一为退黄之要药；栀子清利三焦之实热，畅三焦之闭；黄连清热凉血解毒；升麻疏散风热，加强犀角、栀子、黄连的解毒能力。诸药共凑清心开窍、凉血解毒之功。

【临床应用】

1. 用方要点　本方是治疗急黄（瘟黄）的常用方。临床应用以高热、黄疸、神昏并见，周身黄染，神昏谵语，舌红，苔黄糙或黄腻，脉弦数或滑数为辨证要点。目前临床上常用本方治疗急性重型肝炎、肝衰竭、肝昏迷、肝性脑病、急性坏死性胰腺炎等急重证，只要病机属气分湿热疫毒者均可选用本方治疗。

2. 随症加减　如邪陷心包加郁金，另加服安宫牛黄丸 2 粒（或至宝丹 3 粒），研分数次鼻饲；肝风内动加石决明 30 克（先煎），双钩藤 15 克（后下），羚羊角粉 3 克（冲），紫雪丹 1.5 克（吞，每日 3 次）；血热妄行酌加白茅根 30 克，侧柏叶 30 克；腹胀大尿少加马鞭草 30 克，车前子 15 克（包）并另吞服蟋沉散（蟋蟀 5 克，沉香 3 克，研末）。

3. 历代医家应用经验　本方出自唐代医家孙思邈的《备急千金要方》，是中医治疗急黄的常用方。急黄是黄疸中的重证和险证，死亡率高。急黄相当于西医病毒性肝炎中的亚急性重症肝炎、慢性重症肝炎及急性重症肝炎中有深度身目黄染者。本方适应于发病急骤，病情凶险的急黄病，在煎服本方同时，也可冲服至宝丹 1 丸以助其清心开窍之力。本方对于急性重型肝炎、肝衰竭、肝昏迷等都有确切疗效，但必须抓住能口服给药的机会，尽早足量地煎饮，可以有热清黄退的效果。个人体会，垂危凶险病证，服中药治疗绝不是无奈之施，而必须抓住可以口服给药的时机，胆大心细地积极主动地去投入，再予以严密地注视和观察，一定可以收到成功的效果，这其中必须有医者的信心、耐心和患者尤其是家属的无条件的配合，缺一不可。张沛虬主任医师曾以该方加减治急性重型肝炎，用药如下：犀角（水牛角 30 克）（先煎）、黄连 10 克、大黄（后下）10 克、连翘 15 克、丹参 30 克、黑山栀 10 克、茵陈 30 克、蒲公英 30 克、板蓝根 30 克、生地 30 克、玄参 15 克、石菖蒲 15 克。每剂煎 2 次，将 2 次煎出的药液混合。每日 1 剂，早中晚 3 次分服，或多次鼻饲。配合吞服神犀丹 3 克。根据文献报道，下列肝胆疾病可用本方化裁治疗：

（1）急性重症肝炎。西药联合犀角散加味：犀角 10 克、黄连 20 克、栀子 15 克、升麻 20 克、茵陈 30 克、生地 15 克、丹皮 15 克、侧柏叶 30 克、白茅根 15 克，同时加服紫雪丹口服以清热开窍醒神，可用生大黄 30 克煎 5～8 分钟，取汁 100 毫升加食醋 50 毫升保留灌肠。上述内服药均每日一剂，少量频服，不能配合者可鼻饲。恢复期以益气养阴之药调整善后。

（2）慢性乙型重症肝炎。茵陈犀角散（汤）加减：茵陈 30 克、犀角粉 1 克（冲服）或水牛角 15 克、黄连 10 克、升麻 5 克、山栀 10 克、丹皮 10 克、旱莲草 15 克、郁金 10 克。兼气虚者加入参 15 克、黄芪 20 克；兼气滞胁痛者加延胡素 10 克、青皮 10 克；兼血瘀者加丹参 15 克、鸡血藤 30 克。配合西药支链氨基酸、白蛋白、新鲜血浆、促肝细胞生长素等综合治疗。

（3）急性肝坏死伴昏迷。犀角粉、羚羊角粉各 10 克（另煎），大黄 40克，茵陈 60 克（后下），生地 60 克，金银花 60 克，大青叶 10 克，栀子 15克，丹皮 15 克，滑石 60 克，黄连 10 克，石菖蒲 10 克，武火煎取汁约 1000毫升，分两次鼻饲，配合西药常规治疗。

【注意事项】急重症早期应尽早足量地煎饮，在出现精神障碍症状时，应尽量用"三宝"，即紫雪丹、安宫牛黄丸、至宝丹。

茵陈四逆汤

【来源】《伤寒微旨论》

【组成】茵陈　炙甘草各二两（各6克）　干姜一两半（4.5克）　炮附子一个（6克）

【用法】水 4 升，煮取 2 升，去滓放温，作 4 服。（现代用法：上四味，每日一剂，水煎煮，分早晚两次温服。）

【功用】温里助阳，利湿退黄。

【主治】病毒性肝炎，黄疸之脾肾阳虚，寒湿发黄证。症见身目发黄，黄色晦暗，皮肤冷，背恶寒，手足不温，身体沉重，神倦食少，口不渴或渴喜热饮，大便稀溏，舌淡苔白，脉紧细或沉细无力。

【方解】方中茵陈能清利湿热，利胆退黄；附子上助心阳、中温脾阳、下补肾阳，能回阳救逆，助阳补火，散寒止痛；干姜能温中散寒，回阳通脉；炙甘草能益气补中，调和药性。四药配伍，共奏温中散寒、利湿退黄之效，为治疗阴黄之良方。

【临床应用】

1. 用方要点　本方临床应用以身目俱黄，黄色晦暗，神倦食少，肢体逆冷，脉沉细无力者为辨证要点。现代药理研究证实，茵陈四逆汤对阴黄证模型大鼠具有治疗作用；可减少肠道内毒素的吸收、降低血氨，防止肝昏迷，早期可迅速退黄，促进肝细胞再生，肝炎恢复后期可增强机体免疫力，消灭肝炎病毒。目前临床多用于治疗肝胆疾病，只要病机属脾肾阳虚，寒湿发黄者均可用本方加减治疗。

2. 随症加减　发热、黄疸明显者，加山栀子、金银花、蒲公英；胁痛明显加苍术、白术、川楝子、厚朴；恶心呕吐加姜汁炒竹茹、姜半夏；气虚体弱去炙黄芪，太子参，纳差加鸡内金，焦山楂。肝脾肿大、肝区不适者，加鳖甲、桃仁、赤芍。

3. 历代医家应用经验 本方出自宋代医家韩祗和的《伤寒微旨论》，原书记载："阴黄。病人脉沉细迟，肢体逆冷，腰以上自汗出。阴黄。皮肤凉又烦热，欲卧水中，喘呕，脉沉细迟无力；皮肤冷，心下硬，按之痛，身体重，背恶寒，目不欲开，懒言语，自汗，小便利，大便了而不了，脉紧细而发黄。"。在此书中，韩祗和论述了阴黄的病机与诊治，指出"伤寒病发黄者，古今皆为阳证治之，无治阴黄法"，并阐发《伤寒论》中张仲景有关治疗黄疸阴证者当从"寒湿中求之"的微意，秉承仲景温中散寒除湿的施治法则，创制了六首温里散寒祛湿退黄方剂，开创了中医阴黄证治的先河，从此使阴黄之治"有法可循，有方可用"。茵陈四逆汤为原书记载的治疗阴黄病处方六首之一，是治疗阴黄证的基础方剂。名医姜春华教授治疗慢性肝炎阴黄者，多用茵陈四逆汤加大黄、栀子、茯苓、大腹皮、党参以温阳健脾，利湿退黄。根据现代文献报道，下列肝胆疾病可用本方化裁治疗：

（1）急性病毒性肝炎。在综合性治疗（一般治疗、休息、营养、全面积极支持疗法、防止感染，维持水电平衡，纠正低蛋白血症，利尿补血、补白蛋白）的基础上加用本方汤剂：茵陈、炙甘草、炮姜、炮附片，若高热加栀子，出血便秘加生大黄，腹水加黄芪。

（2）慢性肝炎。本方加减：茵陈15克、熟附片12克（先煎二小时）、干姜9克、炙甘草3克、白术12克、白茯苓15克、川厚朴6克、陈皮6克、苍术6克，每日一剂，水煎，分三次服。待面目熏黄色淡、六脉亦转有力时，继进茵陈理中汤调理。

（3）药物性肝损害。本方加减：茵陈蒿、炮姜、附子、生甘草、白术、法半夏、茯苓、党参。每日一剂，水煎煮，分早晚两次温服，7剂为1疗程，连服3个疗程。

（4）胆道感染。包括胆囊炎、胆总管炎等，本方加减：茵陈、白花蛇舌草、郁金各15克，柴胡、枳实、白芍、黄芩、茯苓、半夏、延胡、大黄各10克，陈皮6克，甘草4克。每日一剂，水煎分2次口服。3个月为1疗程。

【注意事项】阳黄者不宜使用；方中附子用炮附子，需先煎0.5～1小时。

丹栀逍遥散

【来源】《内科摘要》

【组成】当归　苟药　茯苓　炒白术　柴胡各一钱（各6克）　牡丹皮　炒山栀　炙甘草各五分（各3克）

【用法】每日一剂，水煎煮，分早晚两次温服。

【功用】疏肝清热，养血健脾。

【主治】病毒性肝炎，肝郁血虚郁热证。症见烦躁易怒，胁肋胀痛，胸闷颊赤，日晡潮热，头痛目涩，自汗盗汗，食欲不振，口干口苦，脘腹作痛，少腹重坠，月经不调，乳房胀痛等，舌红苔薄黄，脉弦虚数。

【方解】本方即逍遥散加丹皮、山栀子。方中当归、白芍养血补肝以治本；柴胡疏肝解郁散热；白术、茯苓、炙甘草补中健脾；少许薄荷、煨姜助柴胡疏达肝气；丹皮、栀子清肝解郁，泄热除烦。诸药合用，使肝郁得解，泻热除烦，血虚得养，脾虚得复，郁热得除，标本兼顾。

【临床应用】

1. **用方要点**　本方是肝郁血虚有热的代表方。临床应用以烦躁易怒，胁肋胀痛，口干口苦，女子月经不调，乳房胀痛等，舌红苔薄黄，脉弦虚数为辨证要点。现代药理研究证实，丹栀逍遥散具有抗病毒、保肝、解热、抗炎、抗菌、抗凝血、抗肿瘤、抗溃疡、降压等作用。西医学的病毒性肝炎属肝郁血虚，内有郁热证者均可选用本方治疗。

2. **随症加减**　气滞甚者加枳壳12克、佛手15克；肝胃郁热者加黄连6克、竹茹12克、海螵蛸15克；脾胃虚弱者加黄芪15克、山药12克、砂仁6克；胃阴不足者加北沙参、玉竹各15克；久病兼血瘀者加丹参15克、乳香6克；偏寒者加吴茱萸6克；胁肋疼痛甚者加川楝子10克、郁金12克。脘腹不舒，恶心呕吐者，加陈皮、炙半夏、竹茹；头痛目赤，大便秘结者，加石决明、草决明、青葙子、生地，必要时可加大黄；经血量甚多者，加贯众炭、地榆、血余炭；经量不太多，色紫红有血块，经行不畅者，加丹参、泽兰、益母草、制香附。

3. **历代医家应用经验**　本方出自明代医家薛己的《内科摘要》，是在《太平惠民和剂局方》所载"逍遥散"基础上加牡丹皮、栀子而成，又名加味逍遥散、八味逍遥散。浙江中医药大学连建伟教授用丹栀逍遥散加减治疗慢性乙型肝炎后肝纤维化，基本方：柴胡、甘草、川楝子各 6 克，郁金、当归各 12 克，赤芍、炒白芍、茯苓、车前子、生地黄、茵陈各 15 克，牡丹皮、黑栀子各 10 克，丹参 20 克，平地木、麦芽各 30 克。根据文献报道，下列肝胆疾病可用本方化裁治疗：

（1）慢性乙型肝炎。本方加减：牡丹皮 15 克，山栀子 10 克，柴胡 15 克，当归 10 克，白芍 10 克，茯苓 15 克，白术 15 克，炙甘草 6 克，薄荷 8 克，五味子 15 克，丹参 20 克，白花蛇舌草 20 克，黄芪 20 克。黄疸明显加虎杖、炒鸡内金、金钱草、垂盆草；胁痛较甚加香附、郁金、延胡索、川楝子；腹胀加枳壳、佛手；纳差加山楂、神曲；肝脾肿大加鳖甲、牡蛎；上方加水 500 毫升，取汁 250 毫升，分 2 次温服，连续 30 天为 1 个疗程。配合护肝药如肝泰乐、肌苷片、还原性谷胱甘肽等，达到抗病毒指标时配合抗病毒药。

（2）肝内胆汁淤积性黄疸。证属脾虚血滞型，黄疸久治不愈，身黄，目黄，肌肤发黄无光泽，神疲乏力，心悸失眠，头晕，爪甲不荣，不思饮食，大便时溏时秘，小便黄，舌淡暗紫苔微黄，脉濡细。本方加减治疗：栀子 12 克，丹皮 30 克，当归 12 克，白芍 12 克，白术 12 克，茯苓 30 克，枳壳 12 克，郁金 12 克，金钱草 30 克，茵陈 30 克，浙贝母 12 克，柴胡 12 克。水煎取汁，分 3 次服，每日一剂，4 周为一疗程。

（3）妊娠期肝内胆汁淤积。中、晚期妊娠的孕妇，以全身瘙痒和黄疸为临床特征，病程 10 天~1 个月。以本方加减治疗：丹皮 12 克，栀子 9 克，柴胡 15 克，当归 12 克，白芍 15 克，茯苓 15 克，白术 12 克，黄芩 9 克，生地 12 克，茵陈 12 克，僵蚕 9 克，蝉蜕 9 克，甘草 6 克。每日一剂，水煎 2 次，早晚分服。

（4）酒精性肝炎。在严格戒酒的基础上，以本方加减治疗：柴胡 9 克，当归、白芍、白术各 12 克，党参、茯苓各 15 克，甘草、牡丹皮、栀子各 6 克。每日一剂，煎汁 300 毫升，分 2 次温服。配合富含维生素、低脂肪饮食。

（5）非酒精性脂肪性肝病。证属湿热内蕴型，多伴肥胖，以本方加减治疗：丹皮、柴胡各 9 克，山栀 7 克，炙甘草 5 克，白术、当归、白芍、泽泻、郁金各 10 克，茯苓、决明子各 15 克。每日一剂，水煎取汁 240 毫升，分两次服用。

（6）肝癌术后肝功能异常。治疗肝癌介入化疗栓塞术后出现的肝功能损害，以本方加减：炒柴胡 15 克、炒山栀 15 克、当归 15 克、黄芪 60 克、枳壳 15 克、炒丹皮 12 克、白芍 20 克、白术 15 克、青陈皮各 15 克、赤芍 30 克、虎杖 30 克、炙甘草 15 克、丹参 30 克。术后第 2 天服药，每日一剂，连服 14 天。

（7）胆汁反流性胃炎。本方加减治疗：柴胡 10 克，白芍 15 克，茯苓 12 克，白术 12 克，当归 12 克，丹皮 12 克，栀子 12 克，延胡索 12 克。气滞甚者加枳壳 12 克、佛手 15 克；肝胃郁热者加黄连 6 克、竹茹 12 克、海螵蛸 15 克；脾胃虚弱者加黄芪 15 克、怀山药 12 克、砂仁 6 克；胃阴不足者加北沙参、玉竹各 15 克；久病兼血瘀者加丹参 15 克、乳香 6 克；偏寒者加吴茱萸 6 克；疼痛甚者加川楝子 10 克，郁金 12 克；频频嗳气、呃逆者加旋覆代赭汤。水煎取汁，每日一剂，分 2 次服用。

【注意事项】 血寒血瘀者忌服。

甘露消毒丹

【来源】《续名医类案》

【组成】 飞滑石十五两（15 克）　淡黄芩十两（10 克）　绵茵陈十一两（11 克）石菖蒲六两（6 克）　木通、川贝母各五两（各 5 克）　藿香、连翘、白蔻仁、薄荷、射干各四两（各 4 克）

【用法】 生晒研末，每服三钱（9 克），开水调下，或神曲糊丸，如弹子大，开水化服亦可。（现代用法：散剂，每服 6～9 克；丸剂，每服 9～12 克；汤剂，每日一剂，水煎煮，分早晚两次温服，用量按原方比例酌定）。

【功用】 利湿化浊，清热解毒。

【主治】 病毒性肝炎，黄疸之湿温时疫证，湿热交蒸，酿成热毒，邪留气分未入营者。症见发热倦怠，胸闷腹胀，肢酸咽痛，身目发黄，颐肿口渴，小便短赤，或泄泻淋浊，舌苔白腻或黄腻或干黄，脉濡数或滑数。

【方解】 方中重用滑石、茵陈、黄芩，其中滑石利水渗湿，清热解暑，两擅其功；茵陈善清利湿热而退黄；黄芩清热燥湿，泻火解毒；三药相合，正合湿热并重之病机，共为君药。湿热留滞，易阻气机，故臣以白豆蔻、石菖蒲、藿香行气化湿，悦脾和中，令气畅湿行；木通清热利湿通淋，导湿热从小便而去，以益其清热利湿之力；热毒上攻，颐肿咽痛，故佐以连翘、薄荷、射干、贝母清热解毒，散结消肿而利咽止痛。本方利湿清热，两相兼顾，且以芳香行气悦脾，寓气行则湿化之义，佐以解毒利咽，令湿热疫毒俱去，诸症自除。本方配伍特点正是集清热利湿、芳香化浊、解毒利咽于一炉，分消、畅化三焦气分之湿热、邪毒。

【临床应用】

1. **用方要点** 本方临床应用以身黄咽痛，身热肢酸，胸闷腹胀，口渴尿赤，舌苔厚腻或白或黄为辨证要点。若湿热入营，谵语舌绛者，则非本方所宜。现代药理研究表明，甘露消毒丹具有保肝利胆，抗肝纤维化，降血脂，抗炎、抗病毒，免疫调节，调整胃肠功能等作用。盖湿热交蒸，邪留气分，病机虽同而临床表现不一，故除湿温时疫外，其他病证属湿热蕴结者，皆可用本方加减施治。其方又名"普济"，可见其适应范围较广。该方目前用于肝炎、肝硬化、胆囊炎、胃肠炎、流行性脑炎、支气管炎、胸膜炎、病毒性心肌炎、功能性子宫出血、中耳炎、肠伤寒、钩端螺旋体病等各科多疾病的治疗。

2. **随症加减** 甘露消毒丹多以丸丹剂型服用，如用汤方，可随症加减。若黄疸重者加栀子、大黄、金钱草苦寒降下，泻热破瘀，清热解毒退黄；还可加郁金、柴胡活血化瘀、疏肝理气，使瘀得下，黄疸自退；湿热并重加六一散清热利湿；湿重者加草豆蔻、佩兰祛湿；咽喉肿甚加山豆根、板蓝根、丹皮；咽喉肿痛不显者，可去射干；恶心明显者加半夏、竹茹；纳呆者，加茯苓、厚朴利湿健脾，加鸡内金消食；兼有气虚者加黄芪、党参益气；中焦证候突出时，常加虎杖以加强清热解毒之力而运转中焦；肝区闷胀或窜痛者加延胡索、川楝子；肝脾肿大者加鳖甲、龟板、穿山甲。

3. **历代医家应用经验** 甘露消毒丹又名普济解毒丹，为清代医家叶天士所创之方，首载于清代医家魏之琇编著的《续名医类案》。叶天士在《医效秘传·卷二》中云："时毒疬气，必应司天，癸丑太阴湿土气化运行，后天太阳寒水湿气合德，挟中运之火，流行气交，阳光不治，疫气乃行，故凡人之脾胃虚弱者，发热目黄，胸满，丹疹，泄泻，当察其舌色，或淡白，或舌心干焦者，湿邪犹在气分，用甘露消毒丹治之"。清代王孟英《温热经纬》中崇为："此治湿温时疫之主方也，温湿蒸腾，更加烈日之暑，烁石流金，人在气交之中，口鼻吸受其气，留而不去，乃成湿温疫病之病，而发热倦怠，胸闷腹胀，肢酸咽肿，斑疹身黄，颐肿口渴，溺赤便闭，吐泻疟痢，淋浊疮疡等证，但看病人舌苔淡白，或厚腻或干黄者，是暑湿热疫之邪，尚在气分，悉以此丹

（甘露消毒丹）治之立效，并主水土不服诸病"。后世医家将甘露消毒丹作为湿热蕴毒的代表方，用于治疗湿温疫疠，暑湿以及水土不服，邪在气分，湿热并重，湿热蕴毒者。老中医蒋士英擅用此方治疗慢性乙型病毒性肝炎、肝炎后肝硬化、急性胆囊炎、慢性胆囊炎急性发作。近代孟河名医丁甘仁治疗黄疸病风湿发黄证、阳黄湿重于热证、湿浊中阻证多用其他药与甘露消毒丹（包煎——荷叶包刺孔）同煎煮。老中医张仲信认为，湿热初起，本方以青蒿易茵陈，杏仁易贝母，去射干，尤为恰当。若热势不盛，舌红苔黄滑，须稍佐辛温之品，加草果仁 $2 \sim 3$ 克，迅透郁结之湿，湿透则热无所附，药后热势稍升，即去草果加知母等品以迎而夺之，也可辛温、苦寒并用，每可提高疗效，缩短病程。张老治疗急性黄疸型传染性肝炎，该方多加山栀、黄柏；治疗急性胆囊炎，该方多加郁金、姜皮；剂型上或用丹剂，或取方药为汤剂，或研粗末为散剂用纱布包煎。老中医何任治黄疸重症者多用此方作汤剂，并强调不用关木通，若有肝昏迷倾向者，加神犀丹，常能挽救重危病证。江苏省南通市中医院周光主任医师认为慢性乙肝患者肝郁失疏，气机不利，常致木郁克土、脾失健运，湿邪困脾。若临床症见：右胁不适或胀或痛，久治不愈，疲乏无力，胸闷脘痞、口淡纳少，腹胀便溏，小溲偏黄，夜寐欠实，舌质淡红苔薄白或腻浊，脉弦滑，此期肝功能指标轻度异常，可以平胃散、二陈汤加味，常合甘露消毒丹、三仁汤、逍遥丸、鸡苏散等方。根据文献报道，下列肝胆疾病可用本方化裁治疗：

（1）急性病毒性肝炎。多用通草易木通，加虎杖、柴胡。大便干结者去滑石、通草，加大黄；两胁胀痛者加青皮、陈皮、川楝子；明显干哕者加半夏、竹茹；胃口不好者加焦三仙、鸡内金。

（2）慢性病毒性肝炎。以甘露消毒丹为基本方治疗慢性乙型病毒性肝炎，热毒偏盛者加半枝莲、白花蛇舌草、栀子、虎杖、大黄；湿浊偏盛者加陈皮、法夏、茯苓、甘草、竹叶；兼肝气郁结者加柴胡；兼瘀血阻络者加丹参、赤芍、丹皮、紫草活血化瘀；兼肝肾阴虚者加龟板、女贞子、旱莲草、枸杞子、麦冬、当归滋补肝肾精血。亦有报道甘露消毒丹联合干扰素 $\alpha - 2b$ 治疗慢性丙型病毒性肝炎有较好疗效。

（3）重型肝炎。按温病学理论，以本方治疗黄疸重型肝炎属于湿热蕴毒者，见身目深黄，发热口渴，胸痞腹胀，肢酸倦怠，苔黄而腻，以本方加大黄、栀子、虎杖、白花蛇舌草等药通腑泄热毒，同时可配合大承气汤、清热解毒汤灌肠。重型肝炎并发肝性脑病时可用本方水煎剂配合西药保肝、促肝细胞生长、抗感染、抗病毒、脱水降颅压、降血氨、平衡电解质等治疗。

（4）淤胆型肝炎。以甘露消毒丹加赤芍、车前草、大黄等药组成基础方，纳呆者加薏苡仁、茯苓、山楂、鸡内金；皮肤瘙痒加地肤子、苦参。配合西药甘利欣注射液、熊去氧胆酸片。

（5）婴儿肝炎综合征。患儿出现黄疸、肝脾肿大及肝功能损害。以加减甘露消毒丹水煎剂配合能量合剂、茵栀黄注射液、地塞米松、维生素 K_1 等治疗。汤剂中用茵陈、黄芩、熟大黄、藿香、滑石、白蔻仁清热解毒，化湿保肝，虎杖、田基黄、金钱草加强利湿退黄，三棱以散血行气、软坚，加水煎成50毫升，分多次喂服。

（6）其他原因所致的肝损伤。以甘露消毒丹为基本方治疗单纯酒精性肝损伤，气虚者加黄芪、红参；湿邪困脾者加草豆蔻、佩兰；肝区串痛者加延胡索、川楝子；肝脾肿大者加鳖甲、穿山甲；恶心重者加竹茹、半夏；寒湿盛者加干姜、附子。以甘露消毒丹加减治疗慢性肝病附加酒精性肝损伤，有黄疸者加栀子、大黄，胁肋疼痛者加姜黄，大便干结者去滑石、加大黄，出现腹水者加猪苓、泽泻、西瓜翠衣等，同时应用利尿剂。鼻衄、齿衄加地榆、仙鹤草，午后低热者加功劳叶、地骨皮，舌红少苔者加黄精、麦冬、山茱萸，有外感咳嗽者加金莲花、金荞麦等。

（7）肝硬化。河北医科大学李士懋教授为全国第二、三、四批老中医药专家学术经验继承工作指导老师，河北省"十二大名医"之一，他用此方合藿朴夏苓汤加减，以治疗肝硬化腹水并肝昏迷前期的患者，症见嗜睡朦胧、呕吐不食、发热、身目皆黄、口中秽臭、腹水、脉濡数、苔黄厚腻，证属湿热蕴阻，蒙蔽心窍者。

（8）原发性肝癌。原发性肝癌经肝动脉灌注化疗栓塞后可出现一系列毒副反应，如发热、腹痛、恶心呕吐、口干苦、便秘、尿黄少、舌红苔黄腻、脉弦滑，中医认为属湿热聚毒证，可予本方加减制成水煎剂能减轻以上毒副作用。可加苦参、大青叶增强清热解毒之功，柴胡和解退热，疏肝解郁，枳壳行气宽中除胀，山楂消食导滞，大黄清泄湿热。

【注意事项】若湿重于热，或湿已化热，热灼津伤者，本方不宜。

茵陈术附汤

【来源】《医学心悟》

【组成】茵陈一钱（6克）　白术二钱（12克）　附子五分（3克）　干姜五分（3克）甘草（炙）一钱（6克）　肉桂（去皮）三分（2克）（现代用法：茵陈30克，白术10克，制附子（先煎1小时）6克，干姜10克，肉桂10克，炙甘草10克）

【功用】温阳健脾，化湿退黄。

【主治】病毒性肝炎，黄疸之脾阳虚寒湿内蕴证（阴黄）。症见身目俱黄，黄色灰黯，或如烟熏，脘腹痞胀，纳少便溏，畏寒肢冷，口淡不渴，舌淡苔腻，脉濡缓或沉细。

【方解】方用茵陈利湿退黄，为治黄疸之专药；附子、肉桂大辛大热，补火助阳，温里散寒；干姜性味辛热，温中祛寒；白术、甘草温中益气健脾，甘草又能调和诸药。全方共奏温阳健脾，化湿退黄之功。

【临床应用】

1. **用方要点**　本方临床应用以身目俱黄，其色晦暗，脉沉迟无力为辨证要点。现代药理研究证实，茵陈术附汤具有保肝利胆、利尿、强心、兴奋垂体－肾上腺皮质系统、扩张血管、改善血液循环、促进消化、使肠道异常发酵气体排出等作用。目前临床上本方常用以治疗病毒性肝炎、亚急性重症肝炎、肝硬化等疾病，只要病机属脾肾阳虚，寒湿阻滞中焦所致的阴黄者均可选用本方治疗。

2. **随症加减**　若见胸闷泛恶，苔腻者，去白术，加苍术、厚朴；胁肋隐痛作胀，肝脾同病者，酌加柴胡、郁金、香附等疏肝理气之品；便溏者加茯苓、泽泻、车前子；纳差者，加砂仁、党参、茯苓、谷麦芽、白豆蔻；呕吐加半夏、干姜改用生姜；腹胀满加厚朴、乌药、莱菔子；若黄疸日久，气虚血滞，面暗，神疲，体弱，脉细者，加党参、丹参；湿浊不清，气滞血结，胁下癥积疼痛，腹部胀满，面色暗黄黧黑者，另服硝石矾石散。皮肤瘙痒者，加秦艽、地肤子以祛风止痒。

3. **历代医家应用经验**　本方出自清代程国彭《医学心悟》，原文论"阴黄之症，身冷，脉沉细，乃太阴经中寒湿，身如熏黄，不若阳黄之明如橘子色也。当问其小便利与不利，小便不利，宜本方，小便自利，茵陈术附汤主之"。名老中医邹良才先生用茵陈术附汤合不换金正气散加减治疗阴黄，症见晨起面浮，纳谷不香，厌油，恶心，脘腹胀满，疲乏无力，面色㿠白，苔白厚腻，质淡胖，脉弦；肝脾肿大，肝区有叩击痛，腹部无移动性浊音，肝功能异常。属脾阳不振，气滞湿阻。处方：苍术10克，白术10克，川朴3克，炒党参10克，茯苓12克，砂仁3克，法夏10克，木香4.5克，淮山药12克，焦山楂12克，神曲12克，陈皮6克，茵陈12克，制附子4.5克，藿香10克，佩兰10克，桂枝3克，泽兰12克，泽泻12克，丹参15克，大腹皮10克。根据文献报道，下列肝胆疾病可用本方化裁治疗：

（1）急性病毒性肝炎。急性黄疸型病毒性肝炎以本方加减：茵陈30～90克，白术10～15克，制附子5～10克，干姜5～9克，鸡内金10～15克，郁金10～15克，泽泻10～15克，五味子15～30克，当归10～15克。腹胀加厚朴，腹痛加元胡，肝脏肿大加鳖甲、郁金；大便稀溏加吴茱萸、肉豆蔻；下肢浮肿加木通、薏苡仁；黄疸消退后女性停经者加桃仁、红花。配合静滴能量合剂、维生素、门冬氨酸钾镁。

（2）慢性病毒性肝炎。本方加减：茵陈80克，干姜、附子、肉桂各10克，黄芪50克，党参、白术、苍术各30克，车前子（包煎）、猪苓各15克，丹参30克，三七粉（兑入）4克，防己15克，赤小豆30克，滑石15克，大腹皮30克，生甘草10克。每日一剂，水煎煮，分早晚两次温服，每日早晚分服。30天为1疗程。

（3）重型病毒性肝炎。重型病毒性肝炎见深度黄疸型（TBIL≥171μmol/L），属于寒凝阳衰型，以本方加减：茵陈50克，白术30克，附子30克（另包先煎2小时），干姜10克，甘草6克。配合西药能量合剂、维生素、肝细胞生长因子、胸腺肽、谷胱甘肽。亚急性重型肝炎以本方加减：茵陈18克，炒白术10克，制附片10克，香附10克，郁金10克，升麻10克，柴胡10克，葛根10克，丹参30克，赤芍15克。

（4）淤胆型肝炎。本方加减：茵陈30克，制附片12克，鸡内金20克，茯苓15克，白术15克，干姜8克，白芍30克，丹参20克、赤芍15克，郁金12克，虎杖15克，生甘草10克，煎取汁300毫升，分2次口服，每天1剂，连用4周为1个疗程，至少使用2个疗程。

（5）肝硬化。本方加减：茵陈、附子、白术、甘草、干姜。加黄芪、赤芍、丹参、白芍、栀子、鸡内金、龙胆草、五味子。茵陈、干姜、附子温化寒湿；加黄芪、丹参、赤芍、白芍补气血，化瘀血。若肝硬化出现腹水，以本方加减，处方：茵陈 15 克，白术 12 克，制附子 6 克，干姜 9 克，茯苓 9 克，薏苡仁 30 克，炒麦芽 12 克，生山楂 12 克，当归 9 克，黄芪 30 克，党参 20 克，枳壳 15 克，木瓜 12 克，炙甘草 6 克，鬼箭羽 15 克，丝瓜络 20 克。

（6）肝癌晚期并发黄疸。以茵陈蒿汤合茵陈术附汤为主治疗：茵陈、黄芪各 20 克，制附子、桂枝、山楂、麦芽、茯苓、车前子、泽泻、白豆蔻、郁金、木瓜、佛手、焦白术各 15 克，当归 25 克，党参 30 克，酒大黄、栀子、阿胶、陈皮、砂仁、甘草各 10 克，柴胡、干姜各 5 克，每天 1 剂，水煎，早晚服，连服 15 剂。

（7）硬化性胆管炎。本方加减：茵陈 20 克，白术 15 克，附子 6 克，干姜 6 克，虎杖 20 克，金钱草 20 克，垂盆草 20 克，赤芍 70 克，猪苓、茯苓各 15 克，白茅根 30 克，车前草 30 克。每日一剂，水煎煮，分早晚两次温服。连续服用 3 月。

（8）新生儿胆道梗阻性黄疸。阳黄用茵陈蒿汤加味（茵陈、栀子、大黄、郁金、甘草、金钱草），阴黄用茵陈术附汤加桃仁、红花、赤芍、丹参、三棱、莪术等。

（9）妊娠特发性黄疸。本方加减：茵陈 20 克、虎杖 10 克、白术 12 克、干姜 6 克、肉桂 8 克、制附子 6 克（先煎）、柴胡 12 克、郁金 12 克、当归尾 15 克。病在产前，本方去制附片、肉桂，加豆蔻、荜澄茄各 12 克；若湿重可加苍术、苡仁、白豆蔻；产后瘀血者加三七粉、丹参；气血虚者加黄芪、红参、当归；瘙痒剧烈者加蝉蜕、钩藤、地肤子、白鲜皮；抓痕感染者加紫花地丁、蒲公英、苦参。每日一剂，水煎煮，分早晚两次温服，10 天为 1 疗程，连续治疗 2 个疗程。

【注意事项】生附有毒，本方可用制附片，且不宜与半夏、瓜蒌、天花粉、贝母、白蔹、白及同用。入煎剂，附子要先煎 30～60 分钟，以口尝无麻辣感为度。孕妇慎用。

龙胆泻肝汤

【来源】《医方集解》

【组成】龙胆草（酒炒）（6克）　黄芩（炒）（9克）　栀子（酒炒）（9克）　泽泻

12克　木通6克　当归（酒炒）（3克）　生地黄（酒炒）（9克）　柴胡6克　甘草6克　车前子（9克）（原书无用量）

【用法】每日一剂，水煎煮，分早晚两次温服，亦可制成丸剂，每服6～9克，日2次，温开水送下。

【功用】清泻肝胆实火，清利肝经湿热。

【主治】肝炎。①肝胆实火上炎证。头痛目赤，胁痛，口苦，耳聋，耳肿，舌红苔黄，脉弦数有力。②肝经湿热下注证。阴肿，阴痒，筋痿，阴汗，小便淋浊，或妇女带下黄臭等，舌红苔黄腻，脉弦数有力。

【方解】本方证是由肝胆实火上炎或肝胆湿热循经下注所致。肝经绕阴器，布胁肋，连目系，入巅顶；胆经起于目内眦，布耳前后入耳中，一支入股中，绕阴部，另一支布胁肋。肝胆之火循经上炎则头部、耳目作痛，或听力失聪，旁及两胁则胁痛且口苦；湿热循经下注则为阴痒、阴肿、筋痿、阴汗；舌红苔黄腻，脉弦数有力皆为火盛及湿热之象。治宜清泻肝胆实火，清利肝经湿热。方中龙胆草大苦大寒，既能泻肝胆实火，又能利肝经湿热，泻火除湿，两擅其功，切中病机，故为君药。黄芩、栀子苦寒泻火、燥湿清热，加强君药泻火除湿之力，用以为臣。湿热的主要出路，是利导下行，从膀胱渗泄，故又用渗湿泄热之泽泻、木通、车前子，导湿热从水道而去；肝乃藏血之脏，若为实火所伤，阴血亦随之消耗；且方中诸药以苦燥渗利伤阴之品居多，故用当归、生地养血滋阴，使邪去而阴血不伤，以上皆为佐药。肝体阴用阳，性喜疏泄条达而恶抑郁，火邪内郁，肝胆之气不舒，骤用大剂苦寒降泄之品，既恐肝胆之气被抑，又虑折伤肝胆生发之机，故又用柴胡疏畅肝胆之气，并能引诸药归于肝胆之经；甘草调和诸药，护胃安中。二药并兼佐使之用。本方的配伍特点是泻中有补，利中有滋，降中寓升，祛邪而不伤正，泻火而不伐胃，使火降热清，湿浊得利，循经所发诸症皆可相应而愈。

【临床应用】

1. 用方要点　本方为治肝胆实火上炎，湿热下注的常用方。临床应用以口苦溺赤，舌红苔黄，脉弦数有力为辨证要点。现代药理研究证实，龙胆泻肝汤具有抗炎消肿、保肝利胆、增强和调整机体免疫功能、抑菌与抗感染、抗氧化、镇静等作用。肝炎、肝硬化、肝癌、胆石症、胆囊炎，以及其他内、外、妇、儿科多种疾病，属肝经实火、湿热证者均可选用本方治疗。

2. 随症加减　若肝胆实火较盛，可去木通、车前子，加黄连以助泻火之力；若湿盛热轻者，可去黄芩、生地，加滑石、薏苡仁以增强利湿之功；若玉茎生疮，或便毒悬痈，以及阴囊肿痛，红热甚者，可去柴胡，加连翘、黄连、大黄以泻火解毒。

3. 历代医家应用经验 本方出自清代医家汪昂的《医方集解》，原书载："治肝胆经实火湿热，胁痛耳聋，胆溢口苦，筋痿，阴汗，阴肿阴痛，白浊溲血。"吴谦等编修的《医宗金鉴》云：胁痛口苦，耳聋耳肿，白浊嗽血，乃肝经之为病也。故用龙胆草泻肝胆之火，以柴胡为肝使，以甘草缓肝急，佐以芩、栀、通、泽、车前辈大利前阴，使诸湿热有所出也。秦伯未《谦斋医学讲稿》云：本方以龙胆为君，配合黄芩、栀子泻肝胆实火……总的功能是苦寒直折，泻肝火而清利下焦湿热。故治胁痛、口苦、目赤、耳聋等肝火上逆，亦治小便淋沥、阴肿阴痒等湿热下注之证。根据文献报道，下列肝胆疾病可用本方化裁：

（1）急性黄疸型肝炎：龙胆草 20 克，栀子 15 克，茵陈 20 克，黄芩 15 克，生地 12 克，车前子 12 克，木通 12 克，大青叶 20 克，连翘 15 克，茯苓 15 克，白茅根 10 克，大黄 10 克（后下）。每日一剂，水煎煮，分早晚两次温服。如热轻或不发热，口淡不渴，舌苔黄腻，脉象濡缓，湿温重者合五苓散；呕吐甚者加半夏、竹茹；胁肋胀者加白芍、木香、郁金；胸脘痞满、腹胀者加枳实、厚朴、莱菔子；头重身倦者加蔻仁、藿香。

（2）慢性乙型肝炎：证属肝胆湿热，症见身目俱黄，黄色鲜明，胁肋疼痛，脘闷腹胀，烦热，口干而苦，纳差或恶心呕吐，困倦乏力，皮肤瘙痒，大便秘结或稀溏，小便黄赤，舌质红苔黄腻，脉弦滑数。在保肝降酶治疗基础上以本方加减：龙胆草 15 克，黄芩 10 克，栀子 15 克，泽泻 15 克，通草 10 克，当归 15 克，生地 10 克，柴胡 15 克，车前子 15 克（包煎），甘草 10 克随症加减治疗，恶心、呕吐加枳实、半夏、陈皮；黄疸，身热不扬加茵陈、黄柏；大便秘结加大黄、芒硝。每日一剂，水煎取汁 300 毫升，分早晚两次温服。

（3）慢性 HBV 携带者。龙胆草、半枝莲、虎杖各 15 克，黄芩、栀子、泽泻、木通、车前草各 12 克，当归、丹参各 18 克，生地黄 25 克，薏苡仁 30 克，甘草 6 克。每日一剂，水煎煮，分早晚两次温服，前半月每日一剂，此后每 2 日 1 剂，每天 3 次。

（4）慢性丙型肝炎合并自身抗体阳性。干扰素结合中药治疗。中药用本方加减：龙胆草 10 克，野百合、麦冬、生甘草各 15 克，野菊花、黄连各 5

克，炒丹皮、白芍、炒枳壳各12克。每日一剂，水煎煮，分早晚两次温服，隔日1剂，早晚分服。

（5）药物性肝炎：证属肝胆湿热，症见身目俱黄，黄色鲜明，胁肋疼痛，脘闷腹胀，烦热，口干而苦，纳差或恶心呕吐，困倦乏力，皮肤瘙痒，大便秘结或稀溏，小便黄赤，舌质红苔黄腻，脉弦滑数。停用导致肝功能损害的药物，以本方加减治疗：龙胆草10克，黄芩10克，栀子10克，当归20克，生地20克，柴胡10克，甘草10克，瓜蒌30克，大黄5克，泽泻20克，车前子10克。黄疸重者加红花、赤芍，腹胀甚者加香橼、香附，口干者加天花粉、石斛等。水煎取汁300毫升，早晚分服，4周为1个疗程。

（6）肝硬化。以龙胆泻肝汤加炮山甲、牡蛎、龟板为基础方治疗。中药汤剂每次煎取200毫升，早晚分服。

（7）肝癌化疗栓塞综合征。以本方为基础方：龙胆草15～20克，栀子10～15克，黄芩10～15克，泽泻10～20克，车前子10～15克，木通10～15克，生地黄10～20克，当归10～15克，柴胡6～10克，甘草5～6克。腹痛者加郁金、延胡索、白芍；发热者加生石膏、熊胆粉、青黛、厚朴、竹茹；便秘者加大黄；呃逆不止者，酌加柿蒂、半夏。每日一剂，煎水取汁，分早晚2次服用，6天为1个疗程。

（8）脂肪肝。龙胆草15克、黄芩12克、栀子12克，泽泻16克、山楂15克、丹参10克、赤芍20克、车前子（包）15克、当归15克、柴胡12克、生地10克、甘草10克，每日一剂，水煎煮，分早晚两次温服，每日一剂。随症加减：肝区胀痛加郁金、延胡索；腹部胀满，食少纳呆，苔白腻，脉弦滑者加枳实12克、茯苓15克、薏苡仁10克；肝功能异常加垂盆草、虎杖。4周为一疗程，复查B超、肝功能，未愈者行第2个疗程，治疗最长为3个疗程。治疗期间不另服降脂药物，同时要求患者戒酒，清淡饮食，参加适量运动。

（9）急性胆囊炎：龙胆草10克、茵陈15克、栀子10克、黄芩10克、柴胡10克、车前子12克、（布包）泽泻12克、半夏10克、白芍15克、大黄（后下）10克、元胡15克、生姜6克，每日1剂，水煎取汁300毫升，分早晚2次口服。卧床休息，禁食，伴严重呕吐者安置胃肠减压管，输液，纠正水、电解质及酸碱平衡紊乱；抗感染治疗；利胆治疗，解痉镇痛。

（10）慢性胆囊炎。本方为基础方：龙胆草30克，黄芩20克，山栀20克，泽泻20克，木通5克，车前子15克，当归10克，生地15克，柴胡15

克，甘草 5 克。若症见胁肋胀痛，走窜不定，嗳气频作，属肝郁气滞证，基本方加陈皮 20 克，青皮 15 克，木香 15 克。若症见胁肋热痛，口苦尿黄赤，舌红苔黄腻，脉弦滑数，属肝胆湿热证，胁痛甚者，基本方加元胡 20 克，川楝子 15 克，白芍 20 克；胃灼热者，基础方加生地 30 克，知母 20 克；伴胆结石者基础方加金钱草 50 克，鸡内金 30 克，郁金 30 克，石韦 30 克；伴黄疸者基础方加茵陈 60 克，大黄 10 克；恶心甚者，基础方加半夏 10 克，竹茹 15 克；大便不爽者，基础方加大黄 15 克。

(11) 肝胆管结石术后复发胆结石。以本方加减防治术后结石复发：龙胆草 30 克，黄芩 6 克，通草 15 克，泽泻 15 克，车前草 15 克，金钱草 30 克，海金沙 15 克，鸡内金 15 克，草决明 20 克，柴胡 10 克，白芍 6 克。每日一剂，水煎煮，分早晚两次温服。连服 10 周。

【注意事项】方中药多苦寒，易伤脾胃，故对脾胃虚寒和阴虚阳亢之证，皆非所宜。

清瘟败毒饮

【来源】《疫疹一得》

【组成】生石膏大剂六两至八两（180～240 克），中剂二两至四两（60～120 克），小剂八钱至一两二钱（24～36 克）　小生地大剂六钱至一两（18～30 克），中剂三钱至五钱（9～15 克），小剂二钱至四钱（6～12 克）　犀角（水牛角代）大剂六两至八两（180～240 克），中剂三两至五两（90～150 克），小剂二两至四两（60～120 克）　真川连大剂四至六钱（12～18 克），中剂二至四钱（6～12 克），小剂一钱至一钱半（3～4.5 克）　栀子　桔梗　黄芩　知母　赤芍　玄参　连翘　甘草　丹皮　鲜竹叶，以上 10 味，原书无用量（各 6～10 克）

【用法】先煎石膏数十沸，后下诸药（现代用法：先煎石膏，后下诸药。用量按原方比例酌减）。

【功用】清热解毒，泻火凉血。

【主治】病毒性肝炎，黄疸之热毒气血两燔证。症见发病急骤，黄疸迅速加深，其色金黄鲜明，身壮热，大渴引饮，头痛如劈，干呕狂躁，谵语神昏，或发斑，或吐血，衄血，四肢或抽搐，或厥逆，舌绛唇焦，脉沉数，或沉细而数，或浮大而数。

【方解】 清瘟败毒饮综合白虎汤、犀角地黄汤、黄连解毒汤3首方加减组合而成，并以白虎汤大剂辛寒清阳明气分热为主，故方中重用石膏配知母、竹叶、甘草清气分火热；黄连、黄芩、栀子、连翘清热解毒，通泻三焦之火；水牛角、生地黄、丹皮、赤芍、玄参清热凉血救阴；桔梗载药上行。诸药合用，共奏清热凉血，泻火解毒之功。

【临床应用】

1. **用方要点** 本方是治疗急黄之热毒炽盛，气血两燔的方剂。临床应用以高热（体温大多在39℃以上）、烦躁、大渴引饮、头痛如劈、神昏谵语，或热盛发斑、吐血衄血、唇焦舌绛、脉细数为辨证要点。现代药理研究证实，清瘟败毒饮具有解热、抗血小板聚集、降低血液黏度、抗炎、镇痛、镇静、抗菌、抗病毒、保肝、解毒、强心、利尿等作用。目前临床上本方常用以治疗急性重型肝炎、肝衰竭、肝昏迷、肝性脑病、流行性出血热、乙型脑炎、登革热及登革出血热、黄热病、斑疹伤寒、流行性脑脊髓膜炎、鼠疫、败血症、猩红热、厌氧菌感染、鼠咬热、黑热病、再生障碍性贫血、白血病等疾病，只要病机属热毒气血两燔者均可选用本方治疗。

2. **随症加减** 若四肢抽搐者，加羚羊角、菊花、龙胆草、僵蚕等以清肝熄风定惊；大便不通者，加大黄、芒硝、枳实等以泻热通腑；神昏谵语者，或循衣摸床、撮空理线者，宜配用凉开的安宫牛黄丸或至宝丹。

3. **历代医家应用经验** 本方出自清代医家余师愚的《疫疹一得》，原书记载："疫证初起，恶寒发热，头痛如劈，烦躁谵妄，身热肢冷，舌刺唇焦，上呕下泄，六脉沉细而数，即用大剂；沉而数者，用中剂；浮大而数者，用小剂。如斑一出，即用大青叶，量加升麻四五分，引毒外透"。王孟英《温热经纬》谓之"此十二经泄火之药也。凡一切火热，表里俱盛，狂躁烦心，口干咽痛，大热干呕，错语不眠，吐血衄血，热甚发斑，不论始终，以此为主方。"该方用药集清法之大成，适用于温病瘟疫热毒炽盛，邪热充斥一身，气血两燔者，在肝胆疾病中多用于急黄的治疗。急黄常表现为皮肤深黄，高热，神昏痉厥，皮肤发斑，呕血衄血等，多为温热或湿热疫毒充斥一身，气血两燔之证，所以治疗一方面当重用清热解毒治法，一方面应予清营凉血，必行气血两清之法，清瘟败毒饮可谓对证良方。原陕西省中医药研究院名誉院长、中医名家米伯让，擅长用此方治疗危重症，如急性黄色肝萎缩并发胆囊炎（瘟毒急黄并发肌衄证）、斑疹伤寒（天行时疫伤寒阳毒发斑黄疸病）、流行性出血热三期合病危重症（温毒发斑气血两燔水肿证），流行性乙型脑炎（秋温时疫风温证），外伤骨折并发败血症（外伤血瘀兼中毒流注高热耗阴证），流行性出血热少尿期（瘟毒发斑兼肾虚尿闭证），流行性出血热并发脑水肿（温毒发斑兼肾虚病并毒邪侵伤脑神证），蛛网膜下腔出血（类中风迫厥证），烧伤并发败血症等。米伯让先生用此方石膏用70克，犀角用10.5克（与余氏中剂量相同），生地用35克（与余氏大剂量相同），不同之处是玄参35克，赤芍17.5克，甘草17.5克。现以水牛角代犀角，其用量必须是犀角的10倍。依据先生的实践经验，本方每剂加水不得少于800毫升，并必先煎水牛角、生石膏20分钟，再加入诸药慢火煎煮40分钟，过滤出300毫升，连煎3次，除去沉淀药渣，共量为800毫升，每6小时服200毫升，1天24小时分4次服完，以维持药物有效成分在人体血液内的浓度而达抗病源之作用。用清瘟败毒饮显效后，再依病人气血阴阳亏损的不同，酌用善后治方，如气阴两虚，余热未尽，宜益气养阴之竹叶石膏汤、生脉散、麦味地黄汤；脾胃虚弱，宜健脾养胃之六君子汤及大、小米粥之类调理。始终贯穿"存津液，保胃气"和"扶正祛邪"这一治疗原则。根据文献报道，下列肝胆疾病可用本方化裁治疗：

（1）重型肝炎（急性、亚急性、慢性）。本方合茵陈蒿汤加减：赤芍药15克，茵陈15克，栀子15克，黄芩15克，大黄15克，虎杖15克，败酱草15克，丹皮12克，生地30克，元参15克，旱莲草15克，犀角15克（水磨），茯苓30克，泽泻9克，石菖蒲12克。每日2剂，每日4次，水煎鼻饲。肝性脑病者加安宫牛黄丸，每日2丸，水溶鼻饲，每日2次，并随症加减，配合西药促肝细胞生长素、肝复肽、人血白蛋白、门冬氨酸钾镁、能量合剂等治疗。

（2）胆囊炎并发败血症。本方加减：石膏（先煎）60克，水牛角（先煎）30克，生地黄25克，知母、黄芩、连翘、玄参、牡丹皮各12克，栀子、黄连、鲜淡竹叶各10克，大黄（后下）15克，甘草6克。每日2剂，上下午各煎服1剂。加服紫雪丹，每次1丸，日2次。

（3）肝癌经导管肝动脉化疗栓塞术后发热。本方加减：生石膏（先煎）30～120克，水牛角（磨汁分次服）30～60克，白茅根30克，黄芩、黄连、栀子、连翘、知母、生地、玄参、赤芍、丹皮、淡竹叶各15克，柴胡12克，生甘草9克。高热者加大生石膏、水牛角剂量；烦躁者加青蒿、天花粉；恶心、呕吐者加藿香、姜半夏；大便秘结者加大黄；肝区疼痛者加桃仁、红花、生牡蛎；纳差者加砂仁、鸡内金。每日一剂，水煎分服。根据体温情况服用

3~7天。

【注意事项】 原方中主要药物生石膏、生地、黄连等的用量有大、中、小剂之不同，临床运用本方时，应该根据病情的轻重，用小剂、中剂或大剂。

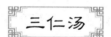

【来源】《温病条辨》

【组成】 杏仁五钱（15克）　飞滑石六钱（18克）　白通草二钱（6克）　白蔻仁二钱（6克）　竹叶二钱（6克）　厚朴二钱（6克）　生薏仁六钱（18克）　半夏五钱（15克）（因内含：杏仁、白蔻仁、生薏仁，取名为"三仁汤"）

【用法】 以甘澜水八碗，煮取三碗，每服一碗，一日三次。（现代用法：每日一剂，水煎煮，分早晚两次温服）。

【功用】 清利湿热，宣畅气机。

【主治】 病毒性肝炎，黄疸之气分湿热且湿重于热证。头痛恶寒，身重疼痛，肢体倦怠，身目淡黄，胸闷不饥，午后身热，苔白不渴，脉弦细而濡。

【方解】 方中杏仁宣利上焦肺气，气行则湿化；白蔻仁芳香化湿，行气宽中，畅中焦之脾气；薏苡仁甘淡性寒，淡渗利水而健脾，使湿热从下焦而去；三仁合用，宣通三焦，是为君药。滑石、通草、竹叶甘寒淡渗，助君药利湿清热之功，是为臣药；半夏、厚朴行气化湿，散结除满，是为佐药。本方宣上、畅中、渗下，使三焦湿热上下分消，气化湿行，热清暑解，三焦通畅，诸症自除。

【临床应用】

1. **用方要点**　本方临床应用以身目淡黄，头痛恶寒，身重疼痛，午后身热，苔白不渴为辨证要点。现代药理研究证实，三仁汤具有抗菌，解热，止咳，止吐，利尿等作用。目前临床上本方常用以治疗肝炎、肝癌、胆道感染、胆结石、肠伤寒、胃肠炎、肾盂肾炎、布氏杆菌病、肾小球肾炎以及关节炎等疾病，只要病机属气分湿热，湿重于热者均可选用本方治疗。

2. **随症加减**　卫表症状较明显者，可加藿香、香薷以解表化湿；寒热往来者，可加青蒿、草果以和解化湿；热势渐增，口渴舌红者，可加黄连、黄芩清热解毒。

3. **历代医家应用经验**　本方出自清代医家吴鞠通的《温病条辨》。全国第二批名老中医张磊主任医师的徒弟孙玉信主任医师灵活运用三仁汤治疗内科杂证取得良好疗效。他对肝胆疾病出现黄疸，证属湿郁化热、蕴结肝胆、弥漫三焦者，多用三仁汤化湿清热、通利三焦为主，再加苍术、陈皮、甘草以燥湿和中；加茵陈、猪苓、茯苓以利湿退黄。诸药配合，可使三焦宣畅、湿热得泄、黄疸得除，诸症获愈。根据文献报道，下列肝胆疾病可用本方化裁治疗：

（1）肝胆病黄疸。肝炎、肝硬化、胆结石伴胆囊炎、新生儿黄疸、壶腹部肿瘤症见黄疸，予三仁汤合甘露消毒丹加减：杏仁，白蔻仁，生薏苡仁，藿香，石菖蒲，茵陈，黄芩，六一散，通草，赤芍，丹参，葛根。脘腹胀满者加枳壳，青皮，厚朴；纳差者加焦山楂，神曲，鸡内金；恶心呕吐者加竹茹，姜半夏；胆结石、肝内胆管结石者加金钱草，海金沙，郁金；胁痛甚者加延胡索，白芍，甘草；发热恶寒、无汗、肌肤作痒者加麻黄，连翘，赤小豆；腹水者加车前子，泽泻；阴黄者去黄芩，加制附子，黄芪，肉桂。每日一剂，水煎取汁早晚分服。新生儿少量频饮。15 天为 1 疗程，连续治疗 1~2 个疗程。禁酒，清淡饮食。

（2）急性黄疸型肝炎。本方加减：绵茵陈、土茵陈各 30 克，杏仁 5 克，白蔻仁 5 克，薏苡仁 12 克，厚朴 9 克，淡竹叶 6 克，半夏 9 克，通草 5 克，滑石 18 克，栀子 12 克。每日一剂，水煎煮，分早晚两次温服，连服 12 剂。

（3）慢性乙型肝炎。杏仁、白蔻仁、厚朴、苍术、陈皮、蚤休、山豆根各 10 克，连翘、败酱草、白花蛇舌草各 30 克，薏苡仁 15 克，每日一剂，水煎煮，分早晚两次温服，连服 30 剂。

（4）非酒精性脂肪肝。本方加味：杏仁 12 克、蔻仁 12 克、薏苡仁 12 克、茵陈 12 克、柴胡 10 克、川楝子 10 克、青皮 6 克、厚朴 10 克、半夏 10 克、滑石 6 克、白通草 6 克、竹叶 6 克、甘草 3 克，每日一剂，水煎煮，分早晚两次温服。

（5）原发性肝癌。湿热型中晚期原发性肝癌，以静脉滴注华蟾素注射液，同时口服三仁汤加减治疗，能明显改善消化道症状，提高生存质量，延长生存期。处方：杏仁 9 克、白蔻仁 9 克、生薏苡仁 15 克、炒白术 15 克、厚朴 9 克、木香 9 克、炒莱菔子 15 克、清半夏 9 克、藿香 12 克、佩兰 15 克、黄连 12 克、猪苓 15 克、茯苓 15 克、茵陈 15 克、猫爪草 15 克、八月札 15 克、龙葵 15 克、白花蛇舌草 15 克、生黄芪 15 克。尿少加车前草 15 克、瞿麦 15 克，黄疸加炒栀子 12 克、车前草 15 克，肝区疼加蜂房 6 克、徐长卿 15 克。每日一剂，一个月为一疗程，休息1周后继续下一疗程，至少治疗3个疗程以上。

（6）急性胆囊炎：本方加茵陈、茯苓、郁金、川楝子、延胡索、大黄（后下）各10克。发热口苦者加柴胡、黄芩；胁痛者加延胡索、郁金；腹胀呕吐者加藿香、佩兰；黄疸者加茵陈蒿、栀子；厌食油腻者加山楂、麦芽、神曲；大便难者加枳实。每日一剂，水煎煮，分早晚两次温服。

（7）慢性胆囊炎：茵陈12克、黄柏12克、杏仁10克、薏苡仁25克、白蔻仁10克、通草10克、半夏12克、竹叶6克、厚朴15克、滑石18克、黄芩12克、金钱草25克、郁金12克；大便秘结者加大黄6克；恶心呕吐者加生姜10克；痛甚者加川楝子15克，延胡索12克；兼胆结石者加海金砂20克，鸡内金12克。每日一剂，水煎煮，分早晚两次温服。

（8）肝胆管结石。苡仁30克，蔻仁10克，半夏10克，通草6克，滑石20克，茵陈15克，枳壳10克，木香6克，白芍15克，扁豆30克。

【注意事项】若见舌苔黄腻，热重于湿者则不宜使用。

大黄赤芍汤

【来源】济南市传染病医院

【组成】生大黄25～50克 赤芍30～60克

【用法】每日一剂，水煎2次，分早晚两次温服，服药后大便保持2～3次，腹泻重者调整大黄用量。

【功用】清热退黄，凉血化瘀，抗毒抗菌。

【主治】病毒性肝炎，黄疸之湿热壅盛证。症见身目发黄，黄色鲜明如橘子色或黄色如金，发热，烦躁，大便秘结，腹胀满，小便不利，舌红苔黄腻，脉沉实或滑数。

【方解】方中生大黄味苦性大寒，归肝、脾、胃、大肠诸经，不仅有解毒、活血化瘀、利胆退黄之功，且有推陈出新、荡涤肠胃、急下存阴、釜底抽薪等功效。赤芍味苦性微寒，入肝、脾二经，善走血分，能清肝火，除血分郁热而有清热凉血，散癖止痛，利胆退黄之功效。二药配伍，共奏清热凉血，化瘀退黄之功。

【临床应用】

1. **用方要点** 本方临床应用以胆红素定量＞17.1μmol/L，或黄疸持续3

周以上不退者，中医辨为阳黄为辨证要点。现代药理研究证实，生大黄有泻下、抗菌、利胆的作用，能显著拮抗内毒素，抑制内毒素性发热，还可减轻内毒素引起的肠壁血管通透性的增高，保护肠黏膜和肠上皮细胞，保护肠黏膜屏障。赤芍有凉血止血、活血祛瘀之功效。赤芍有抗菌、消炎、止痛、保肝作用，不仅能较好地改善症状和体征，降低转氨酶，胆红素有显著效果，而且在肝病中，可减少红细胞的聚集，改善肝脏微循环，恢复肝细胞的正常代谢和血液供应，促进肝细胞的修复与再生。适用于伴见高胆红素血症的病毒性肝炎、肝硬化、肝衰竭等危重肝病。

2. **随症加减** 黄疸明显者，加茵陈、丹参、茜草，生地、金钱草；腹水浮肿明显可加芦根、车前子、茯苓；如呕吐，恶心明显可加竹茹、半夏、生姜；腹胀明显可加枳壳、青皮、厚朴；食欲特别不好可加三仙、苍术、鸡内金；烦躁不安明显者可加琥珀、天竺黄、牛黄；抽搐、昏迷者加钩藤、羚羊角、僵蚕。

3. **历代医家应用经验** 本方最早报道见于济南市传染病医院华玉瑛、潘沛恩、何兆平、吕卉发表于山东中医杂志 1992 年第 1 期的文献，以后有多篇文献记载本方的加味应用。汪承柏教授亦有"凉血活血，重用赤芍"之论。本方由二味药组成，在应用本方时需要根据病、证、症的不同进行加味，并且结合西医支持疗法。用本方治疗后最明显的感觉为腹胀减轻，食欲增加，口腔唾液分泌增多，尿量增加。根据相关文献报道，下列肝胆疾病可用本方化裁治疗：

（1）乙型病毒性肝炎合并高胆红素血症。乙肝并高胆红素血症，且影像学检查除外梗阻性黄疸，本方大剂量（30～60 克）加茵陈、金钱草，每日一剂，加水煎至 300 毫升，分两次口服，30 天为一疗程，治疗 1～2 个疗程。茵陈性苦微寒，清利湿热，利胆退黄，有利胆、保肝、抗菌作用，促进胆汁分泌与排泄；金钱草性甘淡微寒，利尿通淋，除湿退黄，清热解毒，有利胆退黄，清热解毒作用。诸药配合使用，具有改善肝脏微循环，改善肝细胞炎症损害，保护肝细胞的作用；清热解毒利湿、通利二便的作用；促进胆汁分泌与排泄的作用等。在治疗病毒性肝炎合并高胆红素血症中明显缩短了病程，改善了疾病预后。

（2）重症肝炎。亚急性重症肝炎：本方加味配合西药抗生素、输注血浆、白蛋白、祛氨药等常规治疗，处方：生大黄 20～40 克，赤芍 90～120 克，丹参 20 ~ 30 克，茜草，茵陈各 15 ~ 30 克，生地、金钱草各 15 ~ 20 克。每日一剂，水煎煮，分 3 次口服。金钱草解毒退黄，赤芍、丹参、茜草、生地活血化瘀，上药能加强本方清热解毒退黄之功。其治疗亚急性重症肝炎 20 例，存活 14 例，存活率为 70%。平均用药时间为 41.07 天。慢性重症肝炎：在常规西药综合治疗基础上，给予中药大黄赤芍汤灌肠液（大黄 20 克，赤芍 60 克，虎杖 30 克，厚朴 30 克，枳实 30 克，加水煮沸 30 分钟，浓缩 100 毫升灌汤使用，使用前温度调至 36℃）。可改善慢性重型肝炎患者的肝功能等生化指标，降低病死率。

（3）肝硬化内毒素血症。在保肝退黄、对症处理等常规治疗的基础上，每日口服或经胃管注入大黄赤芍汤（生大黄 20 克，赤芍 40 克），每次 30 毫升，每日 4 次，连续 7 天。

（4）肝衰竭。在西药常规治疗基础之上（补充能量、维生素和腺苷蛋氨酸、促肝细胞生长素、甘草酸二胺等护肝、退黄、降酶药物，补充白蛋白、血浆，有感染者加用抗感染药物）予大黄赤芍汤加减保留灌肠治疗：大黄 30 克，赤芍 30 克，生地 30 克，蒲公英 30 克，枳实 10 克，厚朴 10 克。腹胀明显者加槟榔 15 克；黄疸明显者加茵陈 30 克；意识不清者加胆南星、石菖蒲各 15 克；阴虚者加玄参 15 克，生地用量加倍；阳虚者加附子 10 克。每日一剂，每剂取汁 300 毫升，分两次保留灌肠。4 周为 1 疗程。

【注意事项】用药后病人每天保持 2 ~ 3 次大便为好；若大便次数增多，可酌减大黄用量，若便秘严重者，大黄需后下；不能口服者，作保留灌肠。

茵陈平胃汤

【来源】中国人民解放军 211 医院传染科

【组成】茵陈 50 克　栀子 15 克　黄柏 15 克　苍术 15 克　茯苓 15 克　陈皮 15 克　厚朴 15 克　炒麦芽 15 克　生甘草 5 克

【用法】上药水煎 2 次，滤液合并，浓缩至 150 毫升，每次服 75 毫升，日服 2 次，小儿酌减。

【功用】清热利湿，利胆退黄，健脾和胃。

【主治】病毒性肝炎，黄疸之湿热熏蒸肝胆，损伤脾胃证。症见黄疸，发热，体倦乏力，食欲不振，恶心呕吐，厌食油腻，上腹胀满，右胁隐痛，大便干，小便黄，舌红苔黄腻，脉弦数及肝功异常者。

【方解】本方由茵陈蒿汤、平胃散加减而来。茵陈蒿汤为治疗湿热黄疸的主方，平胃散为治疗湿滞脾胃的主方，二方加减联用，共同清热利湿，健脾和胃。方中茵陈、栀子、黄柏清热解毒，利湿退黄；苍术苦温性燥，配茯苓最善除湿运脾；陈皮、厚朴合炒麦芽，行气消食和胃；生甘草解毒清热，调和诸药。

【临床应用】

1. **用方要点** 本方临床应用以黄疸，纳差，呕恶，上腹胀满，右胁隐痛，舌红苔黄腻，脉弦数为辨证要点。现代药理研究证实，茵陈四逆汤具有抗肝细胞肿胀、变性、坏死及促进肝细胞新生的作用。

2. **历代医家应用经验** 本方由中国人民解放军211医院传染科肝炎协作组陈治水、杨光、王怀山、黄金城、樊英成等人研制，原载于中医杂志1988年第9期及黑龙江中医药杂志1984年第1期。根据相关文献报道，治疗组（该科1000例急性黄疸型肝炎患者）服用茵陈平胃汤，每日一剂分两次饮用，同时加服维生素 $B_1$10毫克、维生素C 200毫克、酵母片1.2克，均日服三次。对照组每次服维生素 $B_1$10毫克，维生素C 200毫克，维生素E 20毫克，维生素 $K_3$8毫克，酵母片1.2克，均日服三次；每日肌注维丙肝注射液80毫克；第一疗程每日静滴10%葡萄糖500毫升，能量合剂一支，维生素C 2.5克，维生素 $K_1$20毫克。两组均15天为一疗程，连服2~3个疗程。结果显示，治疗组临床治愈970例（97%），好转20例（2%），无效10例（1%），总有效率为99%，平均治愈时间为25.3±9.4天。与对照组有显著性差异。

【注意事项】阴黄者不宜使用。

柴胡解毒汤

【来源】刘渡舟方

【组成】柴胡10克　黄芩10克　茵陈蒿12克　土茯苓12克　凤尾草12克　草河车6克

【用法】每日一剂，水煎煮，分早晚两次温服。

【功用】疏肝清热，解毒利湿。

【主治】急性肝炎或慢性肝炎活动期，表现为谷丙转氨酶显著升高，症见口苦、心烦、胁痛、厌油食少、身倦乏力、小便短赤、大便不爽、苔白腻、脉弦者。

【方解】方中柴胡既能清解肝胆邪热，又能疏肝解郁，《本经》谓"主心腹胀，胃中结气，寒热邪聚，推陈致新。"黄芩《本经》谓"主治诸热黄疸"，清热利湿，故共为君药。茵陈蒿功擅清热化湿、利胆退黄，为治疗黄疸之要药；土茯苓清热解毒，淡渗利湿，引邪毒由小便而解；凤尾草利水解毒，泻热凉血；草河车清热解毒功胜公英、地丁，且有消炎止痛之能，故共为柴胡、黄芩之佐。

【临床应用】北京中医药大学刘渡舟老先生擅治肝胆病，此方为他多年总结而成的验方。组方思路：急性肝炎或慢性肝炎活动期总以病邪为主，正邪斗争激烈，故应以祛邪为主。须指出的是，这里的邪与普通的邪完全不同，系指"毒邪"、"疫气"，所以治疗的关键是解毒。但"见肝之病，知肝传脾，当先实脾"，解毒勿伤脾胃，邪衰之后当顾正气。切忌一味祛邪，忽视后天，损伤正气。现代研究表明，方中柴胡有抗肝炎病毒引起的细胞病变，促进机体免疫、利胆、保肝等作用；黄芩也有护肝、利胆的作用；茵陈蒿利胆、保肝作用显著；草河车、凤尾草、土茯苓均有不同程度的抗病毒作用，则为本方治疗病毒性肝炎提供了药理学依据。

【注意事项】休息，勿劳累；饮食清淡，禁辛辣油腻食物；禁烟酒。

柴胡三石解毒汤

【来源】刘渡舟方

【组成】柴胡 10 克　黄芩 10 克　茵陈蒿 12 克　土茯苓 12 克　凤尾草 12 克　草河车 6 克　滑石 12 克　寒水石 6 克　生石膏 6 克　竹叶 10 克　双花 6 克

【用法】每日 1 剂，水煎煮，分早晚 2 次温服。

【功用】清热利湿解毒。

【主治】急、慢性肝炎证属湿毒凝结不开者。临床表现为口苦、口黏，胁胀痛，小便短赤，面色黧黑兼带有油垢，体重不减反增，臂背时发酸胀，舌苔白腻或黄腻而厚，脉弦缓。

【方解】此方是在柴胡解毒汤（见前文）基础上，加滑石、寒水石、生石膏、竹叶以增强清利湿热作用。加双花清热解毒以化湿浊。另外，滑石、寒水石、竹叶均有利小便的作用，以期湿浊之邪由小便外排，湿热分消，凝结化解。

【临床应用】刘老指出：面色黧黑而有油垢为湿毒凝结蕴蒸于上之征；臂背酸胀为湿郁少阳经脉不利之征。舌苔厚腻，难以脱落乃湿毒有根难拨之兆。服此方后以舌苔褪落为病减，臂背酸胀不发为病愈。可见，以上三症当为使用本方的重要指征，也是观察疾病进退、预后的重要参数。尚须指出的是，祛邪易伤正气，利尿易损阴津，而肝病最忌伤阴，因此临床用药必须斟酌。这里刘老巧用滑石、寒水石甘寒清热、利尿、生津，祛湿而不伤阴，生津而不碍湿，则很好地解决了利湿伤阴这一矛盾现象。对于临床治疗肝病颇有指导意义。

【注意事项】休息，勿劳累；饮食清淡，禁辛辣油腻食物；禁烟酒。

加味柴胡汤

【来源】刘渡舟方

【组成】柴胡 12 克　黄芩 6 克　党参 9 克　炙甘草 6 克　半夏 9 克　生姜 9 克　鳖甲 15 克　牡蛎 15 克　红花 9 克　茜草 9 克

【用法】每日一剂，水煎煮，分早晚两次温服，以 10 剂为 1 个疗程；轻者 2 个疗程，重者 4 个疗程，即可明显收效。

【功用】疏通气血，软坚消痞。

【主治】肝炎邪衰、气病及血，症见面色青黑不华，右胁作痛如针刺，尤以夜间为甚，或伴有腹胀，体乏无力，肝脾肿大，舌暗有瘀点或瘀斑，苔白，脉弦而涩者。亦可用治早期肝硬化。

【方解】方中柴胡、黄芩疏肝解郁、清解余毒。党参、炙甘草健脾益气、培土抑木；半夏、生姜和胃健脾、消肿散结；茜草、红花活血通络；牡蛎化痰、软坚、散结，鳖甲《本经》谓"主心腹癥瘕块积、寒热"，《大明》云："去血气，破癥结，恶血"，故为消癥、散瘀、益阴之上品。诸药合用，共奏疏通气血、软坚消痞之功。

【临床应用】经云"正气存内，邪不可干；邪之所凑，其气必虚"。对于病毒性肝炎来说，尤其如此，即整个疾病过程中，"毒"和"虚"贯彻始终。因此，肝功正常、黄疸消退不能视为毒邪全除，此时只不过是以正气虚为主、毒邪衰为次而已。治疗的关键在于补虚软坚，同时勿忘解毒。刘老方中参、草、姜、甲旨在扶正，柴胡、黄芩意在解毒；而牡蛎、茜草则是针对病理产物——瘕结（瘀血）软化消解，提示我们，解毒时勿伤正气，扶正时勿恋毒邪；并要分清毒和虚孰轻孰重，然后采取相应的治疗措施，方能收到理想的效果。

【注意事项】休息，勿劳累；饮食清淡，禁辛辣油腻食物；禁烟酒。

柴胡鳖甲汤

【来源】刘渡舟方

【组成】柴胡6克　鳖甲15克　牡蛎15克　沙参10克　麦冬10克　生地10克　丹皮10克　白芍12克　红花9克　茜草9克　土鳖虫6克

【用法】每日一剂，水煎煮，分早晚两次温服，具体煎药方法可采用；头煎5分钟、二煎15分钟、三煎50分钟。这样可避免因久煎破坏柴胡的疏肝调气作用，又可避免因煎药时间短暂而熬不出补益中药的有效成分之缺陷。

【功用】滋阴软坚，活血化瘀。

【主治】慢性肝炎晚期，出观蛋白倒置；乙型肝炎"澳抗"阳性；亚急性肝坏死，而症见肝脾肿大疼痛，夜间加重，腹胀，口咽发干，面黑，或五心烦热，或低烧不退，舌红少苔、边有瘀斑，脉弦而细者。

【方解】方中柴胡舒肝、调气、解毒；鳖甲、牡蛎软坚、散结、化瘕；沙参、麦冬、生地滋养肝阴；茜草、红花、土元活血化瘀；丹皮活血凉血；白芍养阴柔肝。诸药合用，共奏解毒、软坚、活血、化瘕之功。

【临床应用】病至肝炎晚期，正气衰惫，毒邪式微，疾病的关键已不是毒邪，而是正虚（这里是指阴虚）和病理产物——瘀血瘕块。因此，治疗的重点已由解毒为主变为以扶正和软坚活血为主，正如仲景所云"观其脉证，知犯何逆，随证治之。"这种灵活地因证而异的"柴胡解毒系列方药"的运用，不仅对诊治肝病极有价值，而且对指导其他疾病的治疗也有积极的意义。

【注意事项】休息，勿劳累；饮食清淡，禁辛辣油腻食物；禁烟酒。

健脾舒肝丸

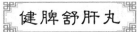

【来源】关幼波方

【组成】党参12克 山药12克 炒苡米12克 陈皮12克 草蔻6克 当归10克 白芍12克 柴胡10克 郁金10克

【用法】每日一剂,水煎煮,分早晚两次温服,或倍其量,共研细末炼蜜为丸,每丸10克,每服1~2丸,日服2次。

【功用】舒肝理气,健脾开胃。

【主治】肝病后,胸胁胀满,纳食不香,身倦乏力者。临床多用于肝炎恢复期,肝功能已恢复正常,消化机能未完全恢复者。

【方解】方中党参、山药、炒苡米健脾利湿,培土荣木;陈皮、草蔻行气开胃;当归、白芍养血柔肝,合党参益气血;柴胡、郁金舒肝理气,合陈皮行气和胃。综观是方,重在调和肝脾,使湿热之邪无法残存,也不至于内生。

【临床应用】关老在大量的临床实践中逐步体会到,肝炎病邪,最易伤脾,以致肝郁脾虚之证,故立调和肝脾之法,创制本方。验之临床,多获效验。

【注意事项】休息,勿劳累;饮食清淡,禁辛辣油腻食物;禁烟酒。

滋补肝肾丸

【来源】关幼波方

【组成】北沙参12克 麦冬12克 当归12克 五味子10克 何首乌15克 熟地10克 女贞子15克 川断15克 陈皮10克 旱莲草15克 浮小麦15克

【用法】每日一剂,水煎煮,分早晚两次温服,或倍其量,共研细末炼蜜为丸,每丸10克,每服1~2丸,日服2次。或作蜜膏,每服一匙(10克),日服三次。

【功用】养血柔肝,滋阴补肾。

【主治】肝病后,腰酸腿软,头晕失眠,倦怠纳呆者。临床多用于肝炎恢复期,肝功能已恢复正常,见有体虚、消瘦、神经衰弱者。

【方解】方中女贞子、旱莲草、沙参、麦冬、川断滋补肝肾;当归、首乌、熟地补肾养血安神;五味子、浮小麦补五脏,敛心气;陈皮和胃理脾,诸药合用,重在滋补阴血、强壮肝肾以扶正固本,使余邪无法残留。

【临床应用】关老认为乙癸同源,肝肾相关。肝木得肾水之涵养则荣,失之则萎。病理上,子病及母,肝病累肾,则肝肾同病,阴血耗伤。所以,肝病日久，不能一味治肝，还应补肾；肝肾同治，水旺木荣，方有利于肝病的恢复，防止迁延性、慢性肝炎的发生。"治病必求其本"，此之谓也。

【注意事项】 休息，勿劳累；饮食清淡，禁辛辣油腻食物；禁烟酒。

复肝草方

【来源】 关幼波方

【组成】 金钱草 12 克　车前子（包）12 克　泽泻 12 克　薏苡仁 12 克　草决明 15 克　山楂 12 克　丹皮 10 克　丹参 15 克　白花蛇舌草 15 克　草河车 12 克　桑枝 30 克　生黄芪 15 克　何首乌 12 克　当归 12 克　大黄炭 10 克　生地 15 克　桃仁 10 克　黄精 15 克

【用法】 上方水煎 3 次，早晚各服 1 次，每剂服 1 天半。

【功用】 清除余邪，扶正补虚，调理气血。

【主治】 乙型肝炎。

【方解】 白花蛇舌草、草河车、金钱草、车前子等，清热解毒利湿，以清余邪，且有降酶作用，其中白花蛇舌草、草河车等又能增强巨噬细胞功能；黄芪补气固表，不仅能增强巨噬细胞功能，且能增强特异性免疫反应，提高 T 细胞功能，促使周围血白细胞诱生干扰素的能力；薏苡仁健脾利湿，桑枝化湿通络，对于 T 淋巴细胞功能均有促进作用；当归、何首乌补血滋养肝肾，黄精气阴双补，有助于提高和改善抗体的质量。并能促使肝功能恢复正常。泽泻益肾利水泻相火，大黄炒炭减其攻积泻下之力，而入血分凉血散瘀，对于脾胃虚弱的慢性肝炎患者可无致泻伤脾之虑。配合丹皮、丹参、生地、桃仁等凉血活血可清血分伏热，且可制约温补药的副作用，对体液免疫和免疫复合物有抑制作用。草决明清肝胆之郁热，山楂消积行瘀化滞，并能改善脂肪代谢。全方药物的配伍可使补气而不壅郁，补脾而不呆滞，补肾而不动火，补血而不助瘀，补阴而不滋腻，扶正祛邪并用，有利于邪去正安。对调整机体的免疫功能可能也有一定的作用。

【临床应用】

1. **随症加减**　月经过多去桃仁；便溏去生地，或改用生地炭；有黄疸者金钱草改用茵陈。

2. **历代医家应用经验**　本方在关老的指导下立为北京中医医院内科肝病

组的协定处方。并作了 78 例临床观察和大量的实验证明，治疗结果为显效率 52.6%。有效 34.6%；总有效率为 87.2%。

【注意事项】休息，勿劳累；饮食清淡，禁辛辣油腻食物；禁烟酒。

舒肝开肺汤

【来源】印会河方

【组成】柴胡 10 克　赤芍 30 克　当归 15 克　丹参 30 克　生牡蛎 30 克（先下）广郁金 10 克　桃仁 10 克　土元 10 克　紫菀 10 克　桔梗 10 克　川楝子 12 克

【用法】每日一剂，水煎煮，分早晚两次温服。

【功用】疏肝开肺，通利三焦，活血消胀。

【主治】慢性肝炎及早期肝硬化所致的肝性腹胀。

【方解】方中柴胡、当归舒肝养肝；赤芍、丹参、郁金活血化瘀；川楝子泄肝止痛，取气为血帅，气行则血行之意；桃仁破血行瘀，以泄血结；土元、牡蛎能磨化久瘀，软坚消积；紫菀、桔梗宣肺通便，通利三焦，畅气消滞，从而消除腹胀。

【临床应用】北京中日友好医院的印老治疗肝性腹胀，擅用桔梗、紫菀。认为它们能通利三焦；三焦通利，则气畅水调，腹胀自消，开从肺论治肝性腹胀之先河。验之临床，常获效验。考《本经》谓桔梗"主胸胁痛如刀刺，腹满，肠鸣幽幽"，《别录》谓其："利五脏肠胃……下蛊毒"，《大明》谓其"破癥瘕"，《指掌》谓其"为诸药之舟楫"等等。紫菀《本经》谓其"去虫蛊痿躄，安五脏"，张石顽谓其"能通调水道"等。可见，用于腹胀，古人已有认识，值得重视。

【注意事项】休息，勿劳累；饮食清淡，禁辛辣油腻食物；禁烟酒。

化肝解毒汤

【来源】周仲瑛方

【组成】虎杖、平地木、半枝莲各 15 克　土茯苓、垂盆草各 20 克　赤芍、姜黄各 10 克　黑料豆 10 克　生甘草 3 克

【用法】将上药放砂罐内，加冷水浸泡过药面，泡 20 分钟即行煎煮。沸

后改用小火煎15分钟，滤取药液温服。每日一剂，煎服两次，上、下午各一次，食后二小时服。连服两个月为一疗程。一般应服用 2~3 个疗程，疗前及每满一个疗程，可复查肝功及乙型肝炎病毒感染表面抗原标志物一次。

【功用】 清解泄化肝脏湿热瘀毒。

【主治】 慢性迁延型乙型肝炎及乙肝病毒携带者，表现以湿热瘀郁为主证者。

【方解】 临证所见乙型肝炎起病多缓，症状相对隐伏，病程长，每易持续迁延转成慢性。肝为藏血之脏，故湿热毒邪不仅蕴于气分，且常深入血分，瘀滞肝络，表现出湿热毒瘀交结的病理特点，致使热毒瘀结于肝，湿毒蕴遏脾胃。由于湿热毒瘀是发病的病理基础，贯穿于病变的始终，因此病理发生主要属于邪实。但邪毒久羁，热伤阴血，湿伤阳气，又可邪实与正虚错杂，导致肝脾两伤，病及于肾，表现肝肾阴血虚耗，或脾肾气虚、阳虚。本方辨证适用于湿热毒瘀互结的证候，旨在以祛邪为主，俾邪祛则正复。治疗重在清化湿热，化解肝毒，凉血化瘀。药用虎杖、平地木、半枝莲为主，辅以土茯苓、垂盆草相互协同而奏清热化湿解毒、凉血活血之效。佐以黑料豆、甘草，调养肝脾而解毒；取赤芍、姜黄入肝为使，增强凉肝活血作用。

【临床应用】

1. **随症加减** 肝郁气滞加醋柴胡5克、香附10克；气火郁结加丹皮、山栀各10克；湿热中阻加炒黄芩10克、厚朴5克；脏腑湿热加凤尾草、败酱草各15克；湿热在下加炒苍术、黄柏各10克；湿热发黄加茵陈12克、山栀10克；热毒偏重酌加龙胆草5克、大青叶、蒲公英各15克；湿浊偏重加煨草果5克、晚蚕砂10克（包）；血分瘀毒加白花蛇舌草20克、制大黄6克、营分郁热酌加水牛角片、丹皮、紫草各10克；肝郁血瘀酌加丹参10克、土鳖虫5克、桃仁10克；肝血虚加当归、白芍各10克；肝肾阴虚加桑椹子、旱莲草各10克；阴虚有热加大生地、金钗石斛各10克；脾气虚酌加党参、白术各10克、黄芪12克；肾阳虚加仙灵脾、菟丝子各10克。

2. **历代医家应用经验** 本方立意重在祛邪。南京中医药大学的周老认为慢性乙肝总属邪盛而致伤正，祛邪即寓扶正之意。如并见正虚，则可适当扶正以祛邪。在治疗后的恢复巩固阶段，则须另用扶正调补为主的方药。本方用药重在活血，因为慢性乙肝病邪多已深入血分，故宜以凉血和血为主，兼以清化气分湿热，但又忌用消克破血伐肝之品。

【注意事项】休息，勿劳累；饮食清淡，禁辛辣油腻食物；禁烟酒。

加味黄精汤

【来源】方药中方

【组成】黄精30克　当归12克　细生地30克　夜交藤30克　苍白术各10克　青陈皮各10克　甘草6克　柴胡10克　姜黄10克　郁金10克　薄荷3克

【用法】先将药物用冷水浸泡1小时，浸透后煎煮，首煎沸后文火煎50分钟，二煎沸后文火煎30分钟。两煎混匀，总量以250～300毫升为宜，每日服一剂，每剂分两次服用，饭后2小时温服。连服二剂，停药一天，每月可服20剂。

【功用】养肝疏肝，滋补肾阴，运脾和胃。

【主治】迁延性肝炎、慢性肝炎，肝硬化、肝癌等，症见胸胁满闷、胁下痞痛、舌红苔干，同时兼见胃脘不适、纳少便溏等，属肝肾脾胃同病，气阴两虚、气滞血瘀者。肝硬化腹水患者，腹水消退之后体力未复者。

【方解】方中黄精、生地、当归滋水涵木；柴胡、郁金，青陈皮、薄荷疏肝理气；苍白术、甘草、陈皮运脾和胃；姜黄理气活血；夜交藤养血安神。诸药合用共奏疏肝柔肝、滋肾运脾、和胃理血之效。

【临床应用】

1. **随症加减**　大便溏薄者，酌减生地用量；血瘀明显者，可加丹参30克、鸡血藤30克，名曰丹鸡黄精汤；气虚明显者，可加党参15克、黄芪30克，名曰参芪黄精汤。

2. **历代医家应用经验**　本方是北京中国中医研究院西苑医院方老治疗肝病的基本方。临床若能灵活应用，则必获益良多。

【注意事项】休息，勿劳累；饮食清淡，禁辛辣油腻食物；禁烟酒。

加味一贯煎

【来源】方药中方

【组成】南沙参15克　麦冬10克　当归12克　细生地20克　金铃子10克　夜交藤30克　丹参30克　鸡血藤30克　柴胡10克　姜黄10克　郁金10克　薄荷

3 克

【用法】先将药物用冷水浸泡一小时，浸透后煎煮。首煎沸后文火煎 50 分钟，二煎沸后文火煎 30 分钟。煎好后两煎混匀，总量以 250～300 毫升为宜。每日服一剂，每剂分两次服用，饭后两小时温服。每服二剂停药一天，每月共服 20 剂。或间日服一剂。

【功用】滋肾、养肝、疏肝。

【主治】适用于迁延性肝炎、慢性肝炎、肝硬化，肝癌等病，症见肝区疼痛，口干目涩，大便偏干，脉弦细滑数，舌质红苔薄黄干等，中医辨证属于肝肾阴虚、气滞血瘀者。

【方解】方中生地、沙参、麦冬滋水涵木，养肝柔肝；当归、丹参养血和血；柴胡、郁金、川楝子、薄荷疏肝理气；姜黄、鸡血藤活血化瘀；夜交藤养血安神。诸药合用，共奏滋肾、养肝、疏肝、和血之功。

【临床应用】

1. **随症加减** 大便干结者，生地可加量至 30 克，并减少煎药时间，首煎 20 分钟即可，大便偏溏者，生地酌减用量，并增加煎药时间，首煎可煎至 1 小时；肝区疼痛较重者，加元胡 10 克；腹胀明显者，加砂仁 6 克、莱菔子 15 克；合并黄疸者，合入减味三石汤（方见后）。

2. **历代医家应用经验** 本方系在魏玉璜方"一贯煎"的基础上加减而成，临床疗效可靠，为治疗肝病的一大法门。然扶正有余，祛邪不足，故不宜久用。从肝病"毒虚"理论出发，本方宜与草河车汤、升麻甘草汤合用。

【注意事项】休息，勿劳累；饮食清淡，禁辛辣油腻食物；禁烟酒。

加味异功散

【来源】方药中方

【组成】党参15克 苍白术各10克 茯苓30克 甘草6克 青陈皮各10克 黄精20克 当归12克 焦山楂、焦神曲各10克 丹参30克 鸡血藤30克 柴胡10克 姜黄10克 郁金10克 薄荷3克

【用法】先将药物用冷水浸泡一小时，浸透后煎煮。首煎沸后文火煎 50 分钟，二煎沸后文火煎 30 分钟。煎好后两煎混匀，总量以 250～300 毫升为宜。每日服一剂，每剂分两次服用，饭后两小时温服。每服二剂停药一天，每

月共服 20 剂。或间日服一剂。阴虚患者服用本方注意中病则止，不宜长服久服，亦可在服用养阴方剂过程中间断服用本方。

【功用】 健脾和胃，养肝疏肝，养血和血。

【主治】 适用于①迁延性肝炎、慢性肝炎，肝硬化、肝癌等病，症见胸胁满闷，胁下隐痛，纳呆纳少，便溏，舌质淡润，舌苔薄白，脉濡细等，中医辨证为脾胃气虚肝乘、气滞血瘀者。②上述肝病患者，虽见有阴虚证症，但服养阴剂后，胃脘不适，纳差便溏者。③当前虽见有阴虚证症，但询问病史，素体脾虚者。

【方解】 方中党参、苍白术、茯苓、甘草，健脾益气、运湿和中；黄精、当归、丹参、鸡血藤养阴补血和血；青陈皮，焦山楂、焦神曲、柴胡、郁金、薄荷、姜黄疏肝理气活血化瘀。诸药合用，共奏健脾养肝，理气活血之功。

【临床应用】

1. **随症加减** 肝区疼痛剧烈者，加川楝子 10 克，延胡索 10 克。

2. **历代医家应用经验** 肝病后期邪除正虚，土衰木枯，治疗的关键在于扶正。又久病多瘀故又当和血祛瘀。方氏加味异功散，既补脾土、荣肝木，又畅肝气、调血脉，故为治疗肝病之良方。

【注意事项】 休息，勿劳累；饮食清淡，禁辛辣油腻食物；禁烟酒。

减味三石汤

【来源】 方药中方

【组成】 生石膏 30 克　寒水石 30 克　滑石 30 克

【用法】 合入加味一贯煎、加味异功散、加味黄精汤方中同煎。煎服法亦同上。

【功用】 清热利湿解毒。

【主治】 该方为治疗迁延性肝炎，慢性肝炎之辅助方。一般与自拟加味一贯煎、加味异功散、加味黄精汤合用。适用于迁延性肝炎、慢性肝炎合并黄疸或小便黄赤，舌苔黄腻，转氨酶持续高限不降，中医辨证为湿热盛者。

【临床应用】 本方系在《温病条辨》"三石汤"方基础上减味而成，对湿热型肝炎有卓效，但不宜单独使用，恐寒凉伤中。方中寒水石不仅清邪热，尚可利小便，使湿热从小便而解，与滑石相伍，其效更彰，故为治疗湿热肝炎之妙品，后学不可不知。

【注意事项】休息，勿劳累；饮食清淡，禁辛辣油腻食物；禁烟酒。

升麻甘草汤

【来源】方药中方

【组成】升麻30克　甘草6克

【用法】常合入加味一贯煎、加味异功散、加味黄精汤方中同煎，煎服法亦同上。

【功用】解毒，和中。

【主治】本方为治疗迁延性肝炎，慢性肝炎之辅助方。一般与后面所述之加味一贯煎、加味异功散、加味黄精汤合用。适用于迁延性肝炎、慢性肝炎肝功损害严重，转氨酶长期持续在高限，中医辨证属于毒盛者，合用该方。

【方解】方中升麻辛甘、微苦、微寒，擅清热解毒；甘草和中调药，又擅解毒。二药合用，解毒而不伤中，扶正而不恋邪，共奏解毒、和中之功。

【临床应用】本方虽小，但功效卓著，妙不可言。单方中升麻一味的运用，就值得玩味。考升麻《本经》谓其"除百毒，辟瘟疫，瘴气、邪气、中毒、寸气毒疠……"《本草备要》谓"轻，宣，升阳，解毒。……解百药毒，吐蛊毒，杀精鬼。"可见本品擅长攻毒、解毒。而肝炎为病毒所致，属中医疫毒范畴，业已被广大医家公认。故尔，从祛邪角度而言本品于肝炎最相适宜。另外，本品用至30克，超出常量数倍，亦应引起后学重视。

【注意事项】休息，勿劳累；饮食清淡，禁辛辣油腻食物；禁烟酒。

草河车汤

【来源】宋孝志方

【组成】草河车30克　青皮12克　苏木6克

【用法】每日1剂，水煎煮，分早晚2次温服。

【功用】清热活血，舒肝止痛。

【主治】肝经郁热，两胁胀痛，心烦急躁，舌红苔黄，脉象弦数等。本方适用于现代医学所诊断的急性肝炎、慢性肝炎活动期，或单项转氨酶增高。临床改善肝功能的作用明显而肯定。

【方解】胁痛是肝病的主要症状之一，正如《灵枢·五邪篇》所说："邪在肝，则两胁中痛。"临床引起肝之为病的原因很多，笔者根据《素问》"肝喜条达，又上藏血"及"肝热病者，……胁满痛，手足躁，不得安卧"等论述，并从长期临床实践中体会到，肝病发生的最主要病机是气不调达、血不和畅及肝经郁热。因此治疗当以清热解毒，理气活血为组方原则。草河车汤就是本着这一原则而组成的。目前急、慢性肝炎在我国发病率较高，治疗的药物亦很多，但能够较好的起到预防、治疗及防止复发作用的药物还有待于进一步发掘。在此方面，中医药有着较强的优势。草河车经临床验证，对改善肝功能，降低转氨酶，控制临床症状均有较好的作用。方中药物虽简单，但配伍严密，用量讲究。草河车清热解毒利湿消肿是为主药，用量亦重，常用 30 克。青皮辛散温通，苦泄下气，入肝胆经，可疏肝破气，清泄止痛，又防草河车苦凉太过。苏木入肝经，活血祛瘀，通经止痛。《本草纲目》云："苏木乃三阴经血分药，少用则和血，多用则破血"故在方中以用 6 克为宜。

【临床应用】

1. **随症加减** 如热毒较甚，将草河车更为凤尾草 30 克；大便溏者，减草河车加贯众 30 克；有黄疸者加茵陈 15 克、栀子 10 克；在肝硬化早期可加山楂 30 克；腹水较明显加郁金 15 克，槟榔 30 克，伴见脾胃虚弱加茯苓 15 克、白术 12 克、党参 12 克等。

2. **历代医家应用经验** 本方药简便廉，用之灵验。临床可连续服药 2～4 个月，无不良反应。对于肝功能不正常患者，不管有否临床症状，均有疗效。

【注意事项】休息，勿劳累；饮食清淡，禁辛辣油腻食物；禁烟酒。

舒肝解毒汤

【来源】赵清理方

【组成】当归 12 克　白芍 15 克　柴胡 15 克　茯苓 15 克　板蓝根 15 克　败酱草 15 克　茵陈 30 克　川楝子 12 克　金银花 15 克　蒲公英 15 克　甘草 6 克　生姜 10 克　红枣 5 枚

【用法】每日一剂，水煎煮，分早晚两次温服。

【功用】疏肝健脾，清热解毒。

【主治】急、慢性乙型肝炎，或右胁肋疼痛隐隐，或两胁胀痛不舒。

【方解】肝为将军之官，主疏泄，性喜条达而恶抑郁，为藏血之脏，体阴而用阳，是人体气机运行畅达的保证，若情志不遂，肝木失于条达，肝体失于柔和以致肝气横逆，胁痛等症随之而起。且肝木为病，易于横侮脾土；脾胃居于中焦，为气机升降之枢纽，若中土受损，人体气机之升降逆乱，诸症蜂起。故本方使用疏肝解郁之品意即顺其条达之性，发其郁遏之气，正合《内经》"木郁达之"之旨，又伍健脾助运之味，实土以御木侮。且肝气有余，则肝血不足，所以肝郁易致血亏，虚则外邪侵入，恋于肝内，故更佐清肝解毒之剂，补肝体而和肝用，以消除外来之邪毒，如是则体用兼顾，肝脾并治，共奏祛邪扶正之效。方中柴胡疏肝解郁，当归、白芍养血柔肝，茯苓、甘草、生姜、红枣健脾和胃，此乃逍遥散抑肝健脾之意。板蓝根、败酱草清热解毒，抗菌谱较广，又兼有抗病毒作用，尤其对肝炎病毒有较强的杀灭作用，并能促进肝细胞再生，防止肝细胞变性。银花、公英清热解毒，对多种细菌、病毒有较强的杀灭作用。茵陈、川楝子清热利湿，疏肝利胆，对多种病毒、细菌有较强的抑制作用，为肝胆疾患所常用。以上诸药相伍，即可以通过清热解毒杀灭病菌等作用以祛邪，又可通过疏肝健脾而调动机体抗病力以扶正，此即寒热并用，攻补兼施，实乃治疗慢性迁延型肝炎的理想方剂。

【临床应用】

1. 随症加减　若两胁胀痛甚者，加青皮、佛手、川朴；若纳差、腹胀者，可加焦三仙、鸡内金；若右胁肋痛甚者，可加玄胡、郁金、丹参；若肝脾肿大者，可加炙鳖甲、三棱、莪术；若转氨酶升高者，可加五味子、黄芩、半枝莲；若体倦乏力者，可加太子参、黄芪等。

2. 历代医家应用经验　本方是河南中医学院的赵教授治疗慢性乙型肝炎的经验方。临床根据病情，随证灵活加减，每获良效。

【注意事项】休息，勿劳累；饮食清淡，禁辛辣油腻食物；禁烟酒。

舒肝化瘀汤

【来源】周信有方

【组成】柴胡9克　茵陈20克　板蓝根15克　当归9克　丹参20克　莪术9克　党参9克　炒白术9克　黄芪20克　女贞子20克　五味子15克　茯苓9克

【用法】每日1剂，水煎煮，分早晚两次温服。头煎二煎药液相混，早、中、晚分3次服，亦可共碾为末，炼蜜为丸，每丸重9克，日服3丸。

【功用】舒肝解郁，活血化癥，清解祛邪，培补脾肾。

【主治】各种急慢性病毒性肝炎、早期肝硬化、肝脾肿大、肝功能异常等。

【方解】湿热夹毒，邪毒留连。是各种病毒性肝炎致病的主要病因。正气虚损，免疫功能紊乱低下，是发病的重要病机；肝失调达，气滞血瘀，又是本病的基本病理变化。因此，本方组成采取解毒化湿、补虚、祛瘀三法合用的治疗原则，通治各种病毒性肝炎。方中以柴胡调达肝气；茵陈、板蓝根、茯苓等清热利湿抑制病毒；当归、丹参、莪术等养血调肝，和血祛瘀，以扩张肝脏血管，增强肝内血液循环和增加肝脏血流量，从而起到改善肝脏营养及氧气供应，防止肝脏细胞损害、变性和纤维组织增生，以防肝病的发生发展，并促使肝病恢复；党参、白术、黄芪、女贞子、五味子等为扶正补虚之品，党参、白术、黄芪健脾益气，而有利于血浆蛋白的提高，促进肝功能的恢复，其中五味子酸收入肝，使转氨酶不致释放出来，从而起到降酶作用。上药配伍，全面兼顾，起到中药处方综合作用和整体调节作用，这是运用中药治疗病毒性肝炎的一大优势。

【临床应用】

1. **随症加减**　有湿热证候或瘀胆现象的，方中茵陈可重用40～60克，以利于清利湿热，再加赤芍、栀子，是出于祛瘀利胆的目的。虚羸不足严重的，偏于阳虚酌加淫羊藿、仙茅、肉桂以温补肾阳；偏于阴虚酌加生地、枸杞等以滋补肾阴。对于肝硬化代偿失调，血脉瘀滞、阳虚不化所出现的腹水，根据"去宛陈莝"、温阳利水的治则，在重用补益脾肾和活血法瘀之品的基础上，尚须酌加理气利水之品，如大腹皮、茯苓皮、泽泻、白茅根等，如此标本兼治，有利于腹水消除，恢复肝脏代偿功能。

2. **历代医家应用经验**　甘肃中医学院的周老所研制的舒肝消积丸，就是以本方为基础研制而成，本方系撷取茵陈蒿汤、四逆散、逍遥散、枳术丸、保元汤，当归补血汤等诸方之长并结合医家长期临床经验加减化裁而成。

【注意事项】休息，勿劳累；饮食清淡，禁辛辣油腻食物；禁烟酒。

二甲调肝汤

【来源】何炎燊方

【组成】炒山甲15克　鳖甲24克　三七6克　丹参15克　茵陈30克　田基黄30克　太子参18克　茯苓18克　白芍15克　女贞子15克　糯米根须24克

【用法】每日1剂，水煎煮，分早晚两次温服。

【功用】消癥、活血、清热、益气、养阴。

【主治】慢性肝炎、早期肝硬化。

【方解】此方经长期临床实践，多次修定而成，乃"奇之不去则偶之"，所谓复方是也。慢性肝炎、早期肝硬化患者，多是迁延日久，病机错综复杂，既有邪毒深入血络，久郁成癥之实证，又兼见肝阴暗耗、脾气受损之虚证，故用药宜各方照顾。且久病虚羸，不耐猛峻之剂，过寒过温，偏攻偏补，皆足至变。本方取山甲、鳖甲有情之品，入肝络以缓消其癥；三七、丹参活血而不伤正之品，以通其瘀滞；茵陈、田基黄善能清肝搜邪，且清而不克，此六者所以治其实也。益脾气选用太子参、茯苓之甘平，以济黄芪之温；养肝阴选用白芍、女贞子之中和，而避归、地之柔；又用糯米根须既是稼穑养脾之品，义"得水土之气最全，能清阴分燔灼之热"者（语见《叶案存真》），参与其间，此六者所以护其虚也。本方特点是性质平和，利于久服，无不良副作用。以此为基础，随症加减，多年临床证明，颇有实效。

【临床应用】

1. **随症加减**　内热盛，口苦便秘者去黄芪，加虎杖，栀子各12克；里湿盛，便溏，腹满痛者，去女贞子，加苍术9克、厚朴6克；胁痛隐隐，痞闷不适者，加柴胡12克、郁金9克；胁痛阵发如刺者，加川楝子、延胡索各9克；阴分偏虚，口干、舌燥、虚烦、虚火上炎者，加玉竹24克，麦冬12克；有腹水者，茯苓增至30克，用皮肉各半，加车前子15克、砂仁6克、茅根30克。

2. **历代医家应用经验**　本方是广东省东莞中医院的何教授自拟方。古人云："用药如用兵"。观仲景治病，既有用"轻锐直捣"的方法，如白虎、承气、四逆诸汤；也有用"四面合围"的方法，如麻黄升麻汤、鳖甲煎丸之类。大概前者常用于病机不甚复杂、主要矛盾比较突出之病；后者常用于病机复杂，头绪纷繁之病。慢性肝炎和早期肝硬化，病机复杂，多是寒热错杂，虚实互见，非一方所可治。根据"奇之不去则偶之，一方不去则复之"的原则，何氏从五十年代以来，采用活血、消癥、清热、养阴、益气诸法复合成方，随症加减，颇有实效。方中药物乃历经临床实践，增删厘定而成。其中草药田基黄（地耳草）产于我国南方田基，沟边潮湿草丛中，性味甘淡微苦微寒，有清热解毒、渗湿行水、消肿止痛功效。清而不克，乃治肝炎理想药物。

【注意事项】休息，勿劳累；饮食清淡，禁辛辣油腻食物；禁烟酒。

藿朴夏苓柴陈丹草大黄汤

【来源】李培生方

【组成】藿香10克　厚朴10克　姜半夏10克　茯苓10克　柴胡15克　茵陈15克　丹参15克　白花蛇舌草15克　车前草15克　大黄6克

【用法】每日1剂，水煎2次，取汁300毫升，分早晚2次温服。

【功用】清热利湿，解毒退黄。

【主治】温热并重的急性甲型肝炎。症见身目小便黄染，右上腹胀痛，脘痞纳呆，口苦干涩，恶心欲吐，肢倦乏力，大便或干或溏而不爽；苔黄厚腻质欠润，脉弦滑数或濡数。

【方解】急性甲型肝炎重在湿热阻滞于中，胆汁瘀滞，疏泄不及，上下不通，法当宽中渗湿，疏肝利胆，分利三焦。遣方用药宜寒温参合，诸如苦降辛升、芳香化浊、淡渗利湿、解毒退黄之品均可入选，方中藿香开上泄湿化浊，厚朴与姜半夏辛开理气宽中、除湿化痰而降逆，大黄苦降泻热通腑而解毒，柴胡配丹参疏肝而利胆，茵陈、茯苓、车前、蛇舌草相合，利小便渗湿热，排毒邪而退黄。

【临床应用】本方治疗湿热并重蕴结中焦而发黄的甲肝病人，疗效甚捷。

【注意事项】休息，勿劳累；饮食清淡，禁辛辣油腻食物；禁烟酒。

麻黄杏仁茵陈连翘汤

【来源】李培生方

【组成】炙麻绒6克　杏仁10克　茵陈15克　连翘10克　藿香叶10克　炒苍术10克　厚朴10克　白蔻衣6克　赤茯苓15克　苡仁15克　白茅根15克　车前

草 15 克　虎杖 15 克

【用法】每日一剂，水煎 2 次，取汁 300 毫升，分早晚 2 次服用。

【功用】透表清热，利湿退黄。

【主治】肝炎初起恶寒发热者。证属中医湿热兼表发黄，以发热恶寒，身目小便俱黄，胸痞苔腻，渴不欲饮为辨证要点。

【方解】方中麻黄、杏仁、连翘、藿香宣上，透达表邪，开泄湿热从汗而解，此为透风于外；苍术、厚朴、蔻衣苦温芳香，燥湿醒脾，使湿从中化，以除生湿之源，此为渗湿于热下；茯苓、苡仁、芦根、车前甘淡渗湿使湿从小便而去，此则符合"治湿不利小便非其治也"之理；茵陈、虎杖除少阳三焦之湿热，解毒退黄，推陈而出新。全方旨在行表里之湿，通达三焦，湿去热必孤，黄从小便去。

【临床应用】本方是属解表退黄之良剂，对治疗湿热兼表发黄的甲肝病人，或其他湿热病证，均获桴鼓之效。

【注意事项】休息，勿劳累；饮食清淡，禁辛辣油腻食物；禁烟酒。

疏肝解郁汤

【来源】秦伯未方

【组成】白芍 10 克　柴胡 5 克　丹参 10 克　郁金 6 克　枳壳 5 克　青皮 5 克
陈皮 5 克

【用法】每日一剂，水煎分服。

【功用】疏肝调气，活血解郁。

【主治】传染性无黄疸肝炎，表现为右胁或连左胁胀痛、剧痛，或时痛时止，或牵及右胸少腹肩胛亦痛，肝大压痛，或兼见腹胀、食减、恶心、矢气等胃肠症状。舌苔薄腻或净，脉弦滑或细弦。

【方解】方中柴胡、枳壳疏肝理气，升清降浊；白芍缓急止痛，与枳壳同用，能通畅气滞；丹参、郁金活血和肝疏解肝郁；陈皮、青皮疏肝和胃；青皮专治胁痛。

【临床应用】

1. **随症加减**　胁痛重的或痛引少腹者，加金铃子 6 克、荔枝核 10 克；久痛不止、痛如针刺或日轻夜重者，加草红花 3 克，或制乳没各 5 克；肝区有内热感或口苦口干，或小便短黄，或皮肤搔痒者，加大小蓟各 6 克，或加黄芩 5 克、竹茹 5 克；兼有头痛者，加白蒺藜 10 克、菊花 5 克；食欲呆滞、纳食不香者，加六神曲 10 克；有潮热、头热、掌心热、牙龈出血者，加鳖甲 12 克、丹皮 5 克；有头晕等血虚症状的加当归 5 克；有腰背酸痛、小便频数等肾阴虚症状者，加细生地 6 克；全身酸倦，中气虚弱者加黄芪 6 克、炒白术 6 克。

2. 历代医家应用经验 本方可以作为治疗肝炎疏肝法的基本方，以此为基础随症灵活加减，取得执简驭繁的效果。在用药方面秦老不主张柴胡用量过大，因本病用柴胡的目的仅在调畅气机，不同于升散，用量过大有劫阴之弊。

【注意事项】 休息，勿劳累；饮食清淡，禁辛辣油腻食物；禁烟酒。

退黄三草汤

【来源】 李昌源方

【组成】 鲜车前草 10 株　天青地白草 20 克　酸浆草 20 克　绵茵陈 20 克　白花蛇舌草 20 克　大青叶 20 克　板蓝根 20 克　郁金 20 克

【用法】 每日一剂，水煎煮，分 3 次服。

【功用】 清热解毒，退黄除湿。

【主治】 急性黄疸型肝炎，慢性迁延性肝炎急性发作。

【方解】 本方专为黄疸证之阳黄而设。现代医学中所称之急性黄疸型肝炎，慢性迁延性肝炎急性发作等，多属阳黄范围。宗《金匮要略·黄疸病》中"黄家所得，从湿得之"，"诸病黄家，但利其小便"之说，以清热除湿利尿为法。用鲜车前草、天青地白草，酸浆草入肝脾，清热利湿凉血为主药；辅以绵茵陈、白花蛇舌草除湿清热退黄；大青叶、板蓝根清热解毒凉血，佐以郁金行气解郁化瘀。诸药合用，以收清热解毒除湿、疏肝利胆除黄之功。

【临床应用】

1. 随症加减 湿热蕴结者，加黄连 6 克、大黄（后下）10 克、滑石、蒲公英各 20 克；肝郁气滞血瘀者，加桃仁、红花、莪术各 10 克，没药 6 克；脾气虚者，加太子参、苍术、茯苓各 10 克，炙甘草 3 克；肝肾阴虚者，加旱莲草、女贞子、枸杞子各 20 克，麦冬 15 克。

2. 历代医家应用经验 贵阳中医学院的李老认为证属湿热，医者每易苦寒直折，往往湿热未除，脾胃已伤，治疗肝炎更忌如此。湿热胶结，如油入面，难解难分。一味清热必碍湿除，单纯化湿又易助热，故应慎用苦寒和温化。然本方所用之品轻清泄热、利尿除湿，使邪热得清、湿浊得除，且不伤中土。可谓得治肝炎之三昧。

【注意事项】休息，勿劳累；饮食清淡，禁辛辣油腻食物；禁烟酒。

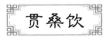

贯桑饮

【来源】汪履秋方

【组成】贯众 15 克　田基黄 15 克　桑椹子 15 克　土茯苓 15 克　平地木 15 克虎杖 30 克　丹皮 10 克　郁金 10 克

【用法】每日一剂，水煎二次，早晚分服。

【功用】清热解毒，护肝解郁。

【主治】用于无临床症状的乙肝患者及乙肝病毒携带者，然具有临床表现的乙肝同样是本方的适应指征。

【方解】乙型肝炎往往没有临床表现，中医对此似乎无证可辨，汪教授根据甲型肝炎的一般病机推测，认定本病的病变部位仍在肝脾，湿热疫毒还是它的主要病理因素，故将治疗方法重点放在清热解毒、顾护肝体上。本方首选苦寒的贯众、田基黄、土茯苓、平地木、虎杖等，入肝脾以清热解毒，化湿辟秽，为抗乙肝病毒的辨病用药；《普济方》有桑椹子善治水肿胀满的记载，因其味酸气凉，能养肝肾，利水消胀；再配上郁金、丹皮二药理气行瘀，更为全面，以利改善肝功能，恢复气血的正常运行：统观全方，意味深长，既不失中医辨证用药的传统特色，又参进辨病内容，针对性强。

【临床应用】

1. **随症加减**　若体见肝区胀痛、脘腹满闷不适之时，可加柴胡、枳壳、郁金、川楝子、红花等；如湿热蕴结、肝脾气滞、舌苔黄腻、脘腹胀满、食少泛恶，小便黄赤，则增入苍术、厚朴、半夏、木香、黄连、枳壳、泽泻之类；伴胆红素指标增高，应加用白花蛇舌草、茵陈、垂盆草、苦参、半枝莲等；病久迁延，瘀阻络脉，或正虚肝脾不调，可去桃仁、丹参、红花、三棱、郁金、枳壳理气活血、和络止痛，亦可用当归、白芍、党参、黄芪、白术、茯苓、陈皮、半夏等养肝调脾，扶正补虚。

2. **历代医家应用经验**　乙肝的治疗，目前中西医还缺乏理想的特效方法，汪教授驰骋医海，自制贯桑饮，把焦点集中在辨病用药上，经过临床实践，确具较好疗效。

【注意事项】休息，勿劳累；饮食清淡，禁辛辣油腻食物；禁烟酒。

舒肝消积丸

【来源】周信有方

【组成】柴胡9克　茵陈20克　板蓝根15克　当归9克　丹参20克　莪术9克　党参9克　炒白术9克　黄芪20克　女贞子20克　五味子15克　茯苓9克

【用法】每日一剂，水煎分2次服用，亦可共碾为末，炼蜜为丸，每丸重9克，日服三丸。

【功用】清解祛邪，补虚扶正，活血祛瘀。

【主治】各种病毒性肝炎。

【方解】方中以柴胡调达肝气，茵陈、板蓝根、茯苓等清解利湿、抑制病毒，当归、丹参、莪术等养血调肝，和血祛瘀，以扩张肝脏血管，增强肝内血液循环和增加肝脏血流量，从而起到改善肝脏营养及氧气供应，防止肝脏细胞损害、变性和纤维组织增生，以防止肝病的发展。党参、白术、黄芪、女贞子、五味子等，为扶正补虚之品，参、术、芪健脾益气而有利于血浆蛋白的提高，改善肝功能，女贞子、五味子补益肝肾，其中五味子酸收入肝，起降酶作用。上方配伍，共成全面兼顾，整体调节。

【临床应用】

1. 随症加减　有湿热症候或瘀胆现象的，方中茵陈可重用40~60克，以清利湿热，再加赤芍、栀子，是出于祛瘀利胆之目的。虚羸不足严重的，如偏阳虚，酌加淫羊藿、仙茅、肉桂等，以温补肾阳，偏阴虚，酌加生地、枸杞子等，以滋补肾阴。如见腹水尚须酌加理气利水之品，如大腹皮、茯苓皮、泽泻、白茅根等。

2. 历代医家应用经验　本方经过二万余人次的临床观察，服药至二个月到一年之内，症状大多消失或好转。肝脾不同程度地回缩或变软，肝功能一般得到恢复或显著好转，亦有抑制乙型肝炎病毒和促使澳抗转阴、滴度下降的效果。

【注意事项】休息，勿劳累；饮食清淡，禁辛辣油腻食物；禁烟酒。

蛇龙解毒汤

【来源】 乔仰先方

【组成】 蛇舌草 30 克　龙胆草 12 克　岩柏草 30 克　败酱草 40 克　鸡骨草 20 克　大青叶根 15 克　生军 4 克　炒山栀 6 克　甘草 6 克　丹皮 10 克　赤芍 15 克　焦山楂 15 克

【用法】 每日一剂，文火煎二次，每次取汁 300 毫升，分早中晚三次服。

【功用】 清热解毒，利湿退黄。

【主治】 急、慢性肝炎、重症肝炎有身目黄染、发热、胸闷心烦、厌食呕恶、胁痛腹胀、溲赤便结等症状。

【方解】 方中设大队清热解毒药，如蛇舌草、龙胆草、岩柏草、败酱草、鸡骨草、大青叶根、生军、炒山栀、甘草等，兼有利湿退黄作用的药物有蛇舌草、龙胆草、败酱草、大青叶、炒山栀、鸡骨草等；具有活血化瘀作用的药物有败酱草、生军、丹皮、赤芍、焦山楂等。

【临床应用】

1. **随症加减**　有黄疸重者加茵陈及重用生军；急性肝炎，重症肝炎有热重于湿者加黄柏，见"热入营血"时加生地、水牛角，危重者用广角粉吞服、取"犀角地黄汤"以凉血清营。对慢性肝炎多加丹参、当归等，以活血化瘀。

2. **历代医家应用经验**　全方的宗旨在于治肝必治湿毒、治湿毒又必治血、血行则湿热易去，围绕"湿（湿热居多）、毒、瘀"三个环节，形成"利湿"、"清热"、"解毒"、"活血"四大法组方。本方用于治疗肝炎须照顾脾胃的运化功能，勿使胃气受损，必要时可加入茯苓、苡米、谷芽、麦芽等健脾渗湿之品。

【注意事项】 休息，勿劳累；饮食清淡，禁辛辣油腻食物；禁烟酒。

清肝汤

【来源】 王正公方

【组成】 生地 15 克　白芍 9 克　赤芍 9 克　滁菊 9 克　水牛角 15 克　羚羊角 5 克（或用山羊角 15 克）　茅根 15 克　丹皮 9 克　银花 9 克　连翘 9 克

【用法】药物用水浸泡后，先煎水牛角，羚羊角半小时，然后纳入其他药，共煎二次，取汁 500 毫升，分两次服。

【功用】清热凉血解毒。

【主治】慢性迁延性肝炎。而见胁痛脘胀，面色晦涩黧黑，唇色深褐，午后低热，甚则瘀斑、癥块等症，而以脉象细弦、滑数或沉而有力，舌质偏红，黯紫，苔黄薄腻、津少为其必具之指征。

【方解】清肝汤是在《千金》犀角地黄汤和清营汤基础上化裁而来，全方具有清热解毒、凉血行血、辛凉透达、滋阴外托之功。方中生地养肝血、清血热；白芍滋肝液、敛肝阳，赤芍泄肝热、破血痹；滁菊疏风散热，伍山羊角降肝火、熄肝风；水牛角性走散，入心肝胃经清热解毒、消瘀血、治发黄、疗面黑；茅根入血分凉血利尿，引热下行，使邪热有所出路；丹皮属血分药，辛苦微寒，既散肝中伏火又清肾中相火，消瘀血，除癥坚而无伤正败胃之弊；银翘属气分药，辛凉轻清，宜透诸经郁火。对邪热郁伏，血热血瘀，阴液耗伤之慢性迁延性肝炎是一张有效的方剂。

【临床应用】

1. **随症加减** 见热毒旺盛者，重用水牛角、丹皮、连翘、银花、菊花，以清热解毒为先，或加用龟板以制其炎上之火。如见肝阴耗伤，血瘀络脉，则重用生地、丹参、鳖甲、桃仁、赤白芍，以滋肝液、清肝热、活血软坚。如肝郁气滞，络脉痹阻而胁痛显著，则加用川楝子、延胡、郁金、香附，甚者用失笑散。如兼见脾困湿阻者，去菊花而加用茯苓、薏仁、泽泻。也可在方中配伍党参、木香、佛手、谷芽、麦芽，健中州，理脾胃。

2. **历代医家应用经验** 临床所见急性肝炎以湿热见证为多。若迁延日久，则湿困脾土而致阳气受损；或见热郁化火灼伤阴液，导致血热而瘀阻肝络；内伏之蕴热不得外泄，必然伤及肝肾之阴。王老师清肝汤即根据此病机拟制。

【注意事项】休息，勿劳累；饮食清淡，禁辛辣油腻食物；禁烟酒。

益肾解毒汤

【来源】陈继明方

【组成】肉苁蓉 12 克　巴戟肉 10 克　当归 10 克　熟地黄 15 克　炙蜂房 12 克　土茯苓 30 克　升麻 10 克　桑寄生 12 克

【用法】每日一剂，水煎煮，分早晚两次温服。

【功用】益肾解毒，疏调肝脾。

【主治】乙型迁延性肝炎。

【方解】病毒性肝炎起病之初，病位在肝，肝病及脾，故以肝脾两经证候最为常见。若邪踞日久，穷必及肾，往往在湿热邪毒留恋，肝脾功能失调的同时，多易出现肾虚见症，从而迁延难愈，治殊棘手。本方以淡苁蓉、巴戟肉、熟地黄益肾为主；当归、桑寄生养血活血，与益肾药同时用补肾柔肝，燮理阴阳；炙蜂房、升麻、土茯苓清热解毒，兼能利湿，调理肝脾。

【临床应用】益肾解毒汤治疗乙型迁延性肝炎，适用于病程长，肝功能反复异常，表面抗原持续阳性，出现精神萎靡，头晕耳鸣，腰酸膝弱，足跟疼痛，或男子阳痿、遗精，女子月经不调等肾虚见症者。如系肾阴肾精亏损，多伴见咽干少痰，胁痛隐隐，舌红苔少，脉多弦细而数；若肾阳肾气虚衰，则伴见少气懒言，形寒怯冷，腹胀便溏，足跗浮肿，舌质胖淡，脉沉而细等症。但无论肾阴肾阳亏虚，又多兼口苦溲黄，脘痞纳差或齿衄、鼻衄等湿热邪毒未尽的临床表现，呈现虚实错杂的病候，应在辨证确切的基础上，分清主次，善于随证化裁，选择方药，便能取得较好的疗效。

【注意事项】休息，勿劳累；饮食清淡，禁辛辣油腻食物；禁烟酒。

加味一贯煎

【来源】章真如方

【组成】沙参15克　麦冬10克　当归10克　川楝子10克　生地10克　枸杞12克　白芍12克　郁金10克

【用法】每日一剂，水煎煮，分早晚两次温服。

【功用】滋阴柔肝，疏肝达郁。

【主治】慢性肝炎，症见两胁隐痛，皮肤干燥，头昏，面色黧黑或不泽，口干而渴，大便秘结，饮食尚好，睡眠较差，脉弦细或数，舌赤或暗红、苔薄黄，唇红等。中医辨证属肝肾阴虚者。

【方解】本方由一贯煎加白芍、郁金而成。方中沙参、麦冬、当归、生地、枸杞、白芍滋阴养血，养肝柔肝，滋水涵木。以制肝气之横逆；川楝子、郁金清解郁热，理气活血，泄肝疏肝，以通达气机。全方寓疏肝于柔肝之中，使肝得其养而顺其条达之意。

【临床应用】

1. **随症加减** 兼有瘀阻者，可加丹参、鳖甲软坚化瘀。

2. **历代医家应用经验** 章老接触肝病甚多，所见患者大多经过长期治疗，实邪已去，或肝脾气机转化，阴气大伤，因此表现一派阴虚症状，既然阴虚，必然滋阴，肝病多郁，必兼疏肝。自拟经验方加味一贯煎治疗阴虚肝病 234 例，有效率占 90% 以上。说明本方实用有效。

【注意事项】 休息，勿劳累；饮食清淡，禁辛辣油腻食物；禁烟酒。

慢肝宁方

【来源】谷济生方

【组成】党参 30 克 沙参 30 克 生地 15 克 熟地 15 克 川楝子 10 克 枸杞子 15 克 麦冬 10 克 当归 10 克 垂盆草 30 克 鸡骨草 30 克 丹参 30 克 郁金 10 克 何首乌 10 克

【用法】每日一剂，每剂二煎共 200 毫升，早晚分服，每疗程 3 个月。

【功用】养阴舒肝，清毒利湿。

【主治】慢性肝炎，脾肾阴虚证，辨证要点是头晕目涩，腰膝酸软，舌红少津，脉细数。

【方解】本方以一贯煎化裁为"慢肝宁"方，生熟地为君，滋阴养血以补肝肾；首乌、枸杞以养肝肾之阴；沙参、麦冬以养肺胃之阴，使胃阴充肺阴足，金水相生，滋水涵木。少量川楝子加入大量甘寒养阴药中则不伤正反能疏肝气，以遂其肝木条达之性。当归活血养血。根据经验，当归可改善肝内血流量，有保护肝细胞的作用，促进肝细胞再生，抗脂肪肝等作用。丹参活血祛瘀，凉血清热，可使肝脾不同程度地回缩、变软，改善肝内微循环。郁金行气解郁，活血祛瘀，利胆清心，长期大量服用能使白蛋白增加，纠正蛋白倒置。党参补中益气、健脾、生津。能促进网状内皮系统的吞噬功能，改善机体的免疫状况。鸡骨草、垂盆草均为清热解毒之中草药，临床表明二药有较好的降酶作用。诸药合用使湿热得清，肝阴得养，肝气得舒，从而得到治疗慢性肝炎的目的。

【临床应用】本方用治慢性肝炎，肝肾阴虚型，如见早期肝硬化者可加入炙龟板、鳖甲滋阴软坚。如属肝胆湿热型，则非本方所宜。

【注意事项】休息，勿劳累；饮食清淡，禁辛辣油腻食物；禁烟酒。

陆氏乙肝散

【来源】陆长清方

【组成】蒲公英 20 克　野菊花 20 克　丹参 20 克　党参 20 克　猪苓 40 克　黄芩 12 克　炒白芍 12 克　当归 12 克　柴胡 6 克　五味子 12 克　甘草 20 克　丹皮 12 克　二丑 6 克　乌梅 12 克

【用法】上药共研细末，分 100 包，每次服 1 包，一日 3 次。

【功用】扶正攻毒。

【主治】乙型肝炎。

【方解】本方根据乙肝的临床过程和证候特征，综合了治疗乙肝的清热解毒、益气护肝、疏肝调气、活血化瘀、健脾消食五法，并结合现代医学的研究补充恢复肝功能一法。此六法为陆师临床治疗乙肝的必备大法。"陆氏乙肝散"即系据此六法所组成的经验方。方中蒲公英、野菊花、黄芩、丹皮抗病毒、清肝热，党参、甘草、五味子益气护肝，当归、白芍养血护肝，猪苓利水护肝，丹参、丹皮、当归活血化瘀，柴胡、黄芩疏肝解郁，乌梅、二丑消食开胃。其中党参、猪苓、当归、五味子能增强机体免疫力，可保护肝功。全方寒温并举，攻补兼施，用药精当，对改善肝功、促进病毒转阴、改善症状和体征诸方面有综合疗效。

【临床应用】

1. **随症加减**　①辨证加减：肝脾湿热型加龙胆草 12 克、山栀 12 克；肝郁型加青皮 10 克、陈皮 10 克；肝脾不和与脾虚型加白术 12 克；阴虚肝郁型加沙参 12 克、石斛 12 克；瘀血阻滞型加川芎 12 克、红花 12 克。②针对理化检查指标异常加减：血清转氨酶升高者加板蓝根、虎杖；血清白蛋白降低者加大枣、山药；麝香草酚浊度、絮状试验升高者加薏苡仁、贯众。

2. **历代医家应用经验**　乙型肝炎乃因湿毒疠邪内蕴脾胃肝胆所致，而肝脾又为藏血统血之脏，初感新病其邪势甚，易致气血运行不畅而现血瘀征象。故初起感染者，治疗当重用活血化瘀之品，如丹参、丹皮、当归等药。对于久病者，则要慎用活血化瘀之品，因祛瘀药多有伤气、破气的作用，久病者脾气亏虚，故应少用或轻用。湿毒疠邪其性粘滞，内伏脏腑，久易阻遏阳气，故久病者应酌加川椒、葛根、桂枝等助阳通阳之品，或配桂枝汤以滋阴通阳。本方是陆老积数十年临床经验拟定的经验方，治愈乙肝者甚多。

【注意事项】 休息，勿劳累；饮食清淡，禁辛辣油腻食物；禁烟酒。

和肝汤

【来源】 方和谦方

【组成】 当归12克　白芍9克　白术9克　柴胡9克　茯苓9克　薄荷（后下）3克　生姜3克　炙甘草6克　党参9克　苏梗9克　香附9克　大枣4枚

【用法】 每日一剂，水煎2次，早晚分服。

【功用】 疏肝理气，调气和血。

【主治】 慢性肝炎及其他肝脏疾病。

【方解】 "和肝汤"为逍遥散化裁而来。逍遥散为疏肝理脾的常用方剂，为肝郁血虚之证而设。它体用兼顾，肝脾同治，立法用意很为周到。方老在此方基础上加用党参、香附、苏梗、大枣4味药，使其和中有补，补而不滞，既保留了逍遥散疏肝解郁、健脾和营之内涵，又加重了培补疏利之特色，从而拓宽了逍遥散的用途。"和肝汤"之组成有3个特点。肝为刚脏，体阴用阳，故本方以归、芍为君，养血而柔肝。用阴柔之品涵其本，此其一也。肝主疏泄，性喜条达，故用柴胡、薄荷疏肝以解郁，更佐入苏梗、香附不仅降肝气之逆且能条达上、中、下三焦之气。4药合用有疏肝解郁、行气宽中之功。此所谓"肝欲散，急食辛以散之也。"以辛散之剂遂其性，此其二也。肝脾两脏常相互影响，本方以参、苓、术、草四君为佐，甘温益气，健脾和胃。既遵仲景"见肝之病，知肝传脾，当先实脾"之旨，又收"肝苦急，急食甘以缓之"之用。本方以甘温健脾杜其变，此其三也。上述特点，使"和肝汤"成为一个调和气血、疏理肝脾、体用结合、补泻适宜的方剂。在临床上广泛应用于肝脾气血失和的病症。

【临床应用】 方老在临床上运用"和肝汤"治疗最多的是肝脏本身的病变，喜条达而恶抑郁，一旦木失于条达，肝气郁结，必影响肝脏生化功能而致病。诚如朱丹溪所说："气血冲和，百病不生，一有怫郁，诸病生焉。"故前人有"郁不离肝"之说。方老认为郁则经气逆，郁久则血瘀，是以气病可致血病，血病亦可导致气病，所以无论肝病的初中末任何一个阶段，疏通气血这个原则应贯彻其始终。《素问·至真要大论》云："疏其血气，令其调达，而致和平。"方老运用"和肝汤"治疗肝病中也抓住"疏气令调"的原则，用条达舒畅之药以复肝脏自然生化之态。诸如临床常见的胁痛、慢性肝炎、乳腺增生症等，凡影响肝之气血失和而导致肝之功能失常者，均可用"和肝汤"治疗。

【注意事项】休息，勿劳累；饮食清淡，禁辛辣油腻食物；禁烟酒。

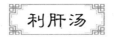

利肝汤

【来源】田成庆方

【组成】茵陈25克 板蓝根10克 败酱草15克 夏枯草10克 尾连10克 黄芩10克 黄柏10克 金钱草10克 木通6克 滑石15克 龙胆草3克 柴胡6克

【用法】每日一剂，水煎分服。

【功用】清热解毒，利湿退黄。

【主治】小儿黄疸型病毒性肝炎。见发热、口干、口苦、口渴、大便干、尿深黄如浓茶、身黄巩膜面部发黄、舌质红、苔黄或黄腻、脉弦数或弦滑等症。

【方解】方中茵陈、黄芩、黄柏、龙胆草、滑石、木通、金钱草等都有清热利湿的作用；尾连、板蓝根有清热解毒之功；败酱草能解毒且可活血；夏枯草、柴胡均可清肝胆之热。综观本方组成适宜于肝胆湿热型肝炎。

【临床应用】

1. **随症加减** 兼有外感风热者，加银花10克、连翘10克、大青叶10克、薄荷5克、生石膏15克；并外感风寒者，加苏叶10克、芥穗5克；呕吐、恶心者，加陈皮10克、竹茹10克、生姜5克；肝区痛者，加川楝子10克、香附10克、乌药10克，赤芍10克；纳差者加焦三仙各10克、鸡内金10克、炒稻谷芽10克，扁豆10克；便秘者加熟军3克。

2. **历代医家应用经验** 根据病毒性肝炎的有关发病因素及临床表现，其治法当以清热利湿为治疗该病的主要方法。湿热蕴伏是本病发病的主要因素，湿热可持续于病程的始终。本方证系肝胆湿热、疫毒蕴结，再进一步分当属热重于湿者，用之奏效甚佳。

【注意事项】休息，勿劳累；饮食清淡，禁辛辣油腻食物；禁烟酒。

退黄汤

【来源】王静安方

【组成】茵陈 15 ~ 30 克　栀子 6 ~ 9 克　黄连 3 克　郁金 12 ~ 15 克　白蔻 6 克　香附 15 ~ 30 克　苏梗 9 克　金钱草 30 克　满天星 30 克　花斑竹 30 克

【用法】将诸药浸泡 5 ~ 10 分钟后用文火煎 10 分钟，取汁，视小儿年龄给药，每日服四次，四小时服一次。

【功用】清热除湿，利胆祛痰。

【主治】婴幼儿黄疸。

【方解】本方茵陈性苦微寒，苦燥脾湿，祛中焦湿邪、苦泄下降，又引湿邪从小便而出、其寒能清热、清泻肝胆之郁热，为治肝脾湿热之主药；栀子清湿中之热、黄连清中焦湿热、三药合用，使湿热分消，从下而解，为治黄疸之主药；配伍郁金、白蔻、香附、苏梗宣通气机，并可化湿祛瘀；金钱草、满天星、花斑竹利湿退黄，合而用之，使气化湿而化，湿去而邪无所留，则其热自退，其黄自消，堪谓清化湿热、退黄之效方。

【临床应用】

1. **随症加减**　脾湿过重者加苍术 9 克、草果 10 克；新生儿阻塞性黄疸、为气郁不畅，经络阻滞，隧道壅塞，加用疏肝破气之品，重用白蔻、香附加青皮 10 克、香橼 10 克、槟榔 10 克、炒麦芽 30 克、炒谷芽 30 克；大便干结者，加胖大海 10 ~ 15 克，腑气得通，邪气得泄；如见腹部有痞块者，加紫丹参 15 ~ 30 克、鸡内金 10 ~ 15 克、酥鳖甲 15 克、粉山甲 15 克，以活血软坚消痞；呕吐者加陈皮 6 克，姜水汁竹茹 9 克；素体虚弱，色黄晦暗，手足欠温、邪气虽盛，正气亦虚者，加沙参 30 克、黄芪 30 克。

2. **历代医家应用经验**　本方治疗婴幼儿黄疸，辨证为湿热证者。可见如下症状：全身皮肤、面目发黄、颜色鲜明或紫暗，小便深黄而短，腹部膨胀、大便秘结或溏、舌苔黄、质红、指纹红紫等。若感受疫毒，黄疸初起，症见发黄、恶寒，身热不扬、纳果或食少、恶心呕吐、溲黄赤、短少、大便不实，苔厚黄腻或微白、时数沉细、纹红青紫。

【注意事项】休息，勿劳累；饮食清淡，禁辛辣油腻食物；禁烟酒。

阳黄清解汤

【来源】郑惠伯方

【组成】绵茵陈 10 克　白英 6 克　生栀子 6 克　黄柏 3 克　川金钱草 15 克　川郁金 3 克

【用法】每日 1 剂，水煎 2 次混合一起，分 2～3 次温服。

【功用】清热利湿，化瘀退黄。

【主治】新生儿黄疸。常见于新生儿感染伴有发热及黄疸、新生儿肝炎综合征及部分新生儿阻塞性黄疸等。临床症状主要表现为阳黄者。

【方解】新生儿阳黄。症见目黄、身黄颜色鲜明如橘皮、哭闹不安、呕吐、腹胀，不欲乳食、口干而渴、或大便秘结、小便短赤、或有发热、舌红苔黄腻、指纹紫滞。揆其病因，多由孕母受湿热传于胎儿，或婴儿于产时，出生之后，感受湿热邪毒、熏蒸肝胆，以致胆汁外泄而发黄疸，故又称“胎黄”或“胎疸”。方中茵陈、白英清热利湿、利胆退黄，共为主药；生栀子、黄柏、金钱草苦寒泄火，清利湿热，均为辅药；郁金理气活血为佐。诸药协同共奏清热利湿，化瘀退黄之效。

【临床应用】

1. **随症加减**　只要新生儿湿热俱盛出现阳黄症状者，皆可加减运用本方，每获良效。若身有发热者加柴胡、黄芩祛邪热；呕吐者，加鲜竹茹、陈皮和胃降逆；大便秘结者，加生大黄通腑泄热、釜底抽薪；小便欠利者，加滑石、车前草以利水通淋；腹胀甚者，加枳壳、厚朴；食滞不化者，加神曲、麦芽以消食导滞；高热烦躁，身发斑疹，尿赤而暗者，此为湿热伤营入血，宜合犀角散以清热利湿、凉营解毒；伴神昏、抽搐则合用安宫牛黄丸或紫雪丹清热凉营、熄风开窍。

2. **历代医家应用经验**　新生儿皮肤黏膜及巩膜明显黄染，根据其病因不同，临床表现不一。新生儿溶血性黄疸：往往生后数小时或 1～2 天内出现黄疸逐渐加深。面色苍白、水肿、肝脾肿大，甚则嗜睡、惊厥、肢体强直。胆道阻塞：生后数日慢慢出现黄疸，持续不退或加深，大便灰白色，小便深黄，肝脾肿大。新生儿肝炎：黄疸逐渐加重，经过缓慢，持久不退，小便深黄，大便灰白，母有肝炎病史，或婴儿有肝炎接触史。败血症：部分患儿出现黄疸，伴有发热，精神萎靡，皮肤常见出血点或者有化脓病灶。以上诸证需详辨。本方的适应证，是以阳黄为主要表现者。

【注意事项】休息，勿劳累；饮食清淡，禁辛辣油腻食物；禁烟酒。

健脾疏肝饮

【来源】颜亦鲁方

【组成】苍白术（各）9克　桂枝3克　茯苓9克　厚朴6克　郁金6克　木瓜6克　谷麦芽（各）12克　姜半夏9克　甘草3克　青陈皮（各）6克

【用法】每日一剂，水煎分服。若用于预防肝病复发，则每月服药7帖，或制丸常服。

【功用】健脾燥湿，疏肝理气。

【主治】慢性肝炎，早期肝硬化。

【方解】方中二陈以健脾运，化痰湿为主，辅以郁金，木瓜，谷麦芽等疏肝郁，和胃气，加入少量桂枝温阳祛湿，离照当空，阴霾自消"。本方对慢性肝炎、早期肝硬化具有胃纳不振，舌苔厚腻等脾虚肝旺，痰湿内阻症状者疗效显著。并有预防肝病复发之功用，乃取土厚木安之意。

【临床应用】

1. **随症加减**　黄疸加茵陈30克、山栀6克，右胁胀痛加姜黄5克、白芍9克，尿少加猪苓、茯苓各15克。

2. **历代医家应用经验**　颜氏组方思路：肝体阴用阳，性急而善动，阴常不足，阳常有余，故历代治肝往往以滋阴养血为主。然而《金匮要略》谓：见肝之病，知其传脾，当先实脾"，肝病必侮脾土，致脾运失权，痰湿内生，若复进滋阴养血等黏腻之品，反而为虐。因此治肝不应，当取脾胃，中焦土厚则可制木火之侵侮，克其冲逆之气。

【注意事项】休息，勿劳累；饮食清淡，禁辛辣油腻食物；禁烟酒。

第二章　肝 硬 化

肝硬化是一种由多种病因引起的慢性肝病，以肝细胞广泛变性坏死，纤维组织弥漫性增生，再生结节形成导致肝小叶结构破坏和假小叶形成，使肝脏逐渐变形、变硬为特征的疾病。在肝硬化的前期是肝纤维化期。本病多见于20～50岁，男性患者，多与病毒性肝炎有关。由于我国病毒性肝炎的发病率较高，慢性肝炎之重症多数演变为肝硬化，故本病是一种严重危害人民健康的常见病。由于酒精性肝病（见后）包括酒精性肝硬化，故此篇介绍的是非酒精性肝硬化。肝硬化可分为代偿期和失代偿期。

（1）代偿期：临床症状不明显且缺乏特异性。如食欲明显减退，厌油，食后饱胀不适，恶心呕吐，对脂肪和蛋白质饮食耐受性差，常致腹泻腹胀，多数可有不同程度的黄疸。患者日渐消瘦，精神不振，乏力衰弱，皮肤干枯，面色灰黯，可有舌炎、口角炎、浮肿、夜盲等营养不良和维生素缺乏的表现，不规则发热亦较常见。

（2）失代偿期：主要表现为由于肝功能受损和门静脉高压引起的全身多系统症状：①内分泌功能失调表现。少尿、水肿、腹水；蜘蛛痣、肝掌；男性睾丸萎缩、性功能减退、阴毛脱落稀少、乳房发育、呈女性化改变；女性月经不调、闭经、不孕。②出血与贫血。皮肤紫癜、鼻衄、齿龈出血和月经过多；胃肠出血；贫血。③门静脉高压症：充血性脾肿大与脾功能亢进；侧支循环的建立与开放；腹水、心悸、呼吸困难。④主要并发症。晚期易发上消化道大出血，肝性脑病，肝肾综合征，低钠、低钾、低氯和代谢性碱中毒，原发性肝癌等并发症。

中医称本病为"积聚"、"鼓胀"，其中肝硬化代偿期多属于中医"积聚"病范围，失代偿期则多属于"鼓胀"病范畴，代偿期和失代偿期均可兼见"胁痛"、"黄疸"等病。病因病机为酒食不节、七情内郁、劳欲损伤、血吸虫感染、它病失治误治导致肝、脾、肾功能受损，气滞、血瘀、水停蓄积于腹内。

中医主要采取辨证治疗。①肝硬化代偿期（积聚期）：一般分为瘀血内结、正虚瘀结等证型。瘀血内结型临床表现为腹部肿块明显，硬痛不移，面暗消瘦，纳减乏力，或见女子月经失调、男子阳痿，舌质紫暗或见瘀斑，苔白腻，脉弦细涩等症状，治疗以祛瘀软坚、调理脾胃为主；正虚瘀结型临床表现为积块坚硬，疼痛加剧，面色萎黄或黧黑，形脱骨立，饮食大减，或呕血、便血，舌质淡紫，无苔，脉细数或弦细等症，药膳治疗以补益气血、化瘀散结为主。②肝硬化失代偿期（鼓胀期）：一般分为早、中、晚期。早期临床表现为腹大胀满，叩之如鼓，持久不减，胁下胀满或疼痛，纳少，食后脘腹胀满益甚，以嗳气或矢气为快，肢体沉困乏力，小便短少，舌质暗或有瘀点，苔白腻，脉滑等，治疗以理气和血、行湿除满为主；中期临床表现为腹大坚满，撑急，动之有振水声，面色苍黄无华，神疲肢怠，脘腹痞胀，不敢进食，口渴不欲饮，颈胸部散在血痣，腹部脉络怒张，手掌赤痕，大便或秘或溏，小便短少，舌质淡，体胖有齿痕，或紫暗，或有瘀斑，舌苔厚腻，脉沉细滑等，治疗以扶正行气、化瘀利水为主；晚期多见神昏、出血等急症、重症，治疗以各种急救措施为主。

第一节　肝硬化代偿期

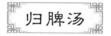

【来源】《正体类要》

【组成】 白术、当归、白茯苓、黄芪炒、远志、龙眼肉、酸枣仁炒各一钱（3克）　人参一钱（6克）　木香五分（1.5克）　甘草炙三分（1克）

【用法】 加生姜、大枣，每日一剂，水煎煮，分早晚两次温服。

【功用】 益气补血，健脾养心。

【主治】 肝硬化，心脾气血两虚，脾不统血证。肝区疼痛，心悸怔忡，健忘失眠，盗汗，体倦食少，面色萎黄，舌淡，苔薄白，脉细弱，或便血，皮下紫癜，妇女崩漏，月经超前，量多色淡，或淋漓不止，舌淡，脉细弱。

【方解】 方中以参、芪、术、草大队甘温之品补脾益气以生血，使气血旺而血生；当归、龙眼肉甘温补血养心；茯苓（多用茯神）、酸枣仁、远志宁心安神；木香辛香而散，理气醒脾，与大量益气健脾药配伍调和脾胃，以资化源。全方共奏益气补血，健脾养心之功，为治疗思虑过度，劳伤心脾，气血两虚之良方。

【临床应用】

1. **用方要点** 本方是治疗心脾气血两虚证的常用方。临床应用以肝区疼痛，心悸失眠，体倦食少，便血或崩漏，舌淡，脉细弱为辨证要点。现代药理研究证实，归脾汤具有激活老龄动物脑内功能低下的胆碱能神经作用，能改善学习和记忆能力，能增强免疫，调节中枢神经功能，增进造血功能，有强壮作用。此外，还有抗休克、镇静、降血压、改善脂质代谢等作用。西医学各种原因导致的肝炎、肝硬化，肝癌、血小板减少性紫癜、神经衰弱、脑外伤综合征、子宫功能性出血等多种疾病，属心脾血虚证者均可选用本方治疗。

2. **随症加减** 崩漏下血偏寒者，可加艾叶炭、炮姜炭，以温经止血；偏热者，加生地炭、阿胶珠、棕榈炭，以清热止血。

3. **历代医家应用经验** 本方出自明代医家薛己的《正体类要》，是在严氏《济生方》归脾汤的基础上加当归、远志而成。根据文献报道，下列肝胆疾病可用本方化裁治疗：

（1）肝硬化脾功能亢进症。以本方加减治疗：黄芪20克，当归15克，党参15克，白术20克，茯神15克，甘草10克，远志15克，酸枣仁15克，龙眼肉15克，木香6克，仙鹤草20克，黄精20克，炙龟板20克，炙鳖甲20克。若胁痛加元胡15克、郁金15克、莪术15克；鼻衄、齿衄、紫斑加丹皮15克、旱莲草20克、阿胶15克。每日一剂，水煎分3次口服。

（2）肝癌术后。对于肝癌TACE术后减轻毒副作用，抑制肿瘤生长，改善肝功能等有一定作用。基本方：党参15克，白术25克，茯苓15克，炙甘草10克，生黄芪50克，土茯苓15克，木香15克，当归15克，远志15克，龙眼肉50克，酸枣仁15克，山豆根7克，服用时加大枣5枚，生姜3片日一剂早晚分服。

（3）慢性迁延性肝炎。基本方：党参15克，黄芪15克，白术12克，当归15克，茯苓12克，首乌20克，桑椹15克，丹参15克。气滞加青皮、白芥子、香附；气虚重用参、芪；HBsAg阳性者去党参，重用黄芪，加板蓝根、土茯苓、虎杖、夏枯草；腹胀纳差者加茵陈、厚朴、苡仁、山楂；脾大者加鳖甲、海浮石、甲珠；牙龈出血或肌肤瘀斑者加三七、泽兰；阴虚加女贞子、旱莲草、黄精；阳虚加巴戟、附片同时作西药（肝泰乐、复合维生素 B 等）护肝治疗。

（4）慢性肝炎恢复期。有助于慢性肝炎恢复期患者促进免疫调节，提高自身免疫力，处方为归脾汤加山药、扁豆、太子参等健脾之药。

（5）急性肝损伤。本方对雷公藤醇提物致急性肝损伤有一定的保护作用。

【注意事项】 非心脾两虚证慎用。

三甲散

【来源】《瘟疫论》

【组成】 鳖甲、龟甲并用酥炙黄为末各 3 克　穿山甲土炒黄，为末 1.5 克　蝉蜕洗净，炙干 1.5 克　白僵蚕切断，生用 1.5 克　煅牡蛎为末 1.5 克　土鳖虫干者劈碎，鲜者捣烂和酒少许，取汁入汤药同服，其渣入诸药同煎 3 只　白芍药酒炒 2.1 克　当归 1.5 克　甘草 0.9 克

【用法】 每日一剂，水煎温服。

【功用】 清解余邪，活血通瘀，化痰搜络。

【主治】 肝硬化，正虚邪恋证。症见低热不退，胁下刺痛，手足颤动，或肢体疼痛；或神情呆钝，默默不语，甚则痴呆；或见手足拘挛，肢体僵直。

【方解】 本方刚柔相济，扶正而不恋邪，祛邪又不伤正。方中以鳖甲、龟甲、穿山甲三味为主，滋阴行瘀；僵蚕、蝉蜕擅入厥阴，透邪通络止痉；白芍、当归、土鳖虫和营活血；甘草和中。

【临床应用】

1. **用方要点**　本方主治正虚邪恋，余邪未尽，痰瘀滞络证。临床应用以低热、胁下刺痛、肢颤拘挛、神呆为辨证要点。现代药理研究证实，三甲散具有抗肝纤维化、改善微循环、保护脑组织、抗脑衰老等作用。西医学病毒性肝炎肝纤维化、肝硬化、肝癌、自身免疫性肝病、脂肪肝、退行性神经系统疾病、脑梗死后遗症、儿科、耳鼻喉科、妇科等多种疾病，属正虚邪恋证者均可选用本方治疗。

2. **随症加减**　若有余热未清而低热难退者，加青蒿、地骨皮、白薇；若挟有痰热，可加天竺黄、石菖蒲、胆南星清热化痰；若有老痰者，加瓜蒌霜，善呕者勿用；若咽干作痒者，加花粉，知母；若素有燥痰者，加杏仁；如神志

症状较明显，可加用安宫牛黄丸或至宝丹等以开窍；若见痰瘀阻络而肢体挛急、强直或手足震颤、不时抽动者，除可加止痉散外，还可配合白附子、陈胆南星、桃仁、红花、白芥子以增强化痰祛瘀通络之功。

3. 历代医家应用经验 本方出自明代医家吴又可的《温疫论》。"主客交"病的本质是正虚邪恋，其邪主要留恋于阴分、血分，瘀结而似有形，其虚主要为精血之虚。传统主要用于治疗温病后期病邪深入营血，与营血相结，耗伤肝肾真阴，脉络凝滞，气血不畅的虚实夹杂病证；清代医家薛生白将此方稍作加减，用来治疗温病久病气血呆滞，灵机不运而致的"默默不语，神识昏迷"的病证。现代常用该方治疗多种内、外、妇、儿、五官科疾病。有学者探讨了"主客交"理论论治肝纤维化的理论基础，认为"主客交"的形成因素是以感受湿热疫毒之邪为外因，以正本真阴消损为内因，内外之因交合而病成；病机实质为肝络受病，阴伤络阻；病位主要在肝络；"主客交"是对慢性肝纤维化"湿热疫毒、郁气、凝痰、瘀滞、阴伤、络阻"胶结缠着状态的概括；治疗上应以"分解主客，疏通络脉"为核心，代表方即吴又可的三甲散。根据此理论，亦有学者提出慢性肝炎的治疗大法为"通瘀散结，扶正疏脉"，代表方为三甲散。根据文献报道，下列肝胆疾病可用本方化裁治疗：

（1）肝硬化。鳖甲、龟甲、穿山甲、三棱、莪术、鸡内金各100克，大黄60克，土鳖虫、水蛭各50克。共研细末，兑匀即成。根据患者年龄、病情、体质和性别的不同，用量每次5～20克，每日3次，每疗程20～25天，停药3～6天后服用第2疗程，共3疗程。腹水较多，给予小剂量利尿剂，如双氢克尿塞、安体舒通；上消化道出血加云南白药或三七粉；素体虚弱，病情较重，给炖服人参、黄芪、枸杞子、当归、麦冬、山楂、大枣、甘草等，或配服肌苷、肝泰乐、维生素等保肝药物。

（2）慢性肝炎肝纤维化。重庆医科大学中医药学院用三甲散治疗62例慢性肝炎肝纤维化患者，疗程6个月，治疗组总有效率85.48%，显著优于对照组（68.18%）；治疗组肝纤维化指标改善亦优于对照组（本院制剂室），院内制剂：由鳖甲、龟甲、白芍各2份，穿山甲、地鳖虫、煅牡蛎、蝉蜕、僵蚕、当归、甘草各1份的比例制成。10克/次，2次/天。

（3）中晚期肝癌。三甲散加味联合肝动脉介入治疗中晚期肝癌。处方：鳖甲、龟甲、穿山甲、三棱、莪术、虎杖、鸡内金各100克，大黄60克，土鳖虫、水蛭各50克。共为细末，兑均匀即可。每次10克，每天3次，连服1

个月为 1 个疗程，停药 3~6 天后，再治疗第 2 个疗程，连用 3 个疗程。辨证加减：中医辨证属肝肾阴虚型合用一贯煎；气滞血瘀型合用膈下逐瘀汤；肝气郁结型合用丹栀逍遥散。各型酌情配合用药：软坚散结以夏枯草、海藻、山慈菇、玄参；化瘀止痛以玄胡、三棱、莪术、新癀片；清热解毒以七叶一枝花、白花蛇舌草等；利水以大腹皮、车前子（草）、茯苓、泽泻、马鞭草；低热以青蒿、鳖甲、知母、石膏等；退黄以茵陈、大黄、虎杖等；降逆和胃止吐以竹茹、旋覆花、陈皮等；补气养血以党参、黄芪、枸杞、女贞子、鸡血藤、西洋参、阿胶等。各型均可酌情加半枝莲、半边莲、白花蛇舌草、公英等清热解毒抗癌中药。

（4）慢性乙型病毒性肝炎。炙鳖甲 10 克、炙龟板 10 克、煅牡蛎 30 克、炮穿山甲 9 克、僵蛹 20 克、地鳖虫 10 克、当归 12 克、赤芍药 10 克、桃仁 10 克、丹参 20 克、枸杞子 12 克、麦门冬 12 克、焦山楂 12 克。加减法：兼气虚者加黄芪、党参；兼气滞者加柴胡、郁金、香附；兼湿热者加茵陈、龙胆草、车前子；湿重者加半夏、陈皮、生米仁；阴虚者加生地黄、石斛；肝痛明显者加炒五灵脂、生蒲黄，或三棱、莪术；肝脾肿大者重用丹参 30 克，加郁金 30 克；HBsAg 阳性者加生贯仲、生地榆、板蓝根、大青叶；ALT 增高者加干垂盆草、田基黄、板蓝根。

（5）脂肪肝。包括酒精性脂肪肝与非酒精性脂肪肝。本方加减：龟板、鳖甲、穿山甲各 50 克，三棱、莪术、鸡内金、生山楂、大黄、浙贝母各 100 克，制成散剂。根据患者年龄、病情、体质和性别的不同，用量每次 5~15 克，每日 2 次，疗程 3 个月。治疗过程中要求患者合理饮食，适量活动锻炼，有烟酒史者戒之；有其他病史者，其治疗用药续服。

（6）肝硬化合并消化性溃疡。口服三甲散合香砂六君子汤加减：党参 15 克、白术 15 克、茯苓 15 克、陈皮 15 克、半夏 9 克、木香 15 克、砂仁 9 克、白及 15 克、生牡蛎 30 克、炮山甲 10 克、龟板 10 克、鳖甲 10 克、鸡内金 15 克，每日一剂，水煎，分早晚两次温服，4 周为一疗程。

【注意事项】 非正虚邪恋，痰瘀滞络者慎用。

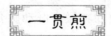

一贯煎

【来源】《续名医类案》

【组成】北沙参　麦冬　当归身各9克　生地黄18～30克　枸杞子9～18克川楝子一钱半（4.5克）（原书未著用量）

【用法】每日一剂，水煎煮，分早晚两次温服。

【功用】滋阴疏肝。

【主治】肝硬化，肝肾阴虚，肝气郁滞证。胸脘胁痛，吞酸吐苦，咽干口燥，舌红少津，脉细弱或虚弦。亦治疝气瘕聚。

【方解】肝藏血，主疏泄，体阴而用阳，喜条达而恶抑郁。肝肾阴血亏虚，肝体失养，则疏泄失常，肝气郁滞，进而横逆犯胃，故胸脘胁痛、吞酸吐苦；阴虚津液不能上承，故咽干口燥、舌红少津；阴血亏虚，血脉不充，故脉细弱或虚弦。肝肾阴血亏虚而肝气不舒，治宜滋阴养血、柔肝舒郁。方中重用生地黄滋阴养血、补益肝肾为君，内寓滋水涵木之意。当归、枸杞养血滋阴柔肝；北沙参、麦冬滋养肺胃，养阴生津，意在佐金平木，扶土制木，四药共为臣药。佐以少量川楝子，疏肝泄热，理气止痛，复其条达之性。该药性虽苦寒，但与大量甘寒滋阴养血药相配伍，则无苦燥伤阴之弊。诸药合用，使肝体得养，肝气得舒，则诸症可解。本方配伍特点：在大队滋阴养血药中，少佐一味川楝子疏肝理气，补肝与疏肝相结合，以补为主，使肝体得养，而无滋腻碍胃遏滞气机之虞，且无伤及阴血之弊。全方组方严谨，配伍得当，照顾到"肝体阴而用阳"的生理特点，诚为滋阴疏肝之名方。

【临床应用】

1. **用方要点**　本方是治疗阴虚肝郁，肝胃不和所致脘胁疼痛的常用方。临床应用以脘胁疼痛，吞酸吐苦，舌红少津，脉虚弦为辨证要点。现代药理研究证实，一贯煎具有抗肝损伤，抗胃溃疡，抗疲劳，耐缺氧，镇静，镇痛，抗菌等作用。西医学各种原因导致的肝硬化、肝癌、肝炎、胆囊切除术后、胆囊炎、胆汁反流性胃炎疾病，属肝肾阴虚，肝气郁滞证者均可选用本方治疗。

2. **随症加减**　若大便秘结，加瓜蒌仁；有虚热或汗多，加地骨皮；痰多，加川贝母；舌红而干，阴亏过甚，加石斛；胁胀痛，按之硬，加鳖甲；烦热而渴，加知母、石膏；腹痛，加芍药、甘草；两足痿软，加牛膝、薏仁；不寐，加酸枣仁；口苦燥，少加黄连。

3. **历代医家应用经验**　本方出自清代医家魏玉璜的《续名医类案》，魏氏说："一贯煎，用北沙参、麦冬、地黄、当归、枸杞、川楝子六味，出入加减投之，应如桴鼓，口苦燥者，加酒黄连尤捷。可统治胁痛、吞酸、吐酸、疝痕，一切肝病。"全国名老中医马智教授用一贯煎加减治疗肝郁阴亏所致的胁痛，基本方为：当归 15 克、生地 25 克、沙参 25 克、枸杞子 25 克、麦冬 25克、川楝子 15 克、鸡内金 20 克、金钱草 15 克、焦三仙 30 克。根据文献报道，下列肝胆疾病可用本方化裁治疗：

（1）肝硬化。以一贯煎为核心的基础方上随症加减：肝区隐痛者加白芍、甘草；寐少梦多者加远志、夜交藤；肝阴耗伤者加柔肝化瘀之生鳖甲、养血之阿胶珠。

（2）慢性乙型肝炎。本方加减：生地、沙参、当归、枸杞子、麦冬、白芍、川芎、川楝子各 10 克。若气滞较重，症见胸胁胀痛，气结腹痛以及积滞痞块者，则可酌加青皮、香附、柴胡、枳壳等药；如肝脏肿大或早期肝硬化，见肝掌、蜘蛛痣者加三棱、莪术、土鳖虫、鳖甲、穿山甲等药；若久病脾失健运，可加四君子汤，尤应重用白术，大便成形者宜生用，便溏者宜炒用。

（3）慢性乙型肝炎肝纤维化。方用一贯煎合四君汤，同时结合西药共同治疗如阿德福韦酯。

（4）肝癌。肝癌肝区痛以本方加减治疗：生地 30 克、沙参 10 克、当归10 克、枸杞子 20 克、麦冬 10 克、川楝子 15 克、白芍 30 克、甘草 10 克、龟板 30 克、鳖甲 30 克、三棱 15 克、莪术 15 克。每日一剂，水煎煮，分早晚两次温服。同时生活上应忌烟、酒、食辛辣、远房事。情志上宜静心调养，恬淡虚无。

（5）慢性胆囊炎。证属肝阴亏虚，症见右胁隐痛，胃脘不适，口干苦，纳差，大便不调，脉细数。本方加减治疗：当归 15 克、生地 25 克、沙参 25克、枸杞子 25 克、麦冬 25 克、川楝子 15 克、鸡内金 20 克、金钱草 15 克、焦三仙 30 克。

（6）胆囊切除术后。基本方为：生地 20 克、枸杞 20 克、北沙参 25 克、杭白芍 20 克、川楝子 10 克、当归 10 克、麦冬 20 克、丹参 15 克、赤芍 15 克。如属气滞证，以胁肋腹部胀痛为主症者加用柴胡、郁金、青陈皮、山楂等；属肝胆湿热证，以胁肋灼痛，口苦咽干，尿黄，舌红苔黄腻为主症者，加茵陈、虎杖、蛇舌草、半边莲等；胁痛呕恶为主症者，加用薏苡仁、广木香、藿香、佩兰、麦芽、蔻仁等，去生地、麦冬、或减量；属瘀血证，以右胁刺痛，肝大，舌边有瘀点为主症者，加红花、五灵脂等。

（7）脂肪肝。证属肝肾阴虚型，症见右胁隐痛，口渴欲饮，腰酸乏力，潮热心烦，常伴有慢性肝炎史或糖尿病史，舌红苔少，脉沉细或细数。以本方加减治疗：南沙参 9 克，枸杞子 9 克，当归 9 克，熟地黄 12 克，川楝子 9 克，麦冬 12 克，山茱萸 9 克，丹参 9 克，陈皮 6 克，白及 30 克，决明子 30 克，泽泻 9 克，山药 12 克。

（8）胆汁反流性胃炎。症见：胃脘灼痛，泛酸口苦，易饥嘈杂，嗳气脘胀，食欲不振，口燥咽干，大便干结，舌红苔黄，脉弦细数。予一贯煎合左金丸加减治疗。药用：生地黄 30 克，沙参 10 克，麦门冬 10 克，当归 10 克，枸杞子 12 克，川楝子 5 克，黄连 9 克，吴茱萸 3 克，陈皮 10 克，海螵蛸 10 克，瓦楞子 12 克，枳壳 12 克。每日一剂，水煎分早晚两次服用。

【注意事项】因制方重在滋补，虽可行无形之气，但不能祛有形之邪，且药多甘腻，故有停痰积饮而舌苔白腻、脉沉弦者，不宜使用。

血府逐瘀汤

【来源】《医林改错》

【组成】桃仁四钱（12 克）　红花三钱（9 克）　当归三钱（9 克）　生地黄三钱（9 克）　川芎一钱半（4.5 克）　赤芍二钱（6 克）　牛膝三钱（9 克）　桔梗一钱半（4.5 克）柴胡一钱（3 克）　枳壳二钱（6 克）　甘草二钱（6 克）

【用法】每日一剂，水煎煮，分早晚两次温服。

【功用】活血化瘀，行气止痛。

【主治】肝硬化，胸胁血瘀证。腹大胀满，扣之如鼓，或胁痛，胸痛，头痛，日久不愈，痛如针刺而有定处，或呃逆日久不止，或饮水即呛，干呕，或内热瞀闷，或心悸怔忡，失眠多梦，急躁易怒，入暮潮热，唇暗或两目暗黑，舌质暗红，或舌有瘀斑、瘀点，脉涩或弦紧。

【方解】本方主治诸症皆为瘀血内阻胸胁，气机郁滞所致。即王清任所称"胸中血府血瘀"之证。胸中为气之所宗，血之所聚，肝经循行之分野。方中桃仁破血行滞而润燥，红花活血祛瘀以止痛，共为君药。赤芍、川芎助君药活血祛瘀；牛膝活血通经，祛瘀止痛，引血下行，共为臣药。生地、当归养血益阴，清热活血；桔梗、枳壳，一升一降，宽胸行气；柴胡疏肝解郁，升达清阳，与桔梗、枳壳同用，尤善理气行滞，使气行则血行，以上均为佐药。桔梗并能载药上行，兼有使药之用；甘草调和诸药，亦为使药。全方配伍，特点有三：一为活血与行气相伍，既行血分瘀滞，又解气分郁结；二是祛瘀与养血同施，则活血而无耗血之虑，行气又无伤阴之弊；三为升降兼顾，既能升达清阳，又可降泄下行，使气血和调。合而用之，使血活瘀化气行，则诸症可愈，为治胸中血瘀证之良方。

【临床应用】

1. **用方要点**　本方广泛用于因胸中瘀血而引起的多种病证。临床应用以胁痛，胸痛，头痛，痛有定处，舌暗红或有瘀斑，脉涩或弦紧为辨证要点。现代药理研究证实，血府逐瘀汤具有抑制血小板聚集，改善心功能，抗心律失常，改善血液流变性及微循环，镇痛，抗炎，降血脂及增强免疫功能等作用。西医学各种原因导致的酒精性脂肪肝、肝脓肿、肝硬化、肝癌、肝炎、心血管疾病、脑血栓形成、高血压病、高脂血症、血栓闭塞性脉管炎、神经官能症、胸部挫伤及肋软骨炎之胸痛、脑震荡后遗症之头痛、头晕等疾病，属瘀阻气滞证者均可选用本方治疗。

2. **随症加减**　若瘀血阻络痛甚，可加全蝎、穿山甲、地龙、三棱、莪术等以破血通络止痛；气机郁滞较重，加川楝子、香附、青皮等以疏肝理气止痛；血瘀经闭、痛经者，可用本方去桔梗，加香附、益母草、泽兰等以活血调经止痛；胁下有痞块，属血瘀者，可酌加丹参、郁金、䗪虫、水蛭等以活血破瘀，消癥化滞。

3. **历代医家应用经验**　本方出自清代医家王清任的《医林改错》，是用以治疗"胸中血府血瘀"所致诸证，由桃红四物汤合四逆散加桔梗、牛膝而成。根据文献报道，下列肝胆疾病可用本方化裁治疗：

（1）肝硬化代偿期。证属瘀血阻络，予血府逐瘀汤加减，基本药物组成：桃仁9克、红花6克、赤芍15克、川芎9克、生地12克、当归9克、柴胡9克、枳壳6克、牛膝12克、桔梗9克、甘草3克、酸枣仁15克。每日1剂，煎2次，头煎取汁200毫升，二煎取汁100毫升，混合后取150毫升，早晚分服。辨证加减：兼痰热者加半夏、黄连、陈皮；肝郁化火者加夏枯草、黄芩、栀子；阴虚者去川芎加生牡蛎、生龙骨；气虚者加党参、黄芪、白术；心虚胆怯者加石菖蒲、远志。

（2）肝硬化失代偿期。证属肝郁气滞血瘀，临床多见腹胀如鼓，皮色苍黄，舌质暗红，舌边有瘀点，脉弦细。以本方加减治疗：当归、川芎、桃仁、枳实、穿山甲、三棱各12克，柴胡、桔梗各6克，生地、郁金、茯苓、白术各 15 克，黄芪、焦三仙各 30 克。大便稀溏，小便少者守上方加车前子（另包）、大腹皮、白茅根各 30 克；气虚者加人参、龙眼肉补益气血。

（3）肝纤维化。基本方为：当归 12 克、生地黄 12 克、桃仁 10 克、红花 10 克、枳壳 15 克、炙甘草 12 克、赤芍 30 克、柴胡 9 克、川芎 10 克、牛膝 12 克、鸡内金 15 克、大黄 10 克。脾虚去大黄，加党参 12 克；夹湿去生地，加苍术 9 克；火盛加连翘 15 克；肝阴虚者加枸杞子；肾阳虚者加肉桂。上药加水煎汁 400 毫升，分 2 次温服，每日一剂，1 个月为 1 个疗程，连用 2～3 个疗程。

（4）原发性肝癌。证属气滞血瘀型，以肝区疼痛如针刺，脘腹胀满，肝脏肿大，坚硬如石，脉弦细或沉弦，舌质暗或有瘀点为临床特征。以本方加减治疗：桃仁、红花、土鳖、当归、乌蛇、柴胡各 10 克，丹参、赤芍、生牡蛎、忍冬藤各 30 克，枳壳、熟地各 15 克，蜈蚣 2 条。

（5）肝性昏迷。证属心、肝血瘀，神明失养。临床多见神昏谵语，时有烦躁，面部灰暗，舌苔薄白，舌边有瘀斑，脉弦涩，治宜行气活血，化瘀生新。方用血府逐瘀汤加味：生地 20 克、红花、桔梗各 8 克、枳壳、桃仁、柴胡各 10 克，赤芍、川牛膝、当归尾、川芎、益母草各 15 克，陈皮 6 克，全虫 5 克。

（6）慢性活动性乙肝炎。用益肝灵、护肝片、维生素 C、维生素 B，腹水者加服安体舒通，静滴强力宁 100 毫升加入 10% 葡萄糖 500 毫升，每天 1 次，30 天为 1 个疗程，连续 3 个疗程。与此同时以血府逐瘀汤为基本方，川芎 15 克，赤芍 30 克，当归 10 克，红花 10 克，桃仁 10 克，丹参 30 克，柴胡 15 克，因证论治，气虚加黄芪 30 克，党参 10 克；脾虚加茯苓 12 克，白术 10 克。每剂药加减不超过 3 味。每天 1 剂，30 天为 1 个疗程。

（7）淤胆型肝炎。在给予甘利欣注射液等护肝基础上以本方加减治疗：桃仁 10 克、红花 10 克、当归 15 克、川芎 10 克、赤芍 30 克、柴胡 10 克、枳壳 10 克、桔梗 10 克、生地黄 20 克、川牛膝 15 克、丹参 30 克、甘草 6 克。纳差者加生麦芽；胁痛者加郁金、延胡索；肝脾大者加穿山甲、鳖甲，每日 1 剂，水煎分两次口服，1 个月为 1 个疗程。

（8）酒精性脂肪肝。证属痰瘀互结、肝气不舒，以本方和二陈汤加减以疏肝通络化痰，处方：桃仁 20 克，红花、半夏、陈皮各 15 克，柴胡、赤芍、当归、生地、川芎各 12 克，草决明、牛膝、甘草各 9 克。每日一剂，水煎取汁，连服 14 剂。

（9）肝脓肿。在西药抗炎、对症治疗同时，予本方合五味消毒饮以活血通络、清热解毒。处方：桃仁、金银花各 20 克，红花、蒲公英、紫花地丁、陈皮各 15 克，柴胡、赤芍、当归、生地、野菊花、川芎各 12 克，草决明、连翘、栀子、牛膝各 9 克。上方水煎取汁，先服 7 剂，复查后续服 15 剂。应同时联合广谱抗生素、保肝、营养支持西药治疗。

【注意事项】由于方中活血祛瘀药较多，故孕妇忌用。

桃红四物汤

【来源】《医宗金鉴》

【组成】当归去芦，酒浸炒（9克）　川芎（6克）　白芍（9克）　熟干地黄酒蒸（熟地黄已有成品，干地黄即生地黄晒干，12克）　桃仁（9克）　红花（6克）

【用法】每日一剂，水煎煮，分早晚两次温服。

【功用】养血活血。

【主治】肝硬化，血虚兼血瘀证。胁下隐痛或刺痛，或腹大坚满，或妇女经期超前，而多有块，色紫稠黏，腹痛等。

【方解】桃红四物汤以祛瘀为核心，辅以养血、行气。方中以强劲的破血之品桃仁、红花为主，力主活血化瘀；以甘温之熟地、当归滋阴补肝、养血调经；芍药养血和营，以增补血之力；川芎活血行气、调畅气血，以助活血之功。全方配伍得当，使瘀血祛、新血生、气机畅，化瘀生新是该方的显著特点。

【临床应用】

1. 用方要点　本方由四物汤加桃仁红花组成，是著名的活血化瘀之剂。临床应用以胁下隐痛或刺痛，部位不移，肝脾大，唇甲色淡，舌暗淡或瘀点、脉弦细为辨证要点。现代药理研究证实，桃红四物汤具有扩张血管、抗炎、抗疲劳、抗休克、调节免疫功能、降脂、补充微量元素、抗过敏等作用。西医学各种原因导致的肝炎、脂肪肝、肝硬化、肝癌、胆囊炎、胆石症、胆道感染、冠心病心绞痛、慢性肾小球肾炎、偏头痛、癫痫、糖尿病周围神经病变、功能性子宫出血、痛经、女性更年期综合征、血栓闭塞性脉管炎、小儿血小板减少性紫癜、荨麻疹、眼底出血等多种疾病，属血虚兼血瘀证者均可选用本方治疗。

2. 随症加减 若兼气虚者，加人参、黄芪，以补气生血；血虚有寒者，加肉桂、炮姜、吴萸，以温通血脉；血虚有热者，加黄芩、丹皮，熟地易为生地，以清热凉血。

3. 历代医家应用经验 本方出自清代医家吴谦的《医宗金鉴》。名老中医王希知擅长用桃红四物汤加减治疗虚实夹杂型肝硬化。对治疗肝硬化，他主张培本扶正，攻不伤正，补不留邪，当"衰其大半而止"。药用桃仁、红花、当归、川芎、赤白芍、丹参、鳖甲、茯苓、猪苓、泽泻、茵陈、虎杖之类活血通络，消肿排毒，除久积。同时加用太子参、淮山药、白术、砂仁、扁豆等共奏攻实补虚之功。根据文献报道，下列肝胆疾病可用本方化裁治疗：

（1）肝硬化代偿期。在常规护肝的基础上，每天加服 1 剂桃红四物汤，随症加减。

（2）肝硬化失代偿期。证属肝郁血瘀型，症见胁下疼痛，腹胀乏力，齿衄鼻衄，口苦纳呆，腹大坚满，腹壁青筋暴露，便血，小便不利。可见蜘蛛痣，肝掌，舌有瘀斑，脉细涩。以本方加减治疗，桃仁 12 克，红花 12 克，当归 10 克，川芎 10 克，生地 10 克，白芍 25 克，女贞子 15 克，黄芪 15 克，茯苓 25 克，泽兰 20 克，郁金 15 克，防己 12 克。随症加减：发热加虎杖 15 克，蛇舌草 30 克，鳖甲 15 克；气滞明显加厚朴 15 克，枳壳 15 克，莱菔子 15 克；痰湿重加用泽泻 20 克，茵陈 30 克，益母草 30 克，车前子 15 克；瘀血明显者加三棱 15 克，莪术 15 克；阴虚明显加阿胶 15 克，枸杞子 20 克。每日水煎 1 剂，每次 150 毫升，每日 2 次，3 个月为 1 个疗程。

（3）血吸虫病肝硬化。以本方加减治疗：桃仁、红花、川芎、甘草各 6 克，当归、赤芍各 9 克，生地、丹参各 12 克。每日 1 剂，水煎 2 次，药液合并，分 2 次温服。2 个月为 1 个疗程。如气滞血瘀者加理气药；肝郁脾湿者，加疏肝理气，健脾利湿药；肝脾（胃）不和者，加疏肝健脾药。

（4）亚急性重症肝炎：予常规保肝支持疗法加新鲜血浆、胸腺肽综合治疗，在上述治疗基础上，加用以丹参、生地、当归、桃仁、红花等为主的桃红四物汤加味水煎服，每日 1 剂，每次饮用 150 毫升，17 天为 1 个疗程，治疗 2~3 个疗程。

（5）慢性乙型肝炎。采用扶正化瘀为基本治则，然后分型加减论治，以扶正为主，重在调节患者的免疫力、化瘀为标，重在清除病理产物，处方：黄芪、丹参各 30 克，当归、生地黄、赤芍、白术各 10 克，红花、木香、炙甘草、大黄各 6 克，党参、女贞子、茯苓各 15 克。湿热中阻型加茵陈、栀子；肝郁脾虚型加沙参、龟板；脾肾阳虚加附子、加重党参至 30 克，黄芪至 60 克，合并肝硬化者加汉防己、泽泻、车前子、鳖甲各 10 克。每日煎 1 剂，每次 200 毫升，早晚各 1 次，与拉米呋啶联用，3 个月为 1 个疗程，治疗 4 个疗程。

（6）非酒精性脂肪肝。以本方合二陈汤治疗，药方：橘红 15 克，半夏 15 克，茯苓 9 克，甘草 5 克，川芎 6 克，当归 9 克，桃仁 12 克，红花 9 克，熟地黄 9 克，赤芍药 6 克。

（7）酒精性脂肪肝。临床多见右胁肋隐痛或不适，脘腹胀满，神疲乏力，食欲减退，基本方：红花 10 克，桃仁 10 克，太子参 20 克，丹参 30 克，熟地黄 10 克，赤芍 10 克，茯苓 15 克，泽泻 15 克，决明子 20 克，柴胡 10 克，生山楂 30 克，何首乌 15 克，每日 1 剂，水煎，早晚分服。并根据症状，随症加减。如胁肋不舒，疼痛明显，加川楝子、延胡索；肝功能异常，加白花蛇舌草、虎杖；肝肾阴虚，加枸杞子；脾虚湿郁，加苍白术、黄芪；神疲乏力，大便溏薄，加炒苡仁、木香、厚朴；失眠多梦加柏子仁、酸枣仁、夜交藤。

【注意事项】由于桃红四物汤其中含有桃仁成分，容易导致月经提前，所以吃的时候应该适量，并且各原料在食用前一定要经过炒、煮等炮制。

滋水清肝饮

【来源】《医宗己任编》

【组成】熟地 15 克　山药、白芍、山萸肉各 12 克　枣仁　茯苓　柴胡　山栀子　丹皮　泽泻　当归身各 9 克

【用法】每日 1 剂，水煎，早晚分服。

【功用】滋阴养血，清热疏肝。

【主治】肝硬化，阴虚肝郁证。胁肋持续性胀痛或刺痛，形体消瘦，咽干口燥，五心烦热，眠差梦多，舌红少苔，脉弦细数或细软。

【方解】方中熟地、白芍、当归滋肾阴，养肝血；山萸肉、酸枣仁滋肝肾，安心神；山药、茯苓健脾益肾，利水渗湿，配泽泻以泻肾降浊；丹皮、柴胡、栀子疏肝理气，清肝泻火。如此配伍，虽是补泻并用，但配"泻"药是

为防止滋补品产生滞腻之弊，实际还是以补为主，本标兼顾。

【临床应用】

1. **用方要点** 本方为治疗阴虚肝郁的基础方。临床应用以胁肋持续性胀痛或刺痛，形体消瘦，咽干口燥，舌红少苔，脉弦细为辨证要点。现代药理研究证实，滋水清肝饮具有保肝、抗纤维化、消炎、降脂等作用。西医学各种原因导致的肝硬化、肝炎、药物性肝损伤、肝炎后综合征等多种疾病，属阴虚肝郁证者均可选用本方治疗。

2. **随症加减** 乏力明显加黄芪、党参，腹胀明显加乌药、木香行气消痞，伴有恶心呕吐者加半夏、竹茹。阴虚有热加茵陈蒿、阿胶养阴清热，兼血瘀者加水红花子、鳖甲、莪术等活血利水。

3. **历代医家应用经验** 本方出自清代医家高鼓峰等编著的《医宗己任编》，为六味地黄汤与逍遥散组成的一个复方。广东省名老中医余绍源教授擅长运用滋水清肝饮治疗多种肝病，如用滋水清肝饮加川楝子 15 克，虎杖、白背叶根、珍珠草各 30 克治疗慢性肝炎。根据文献报道，下列肝胆疾病可用本方化裁治疗：

（1）肝硬化。证属肝肾阴虚，症见腹胀如鼓，形体消瘦，面色黧黑，唇干口燥，五心烦热，乏力，纳呆，巩膜黄染，小便短黄，舌暗红、苔少，脉弦细数，方用滋水清肝饮，加丹参、白茅根各 30 克、桃仁 13 克，14 剂，每天 1 剂，水煎，早晚分服。

（2）慢性乙型肝炎。证属肝肾阴虚，用滋水清肝饮加减治疗。药用生地、山茱萸、怀山药、泽泻、茯苓、酸枣仁、栀子、白芍各 12 克，丹皮 10 克，当归 6 克，柴胡 9 克。纳差加鸡内金、焦三仙，恶心、呕吐加竹茹、半夏，胁痛明显加延胡索、川楝子、郁金，有黄疸加虎杖，腹胀加木香。每日一剂，水煎，分早、晚 2 次口服。

（3）自身免疫性肝炎。证属肝肾阴虚，治以滋补肝肾，养阴疏肝，基本方：熟地黄 20 克，山茱萸 15 克，山药 15 克，茯苓 10 克，泽泻 10 克，牡丹皮 10 克，当归 10 克，柴胡 10 克，白芍 10 克，栀子 10 克，酸枣仁 15 克，女贞子 10 克，旱莲草 10 克。上方每日一剂，水煎煮，分早晚两次温服。

（4）药物性肝损害。肝功能损害主要表现为转氨酶不同程度的升高，用滋水清肝饮治疗。基本方组成：生地黄、熟地黄、山茱萸、山药各 40 克，泽泻、牡丹皮、茯苓各 30 克，柴胡、酸枣仁、栀子、白芍、当归各 50 克。上药混匀研末为粉剂，餐后温水冲服，每次 10 克（约 1 大汤匙），每天 3 次。加减：胁痛加延胡索、青皮、香附、郁金；纳差加佛手、焦三仙；眩晕加菊花、石决明、生牡蛎；腹胀加木香、枳壳、陈皮；手足心热加龟板、鳖甲、紫河车；恶心、呕吐、口干苦加黄连、吴茱萸、竹茹、川楝子、龙胆草；ALT 较高者加五味子、茵陈、山楂、赤小豆等。

【注意事项】 非阴虚肝郁者慎用。

软肝缩脾方

【来源】 赵绍琴方

【组成】 柴胡6克　黄芩10克　蝉衣6克　白僵蚕10克　片姜黄6克　水红花子10克　炙鳖甲20克　生牡蛎20克　生大黄3～10克　焦三仙各10克

【用法】 行气开郁，活血化瘀，软肝缩脾。

【功用】 肝炎晚期及早期肝硬化，气滞血瘀证。症见胁痛、腹胀、腹内积块、舌质有瘀斑、苔白、脉弦涩等。

【主治】 每日一剂，水煎煮，分早晚两次温服，日一剂。或倍量研末蜜丸，重10克，日二次，每次一丸。

【方解】 方中柴胡疏肝理气开结；黄芩苦寒清热、利胆，与柴胡配伍擅解肝胆郁热；蝉衣、僵蚕、片姜黄、生大黄为清；杨栗山名方升降散，功擅开通内外，平调升降，燮理阴阳气血；水红花子活血且能利水，除血滞、化水湿；焦三仙消积导滞，开胃增食；鳖甲、牡蛎咸寒软坚以散瘀结、消癥瘕。诸药合用共奏行气、开郁、活血、利水、软肝缩脾之功。

【临床应用】

1. **随症加减**　肝功异常，舌苔黄腻有湿热征象者加茵陈30克、土茯苓30克；胸胁不适，善叹息，脉沉而滞，气郁明显者加佛手10克、香附10克；脘痞厌食、呕恶、苔白腻，湿阻中焦者加藿香10克、佩兰10克、姜半夏10克；心烦易怒，舌红起刺，火郁证显者加黄连6克、胆草3克、丹皮10克；形体消瘦，神疲乏力，脉弱，气虚明显者加太子参6克、白术10克；血虚者加阿胶10克、当归10克；中阳不足，畏寒肢冷者加干姜3克、吴萸3克；舌质红绛，苔少且干，肝肾阴亏者加生地20克、枸杞子10克、女贞子10克。

2. **历代医家应用经验**　北京中医药大学赵老认为，肝硬化早期，临床表现颇为复杂，但总以肝脾肿大之邪实为主。治疗时不应因正虚而纯用补剂，否则痰瘀胶结更甚；也不可因邪实而攻伐太过，伤正气，与病无益。不可速决，只宜缓图，用药上更应讲究，不可鲁莽。赵老方用升降散既别出新裁，又符合本病病机，且无伤正之弊。另外，僵蚕、大黄又有推陈致新、祛浊升清之功，对于肝硬化的恢复大有益处。如《伤寒温疫条辨》云："僵蚕味辛苦气薄，喜燥恶湿，得天地清化之气，轻浮而升阳中之阳，故能胜风除湿，清热解郁……散逆浊结滞之痰也……能辟一切怫郁之邪气。"大黄《本经》谓其"下瘀血，血闭，寒热，破癥瘕积聚，留饮宿食，荡涤肠胃，推陈致新，通利水谷，调中化食，安和五脏。"

【注意事项】 休息，勿劳累；限盐，优质蛋白饮食；禁烟酒。

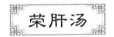

荣肝汤

【来源】 关幼波方

【组成】 党参 12 克　炒白术 10 克　炒苍术 10 克　木香 10 克　茵陈 15 克　当归 12 克　白芍 12 克　香附 10 克　佛手 10 克　山楂 15 克　泽兰 15 克　生牡蛎 15 克　王不留行 12 克

【用法】 慢性肝炎、早期肝硬化，证属肝郁脾虚、气滞血瘀，湿热未清者。

【功用】 健脾疏肝，活血化瘀，清热利湿。

【主治】 每日 1 剂，水煎煮，分早晚两次温服，日 1 剂。

【方解】 党参、白术健脾益气，培土荣木；苍术、木香醒脾化湿；茵陈清热解毒、利湿退黄；香附、佛手舒肝理气；当归、白芍养血柔肝：山楂、泽兰、王不留行活血化瘀；牡蛎软坚散结。诸药合用，脾土得健，湿浊得化，热毒得清，瘀血得解，而收本固标去、正复邪除之效。

【临床应用】 肝炎尤其是乙型肝炎，病机复杂，易于反复，难于根除。其根源即在于既有肝损伤——正虚的一面，又有乙肝病毒潜伏——邪实的一面，并贯彻整个病程之中，又因祛邪解毒、祛湿、活血易伤正气，扶正又易恋邪，故临床治疗颇为棘手。由此认为治疗本病应两手抓：既要祛邪务尽，又要处处顾护正气。祛邪扶正并施，方能达到预期目的。荣肝汤即为扶正祛邪的代表方剂。若能坚持治疗，注意调养，多能根治。

【注意事项】休息，勿劳累；限盐，优质蛋白饮食；禁烟酒。

温肝汤

【来源】关幼波方

【组成】黄芪30克 附片、白术、香附、杏仁、橘红各10克 党参、紫河车各12克 白芍、当归、茵陈各15克

【用法】每日一剂，水煎分早晚两次服。

【功用】温补肝肾，健脾益气，养血柔肝。

【主治】慢性肝炎、早期肝硬化，症见面色萎黄，神疲乏力，口淡不渴，小便清白，大便稀溏，腹胀阴肿，腰酸背寒，胁下痞块，手脚发凉，舌淡苔水滑，脉沉弦弱。

【方解】方中附片，紫河车温补肾气；黄芪、党参、白术甘温益气、健脾燥湿；香附、茵陈清疏肝胆；白芍、当归养血柔肝；杏仁、橘红开肺气，化痰水，通三焦。诸药合用，温而不燥，补而不腻，使肾气旺、脾气健、肝气舒、邪毒解，则肝炎可消、硬化可软。

【临床应用】古谓："肝无虚证"，阳虚更为少见。故临床治疗肝病，多宗泻法，少用补益，温补阳气更为罕见。有云："有是证用是药"，但医者在肝病过程中见到阳虚之病，也不敢贸然运用附子之属。关老积数十年临床经验，有是证即用是药，往往收效颇著，值得玩味深究。考本方配伍讲究、严谨，如附子与紫河车、归芍相伍，温阳之效不减，辛燥伤阴之弊则无；黄芪、党参与香附、橘红相伍，甘温益气而无滞中之弊，疏肝化痰解郁而无耗气伤中之害；茵陈与白芍相伍。清利肝胆湿热而不伤阴血，养血柔肝而不碍湿除。关老组方之精、用药之巧、配伍之妙，由此可见一斑。

【注意事项】休息，勿劳累；限盐，优质蛋白饮食；禁烟酒。

燮枢汤

【来源】焦树德方

【组成】北柴胡 泽泻各9～10克 炒黄芩 炒川楝 白蒺藜各9～12克 制半夏10～12克 草红花 刘寄奴（或茜草）各9～10克 皂角刺3～6克 片姜黄9克

焦四仙 炒莱菔子各10克

【用法】每日一剂，水煎煮，分早晚两次温服。

【功用】调肝和胃，活血消痞。

【主治】慢性肝炎、迁延性肝炎，早期肝硬化所致较长时间具有右胁疼痛、腹部胀满、不思饮食、胁下痞块、倦怠乏力、小便发黄、大便欠爽或溏软、舌质红或有瘀斑、苔白或黄、脉弦或弦滑。也适用于慢性胆系感染而见上述病症者。

【方解】方中柴胡升清阳，黄芩降浊阴，一升一降，能调转燮理阴阳升降之枢机，共为君药。半夏辛温善降中焦逆气而燥湿和胃健脾；白蒺藜苦辛而温，宣肺之滞，疏肝之郁，下气和血；川楝子苦寒入肝，清肝热、行肝气而止胁腹痛；红花辛温活血通经，并能和血调血，四药共为臣药。片姜黄辛苦性温，行血中气滞，治心腹结积、痞满胀痛；皂刺辛温，开结行滞，化痰祛瘀，破坚除积，刘寄奴苦温而辛，破瘀消积行血散肿；炒莱菔子辛甘性平，理气消胀，配焦四仙助消化而除胀满，运中焦而健脾胃，为佐药。泽泻入肝肾，能行在下之水，使之随清气而上升，复使在上之水随气通调而下泻，能泄肝肾水湿火热之邪，而助阴阳升降之机，为使药。

【临床应用】

1. **随症加减** 中湿不化，脘闷食少，舌苔白厚者加苍术6～9克、草蔻6～10克；气血阻滞，胁痛明显者加元胡9克、枳壳10克，制乳香没药各5克；如血瘀明显者加茜草12～20克、海螵蛸6～9克、桂枝6～10克；胃纳不佳、饮食少进者加谷芽、陈皮各10～12克；心悸失眠、健忘多梦者加珍珠母30克、远志、天竺黄各9克、栀子3克；下午低热者加生白芍12克、银柴胡10克、青蒿15克；口苦、尿黄、目赤者加栀子6～10克、龙胆草3克；肝脾肿大者加炙鳖甲15～30克、射干10克、三棱、莪术各3～6克、元参12～30克；有轻度腹水者加大腹皮12～15克、茯苓、冬瓜皮各30～40克、水红花子10～12克、车前子10～20克；情志不舒者加香附10克、合欢花6克；呕逆便秘、舌苔不化者加代赭石30克、旋覆花9克、生大黄3～5克、炒五灵脂9克；谷丙转氨酶高者加五芦散（五味子95克、芦荟25克，共为细面，每服3克，每日2次，温开水送下，或随汤药服用）；腹部喜暖，遇凉隐痛者减黄芩为6克、去川楝子；药后胁痛反剧者去皂刺、减片姜黄。

2. **历代医家应用经验** 本方是北京中日友好医院的名老中医焦树德的临

床验方。本方功擅理气、活血、消癥，对于慢性肝炎、早期肝硬化确有良效，但须掌握其适应证，不可妄投。盖因本方总属消导之剂，每易伤气耗血，损伤肝脏，故虚证或虚实夹杂证均非所宜。《金匮要略》有云："见肝之病，知肝传脾，当先实脾"，故于方中伍入生芪、白术、山药之属，收效更佳。

【注意事项】休息，勿劳累；限盐，优质蛋白饮食；禁烟酒。

肝硬化基本方

【来源】姜春华方

【组成】黄芪15~30克　白术30~60克　党参15克　生川军6~9克　桃仁9克　蟅虫9克　炮山甲9克　丹参9克　鳖甲12~15克

【用法】用清水浸泡诸药30分钟，置文火上煎煮，沸后40分钟即可。每日一剂，煎二次，共取汁约400毫升，早晚分服。

【功用】益气健脾，活血破瘀。

【主治】肝硬化诸症。

【方解】方中活血化瘀乃取《金匮》下瘀血汤加味，生川军、桃仁、蟅虫、丹参活血化瘀通腑消积；炮山甲、鳖甲活血化瘀，软坚散结，尚有增加白蛋白的作用，能调整白蛋白和球蛋白的比例，有利于恢复肝脏代谢，益气健脾则重用黄芪、白术、党参，取《内经》"塞因塞用"之意，且能防止肝昏迷和增加活血破瘀的功能。益气化瘀、扶正祛邪同用，能相辅相成，相得益彰，其化癥消积作用比单一组方更为稳妥。

【临床应用】

1. **随症加减**　热毒蕴结：选加山栀9克，丹皮9克，连翘9克，茅根30克，川连1.5克。湿重：基本方去党参，加苍术15克。气滞：选加枳实12克、大腹皮9克、大腹子9克、乳香9克、藿梗9克、苏梗9克。阴虚：选加生地9克、阿胶9克。腹水尿少：选加茯苓皮15克、黑大豆30克、陈葫芦15克、虫笋30克、木通9克。纳呆：选加焦楂9克、神曲9克、炙鸡金9克、谷芽9克、麦芽9克、砂仁3克。胃痛吞酸加瓦楞15克。肝区剧痛：去党参，加九香虫6克，醋元胡15克，炒五灵脂9克，乳香9克。阳虚寒郁：选加炮附片9克、干姜3克，桂枝6克。鼻衄、齿衄：选加茅根30克，茅花9克。仙鹤草15克，羊蹄根15克、蒲黄9克。

2. **历代医家应用经验** 姜老分析肝硬化的病理状态是瘀血郁结，体质状态是气虚脾弱，其特点是病实体虚，虚实互间。治疗时必须病体兼顾，揆度邪正，化瘀益气，肝脾同治。故于大队活血破瘀之中，重用益气健脾，虚实同治。本方是积累了姜春华教授数十年来治疗肝硬化丰富临床经验的总结，他所提倡的采用大剂量益气健脾方药配合活血化瘀法治疗肝硬化的学术观点，已为临床所常用，疗效也很显著。

【注意事项】休息，勿劳累；限盐，优质蛋白饮食；禁烟酒。

软 肝 汤

【来源】姜春华方

【组成】生大黄6~9克 桃仁9克 土鳖虫3~9克 丹参9克 鳖甲9克 炮山甲9克 黄芪9~30克 白术15~60克 党参9~15克

【用法】每日一剂，文火水煎，分两次服。

【功用】活血化瘀，软肝散结，益气健脾。

【主治】早期肝硬化、轻度腹水（癥瘕，积聚，胁痛，鼓胀）

【方解】本方乃东汉医家张仲景《金匮要略》"下瘀血汤"加味而成。原方主治产后腹痛，腹中有干血著脐下，亦主经水不利。方中大黄荡涤瘀血，桃仁活血化瘀，土鳖虫逐瘀破结，三味相合，破血之力颇猛。丹参苦、微寒，入心肝二经血分，有活血祛瘀、凉血消肿之功。现代药理研究证明，丹参可促进肝脏生理机能好转，并能使肝脾肿大缩小变软；炮山甲咸能软坚，性善走窜，鳖甲味咸气寒，入肝脾血分，既能滋阴退热，又可软坚散结，两药均对肝硬化肝脾肿大有较好治疗效果；脾主运化水谷精微为后天之本，佐以黄芪、白术、党参健脾益气之品，符合仲景"见肝之病，当先实脾"之旨。且根据患者体质虚实调整剂量，此乃扶正祛邪之意。上药共具攻补兼施、活血化瘀、软肝散结之功。

【临床应用】

1. **随症加减** 湿热内蕴者可选加茵陈、山栀、茯苓、黄柏、龙胆草、垂盆草、平地木等；脾虚气滞者可选加砂仁、陈皮、枳壳、藿香、苏粳等；肝气郁滞者可选加柴胡、郁金、枳壳、青皮、木香、绿萼梅等；肝络血瘀者可选加乳香、五灵脂、赤芍、红花、九香虫等；肝经郁热者可选加生山栀、丹皮、连翘、龙胆草等；肝肾阴虚者可选加生地、玄参、麦冬、石斛、女贞子、地骨皮等；阴虚火旺者用上药再加龙胆草、白蒺藜，山栀等；脾肾阳虚者可选加附子、桂枝、干姜、益智仁、砂仁等；凡肝病见阳痿者不可壮阳，壮阳则相火动而伤肝阴，病愈重。营热络伤症见鼻衄、齿衄、目赤或皮下出血者，可选加广犀角、生地、丹皮、连翘、赤芍、玄参、茅根、山栀、蒲黄，羊蹄根、小蓟草，上药对毛细血管扩张、蜘蛛痣、血小板偏低亦有改善作用；周身浮肿有轻度腹胀者，可选加防己、将军干、冬瓜皮、玉米须、薏苡仁、茯苓、黑大豆、泽泻、猪苓等；如出血较多，症状较重，可暂停用活血化瘀法，也可不用止血药，用健脾法加大剂量可止衄；大便次数多而溏薄者，大黄减量或改用制大黄先煎。

2. **历代医家应用经验** 上海医科大学姜老认为肝硬化是不同原因引起肝脏弥漫性炎症，或广泛的肝实质变性或坏死继续发展而导致肝脏逐渐变形、变硬的一种慢性进行性疾病。姜氏五十年代到华山医院后，首先向这种顽疾发起进攻。他根据多年临床经验，制订了攻补兼施、扶正祛邪、急则治标、缓则治本的治疗方案，并研制了一套方药，收效颇显，屡挽沉疴。国内外许多患者慕名而来求治，其中许多肝硬化腹水病人经其诊治后化险为夷。本方主要是针对早期肝硬化而设，方中以活血化瘀，软坚散结之药为主，佐以益气健脾、扶正祛邪之品，体现了姜氏提倡的辨证辨病相结合的学术观点和善用活血化瘀方法治疗肝病的独到经验。方中白术的应用（剂量重至 60 克），值得玩味。考《本草备要》谓："苦燥湿，甘补脾，温和中，在血补血，在气补气"说明本品有很好的补益作用。又谓其能"消痰水肿满，黄疸湿痹化癥癖"则说明本品具有良好的祛邪（利水消癥）作用，故于肝硬化、肝硬化腹水最相适宜。国内不少名家喜用本品治疗肝病，其本恐也在此。

【注意事项】休息，勿劳累；限盐，优质蛋白饮食；禁烟酒。

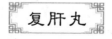

复肝丸

【来源】朱良春方

【组成】紫河车60克　红参须60克　炙地鳖虫60克　炮甲片60克　参三七60克　片姜黄60克　广郁金60克　生鸡内金60克　共研为极细粉末，水泛为丸

【用法】每服 3 克，一日 3 次，食后开水送下，或以汤药送服。一个月为

一疗程。

【功用】益气活血，化瘀消癥。

【主治】早期肝硬化肝功损害，肝脾肿大，或仅肝肿大，胁痛固定不移，伴见脘闷腹胀，消瘦乏力，面色晦滞，红丝血缕或朱砂掌，舌暗红或有瘀斑，脉象弦或弦细等症。

【方解】取紫河车大补精血，红参须益气通络，两味用以扶正；参三七活血止血、散瘀定痛；地鳖虫破血消癥、和营通络；更加郁金、姜黄疏利肝胆、理气活血；生鸡内金、炮甲片磨积消滞、软坚散结。全方着眼于肝血郁滞、瘀凝脉络的主要病机，着手于扶正祛邪、消补兼施的治疗原则，又以丸药小剂量常服之法，补不壅中、攻不伤正，以冀癥积潜移默消，促使肝实质的改变和恢复，通过临床实践，疗效尚能满意。

【临床应用】

1. **随症加减** 朱老认为肝硬化虽属病由肝起，却是一种影响全身的错综复杂的慢性病变，在整个病情演变过程中，多影响到脏腑之间的功能紊乱，表现出虚实交错的病机。除肝血郁滞瘀结为症的基本型外，另分四种证型，结合辨证用药，配合汤药治疗，疗效有所提高。

（1）肝郁脾虚：症见肝脾肿大或仅有肝肿大，质地Ⅱ度，按之则痛，胃纳减少，腹胀便溏，四肢倦怠乏力，面浮而色晦黄，入暮足胫微肿，舌色暗红不泽，舌体较胖或边有齿印，脉象虚弦，重按无力。治用疏肝益脾、活血消癥。复肝丸配合逍遥散、异功散、当归补血汤加减。常用药物如柴胡、当归、白芍、党参、黄芪、白术、丹参、炙甘草、广郁金、广陈皮、茯苓等。

（2）肝胆湿热：症见肝脾俱肿，胁痛脘痞，头眩口苦，纳减腹胀，心烦易怒，溺短而黄，大便秘结或溏滞不爽，并可出现黄疸，苔黄厚腻，脉多弦数。治宜清肝利胆、泄热渗湿。以龙胆泻肝汤、茵陈蒿汤加减。常用药物如龙胆草、茵陈、柴胡、山栀、当归、黄芩、大黄、元参、白花蛇舌草、虎杖、金钱草、车前草等。不宜早用复肝丸。

（3）脾肾阳虚：症见脾肿大较肝肿大为甚，恶寒怯冷，腰膝酸软，面黄无华，精神萎顿，饮食少思，腹胀便溏，舌淡胖嫩或淡紫，脉多沉弦而细。治用温补脾肾、益气化瘀。以复肝丸为主，配合景岳右归丸、当归补血汤加减。常用药物如熟附片、肉桂、鹿角胶（或鹿角片）、菟丝子、仙灵脾、黄芪、当归、党参、白术、茯苓、甘草等。

（4）肝肾阴虚：症见脾肿明显，肝大不著，面色黧晦，红丝缕缕，胁痛腰酸，鼻衄或齿龈渗血，咽喉干燥，夜寐梦多，舌红绛少苔、或苔薄中剥，脉象弦细而数。治用滋肾柔肝、养阴和络，以一贯煎加减。常用药物如北沙参、生地、杞子、天冬、麦冬、生白芍、川楝子、绿萼梅、女贞子、旱莲草、元参、甘草等。兼心阴虚而心悸心烦者，加丹参、龟板、枣仁之类。阴虚阳亢、热伤阳络、出血较甚者，加阿胶、水牛角、丹皮之属；齿衄不止可用鲜地骨皮60克煎汤含漱，有止血之效。

2. **历代医家应用经验**　早期肝硬化肝脾肿大，肝功能表现为麝锌浊度增高、血清白蛋白发生改变者，一般以肝郁脾虚证最为多见。用复肝丸配合益脾疏肝方药，多数患者在1～2个疗程后，可以改善症状和体征，肝功能亦随之好转。脾肾阳虚型，以温补脾肾方药与复肝丸同时并进，对于增强机体免疫功能，促使肝脏实质病变的改善，有相得益彰之妙。但治程较长，不能急于求功。肝肾阴虚型，除阴虚阳亢，营热伤络，临床表现郁热并著者，治宜养阴解郁、凉营宁络为主，暂时停服复肝丸外，一般可以配合滋阴柔肝解郁煎剂，汤丸并进，对于控制"脾亢"、纠正血清白球蛋白的倒置有一定作用，而未见助阳伤阴、攻邪伤正之弊。至于肝胆湿热证型，谷丙转氨酶明显增高时，复肝丸则不宜早用，否则，往往出现烦热不寐的反应，如复查肝功，转氨酶亦可续见上升，故用之易慎。

【注意事项】休息，勿劳累；限盐，优质蛋白饮食；禁烟酒。

软肝煎

【来源】邓铁涛方

【组成】太子参　鳖甲（醋炙）各30克　白术　茯苓各15克　楮实子　菟丝子各12克　萆薢18克　丹参10克　甘草6克　土鳖虫3克

【用法】土鳖虫烘干研成细末。水三碗，入鳖甲先煎半小时，纳诸药煎至1碗，冲服土鳖虫末，渣再煎服。日一剂。

【功用】健脾护肝补肾，活血化癥软坚。

【主治】肝硬化。

【方解】方中茯苓、白术、甘草健脾益气；太子参补而不燥，气阴双补，甚为合宜；楮实子擅治水气蛊胀，配菟丝子补肝而益肾，此乃虚则补其母之意；丹参一味，功同四物，养血活血；土鳖虫、鳖甲皆灵动之物，活血软坚化癥；萆薢则助四君以祛湿健脾。诸药合用，共奏健脾养肝补肾；活血化癥软坚之功。

【临床应用】

1. **随症加减** 酒精性肝硬化加葛花；肝炎性肝硬化加黄皮树叶30克；门脉性肝硬化加炒山甲10克；牙龈出血加紫珠草或仙鹤草30克；阴虚无湿者去萆薢，加山药15克、石斛12克。

2. **历代医家应用经验** 广州中医药大学邓老认为肝硬化属中医癥瘕、鼓胀范畴，病因不一，病理复杂，但不外肝、脾、肾三脏功能失调，以致气血痰水瘀积于腹内而成。邓氏根据几十年临床经验，认为本病多由湿热邪毒或虫蛊、酒毒侵犯肝脏日久所致，属本虚标实之证；治当扶正祛邪、标本兼固；用药精当、平和，化癥不伤气血，补益不碍癥消，为不可多得的治疗肝硬化之良方。

【注意事项】 休息，勿劳累；限盐，优质蛋白饮食；禁烟酒。

化瘀软肝汤

【来源】 张琪方

【组成】 柴胡10克　生地10克　丹参12克　赤芍10克　当归10克　桃仁10克　丹皮10克　甘草3克

【用法】 日一剂，水煎两次，早晚分服。

【功用】 活血化瘀，清热凉血。

【主治】 肝炎后肝硬化，血瘀血热型。症见胁肋刺痛，痛有定处，心烦易怒，蜘蛛痣，肝或脾肿大。有时齿衄或鼻衄，面色晦暗，妇女月经量多、早期。舌紫，脉弦有力。

【方解】 本方是张琪教授的经验方，对于部分肝炎肝硬化，病程较短或病程较长而正气亏虚不著，血瘀血热表现为主者，常用此方化裁。当归、丹参、赤芍、桃仁活血化瘀，生地、丹皮清热凉血兼能活血，柴胡疏肝以助血行，甘草调和诸药。共奏活血化瘀、清热凉血之效。张琪教授指出，此方专事活血，故不可久服，以免伤正。

【临床应用】 当今主事活血以治肝病者甚多，未必确当。张琪教授认为肝炎后肝硬化病机错杂，肝郁、脾虚、阴亏、湿热、气滞；血瘀都是造成该病的原因，临床应全面审视，既抓住每个患者主要病机，又必须综合调治，方能获得佳效。一味活血或把活血提到不适当的位置，反而达不到预期目的，也不符合辨证施治精神。

【注意事项】休息，勿劳累；限盐，优质蛋白饮食；禁烟酒。

清化四逆散

【来源】张琪方

【组成】柴胡10克　白芍12克　枳实10克　甘草3克　白术10克　茯苓10克　茵陈15克　黄连6克　黄芩10克　藿香10克　砂仁10克　陈皮10克　厚朴10克

【用法】日一剂，水煎二次，早晚分服，30天为一疗程。

【功用】疏肝健脾，清化湿热，行气消胀。

【主治】肝炎后肝硬化早期，肝郁气滞，湿热中阻的患者，症见胁痛，腹胀，纳呆，口苦，乏力，便溏，尿黄，舌红，苔白，或黄腻脉滑。

【方解】张琪教授认为：一部分早期肝炎后肝硬化患者，血瘀征象不显著，其主要病机在于肝经气郁。此时当以疏肝解郁为主要治法，然肝为刚脏，体阴用阳，疏肝宜避辛燥伐肝，故用四逆散加味疏肝理气。肝炎后肝硬化多见腹胀纳呆、口苦苔腻、便溏尿黄等候，乃脾胃失和、湿热中阻，则加入白术、茯苓以健脾助运，佐以茵陈、黄芩、黄连以清热，藿香、砂仁、厚朴、陈皮等以醒脾化湿。本方组合与症相符。

【临床应用】肝炎后肝硬化属于久病痼疾。肝脾肾失调、正虚邪实，表现在肝炎后肝硬化的始终。只是病程阶段不同，有主次之分，轻重缓急之异。在肝炎后肝硬化早期，多属湿热蕴蓄，脾为湿困，土壅木郁。若病程迁延，病势日进，肝气郁久，气滞导致血瘀，则应以活血化瘀，清热凉血为治疗法则，特提出注意。

【注意事项】休息，勿劳累；限盐，优质蛋白饮食；禁烟酒。

二甲调肝汤

【来源】何炎燊方

【组成】炒山甲15克　鳖甲24克　三七6克　丹参15克　茵陈30克　田基黄30克　太子参18克　茯苓18克　白芍15克　女贞子15克　糯米根须24克

【用法】每日一剂，水煎煮，分早晚两次温服。

【功用】消癥、活血、清热、益气、养阴。

【主治】慢性肝炎、早期肝硬化。

【方解】此方经长期临床实践，多次修定而成，乃"奇之不去则偶之"，所谓复方是也。慢性肝炎、早期肝硬化患者，多是迁延日久，病机错综复杂，既有邪毒深入血络，久郁成癥之实证，又兼见肝阴暗耗、脾气受损之虚证，故用药宜各方照顾。且久病虚羸，不耐猛峻之剂，过寒过温，偏攻偏补，皆足至变。本方取山甲、鳖甲有情之品，入肝络以缓消其癥；三七、丹参活血而不伤正之品，以通其瘀滞；茵陈、田基黄善能清肝搜邪，且清而不克，此六者所以治其实也。益脾气选用太子参、茯苓之甘平，以济黄芪之温；养肝阴选用白芍、女贞子之中和，而避归、地之柔；又用糯米根须既是稼穑养脾之品。义"得水土之气最全，能清阴分燔灼之热"者，参与其间，此六者所以护其虚也。本方特点是性质平和，利于久服，无不良副作用。以此为基础，随症加减，多年临床证明，颇有实效。

【临床应用】

1. 随症加减　内热盛，口苦便秘者去黄芪，加虎杖、栀子各12克；里湿盛，便溏，腹满痛者，去女贞子，加苍术9克、厚朴6克；胁痛隐隐，痞闷不适者，加柴胡12克、郁金9克；胁痛阵发如刺者，加川楝子、延胡索各9克；阴分偏虚，口干、舌燥、虚烦、虚火上炎者，加玉竹24克，麦冬12克；有腹水者，茯苓增至30克，用皮肉各半，加车前子15克、砂仁6克、茅根30克。

2. 历代医家应用经验　本方是广东省东莞中医院何老的临床验方。古人云："用药如用兵"。观仲景治病，既有用"轻锐直捣"的方法，如白虎、承气、四逆诸汤；也有用"四面合围"的方法，如麻黄升麻汤、鳖甲煎丸之类。大概前者常用于病饥不甚复杂、主要矛盾比较突出之病；后者常用于病机复杂、头绪纷繁之病。慢性肝炎和早期肝硬化，病机复杂，多是寒热错杂，虚实互见，非一方所可治。根据"奇之不去则偶之，一方不去则复之"的原则，何氏从五十年代以来，采用活血、消癥、清热、养阴、益气诸法复合成方，随症加减，颇有实效。方中药物乃历经临床实践，增删厘定而成。其中草药田基黄（地耳草）产于我国南方田基，沟边潮湿草丛中，性味甘淡微苦微寒，有清热解毒、渗湿行水、消肿止痛功效。清而不克，乃治肝炎理想药物。

【注意事项】休息，勿劳累；限盐，优质蛋白饮食；禁烟酒。

育阴养肝汤

【来源】钟一棠方

【组成】生地 15 克　白芍 20 克　枸杞子 20 克　女贞子 20 克　制首乌 20 克　丹皮 15 克　丹参 20 克　茜草 15 克　炙鳖甲或龟板 20 克

【用法】每剂煎 2 次。头汁用冷水 2 碗约 1000 毫升，先浸泡 20 分钟，煎至大半碗约 300 毫升滤出，二汁加水 600 毫升左右煎至 300 毫升，下午 2～3 时、7～8 时分服。

【功用】育阴养肝，化瘀消癥。

【主治】早、中期肝硬化，症见胁肋隐痛或不舒，脘腹胀满，头晕神疲纳少咽干，面色晦滞少华，舌嫩红，苔少，脉弦细。

【方解】本病大多在肝炎后形成，病程日久肝之阴血不足，肝失所养，故时有胁肋隐痛或不舒；血郁气阻，致癥积不散，肝趋硬化，脘腹胀满；血不上荣，津不上承，症见面色晦滞少华，头晕神倦咽干；阴虚有内热则舌嫩红、少苔，脉弦细。正虚邪恋，本虚标实，以虚为主。治疗不可攻伐太过，不能强求速效，宜标本兼顾，扶正祛邪。又因乙癸同源，故方中选用育阴养肝、补血滋肾的生地、白芍、枸杞子、女贞子、首乌、鳖甲等补不恋邪之品，加上化瘀活血、散结消癥的丹参、茜草、丹皮等攻不伤正之药。共奏育阴养肝、化瘀消癥之效。

【临床应用】

1. **随症加减**　兼肝郁不舒加郁金 10 克、苏梗 10 克；兼有腹水、苔腻者去生地，加苡仁 30 克、茯苓 20 克、泽泻 20 克；有牙宣鼻衄者加地榆 30 克、槐花 15 克；尿赤口干加青蒿 10 克，石斛 15 克、麦冬 15 克；大便不实者去首乌，加葛根 15 克、荷叶 6 克、山药 20 克；便秘则加瓜蒌仁 15 克；精神萎顿加黄芪 30 克，当归 25 克；肝功能不正常者加大青叶 30 克、晚蚕砂（包煎）15 克；腹胀甚则加枳壳 6 克、槟榔 20 克。

2. **历代医家应用经验**　育阴养肝汤是宁波市中医医院钟一棠主任治疗早中期肝硬化舌质偏红的常用经验方。本方强调标本兼顾，扶正为主。治疗后能使症状明显减轻或消失，改善白球蛋白比例，并使肿大的肝脾有不同程度的软化和缩小，确是临床行之有效的治疗方剂。

【注意事项】休息，勿劳累；限盐，优质蛋白饮食；禁烟酒。

强肝软坚汤

【来源】山西省中医药研究院肝病研究所方

【组成】当归　白芍　郁金　黄芪　丹皮　栀子　白术　茯苓　生地　鳖甲　茵陈

【用法】每日一剂，水煎分两次服。

【功用】养血柔肝，活血化瘀，清热利湿，软坚散结。

【主治】肝硬化。

【方解】方中当归、白芍养血柔肝；黄芪、白术、茯苓益气健脾；栀子、茵陈清热利湿；丹皮、郁金活血祛瘀；生地、鳖甲滋肾软坚；诸药合用，清热利湿以去邪，养血益气以扶正，健脾滋肾以固本，活血祛瘀以软坚。

【临床应用】

1. 随症加减　分六型治疗：①肝瘀热蕴型。本型多为早期肝硬变活动型。肝功能明显损害，但属实证。舌紫暗，苔黄白厚腻或黄燥粗干，脉弦滑数、弦涩或沉弦有力。方用强肝软坚汤1号：当归、白芍、郁金、生地、茯苓各9～15克，白术、丹皮、栀子各6～12克，丹参、败酱草、黄芪、炙鳖甲各15～30克，山楂、茵陈各9～30克。②脾虚气虚型。本型多为病程迁延，长期营养不良或消化吸收障碍的虚证。主要表现为体瘦倦怠，食少便溏，苔薄白或白腻，脉沉细无力或濡细。方用强肝软坚汤2号（当归、郁金、煨肉豆蔻、木香、茵陈各6～12克，白芍、党参、苍术、茯苓、黄精、炙鳖甲各9～15克，丹参、黄芪、山药各15～30克。③血瘀络阻型。本型多有肝脾肿大且硬，脾功亢进或食道静脉曲张，属实证。面常有红斑赤缕，胁下痞块刺痛，舌紫黯或见瘀斑。舌苔微黄或燥涩少津，脉沉弦或弦涩有力。方用强肝软坚汤3号：当归、赤芍、郁金、太子参、生地、茵陈各9～15克，丹参、小蓟、鸡血藤、炙鳖甲各15～30克，炮山甲、丹皮各6～12克，桃仁、砂仁各3～9克。④肝肾阴虚型。本型多为肝硬变中期或向晚期过渡型。多因长期治疗不当，常以代谢、内分泌、植物神经功能紊乱为主证。证属虚证。病人体瘦身倦、头晕、失眠、口干、手足心烦热。舌质红绛，舌苔剥脱或光净无苔。脉弦细数或弦细。方用强肝软坚汤 4 号：当归、白芍、郁金、沙参、麦冬、生地、褚实子、黄芪各 9～15 克，丹参、鳖甲各 15～30 克，枸杞 9～24 克，丹皮 9～12 克，砂仁 3～6 克，茵陈 9～18 克。⑤气水搏滞型。本型为肝硬变晚期，多为初发腹水。证属实证或虚实夹杂以实为主。病人虽瘦但外形未衰。腹胀如鼓，气水膨满，饮食难下，小便短赤，舌质紫红，苔黄白厚腻或干涩少津，脉弦数或弦大。方用强肝软坚汤 5 号：当归、白芍、黄芪、白术、茵陈各 9～15 克，丹参、半边莲、茯苓皮、炙鳖甲各 15～30 克，郁金、枳壳各 6～12 克，车前子、白茅根各 30～45 克，砂仁 6～9 克。⑥阴虚水鼓型。本型多为肝硬变晚期重症。常是肝脏明显萎缩，脾脏明显肿大且硬，腹水经久不退或曾多次复发。病人以虚弱、黄疸、腹水、胀气为主，或因久用西药利尿剂而电解质紊乱，血清白蛋白明显降低。证属虚证。患者削瘦，面色黧黑或黄污，腹内气水膨膨，屁嗝难通，口干尿少，手足心烦热，舌红无苔少津或舌苔光剥。脉沉细数，弦虚而数或沉微无力。方用强肝软坚汤 6 号：当归、白芍、郁金各 6～12 克，丹参、沙参、麦冬各 9～18 克，半边莲、鳖甲、茵陈各 15～30 克，车前子、白茅根各 30～60 克，砂仁（后下）、阿胶（烊化服）、紫河车（研冲）各 3～9 克。

2. 历代医家应用经验 本方由山西省中医药研究院肝病研究所韩经寰等研制而成。韩氏等人认为肝硬变的病机特点是："肝脾肾俱损，血瘀癥积，湿热内蕴；气血水搏结，三焦失司，水泛络伤"。并据此病机确立了治疗肝硬变的强肝软坚汤基本方。现代药理研究，该方具有调整机体免疫功能，促进肝细胞修复，改善肝脏微循环，降低门脉压力，提高肝脏蛋白代谢，抑制病毒繁殖，降解肝内胶原纤维，增加肾血流量，促进利尿等作用。临床运用需分期分型。根据肝硬变的病程与轻重，分为早、中、晚三期，再结合中医的八纲辨证与脏腑辨证，将本病分为六个临床证型。按证型在强肝软坚汤基本方基础上，演化成相应的六个方，依据"辨病、辨证、主方基础上加减"的原则进行治疗。基本方演化成六型主方的运用中，既包括清热、疏肝、活血、化瘀、软坚、行气、通络、利湿、利胆之攻，又包含补气、养血、健脾、和胃、滋阴、补肾之补。根据证情，寓攻于补，攻补兼施。运用中，虽恒定主方但求不违主症；虽随症加减，但求不乱主方。对腹水型的治疗，本着"急则治其标"的原则，着重先除腹水。强调卧床休息，要求无盐或低盐和富有蛋白质的饮食。消腹水，主要是在主方基础上施以行气利水、健脾利水、滋阴利水或活血化瘀利水之剂。少用温阳利水或峻泻利水剂。破气破血剂亦当慎用。对腹水严重者，为尽快减轻病人的痛苦，可在本剂治疗基础上短期伍用西药利尿剂（常规用量，用三天停一天），随着腹水的减轻而逐渐减量或停用，仍以中药治疗为主。

【注意事项】治疗中要把握住病机的传变，证型的转化，灵活运用六主方，缓慢调治。待腹水消失，肝功能恢复正常后，还要再继续或间歇服药一段时间，以利巩固。

复方鳖甲软肝片

【来源】中国人民解放军 302 医院方

【组成】鳖甲 三七 赤芍 冬虫夏草 连翘 党参等（处方保密）

【用法】口服，每次 4 片，每日 3 次，6 个月为一疗程，或遵医嘱。

【功用】软坚散结，化瘀解毒，益气养血。

【主治】用于慢性乙型肝炎肝纤维化以及早期肝硬化并属瘀血阻络、气血亏虚兼热毒未尽证。症见胁肋隐痛或肋下痞块，面色晦黯，脘腹胀满，纳差便溏，神疲乏力，口干口苦，赤缕红丝等。

【方解】处方药物保密，具体方解不详。方中鳖甲、红花活血化瘀、软坚散结。药理学证实，活血化瘀药能改善肝脏的血液循环，改善肝细胞代谢，稳定细胞膜，防止肝细胞损伤和促进肝细胞恢复，起到防治肝纤维化的作用。鳖甲抑制结缔组织增生，提高胶原酶的活性，增加胶原的降解，同时提高血浆蛋白，增强机体免疫力。栀子、郁金清肝泄热，以达利胆退黄、保肝降酶之目的。黄芪、人参、灵芝益气扶正，提高机体免疫力，调整血浆白球蛋白比例，增强网状细胞吞噬功能，促进胶原组织的降解。虫草菌丝已被证实有抗肝纤维化的作用。

【临床应用】由解放军 302 医院研制成功的复方鳖甲软肝片是一种治疗慢性乙型肝炎、抗肝纤维化及早期肝硬化的Ⅲ类中药新药。从 1972 年开始研究开发，历经 13 年的临床试用，从 1995 年 10 月开始新药申报注册，于 1999 年 3 月取得了国家新药证书及生产批件。现代药理研究证实，复方鳖甲软肝片对肝纤维化早期有明显阻断作用，并有抑制贮脂细胞增殖，减少胶原蛋白合成，降低胶原蛋白的过量沉积，以及溶解和吸收已形成的肝纤维化作用，还可有效

地抑制肝纤维化 α_2（I）mRNA 的高水平表达。结果还显示，本品具有提高小鼠腹腔巨噬细胞吞噬功能之作用。1997 年 5 月～1998 年 7 月，上海中医药大学附属曙光医院、北京佑安医院、北京地坛医院、北京中医院、天津传染病医院、湖北中医院附属医院等 8 家医院采用多中心随机双盲原则对本品治疗慢性乙型肝炎肝纤维化以及早期肝硬化的临床疗效进行了 Ⅱ 期临床试验，结果显示疗效确切。根据文献报道，下述肝胆疾病可用该药治疗：联合抗病毒药、护肝药治疗慢性乙型或丙型肝炎肝纤维化、肝硬化；血吸虫病肝硬化；酒精性肝纤维化及肝硬化；肝硬化门脉高压及脾功能亢进；多脏器纤维化。

【注意事项】服用本品期间禁止饮酒，并禁止与其他中枢神经抑制药同服；驾驶车、船、操作机器设备以及高空作业者工作时禁用；老年人慎用；孕妇禁用。

安络化纤丸

【来源】北京森隆药业有限公司方

【组成】地黄　三七　水蛭　地龙　牛黄　白术等（处方保密）

【用法】口服，一次 6 克，一日 2 次，或遵医嘱，3 个月为一个疗程。

【功用】健脾养肝、凉血活血、软坚散结。

【主治】慢性乙型肝炎、乙肝后早、中期肝硬化，肝脾两虚、瘀热互结证。症见胁肋疼痛、脘腹胀满、神疲乏力、口干咽燥、纳食减少、便溏不爽、小便黄等。

【方解】处方药物保密，具体方解不详，但该药从以下四方面组方：①"通法"。以通为法，以通为用，疏通肝脏气血之瘀滞，"疏通"才能"化纤"。②治肝不要只为"阳"转"阴"。对于病毒携带者和肝病初期，应以治病毒为主；对慢性肝炎、肝硬化阶段，应侧重于治疗肝脏的实质性损害为主，而不是治疗病毒。只有早期有效地用药促进肝纤维降解吸收，才能阻断肝硬化的形成或防止癌变。③用降解纤维的药物组方。降解纤维的药物之间具有"协同"效应，发挥显著的抗纤维化和促肝纤维降解吸收作用。④"三通疗法"加体温判定。肝喜疏泄条达而不宜滋补"，故用药要达到"三通"（大便通、小便通和排气通畅）目的；同时要消除低热，以此恢复肿大的肝细胞。

【临床应用】安络化纤丸是原国家药品监督管理局批准的我国第一个治疗

中期肝硬化的药物，是 2001 年 8 月新批的国药准字号药品，系国家中药"处方保密品种"，国家Ⅲ类新药。获国家药品发明专利（专利号：ZL96102209.4 国际专利主分类号 A61k35/78），国家高新技术产品认定证书被原国家科委列入 2002 年度重点新产品项目，它是 SFOA 全国惟一批准治疗中期肝硬化的国家级新药。产品是以知名肝病专家刘墨林教授为主的科研小组历经 40 余年几代人的潜心研究，经过大量的临床病例论证，在充分挖掘祖国传统医学精髓的基础上形成的复方纯天然中药制剂。根据文献报道，下述肝胆疾病可用该药治疗：联合抗病毒药、护肝药治疗慢性乙型或丙型肝炎肝纤维化、肝硬化；血吸虫病肝硬化；肝硬化门脉高压；酒精性肝病；非酒精性脂肪肝；联合 TACE 术治疗原发性肝癌。

【注意事项】孕妇禁用。忌酒、辣椒。月经期减量。

扶正化瘀胶囊

【来源】上海中医药大学肝病研究所方

【组成】丹参　发酵虫草菌粉　桃仁　松花粉　绞股蓝　五味子等（处方保密）

【用法】口服，一次 5 粒，一日 3 次，24 周为一疗程。

【功用】活血祛瘀，益精养肝。

【主治】乙型肝炎肝纤维化，瘀血阻络，肝肾不足证。症见胁下痞块，胁肋疼痛，面色晦暗，或见赤缕红斑，腰膝酸软，疲倦乏力，头晕目涩，舌质暗红或有瘀斑，苔薄或微黄，脉弦细。

【方解】处方药物保密，具体方解不详。肝纤维化是慢性肝病的重要病理环节，其病理变化类似于中医的"癥积"，扶正化瘀方正是立足于"癥积"的"血瘀"和"正虚"这两个关键因素，从"气阴（肝、脾、肾）两虚、血瘀阻络、湿热疫毒内留"的病机组方：采用丹参、桃仁活血化瘀，虫草菌丝、松黄（松花粉）益精补虚。

【临床应用】扶正化瘀胶囊由上海中医药大学肝病研究所经过多年研制而成，在 2002 年经国家 SFDA 批准为抗纤维化中药新药上市。该药已成为我国临床治疗乙型肝炎纤维化的推荐用药，并获得国家科技进步二等奖。2006 年正式向美国知识产权专利局递交和申请扶正化瘀配方中有效物质和生产方法的专利，之后又向 FDA 申报了抗慢性丙型肝炎肝纤维化 II 期临床研究。目前获得美国加利福尼亚大学圣地亚哥分校医学院伦理委员会的认可，已在美国加州大学、斯坦福大学、德州大学和芝加哥大学的医学院肝病中心启动 II 期临床研究。现代药理研究证实，扶正化瘀胶囊从多种途径发挥抗肝纤维化的作用；对实验动物的脂肪性肝炎、肺间质纤维化、肾纤维化、肝癌也有防治作用。根据文献报道，下述肝胆疾病可用该药治疗：联合抗病毒药、护肝药治疗慢性乙型或丙型肝炎，慢性肝炎肝纤维化、肝硬化；血吸虫病肝硬化；原发性胆汁性肝硬化；肝硬化门脉高压；乙型肝炎后肝硬化合并糖代谢异常（糖耐量减退或糖尿病）；肝癌前病变；非酒精性脂肪性肝炎。

【注意事项】湿热盛者慎用，孕妇忌服。

柔肝冲剂

【来源】王灵台方

【组成】枸杞子　鳖甲　紫河车　白术　炙黄芪　当归　姜黄　刘寄奴　牡蛎　地鳖虫等

【用法】每日一剂，水煎煮，分早晚两次温服（中成药未上市）。

【功用】补肾健脾、益气养阴、软坚散结、化瘀解毒。

【主治】慢性乙型肝炎早期肝硬化，瘀血阻络、气血亏虚证。

【方解】枸杞子滋补肝肾，鳖甲滋阴软坚，紫河车补养精、气、血，白术、炙黄芪益气健脾养血，当归养血活血，片姜黄、刘寄奴破血行气，祛瘀止痛，牡蛎软坚散结，平抑肝阳，地鳖虫破血逐瘀，全方阴阳兼顾，气血并养，兼有软坚散结之功。

【临床应用】柔肝冲剂是上海中医药大学附属曙光医院王灵台教授研制的，临床疗效确切。现代药理学研究表明，鳖甲和当归具有抑制肝脏纤维增生或促进肝内新生纤维的吸收；片姜黄、刘寄奴等能扩张血管，增加组织血流，促进结缔组织中微血管再生，并促进增生纤维的吸收。白术、炙黄芪、紫河车、牡蛎能提高肝病患者低下的血清白蛋白，降低升高的球蛋白，枸杞子对四氯化碳引起的肝损害有明显保护作用，并能促进肝细胞再生。当归、鳖甲、紫河车、牡蛎、枸杞子、白术、炙黄芪等益肾养肝之品有保护肝细胞作用，并可抑制贮脂细胞和成纤维细胞分泌胶原，减轻或阻断肝纤维化进程；而当归、片姜黄、刘寄奴等活血理气中药能改善肝组织微循环。临床观察表明，柔肝冲剂治疗肝纤维化有较显著疗效，可改善患者的临床症状，体征，对肝、脾B超中的肝区光点粗细不匀，血管纹理欠清，门静脉内径增宽和球蛋白、γ-球蛋白、血清肝纤维化指标的升高均有较明显的改善作用。

【注意事项】休息，勿劳累；限盐，优质蛋白饮食；禁烟酒。

灵甲胶囊

【来源】王灵台方

【组成】淫羊藿　炙鳖甲　黄芪　枸杞子　紫丹参　郁金　苦参片等药物

【用法】每日一剂，水煎煮，分早晚两次温服（中成药未上市）。

【功用】补肾益气、化瘀解毒、软坚散结。

【主治】肝炎后肝纤维化、肝硬化。

【方解】方中的淫羊藿温而不热，直入肾脉，温而能润，无燥热之害，温养精血而通阳气；炙鳖甲活血化瘀，软坚散结；黄芪健脾益气，扶正培本；枸杞子滋补肝肾之阴，有填精补肾之效，且补而不腻；丹参活血化瘀；苦参以清热利湿解毒。诸药合用，具有益肾健脾、软坚散结、化瘀解毒等功效。

【临床应用】王灵台提出"祛邪（毒）贯彻始终，化瘀缓治，毋忘补虚"的肝炎后肝硬化治疗原则，制定了"补肾益气、化瘀解毒、软坚散结"治疗肝炎后肝硬化的治疗方法，在以往柔肝冲剂治疗肝纤维化工作的基础上，研制了新的"灵甲胶囊"。现代药理研究证明，方中淫羊藿具有增强细胞免疫、刺激集落刺激因子生成、调节下丘脑-垂体-肾上腺轴的功能、促进代谢、抗衰老等多种作用；还能增加胸腺T细胞的数值，使抗体提前形成；对肠道病毒亦有抑制作用。枸杞子含胡萝卜素、硫胺素、核黄素、烟酸、抗坏血酸等，有抑制脂肪在肝细胞内沉积，促进肝细胞再生的作用。丹参能改善外周及脏器微循环、抑制凝血、激活纤溶、抑制血小板聚集和产生TXA_2、抑制肝脏胶原增生，促进胶原降解和胶原再吸收，使闭合的肝窦重新开放。苦参不仅可抑制含HBV基因转染的细胞分泌HBsAg和HBeAg；抑制乙肝病毒转基因小鼠抗原的表达；显著降低鸭HBV感染、鸭血清HBV-DNA水平，对乙型肝炎病毒的复制具有抑制作用；而且，可以显著降低小鼠肝脏组织内炎症活动度并抑制胶原纤维生成细胞的活化及肝内胶原纤维组织增生。这些作用，正好与治疗肝炎后肝硬化原则相吻合，消除病因、控制炎症、抑制胶原纤维生成细胞的活化及肝内胶原纤维组织增生，从而发挥治疗肝硬化的效果。

【注意事项】休息，勿劳累；限盐，优质蛋白饮食；禁烟酒。

第二节　肝硬化失代偿期

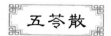

五苓散

【来源】《伤寒论》

【组成】猪苓十八铢（9克）　泽泻一两六铢（15克）　白术十八铢（9克）　茯苓十八铢（9克）　桂枝半两（6克）

【用法】捣为散，以白饮和服方寸匕，日三服，多饮暖水，汗出愈，如法将息（现代用法：散剂，每服6～10克；汤剂，每日一剂，水煎煮，分早晚两次温服，多饮热水，取微汗，用量按原方比例酌定）。

【功用】利水渗湿，温阳化气。

【主治】肝硬化失代偿期，鼓胀之下焦水停证及膀胱气化不利之蓄水证。腹水，小便不利，头痛微热，烦渴欲饮，甚则水入即吐；或脐下动悸，吐涎沫而头目眩晕；或短气而咳；或水肿、泄泻；舌苔白，脉浮或浮数。

【方解】方中重用泽泻为君，以其甘淡，直达肾与膀胱，利水渗湿。臣以茯苓、猪苓之淡渗，增强其利水渗湿之力。佐以白术、茯苓健脾以运化水湿。《素问·灵兰秘典论》谓："膀胱者，州都之官，津液藏焉，气化则能出矣"，膀胱的气化有赖于阳气的蒸腾，故方中又佐以桂枝温阳化气以助利水，解表散邪以祛表邪，《伤寒论》示人服后当饮暖水，以助发汗，使表邪从汗而解。诸药相伍，甘淡渗利为主，佐以温阳化气，使水湿之邪从小便而去。

【临床应用】

1. **用方要点**　本方为利水化气之剂，主治病症虽多，但其病机均为水湿内盛，膀胱气化不利所致。临床应用以小便不利，舌苔白，脉浮或缓为辨证要点。现代药理研究证实，五苓散具有双向调节尿液、抗变态反应、降血压、降血脂、抗氧化等作用。西医学的急慢性肾炎、水肿、肝硬化腹水、心源性水肿、急性肠炎、尿潴留、脑积水等出现以鼓胀为主症的疾病，属水湿内停证者均可选用本方治疗。

2. 随症加减 若水肿兼有表证者，可与越婢汤合用；水湿壅盛者，可与五皮散合用；泄泻偏于热者，须去桂枝，可加车前子、木通以利水清热，腹胀者加川朴、枳壳行气消滞；黄疸者加茵陈蒿、栀子清利湿热退黄；恶心呕吐者加紫苏梗、砂仁和胃止呕。

3. 历代医家应用经验 本方出自汉代医家张仲景的《伤寒论》，原书中本方治太阳蓄水证，乃由太阳表邪不解，循经传腑，导致膀胱气化不利，而成太阳经腑同病。太阳表邪未解，故头痛微热；膀胱气化失司，故小便不利；水蓄不化，郁遏阳气，气不化津，津液不得上承于口，故渴欲饮水；其人本有水蓄下焦，饮入之水不得输布而上逆，致水入即吐，故此又称"水逆证"；水湿内盛，泛溢肌肤，则为水肿；水湿之邪，下注大肠，则为泄泻；水湿稽留肠胃，升降失常，清浊相干，则为霍乱吐泻；水饮停于下焦，水气内动，则脐下动悸；水饮上犯，阻遏清阳，则吐涎沫而头眩；水饮凌肺，肺气不利，则短气而咳。治宜利水渗湿为主，兼以温阳化气之法。清代医家柯琴以药味性色合五脏的类推方法认为五苓散："猪苓色黑入肾，泽泻味咸入肾，启水之体，茯苓味甘入脾，色白入肺，清水之源；桂枝色赤入心，通经发汗，为水之用，散于胸中，则水精四布，上滋心肺，外溢皮毛，通调水道，一汗而解矣。"《医宗金鉴》中清代医家吴谦等论五苓散："五苓散非治水热之专利，乃治水热小便不利之主方也。君泽泻之咸寒，咸走水府，寒胜热邪；佐二苓之淡渗，通调水道，下输膀胱，则水热并泻也；用白术之燥湿，健脾助土，为之堤防以制水也；用桂枝之辛温，宣通阳气，蒸化三焦以行水也。泽泻得二苓下降，利水之功倍，则小便利，而水不蓄矣。白术借桂枝上升，通阳之效捷，则气腾津化，渴自止也。"清代医家罗美认为：五苓散方"用白术以培土，土旺而阴水有制也；茯苓以益金，金清而通调水道也；桂味辛热，且达下焦，味辛则能化气，性热专主疏通，寒水自行；再以泽泻、猪苓之淡渗者佐之，禹功可奏矣"。根据文献报道，下列肝胆疾病可用本方化裁治疗：

（1）肝硬化腹水。基础治疗（低盐饮食，口服维生素类药物，转氨酶高者服用益肝灵片，酌情补充人血白蛋白）同时服用五苓散（猪苓20克，茯苓15克，泽泻15克，茵陈30克，白术20克，桂枝10克）。有瘀血阻络证者加赤芍20克，丹参20克；肝肾阴虚者加枸杞20克，女贞子15克；脾肾阳虚者加仙灵脾 15 克，并将方中桂枝改为肉桂 10 克。每日一剂煎服，30 天为 1 疗程，酌用 1~2 个疗程。

（2）肝硬化门脉高压。五苓散合安络化纤丸（6 克，2 次/天），五苓散制成煎剂：茯苓、白术、猪苓各 15 克，泽泻 20 克，桂枝 6 克浸泡 1 小时，用中药自动煎药机煎煮 45 分钟，滤出药液 400 毫升，（真空包装），每袋 200 毫升，200 毫升/次，2 次/天，口服，疗程均为 3 个月。

（3）酒精性肝硬化。柴胡 12 克、白芍 10 克、枳壳 10 克、香附 10 克、川芎 10 克、土元 10 克、鳖甲 10 克、猪苓 30 克、云苓 20 克、白术 10 克、茵陈 20 克、甘草 6 克、木香 10 克、山药 30 克。用法：每剂水煎 2 次取汁 500 毫升，每日分早晚 2 次口服，3 个月为一疗程，每一疗程结束休息 5 天，一般 1~2 个疗程。

（4）恶性腹腔积液。原发性肿瘤包括肝癌、胃癌、结肠癌、卵巢癌、恶性淋巴瘤，均经组织病理学或细胞学检查确诊。常规腹腔穿刺放液，并口服五苓散（茯苓 15 克，猪苓 10 克，泽泻 10 克，白术 10 克，桂枝 6 克），每日一剂水煎，取汁 200 毫升，每日分早晚 2 次口服。

（5）非酒精性脂肪肝。泽泻 15 克，茯苓、白术、猪苓各 10 克，桂枝 6 克，茵陈 20 克。每日一剂，水煎煮，分早晚两次温服，每日 1 剂，加减法：肥胖型者加草决明、山楂各 20 克，荷叶 10 克；糖尿病型加生地、天花粉、沙参各 20 克，葛根 10 克；肝炎后脂肪肝加贯众、重楼、茵陈、川楝子各 10 克。每次 130 毫升，早晚 2 次分服。对照组：口服脂必妥，4 片/次，3 次/天。两组均为 30 天 1 个疗程，2 个疗程后评定疗效。

（6）急性黄疸型肝炎。茯苓 10 克，猪苓 9 克，白术 9 克，泽泻 16 克，柴胡 12 克，白芍 15 克，枳壳 6 克，生甘草 3 克，茵陈 30 克，鸡内金 10 克。伴腹泻者加淮山药 15 克；伴肝脏触痛者加郁金 15 克、延胡索 15 克，每日一剂，水煎二次，分二次口服。

（7）移植肾术后丙型肝炎。五苓散合二妙散加减治疗：炒知母、炒黄柏各 10 克，泽泻、茯苓、猪苓、茵陈、车前草、白术各 15 克，生薏苡仁、忍冬藤、土茯苓、六月雪、平地木各 20 克，甘草 3 克。每日一剂，水煎煮，分早晚两次温服，每日一剂。上方服 20 剂。

（8）小儿乙型肝炎相关性肾炎。给予利尿、抗病毒、保肝药，如能量、肌苷、维生素 C 和 B 等治疗，有感染者给予抗生素治疗，并加中药五苓散加味；茯苓、茵陈各 15 克，猪苓、炒白术、泽泻、泽兰各 8 克，黄芪 20 克，桂枝、柴胡各 6 克，丹参 12 克。尿蛋白高者重用黄芪加党参，尿血加白茅根、丹皮、大小蓟；尿素氮升高加大黄、附子；血压升高者加石决明、钩藤。每日一剂，煎汁分 2 次口服。30 天为 1 个疗程。

十枣汤

【来源】《伤寒论》

【组成】芫花　甘遂　大戟各等份

【用法】三味等份，分别捣为散。以水一升半，先煮大枣肥者十枚，取八合去滓，内药末。强人服一钱匕，羸人服半钱，温服之，平旦服。若下后病不除者，明日更服，加半钱，得快下利后，糜粥自养（现代用法：上 3 味等分为末，或装入胶囊，每服 0.5 ～ 1 克，每日 1 次，以大枣 10 枚煎汤送服，清晨空腹服。得快下利后，糜粥自养。）

【功用】攻逐水饮。

【主治】①肝硬化失代偿期，鼓胀或水肿之水饮内停证。症见一身悉肿，尤以下半身及腹部为甚，腹胀喘满，二便不利。②悬饮。咳唾胸胁引痛，心下痞硬胀满，干呕短气，头痛目眩，或胸背掣痛不得息，舌苔滑，脉沉弦。

【方解】本方为攻逐水饮之峻剂，能使水邪速下。方中甘遂善行经隧水湿，是为君药。大戟善泄脏腑水湿，芫花善消胸胁伏饮痰癖，均为臣药。三药峻烈，各有专攻，合而用之，则经隧脏腑胸胁积水皆能攻逐，且逐水之力愈著。然三药峻猛有毒，易伤正气，故以大枣十枚为佐，煎汤送服，寓意有二：缓和诸药毒性；益气护胃，减少药后反应；培土制水，邪正兼顾。

【临床应用】

1. 用方要点　本方为泻下逐水的代表方，又是治疗悬饮及阳水实证的常用方。临床应用以咳唾胸胁引痛，或水肿腹胀，二便不利，脉沉弦为辨证要点。现代药理研究证实，十枣汤具有泻下、抗菌、抗毒素、抗肿瘤等作用。西医学的渗出性胸膜炎、结核性胸膜炎、肝硬化、慢性肾炎所致的胸水、腹水或全身水肿，以及晚期血吸虫病所致的腹水，属水饮内停里实证者均可选用本方治疗。

2. 随症加减　湿热留滞加茵陈、山栀子、大黄；肝气郁滞加柴胡、枳壳；

脾虚湿困加砂仁、草果仁；肝肾阴虚加枸杞子、元参。

　　3. **历代医家应用经验**　本方出自汉代医家张仲景的《伤寒杂病论》。《伤寒论·太阳病脉证并治下》第152条："太阳中风，下利呕逆，表解者，乃可攻之。其人漐漐汗出，发作有时，头痛，心下痞硬满，引胁下痛，干呕短气，汗出不恶寒者，此表里未和也，十枣汤主之。"张仲景在《金匮要略·水气并脉证并治》中指出"病水腹大，小便不利，其人脉沉绝者，有水，可下之。"鼓胀一病，水气壅实，非一般化饮渗利之品所能胜任，当投峻剂攻逐，方可去其水饮。十枣汤现代用法有三种：枣汤送药末法乃张仲景原法，此法适用于正气虽受挫伤但尚可与邪抗衡之水饮内停之证。临床亦可采用枣肉为丸法，即先蒸大枣熟后取枣肉，再以十枣汤三味等份捣筛合之，以枣泥为丸，复以大枣十枚煎汤送服药丸，此法副作用小，取效稳妥，并可反复使用2～5次。临床亦有枣汤煎服法，此法峻猛，用于新病邪坚，积水多，体质强之证，先煮大枣肥者10枚，煎取枣汤200毫升左右，再将十枣汤三味分别捣筛等份合之，后纳入枣汤中煎1～2分钟，于早晨空腹一次连渣温服，此法药性最烈，仅可用1～2次，且毒性最大，须谨慎用之。根据文献报道，下列肝胆疾病可用本方化裁治疗：肝硬化腹水。二种使用方法：第一，十枣汤与八珍汤合用。十枣汤原方三味药各等份研细末混匀，装入胶囊，每次3～5克以红枣汤送服，隔日1次，清晨口服，正气虚者每隔2～3日一次，至腹水消时即停用。同时与八珍汤合用：西洋参10克、茯苓25克、炒白术12克、熟地黄15克、当归12克、炒白芍10克、川芎10克、炙甘草6克，每日一剂，水煎煮，分早晚两次温服，每日一剂，湿热留滞加茵陈、山栀子、大黄；肝气郁滞加柴胡、枳壳；脾虚湿困加砂仁、草果仁；肝肾阴虚加枸杞子、元参；脾肾阳虚加仙灵脾、益智仁。A/G倒置加鳖甲、蚕蛹。一个月为一个疗程，连服2～3个疗程。第二，十枣汤与胃苓汤交替使用。先服加减胃苓散（阳虚加巴戟天、菟丝子，阴虚去苍术，改炒白术为生白术，加枸杞子、麦门冬、太子参等）2周，以扶正气，再投加减十枣汤（芫花15克，炒车前子10克，大枣15克，芫花、车前子研细末，再纳入已去核的大枣中，文火取汁饮服）1剂，续服米汤少许，一旦泻下，再服如前法，至腹水完全消失。

　　【注意事项】本方作用峻猛，只可暂用，不宜久服。若精神胃纳俱好，而水饮未尽去者，可再投本方；若泻后精神疲乏，食欲减退，则宜暂停攻逐；若患者体虚邪实，又非攻不可者，可用本方与健脾补益剂交替使用，或先攻后补，或先补后攻。使用本方应注意四点：一是三药为散，大枣煎汤送服；二是于清晨空腹服用，从小量开始，以免量大下多伤正，若服后下少，次日加量；三是服药得快利后，宜食糜粥以保养脾胃；四是年老体弱者慎用，孕妇忌服。

真武汤

【来源】《伤寒论》

【组成】茯苓三两（9克）　芍药三两（9克）　白术二两（6克）　生姜切三两（9克）　附子一枚（9克）炮去皮，破八片

【用法】以水八升，煮取三升，去滓，温服七合，日三服（现代用法：每日一剂，水煎煮，分早晚两次温服）。

【功用】温阳利水。

【主治】肝硬化失代偿期，鼓胀之阳虚水泛证。畏寒肢厥，小便不利，心下悸动不宁，头目眩晕，身体筋肉瞤动，站立不稳，四肢沉重疼痛，浮肿，腰以下为甚；或腹痛，泄泻；或咳喘呕逆。舌质淡胖，边有齿痕，舌苔白滑，脉沉细。

【方解】本方以附子为君药，本品辛甘性热，用之温肾助阳，以化气行水，兼暖脾土，以温运水湿。臣以茯苓利水渗湿，使水邪从小便去；白术健脾燥湿。佐以生姜之温散，既助附子温阳散寒，又合苓、术宣散水湿。白芍亦为佐药，其义有四：一者利小便以行水气，《本经》言其能"利小便，《名医别录》亦谓之"去水气，利膀胱"；二者柔肝缓急以止腹痛；三者敛阴舒筋以解筋肉瞤动；四者可防止附子燥热伤阴，以利于久服缓治。如此组方，温脾肾以助阳气，利小便以祛水邪。

【临床应用】

1. 用方要点　本方为治疗脾肾阳虚，水湿泛溢的基础方。临床应用以小便不利，肢体沉重或浮肿，舌质淡胖，苔白脉沉为辨证要点。现代药理研究证实，真武汤具有利尿、强心、改善肾功能、壮阳等作用。西医学的慢性肾小球肾炎、心源性水肿、甲状腺功能低下、慢性支气管炎、慢性肠炎、肠结核等出现以鼓胀为主症的疾病，属脾肾阳虚，水湿内停证者均可选用本方治疗。

2. 随症加减　若水寒射肺而咳者，加干姜、细辛温肺化饮，五味子敛肺止咳；阴盛阳衰而下利甚者，去芍药之阴柔，加干姜以助温里散寒；水寒犯胃

而呕者，加重生姜用量以和胃降逆，可更加吴茱萸、法半夏以助温胃止呕。

3. 历代医家应用经验 本方出自汉代医家张仲景的《伤寒论》，原著记载："少阴病，二三日不已，至四五日，腹痛，小便不利，四肢沉重疼痛，自下利者，此为有水气。其人或咳，或小便利，或下利，或呕者，真武汤主之"。根据文献报道，下列肝胆疾病可用本方化裁治疗：

（1）肝硬化腹水（口服方法）：治疗组：常规治疗（保肝、利尿、纠正水电解质失调、抗感染、适当补充白蛋白或新鲜血浆）基础上服用本方加味：附片、干姜10～15克，黄芪30～60克，白术10～15克，茯苓30～50克，猪苓20～30克，泽泻10～20克，防己10克，大腹皮、白芍各15克。如大便秘结者，加用大黄10～20克，黄疸明显者加金钱草、茵陈各20～30克。每日一剂，浓煎成100毫升，分2次温服。

（2）肝硬化并发肝肾综合征。常规予限钠、支持、保肝、利尿、补充白蛋白、抗感染、应用肾血管扩张剂及促肝细胞生长素等对症治疗，有黄疸者加用茵栀黄注射液治疗。治疗组在对照组常规治疗基础上予真武汤加味煎剂，药物组成：制附子（先煎）15克，茯苓30克，生姜30克，白芍20克，白术20克，黄芪25克，桂枝30克。每日一剂，水煎取汁150毫升，分2次温服，并将醋甘遂粉末予空心胶囊分装，每日或隔日1克，分2次服下。两组均以3周为1个疗程。

（3）肝癌腹水，每日服用真武汤原方200毫升，早晚分服，每日1剂。常规抽取腹水后，腹腔内注入化疗药（例如顺铂），每周1～2次，4周为1个疗程，共2个疗程。

（4）HBeAg阴性慢性乙型肝炎。真武汤加味：真武汤加生黄芪、当归、吴茱萸、黄连、炙甘草组成，煎药机水煎成300毫升，2次/天，150毫升/次，饭后服，共服6个月。同时合用干扰素治疗。

【注意事项】 非脾肾阳虚，水湿泛溢者慎用。

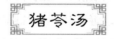

猪苓汤

【来源】《伤寒论》

【组成】 猪苓去皮、茯苓、泽泻、阿胶、滑石碎各一两（各10克）

【用法】 以水四升，先煮四味，取二升，去滓，内阿胶烊消，温服七合，日三服（现代用法：每日一剂，水煎煮，分早晚两次温服，阿胶分二次烊化）。

【功用】利水，养阴，清热。

【主治】肝硬化失代偿期，鼓胀之水热互结证。小便不利，发热，口渴欲饮，或心烦不寐，或兼有咳嗽，呕恶，下利，舌红苔白或微黄，脉细数。又治血淋，小便涩痛，点滴难出，小腹满痛者。

【方解】伤寒之邪传入于里，化而为热，与水相搏，遂成水热互结，热伤阴津之证。水热互结，气化不利，热灼阴津，津不上承，故小便不利，发热，口渴欲饮；阴虚生热，内扰心神，则心烦不寐；水气上逆犯肺则为咳嗽，流于胃脘则为呕恶，注于大肠则为下利；水热结于下焦，膀胱气化不利，则致小便热涩疼痛，热灼膀胱血络，则为血淋；舌红苔白或微黄，脉细数为里热阴虚之征。治宜利水清热养阴。方中以猪苓为君，取其归肾、膀胱经，专以淡渗利水。臣以泽泻、茯苓之甘淡，益猪苓利水渗湿之力，且泽泻性寒兼可泄热，茯苓尚可健脾以助运湿。佐入滑石之甘寒，利水，清热两彰其功；阿胶滋阴润燥，既益已伤之阴，又防诸药渗利重伤阴血。本方以利水渗湿为主，清热养阴为辅，利水而不伤阴，滋阴而不碍湿。则水湿去，邪热清，阴液复，则诸症可痊。

【临床应用】

1. 用方要点　本方为水热互结而兼阴虚证的常用方。临床应用以小便不利，口渴，身热，舌红，脉细数为辨证要点。现代药理研究证实，猪苓汤具有利尿、抗肿瘤、抑制尿路结石形成、抗肾炎等作用。西医学的病毒性肝硬化、酒精性肝硬化、胆汁性肝硬化、血吸虫病肝硬化、代谢性肝硬化、心源性肝硬化、原因不明的肝硬化或隐源性肝硬化、原发性肝癌、结核性腹膜炎等出现以腹胀如鼓或腹水为主症的疾病，属水热互结兼阴虚证者均可选用本方治疗。

2. 随症加减　舌苔厚腻者加厚朴、蔻仁各10克；脉细弱气虚者加黄芪30克、生晒参20克、白术10克；纳差加鸡内金10克、炒山楂15克；舌红少苔口干加生地12克，沙参、枸杞各10克；失眠手足心热加龟板15克、鳖甲15克；有黄疸，加茵陈50克、栀子15克；手足发冷加桂枝10克、干姜12克；利水效不显加二丑，从5克开始根据病情可加至10克；舌紫暗有瘀点或瘀斑，加丹参30克、郁金15克；血小板减少，有齿衄鼻衄，可加三七10克、藕节炭15克、白茅根15克、云南白药粉15克（用药液冲服）。

3. 历代医家应用经验 本方出自汉代医家张仲景的《伤寒杂病论》，原书记载："若脉浮，发热，渴欲饮水，小便不利者，猪苓汤主之。"天津中医药大学杨锦堂教授曾治肝硬化中晚期及肝肾综合征患者，症见颜面微浮，腹大胀满，按之如囊裹水，不坚硬。肝大，肋缘下 3 厘米，剑突下 4 厘米，质地中等硬度，有轻微压痛。下肢浮肿，按之凹陷不起。小便少，大便数日一次。舌红少苔，舌尖部少润，脉弦细滑数。中医证属鼓胀，肝脾肾三脏受病，气血壅滞，水结腹内。治以理气祛湿，行气活血，健脾利水。方用五皮饮合猪苓汤、防己黄芪汤化裁。处方：生姜皮 3 克、猪苓 10 克、大腹皮 12 克、茯苓 30 克、猪苓 10 克、泽泻 10 克、阿胶珠 15 克、防己 6 克、生黄芪 30 克、车前子 30 克（包）、水红花子 6 克、郁金 10 克、鸡内金 15 克、白茅根 30 克、广木香 3 克。每日一剂，水煎煮，分早晚两次温服，日服 1 剂。服用 3 剂后腹胀减，大便通，小便增多，面浮腿肿渐消。前方去郁金、防己、加三棱、莪术、木通、桂枝、沙参、何首乌、丹参。服用 4 剂后腹水消，喘止，饮食增，二便利，腿肿轻微。根据文献报道，下述肝胆疾病可用本方化裁治疗：①肝硬化腹水。口服猪苓汤：猪苓（去皮）、茯苓各 20 克，泽泻、阿胶、滑石粉（包）各 12 克。每日 1 剂，水煎煮，分早晚两次温服，连续服用 6 个月。黄疸明显者加茵陈 20 克、栀子 15 克、赤芍 15 克，纳差腹胀者加焦三仙各 15 克、大腹皮 15 克，舌苔厚者加川厚朴、蔻仁各 10 克，伴胸水、咳嗽、气急加葶苈子 10 克，舌红少苔口干加生地 12 克，沙参、枸杞各 10 克，低热不退加地骨皮 15 克、知母 10 克，有出血倾向者加白茅根 30 克、黑栀子 13 克、血余炭 10 克，肝性脑病者加石菖蒲 15 克、琥珀末 1.5 克冲服。HBsAg 阳性，HBV – DNA 阳性，无论HBeAg 阳性还是阴性，均联合恩替卡韦抗病毒治疗 6 个月。转氨酶增高者给予降酶保肝治疗，白蛋白低下者，输注白蛋白、血浆。配合休息、注意饮食、能量合剂、及利尿等支持及对症治疗。若腹水顽固，治疗后无明显缓解，再合防己 40 克、鳖甲 20 克、炒白术 40 克，大腹皮 30 克，陈皮 10 克，桂枝 9～15克，丹参 15 克，泽兰 15 克，海藻 40 克，莪术 10 克。

【注意事项】 非水热互结而兼阴虚者慎用。

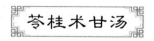

【来源】《伤寒论》

【组成】 茯苓四两 (12克) 桂枝去皮三两 (9克) 白术二两 (6克) 炙甘草二两 (6克)

【用法】 上四味，以水六升，煮取三升，去滓，分温三服（现代用法：每日一剂，水煎煮，分早晚两次温服）。

【功用】 温阳化饮，健脾利湿。

【主治】 肝硬化失代偿期，鼓胀之脾虚饮停证。胸胁支满，目眩心悸，短气而咳，舌苔白滑，脉弦滑或沉紧。

【方解】 本方所治痰饮乃中阳素虚，脾失健运，气化不利，水湿内停所致。盖脾主中州，职司气化，为气机升降之枢纽，若脾阳不足，健运失职，则湿滞而为痰为饮。而痰饮随气升降，无处不到，停于胸胁，则见胸胁支满；阻滞中焦，清阳不升，则见头晕目眩；上凌心肺，则致心悸、短气而咳；舌苔白滑，脉沉滑或沉紧皆为痰饮内停之征。仲景云："病痰饮者，当以温药和之。"（《金匮要略》）故治当温阳化饮，健脾利水。本方重用甘淡之茯苓为君，健脾利水，渗湿化饮，既能消除已聚之痰饮，又善平饮邪之上逆。桂枝为臣，功能温阳化气，平冲降逆。苓、桂相合为温阳化气，利水平冲之常用组合。白术为佐，功能健脾燥湿，苓、术相须，为健脾祛湿的常用组合，在此体现了治生痰之源以治本之意；桂、术同用，也是温阳健脾的常用组合。炙甘草用于本方，其用有三：一可合桂枝以辛甘化阳，以襄助温补中阳之力；二可合白术益气健脾，崇土以利制水；三可调和诸药，功兼佐使之用。四药合用，温阳健脾以助化饮，淡渗利湿以平冲逆，全方温而不燥，利而不峻，标本兼顾，配伍严谨，为治疗痰饮病之和剂。

【临床应用】

1. 用方要点 本方治疗中阳不足痰饮病之代表方。临床应用以胸胁支满，腹胀满，目眩心悸，舌苔白滑为辨证要点。现代药理研究证实，苓桂术甘汤具有利尿、增强免疫功能、抗心律失常等作用。西医学的肝硬化腹水、肝肾综合征、慢性支气管炎、支气管哮喘、心源性水肿、慢性肾小球肾炎水肿、梅尼埃病、神经官能症等出现以水肿为主症的疾病，属水饮停于中焦证者均可选用本方治疗。

2. 随症加减 咳嗽痰多者，加半夏、陈皮以燥湿化痰；心下痞或腹中有水声者，可加枳实、生姜以消痰散水。

3. 历代医家应用经验 本方出自汉代医家张仲景的《伤寒杂病论》。此方服后，当小便增多，是饮从小便而去之征，故原方用法之后有"小便当利"之说。此亦即《金匮要略》"夫短气有微饮者，当从小便去之"之意。根据文献报道，下列肝胆疾病可用本方化裁治疗：

（1）肝硬化腹水。茯苓30克，桂枝10克，白术20克，大腹皮20克，猪苓12克，泽泻12克，丹参15克，赤芍30克，生黄芪20克，甘草6克。有黄疸者加茵陈10克，栀子10克，石菖蒲15克，肝肾阴虚加女贞子15克，旱莲草15克；脾肾阳虚加干姜6克，制附子8克；血瘀者加丹皮12克，桃仁8克。每天1剂，水煎分2次口服，疗程1个月。同时采用西药常规治疗：给予高热量、高蛋白质、低盐饮食，补充多种维生素；白蛋白低于30克/升者，白蛋白静滴；潘南金静滴；口服速尿、安体舒通、氯化钾片。

（2）肝硬化失代偿期并肝性胸水。茯苓30～60克，生白术20～50克，桂枝10～15克，白芥子3克，生麻黄10～20克，甘草3～5克，大腹皮15～20克，桑白皮10～15克，桔梗5～6克，丹参10～15克，大枣4枚。气虚明显者加党参15克，生黄芪30克；脾虚便溏者加炒山药12克，白扁豆15克；肝癌患者加半枝莲30克，白花蛇舌草30克；黄疸明显者加茵陈20克。每日一剂，水煎2次，煎取250毫升，分2次口服，1月为1疗程。对伴有重度胸腔积液者合用双氢克尿噻50mg/次，3次/日；安体舒通60～80mg/次，3次/日口服；并加输人血白蛋白10克，每周2～3次。

（3）脂肪肝伴高脂血症。茯苓30克，桂枝12克，白术30克，炙甘草10克，党参30克，大黄6克，茵陈30克。

【注意事项】若饮邪化热，咳痰黏稠者，非本方所宜。

桂枝去芍药加麻黄细辛附子汤

【来源】《金匮要略》

【组成】桂枝三两（10克）　生姜三两（10克）　甘草二两（6克）　大枣十二枚（36g）　麻黄二两（6克）　细辛二两（6克）　炮附子一枚（3克）

【用法】上七味，以水七升，煮麻黄，去上沫，内诸药，煮取二升，分温三服，当汗出，如虫行皮中，即愈。（现代用法：每日一剂，水煎煮，分早晚两次温服）。

【功用】温阳散寒，通利气机，宣行水饮。

【主治】肝硬化失代偿期，鼓胀之阳虚阴盛水停证。症见腹胀如鼓，手足逆冷，腹满肠鸣，恶寒身冷，骨节疼痛，四肢麻木不仁，舌淡苔白，脉沉迟诸候。

【方解】此方为桂枝去芍药汤与麻黄附子细辛汤的合方。治鼓胀属阴水者，首当温阳化饮并施，扶正祛邪兼顾，虽然桂枝去芍药汤和麻黄附子细辛汤均有振奋阳气的作用，然仅用桂枝去芍药汤振奋卫阳则虑其效难以胜任；单施麻黄附子细辛汤温发里阳则恐其力有所不逮，若两方合用，则疗效倍增，阳气大振，气化饮消。故方中以麻黄、细辛、附子助阳温经发汗，桂枝、生姜通阳化气、温散寒饮，甘草、大枣补益中气，从而使阳气振奋，大气转运，寒饮内蠲，表寒外散。本方特点是"不直攻其气，而以辛甘温药，行阳以化气"（《心典》）。方后云："当汗出，如虫行皮中，即愈。"可见本方具有发汗作用。"如虫行皮中"，是阳气奋振，复行周身，推动阴凝之邪外达肌腠之征，故而"即愈"。本方是"阴阳相得，其气乃行，大气一转，其气乃散"的具体运用。因其病本是寒饮乘阳虚而积结气分，故不直接用破气药，而辛甘发散、温阳化气之药根治，实乃治疗胀的关键，可谓"审因论治"之范例。

【临床应用】

1. **用方要点**　本方温阳散寒除饮之力强。临床应用以腹胀如鼓，手足逆冷，腹满肠鸣，恶寒身冷，骨节疼痛为辨证要点。现代药理研究证实，桂枝去芍药加麻黄细辛附子汤具有利尿作用、发汗作用、抗炎作用、抗过敏和抗氧化等作用。西医凡因内脏机能衰退出现的水肿，如肝硬化腹水、肝肾综合征、风心病、肺心病等疾病，属阳虚阴凝证者均可选用本方治疗。

2. **随症加减**　呕恶者可加半夏、陈皮，若兼发热、口苦者加黄芩 10 克，鱼腥草 30 克；若咳剧加杏仁 10 克，贝母 10 克。

3. **历代医家应用经验**　本方出自汉代医家张仲景的《金匮要略》，原著记载："气分，心下坚，大如盘，边如旋杯，水饮所作，桂枝去芍药加麻辛附子汤主之"。仲景用其治疗水气病，其证属心脾肾阳气皆虚，而寒饮内聚，正虚邪实，虚实夹杂。《金匮方歌括》在本方的基础上加一味知母，名曰："消水圣愈汤"，为治水肿常用方。刘渡舟曾治肝硬化腹水患者，予桂枝 10 克，生麻黄 6 克，生姜 10 克，甘草 6 克，大枣 6 枚，细辛 6 克，熟附子 10 克，丹参 30 克，白术 10 克，三棱 6 克。1 个月为 1 疗程，待腹水消退后以疏肝健脾之法善后。根据文献报道，下列肝胆疾病可用本方化裁治疗：肝硬化腹水。肝硬化门脉高压，见腹水及脾大，予桂枝 10 克、生姜 6 克、甘草 3 克、大枣 12 枚、麻黄 6 克、细辛 4 克、黑附片 30 克、桃仁 12 克、红花 10 克、郁金 12 克、枳实 10 克、白术 15 克。

【注意事项】本方用到附子，因附子有一定毒性，故附子的煎煮方法很重要。附子用于临床多数是煎剂，煎药时须用开水先浸后煎（浸泡半小时以上再开水煎煮，大火煮沸后转小火，小火煎煮 1～2 小时）。通过先煎久煎，可使附子所含的乌头碱受到破坏而起到解毒的作用。另外亦有人主张附子久煎宜待其稍凉后服，若趁热服之，常引起烦躁、呕吐。附子中毒有急性和慢性的区别，急性中毒症状为头晕，舌头、四肢发麻，吐泻、大汗淋漓、肢冷、脉缓无力等。如果久服附子，药不对症，可见慢性附子中毒症状，如下肢麻痹、小便不利，甚至小便发痛，视物模糊等。如发现中毒除应立即采用西医的诸如洗胃、吸氧、人工呼吸、注射兴奋剂之外，中药方面可用广角黄连、绿豆、黑豆、甘草等煎汤频服；亦有用肉桂水泡汤催吐或用生姜、甘草各 15 克或用甘草 6 克，绿豆 30 克煎服。

己椒苈黄丸

【来源】《金匮要略》

【组成】汉防己—两（10 克）　椒目—两（10 克）　葶苈—两（3～10 克）　大黄—两（3～6 克）

【用法】上四味，末之，蜜丸如梧桐子大，先食饮服一丸，日三服，稍增，口中有津液。渴者加芒硝半两。（现代用法：可用蜜为丸，亦可每日一剂，水煎煮，分早晚两次温服而大黄后下）。

【功用】通利二便，分消水饮。

【主治】肝硬化失代偿期，鼓胀之肠间饮聚成实证。症见腹中胀满而沥沥有声可闻，口舌干燥但不喜饮水，大便秘结、小便不利或短黄、浮肿、舌苔黄腻、脉沉弦有力。

【方解】方中防己"苦以泄之，渗透肠间水气"，椒目"辛以散之，并除心腹留饮，令水津上承"，二药合用导水气从小便而去；葶苈开宣肺气，通利肠道，大黄荡涤肠胃，二药合用直泻痰热水气从二便而出。诸药合用，前后分消，共奏攻坚逐饮，化气行水之功，使饮邪一去，气机复常，津液上承，出现

"口中有津液"这一饮去病解之征。若服药后反增加口渴，则为饮阻气结，热滞肠道，可再加芒硝软坚破结，促其下泄。用蜜为丸者，甘缓药力之猛。

【临床应用】

1. **用方要点** 本方是《金匮要略》中为痰饮在肠而设。临床应用以腹水，腹满口燥，二便不利（大便秘结、小便短黄）为辨证要点。现代药理研究证实，己椒苈黄丸具有泻下、利尿作用。西医学的肝硬化腹水、急性肾功能衰竭、肺心病、心包炎、胸膜炎、哮喘、幽门梗阻等疾病，属饮邪内结、痰热壅滞的实证者均可选用本方治疗。

2. **随症加减** 邪盛水实者加猪苓、桂枝、泽泻；气虚者加党参；腹痛剧者可酌加桃仁、赤芍、延胡索、莪术、三棱。

3. **历代医家应用经验** 本方出自汉代医家张仲景的《金匮要略》，原著记载："腹满，口舌干燥，此肠间有水气，己椒苈黄丸主之"。根据文献报道，下列肝胆疾病可用本方化裁治疗：

（1）肝炎后肝硬化腹水。以己椒苈黄丸以分消走泄见长，用于早期或中期肝炎后肝硬化腹水症确有较好疗效，其不足之处是停药后短期内腹水即可复出。因此，在其基础上加柔肝软坚、活血化瘀的药味组成肝硬化腹水症全程治疗的基础方：防己 6～12 克，椒目 6～12 克，葶苈子 6～12 克，生大黄 6～12 克，鳖甲 15 克，牡蛎 30 克，海藻 9 克，石见穿 9 克，再根据不同见症加减：中度腹水加柴胡 6 克，白芍 24 克，党参 9 克，白术 40 克；重度腹水加商陆 6 克，木通 9 克，白参 6 克，五灵脂 4.5 克，三七 6 克，花蕊石 15 克，鹿角片 40 克。

（2）血吸虫肝硬化腹水。为顾护患者正气，用炼蜜为丸。药物组成：防己 12 克，椒目 9 克，葶苈子 6 克，大黄 9 克；食欲不振者加茯苓 12 克、淮山药 12 克、苡米 12 克；胸腹痞闷者加槟榔 10 克；脘腹坚满痛如针刺者加三棱 9 克、莪术 9 克、丹参 15 克、鳖甲 12 克；面色萎黄，四肢无力者加党参 12 克、白术 12 克；形寒肢冷，小便清长者加附片 6 克；午后低热，口干心烦者加知母 10 克、黄柏 6 克。药物按其比例称取重量，共研细末，蜜炼为丸。

（3）肝性胸水。己椒苈黄丸原方基础上佐以全瓜蒌宽胸利隔通便；桑皮、黄芩、鱼腥草清肺解毒利尿；桔梗、杏仁宣降肺气、止咳、引药上行；甘草调和诸药。诸药合用，令水饮前后分消。基础方：汉防己 10 克、川椒目 10 克、葶苈 10 克、大黄 10 克、全瓜蒌 10 克、桑皮 10 克、桔梗 10 克、甘草 3 克；若兼发热、口苦者加黄芩 10 克、鱼腥草 30 克；若咳剧加杏仁 10 克、贝母 10 克。体弱或便溏者大黄酌减。

【注意事项】脾虚饮停者禁用。

防己黄芪汤

【来源】《金匮要略》

【组成】防己一两（12 克）　黄芪一两一分（15 克）　甘草半两炒（6 克）　白术七钱半（9 克）

【用法】上锉麻豆大，每服五钱匕（15 克），生姜四片，大枣一枚，水盏半，煎八分，去滓温服，良久再服，服后当如虫行皮中，以腰以下如冰，后坐被中，又以一被绕腰以下，温令微汗，瘥（现代用法：作汤剂，加生姜、大枣，每日一剂，水煎煮，分早晚两次温服，用量按原方比例酌定）。

【功用】益气祛风，健脾利水。

【主治】肝硬化失代偿期，鼓胀之表虚不固之水湿证。汗出恶风，身重微肿，或肢节疼痛，小便不利，舌淡苔白，脉浮。

【方解】本方所治风水或风湿，乃因表虚卫气不固，风湿之邪伤于肌表，水湿郁于肌腠所致。风性开泄，表虚不固，营阴外泄则汗出，卫外不密故恶风；湿性重浊，水湿郁于肌腠，则身体重着，或微有浮肿；内湿郁于肌肉、筋骨，则肢节疼痛。舌淡苔白，脉浮为风邪在表之象。风湿在表，当从汗解，表气不足，则又不可单行解表除湿，只宜益气固表与祛风行水并施。方中以防己、黄芪共为君药，防己祛风行水，黄芪益气固表，兼可利水，两者相合，祛风除湿而不伤正，益气固表而不恋邪，使风湿俱去，表虚得固。臣以白术补气健脾祛湿，既助防己祛湿行水之功，又增黄芪益气固表之力。佐入姜、枣调和营卫。甘草和中，兼可调和诸药，是为佐使之用。诸药相伍，祛风与除湿健脾并用，扶正与祛邪兼顾，使风湿俱去，诸症自除。

【临床应用】

1. 用方要点　本方是治疗风水属表虚证之常用方。临床应用以汗出恶风，小便不利，苔白脉浮为辨证要点。现代药理研究证实，防己黄芪汤具有利尿、增强免疫功能、抗炎、镇痛、降血脂、抗凝、抗动脉硬化、抗辐射等作用。西医学的肝硬化、肝肾综合征、慢性肾小球肾炎、心源性水肿、风湿性关节炎等出现以水肿为主症的疾病，属风水、风湿而兼表虚证者均可选用本方治疗。

2. **随症加减** 若汗出恶风，肢节疼痛者，可酌加桂枝、白芍以调和营卫，疏风止痛；若兼畏寒怕冷者，加附子、细辛以温经散寒止痛；若肢体浮肿者，加茯苓、泽泻以利水消肿；腹痛肝脾不和者，加芍药以柔肝理脾；兼喘者，加麻黄以宣肺平喘。

3. **历代医家应用经验** 本方出自汉代医家张仲景的《金匮要略》，原著记载："风湿，脉浮身重，汗出恶风者，防己黄芪汤主之。"根据文献报道，下列肝胆疾病可用本方化裁治疗：

（1）肝硬化腹水早期。本方加减治疗：生黄芪 30 克，防己 10 克，白术 12 克，茯苓 12 克，猪苓 10 克、泽泻 12 克，炒车前子（包）30 克，苡米 30 克，菟丝子 10 克，五加皮 10 克，牛膝 12 克，丹参 15 克，甘草 4 克。每日一剂，水煎 2 次，药液混合后分 2 次口服。口干舌红脉细数者加阿胶 12 克、滑石（包）30 克，恶寒重者加熟附子 5 克、桂枝 10 克、干姜 6 克，舌苔厚白者加鸡内金 10 克、枳实 10 克、木香 5 克。

（2）肝硬化腹水中晚期。本方加减治疗：黄芪、车前子、半边莲、茵陈、白茅根、炙鳖甲各 30 克，苍术、猪苓、茯苓、泽泻、玉竹、丝瓜络各 9 克，枳壳、木香、厚朴各 9 克。若有恶心感，酌加竹茹、代赭石、半夏；贫血酌加阿胶、黄精、制何首乌。

（3）慢性活动性肝炎及肝硬化。黄芪、丹参、白术、防己各 15 克，益母草、茵陈、虎杖、桃仁、厚朴、山楂、生姜、甘草、大枣各 10 克，每日一剂，用文火煎汁 250 毫升，分早晚 2 次服用。同时每日静滴能量合剂、肌苷、维生素 C。30 天为 1 个疗程，坚持 1～3 个疗程。

【注意事项】若水湿壅盛肿甚者，非本方所宜。

下瘀血汤

【来源】《金匮要略》

【组成】大黄三两（9 克） 桃仁二十枚（9 克） 䗪虫熬，去足，二十枚（9 克）

【用法】上三味末之，炼蜜和为四丸，以酒一升，煎一丸，取八合，顿服之，新血下如豚肝。（现代用法：每日一剂，水煎煮，分早晚两次温服，用量按原方比例酌情增减）。

【功用】泻热逐瘀。

【主治】肝硬化失代偿期，鼓胀之瘀热内结证。腹部或少腹刺痛拒按，按之有硬块，口燥舌干，大便结燥，甚则可见肌肤甲错，舌质暗或青紫而有瘀斑瘀点，苔黄燥，脉沉涩有力，亦治血瘀而致产后恶露不尽、瘀阻胞宫证或经水不利之证。

【方解】方中大黄荡逐瘀血，推陈致新；桃仁润燥活血化瘀；䗪虫逐瘀破结，可搜剔经脉瘀阻。三药相合，破血逐瘀之力甚猛，故先将其研末，以蜜为丸，缓其峻猛之性。服药时，再用酒煎其丸而服，以助药力，又能引药入血分。服药后若见下血如猪肝样者，是瘀血下行之征象。此方还可治由瘀血内结所致的经水不利及闭经。

【临床应用】

1. **用方要点**　本方是活血化瘀的基础方。临床应用以腹部疼痛按之有硬块，或腹部胀满按之如囊裹水，舌暗或青紫有瘀斑瘀点，苔黄燥，脉沉涩有力为辨证要点。现代药理研究证实，下瘀血汤具有减轻肝脏脂质过氧化反应、保护肝功能、抗肝细胞损伤、抗肝纤维化、防治肝硬化等作用。西医学的慢性肝炎、肝硬化、肝癌及各种原因所致的肝脾肿大等出现以腹胀如鼓、腹水或腹中肿块为主症的疾病，属瘀热内结证者均可选用本方治疗。本方亦治肠粘连、肥胖、跌打损伤及妇女产后恶露不下、闭经、盆腔炎等病症。

2. **随症加减**　腹痛明显者，加白芍、郁金、姜黄以柔肝活血止痛；肝区胀闷不适者，加柴胡、枳实、延胡索、青皮以行气疏肝止痛；若腹内肿块固定不移者，加鳖甲、炮山甲、丹参、鸡血藤以活血消癥；腹水者，加泽兰、益母草、泽泻、猪苓等活血利水；体虚便溏者，加黄芪、党参、白术、陈皮补气健脾。

3. **历代医家应用经验**　本方出自汉代医家张仲景的《金匮要略》，原书记载："产妇腹痛，法当以枳实芍药散，假令不愈者，此为腹中有干血著脐下，宜下瘀血汤主之；亦主经水不利"。上海医科大学姜春华教授认为肝硬化以血瘀为先，多用本方为基础方治疗：大黄9克，桃仁9克，䗪虫9克。对于一般轻、中、重度肝硬化腹水，可通用下瘀血汤，加当归9克，丹参9克，生地9克，熟地9克，赤白芍各9克，党参9克（或用人参粉3克），黄芪9克，白术15克，茯苓15克，砂仁3克，黑大豆30克，鳖甲15克，牡蛎30克。初次用于任何证型均有效，复发3～4次则难见效。对于肝硬化腹水较多、体质较虚而小便不利者则用下瘀汤加入党参9克，黄芪15克，白术12克，黑大豆30克，泽泻15克，西瓜皮30克，陈葫芦30克，玉米须30克，对座草30克，木通9克，将军干9克。对于体质较实，大量腹水，小便极少者，用下瘀血汤加商陆9克，大戟15克，芫花1.5克，车前子15克，赤茯苓15克，瞿麦15克，陈葫芦30克，对座草30草，大腹子皮各9克，黑白丑各3克，研粉冲入煎药中服。广州中医药大学周岱翰教授认为肝癌病机不外乎肝气郁结，气滞血瘀，壅塞脉络。无论初病久病，活血化瘀乃肝癌最常用之法则，只要在临床使用时得当，下瘀血汤为治疗肝癌之首选良方。根据文献报道，下述肝胆疾病可用本方化裁治疗：

（1）乙型病毒性肝炎。包括急性乙型肝炎、慢性乙型肝炎、乙型肝炎病毒携带者。制大黄9克，桃仁9克，䗪虫6克，当归、白芍、女贞子、墨旱莲、茯苓、陈皮、炙鳖甲各5克，生麦芽10克，炙甘草3克。头煎加水400毫升，文火煎30分钟后取汁200毫升；二煎加水250毫升，取汁100毫升；两汁混兑后分3次温服。连服10剂后将本方改为散剂，日服3次，每次5克，30天为1个疗程，连服2~3个疗程。用药期间所有病例每月复查肝功及HBsAg，HBsAg连续2次阴性后继续服散剂1个疗程以巩固疗效。

（2）慢性乙型病毒性肝炎。包括慢性迁延性肝炎与慢性活动型肝炎。醋大黄、桃仁、䗪虫、郁金各10克，丹参、白花蛇舌草、忍冬藤各30克。腹胀者加山楂、白蔻仁，食欲不振加麦芽、谷芽、神曲，肝功能不正常者加半枝莲、连翘，黄疸明显者加赤芍。每日1剂，水煎2次后混匀，分早晚2次内服，3个月1个疗程。

（3）肝硬化肝功能代偿期。用本方加减治疗早中期肝硬化，肝功能代偿期，无明显脾肿大及侧支循环建立、无重度感染、出血及肝性脑病。基础方：制大黄、桃仁、炒白术各10克，䗪虫、炮山甲各3克，丹参20克，炙黄芪、醋鳖甲各30克，党参、茯苓各15克，炙甘草6克。加减：阳虚者加巴戟天、肉苁蓉、仙灵脾、菟丝子各10克；阴虚者加生地、女贞子、枸杞子、怀牛膝各10克；肝区疼痛不适者加醋柴胡、延胡索、广郁金、青皮各10克；腹胀甚者加槟榔、鸡内金、厚朴、枳壳各10克；恶心呕吐者加陈皮、法半夏各10克；腹水者加大腹皮、汉防己各30克，泽泻20克；黄疸者加茵陈30克，山栀10克；谷丙转氨酶升高者加升麻30克，蚤休10克。煎服法：䗪虫烘干与炮山甲分别研成细末。将600毫升水放入锅内，入鳖甲先煎半小时后，加入其他诸药煎至药汁300毫升滤出，药渣加水再煎至药汁300毫升，两药汁混合，冲䗪虫、炮山甲末，早晚分服，每日1剂。每月连服10天，半年为1个疗程。

（4）肝硬化肝功能失代偿期。生大黄9克，桃仁10克，土鳖虫9克，丹参15克，黄芪25克，白术50克，山茱萸15克，茯苓15克，白芍20克，鳖甲20克，苦参10克，穿山甲5克。湿热内蕴加茵陈、栀子、黄柏、垂盆草，阴虚火旺加黄柏、栀子、丹皮、白蒺藜；脾肾阳虚加桂枝、干姜、砂仁、益智仁，热营络伤加生地、赤芍、白茅根、羚羊角，腹胀腹水加桂枝、泽兰、猪苓、大腹皮。加水微火煎30分钟取汁，每次100～150毫升，每日3次口服，每2日1剂。肝络血瘀加用二甲胶囊（醋炙鳖甲6份，炮穿山甲1份，三七2份为末，装入胶囊）4粒，每日3次口服；腹水重加用腹水胶囊（甘遂1份，琥珀1份，沉香1份，枳实2份为末，装入胶囊）4粒，每日1次。2周为1个疗程，连用4～8个疗程。配合清开灵注射液、肝泰乐、复方甘草酸苷片等保肝降酶退黄。根据情况选用输注白蛋白、口服利尿剂、抗感染等对症及支持治疗。

（5）肝癌。周岱翰教授以本方为基础方治疗肝癌，若患者常见胸闷不舒、胁肋胀痛、烦躁易怒、脉弦等症，须疏肝理气活血同用，加柴胡、枳壳、白芍、川楝子、当归等；若伴黄疸，症见身目发黄，口干口苦，脘胁胀痛，尿赤便秘、舌红紫暗、苔黄腻、脉滑数，加茵陈、大黄、栀子、茯苓、厚朴等；若目红颧赤，痉厥狂躁，淋秘疮疡，善饮烦渴，呕吐不寐，上下血溢，需清肝解毒，加溪黄草、半枝莲、重楼、白花蛇舌草、龙胆草、夏枯草等；若木土相乘，见腹胀纳呆、肢倦乏力、呕恶便溏、舌淡胖、脉弦细无力等，加党参、白术、茯苓、半夏等；若久病阴虚血瘀，见肝区灼热刺痛，口干心烦，手掌殷红，大便干结，尿黄而赤，舌红少苔，脉弦细数，加生地黄、白芍、麦冬、女贞子、枸杞子、阿胶等。

（6）胆囊术后肝内胆汁淤积。制大黄9克，䗪虫6克，桃仁、杏仁各9克，黄芩15克，生栀子15克，金钱草15克，田基黄15克，碧玉散30克，生地黄15克，玄参15克，生黄芪30克，白术、白芍药各15克，生苡仁30克，枳壳6克。

【注意事项】方中大黄以酒大黄为佳，剂量当考虑患者大便次数，3～30克不等，因其已经用酒炙过，通腑作用已减，又非后下，故对患者大便影响不大，但因肝硬化患者体质虚弱，临床运用当注意。孕妇忌用本方；凝血功能障碍者和体虚者慎用本方。

<h1 style="text-align:center">五皮散</h1>

【来源】《华氏中藏经》

【组成】生姜皮、桑白皮、陈橘皮、大腹皮、茯苓皮各等份（各9克）

【用法】上为粗末，每服三钱（9克），水一盏半，煎至八分，去滓，不拘时候温服，忌食生冷油腻硬物（现代用法：每日一剂，水煎煮，分早晚两次温服，用量按原方比例酌情增减）。

【功用】利水消肿，理气健脾。

【主治】肝硬化失代偿期，鼓胀之脾虚水停气滞证。一身悉肿，肢体沉重，心腹胀满，上气喘急，小便不利，以及妊娠水肿，苔白腻，脉沉缓。

【方解】本方所治之皮水证，系由脾湿壅盛，水溢肌肤而致。水湿溢于肌肤，故一身悉肿；湿性重浊，则肢体沉重；湿邪最易阻碍气机，气机壅滞，则心腹胀满；肺气不降，则上气喘急；苔白腻，脉沉缓等，皆为水湿停聚之象。治宜利水消肿，理气健脾。方中以茯苓皮为君，本品甘淡性平，功专行皮肤水湿，奏利水消肿之功。臣以大腹皮行气消胀，利水消肿；橘皮理气和胃，醒脾化湿。佐以生姜皮散水消肿，桑白皮清降肺气，通调水道以利水消肿。本方利水与行气同用，有气行湿化之功；健脾与肃肺并行，开水湿下行之路；辛散与淡渗合用。《麻科活人全书》所载之五皮饮，较本方多五加皮，少桑白皮，主治相近，惟稍兼通络祛风之力。《太平惠民和剂局方》所载之五皮散，较本方多五加皮、地骨皮，少桑白皮、橘皮，其行气之力不及本方。

【临床应用】

1. **用方要点**　本方为治疗皮水之常用方。临床应用以一身悉肿，心腹胀满，小便不利为辨证要点。现代药理研究证实，五皮散具有利尿、抗肾炎、抑菌、镇痛等作用。西医学的病毒性肝硬化、酒精性肝硬化、胆汁性肝硬化、血吸虫病肝硬化、代谢性肝硬化、心源性肝硬化、原因不明的肝硬化或隐源性肝硬化、原发性肝癌、结核性腹膜炎等出现以腹胀如鼓或腹水为主症的疾病，属脾湿壅盛证者均可选用本方治疗。

2. **随症加减**　若偏寒见肢冷畏寒者，可加附子、干姜等温阳利水；偏热见口渴舌红者，可加滑石、木通等清利湿热；肝胆疏泄失司，胆汁外溢，出现黄疸者，可加茵陈蒿、山栀子、大黄等利湿退黄；纳差疲乏者加党参、山药、炒白术健脾益气；腹壁青筋暴露者加鳖甲，益母草、丹参活血化瘀软坚散结。

3. 历代医家应用经验 本方出自汉代医家华佗的《华氏中藏经》，原书记载："男子妇人脾胃停滞，头面四肢悉肿，心腹胀满，上气促急，胸膈烦闷，痰涎上壅，饮食不下，行步气奔，状如水病"。根据文献报道，下述肝胆疾病可用本方化裁治疗：肝硬化腹水。口服五皮散方：桑白皮、茯苓皮、大腹皮、鲜生姜皮、陈皮各10克，水煎煮，每日1剂，分2次服用。同时配合综合疗法，如20%甘露醇、支链氨基酸、丹参注射液、胸腺肽、利尿剂、输入白蛋白、防治其他并发症等。随症加减：顽固性腹水可加泽兰、益母草、丹参；疲乏气虚者可加人参、白术、甘草；纳呆腹满，食后尤甚可加黄芪、山药、薏苡仁；畏寒肢凉，面色青灰，脉弱无力酌加制附片、杜仲、巴戟天；腹壁青筋暴露者稍加桃仁9克、赤芍9克。

【注意事项】 非脾虚湿盛者慎用。

实脾饮

【来源】《重订严氏济生方》

【组成】 厚朴（去皮，姜制，炒）、白术、木瓜（去瓤）、木香（不见火）、草果仁、大腹子、附子（炮，去皮脐）、白茯苓（去皮）、干姜（炮）各一两（各30克）炙甘草半两（15克）

【用法】 上药㕮咀，每服四钱（12克），水一盏半，生姜五片，大枣一枚，煎至七分，去滓，温服，不拘时服（现代用法：加生姜、大枣，每日1剂，水煎煮，分早晚2次温服，用量按原方比例酌减）。

【功用】 温阳健脾，行气利水。

【主治】 肝硬化失代偿期，鼓胀之脾肾阳虚水停证。身半以下肿甚，手足不温，口中不渴，胸腹胀满，大便溏薄，舌苔白腻，脉沉弦而迟者。

【方解】 方中以附子、干姜为君，附子善于温肾阳而助气化以行水；干姜偏于温脾阳而助运化以制水，二药相合，温肾暖脾，扶阳抑阴。臣以茯苓、白术渗湿健脾，使水湿从小便去。佐以木瓜除湿醒脾和中；厚朴、木香、大腹子（槟榔）、草果行气导滞，令气化则湿化，气顺则胀消，且草果、厚朴兼可燥湿，槟榔且能利水。甘草、生姜、大枣益脾和中，生姜兼能温散水气，甘草还可调和诸药，同为佐使之用。诸药相伍，脾肾同治，而以温脾阳为主；寓行气于温利之中，令气行则湿化。

【临床应用】

1. 用方要点 本方为治疗脾肾阳虚水肿之常用方。临床应用以身半以下肿甚，胸腹胀满，舌淡苔腻，脉沉迟为辨证要点。现代药理研究证实，附子有强心、抗心律失常、抗休克、保护心肌缺血、抗炎、镇痛、增强免疫功能等作用，干姜具有强心、升压、促进消化，保护胃黏膜等作用，并且还有利胆、镇痛、解热、提高免疫功能，抑制血小板凝集等作用。茯苓有利尿、保肝、抗炎、防溃疡、增强免疫等作用。白术有利尿、升高白细胞、镇静，缓和胃肠蠕动的作用。厚朴对胃肠活动有良好作用，并能抗溃疡、抗炎、抗病毒等。木香对肠道平滑肌有解痉作用，抑制血小板聚集及抗菌等作用。大腹皮有兴奋胃肠道，促进纤维蛋白的溶解作用。木瓜有缓和胃肠痉挛和四肢肌肉痉挛的作用。全方有利尿、保肝、消炎、促进组织恢复与新生、调节代谢和免疫功能、抗心衰、抗尿毒症等作用。西医学的肝硬化腹水、慢性肾小球肾炎、肾病综合征、心源性水肿、特发性水肿、渗出性胸膜炎、结节性红斑、抗生素相关慢性腹泻、羊水过多等疾病，属脾肾阳虚气滞证者均可选用本方治疗。

2. 随症加减 若气短乏力，倦怠懒言者，可加黄芪补气以助行水；小便不利，水肿甚者，可加猪苓、泽泻以增利水消肿之功；大便秘结者，可加牵牛子以通利二便。邪盛水实者加猪苓、桂枝、泽泻；气虚者加党参；粘连型腹痛剧者可酌加桃仁、赤芍、延胡索、莪术、三棱；伴发热者加黄芩、薏苡仁、百部。

3. 历代医家应用经验 本方出自宋代医家严用和的《重订严氏济生方》，原书载："阴水为病，脉来沉迟，色多青白，不烦不渴，小便涩少而清，大便多泄，此阴水也，则宜用温暖之剂，如实脾散、复元丹是也。"，其所治之鼓胀，乃由水湿停聚，困遏脾阳，气化不利，因成鼓胀所致。根据文献报道，下列肝胆疾病可用本方化裁治疗。

（1）肝硬化失代偿期伴腹水。在保肝、降酶、退黄、利尿等西医常规治疗基础上，同时给予实脾饮：白术12克，厚朴10克，木瓜10克，木香10克，草果10克，大腹子10克，茯苓15克，干姜6克，制附子6克，炙甘草3克，生姜3片，大枣3枚。每日1剂，水煎煮，分早晚2次温服，每日1剂，取汁400毫升，分2次口服，每次200毫升，疗程为4周。

（2）肝硬化（伴或不伴腹水）。实脾饮加味：茯苓、槟榔、木香、甘草各10克，白术30克，木瓜15克，干姜、附片各6克，草果5克。加减：瘀血甚者加三七粉、赤芍、泽兰、丹参；见黑便者去干姜，加炮姜、侧柏叶、蒲黄炭、地榆；气滞甚者加鸡内金、郁金、青皮、八月札；夹湿热者去干姜、附片，加蛇舌草，石见穿、虎杖、碧玉散、淡竹叶；腹水甚者去草果，加川椒目、枳实、沉香、路路通、黑丑、白丑；阴虚者去干姜、附片、草果，加当归、白芍、女贞子、生地、熟地；脾虚者加黄芪、党参、山药；肾虚者加菟丝子、仙灵脾、肉苁蓉；乙肝表面抗原阳性者加蜂房、猪苓、土茯苓、地鳖虫。每日1剂，水煎2汁，分2次服。1个月为1个疗程。

（3）癌性腹水。肝癌、胃癌、大肠癌、卵巢癌、乳腺癌等肿瘤晚期出现腹腔积液，并经细胞学确诊。以腹腔置管引流热灌注化学疗法联合实脾饮治疗：腹腔积液引流24～48小时，癌性腹水明显减少或基本引流完毕，将顺铂60mg溶于1000毫升的48℃生理盐水中腹腔灌注，同时腹腔注入2%利多卡因10毫升、地塞米松10mg、速尿40mg、多巴胺20mg，注药后用肝素盐水（100毫升盐水加12500IU肝素）封管。每15分钟变换体位1次，共2小时，同时静脉输注格拉司琼、人血白蛋白等。每周治疗1次，治疗期间每天用盐水冲管。至腹水控制或停止局部治疗为止，治疗同时口服实脾散（方药组成：茯苓12克，白芍药15克，白术12克，干姜12克，制附子10克，黄芪30克，大腹皮15克，泽泻20克，菟丝子20克，车前子30克，炒谷芽、炒麦芽各15克，甘草6克），每日1剂，水煎早晚分服。

【注意事项】若属阳水者，非本方所宜。本方剂中用到木瓜，有学者主张不用。因为任何水肿的治法，皆当祛湿利水，且使水湿从小便而去。然"木瓜，酸涩而温，属收敛之品……食之太过，则又损齿与骨及犯癃闭。"（《中药大辞典》），因此从理论上来看，实脾饮用治水肿证不宜用木瓜。现代药理研究证实，木瓜除具有抗癌、缓解胃肠平滑肌及四肢痉挛、消炎、祛风湿等作用外，尚有抗利尿作用。故在《中药药理毒理与临床》木瓜条的配伍禁忌中指出："小便不利……不宜用。"

疏凿饮子

【来源】《济生方》

【组成】泽泻、赤小豆（炒）、商陆、羌活（去芦）、大腹皮、椒目、木通、秦艽（去芦）、槟榔、茯苓皮各等份。（现代剂量：茯苓、赤小豆各20克，羌活15克，大腹皮、秦艽、泽泻各12克，槟榔、椒目、生姜、商陆、木通各6克）

【用法】上药研成细末，每服四钱，水一盏半，生姜五片，煎至七分，去滓，温服，不拘时候。（现代用法：每日1剂，水煎煮，分早晚2次温服）。

【功用】泻下逐水，疏风发表。

【主治】肝硬化失代偿期，鼓胀之阳水兼表证。症见病势迅速，腹部膨隆，皮肤薄而发亮，小便短少，或见恶寒重发热轻，无汗，舌苔薄白，脉浮紧。或见发热重恶寒轻，咽喉肿痛，舌苔薄黄，脉浮数。

【方解】方中羌活、秦艽、生姜疏风解表，在表之水邪，得之由汗而泄；茯苓、泽泻、木通、椒目、赤小豆利水渗湿，水邪之在里者，得之由溺而泄；商陆苦寒有毒，泻下逐水，水邪之壅塞者，得之由后而泄；槟榔、大腹皮行气导水，寓"气行则水行"之意。诸药合用，逐水发表，内攻外散，犹如大禹之疏江凿河，使壅盛于表里之水湿迅速分散，故有"疏凿"之名。

【临床应用】

1. **用方要点**　本方为表里双解之剂，所主证候为水湿壅盛的阳水实证，临床应用以病势迅速，恶寒发热，腹部膨隆，皮肤薄而发亮，小便短少，脉浮为辨证要点。现代药理研究证实，疏凿饮子具有利尿、抗菌、抗病毒、抗肿瘤、提高免疫力、镇痛等作用。西医学各种原因所致的水肿、腹水，属风水相搏之实证者均可选用本方治疗。

2. **随症加减**　痰湿壅盛者加姜半夏、制南星；尿痛尿血者加大小蓟、白茅根。腹满较甚，大便秘结者加大黄、葶苈子。

3. **历代医家应用经验**　本方出自出自宋代医家严用和的《济生方》，原书记载："疏凿饮子治遍身水肿，喘呼口渴，大小便秘"。根据文献报道，下列肝胆疾病可用本方化裁治疗：

（1）肝炎后肝硬化腹水。本方加味：赤小豆30克，陈葫芦30克，羌活15克，大腹皮12克，秦艽12克，茯苓皮20克，泽泻12克，木通6克，商陆6克，槟榔15克。煎服法：加水1000毫升，武火煎沸，再以文火煎30分钟，每日1剂，分2次服。气鼓型：腹胀明显，按之不坚，基础方加醋香附10克，莱菔子15克，槟榔15克。血鼓型：腹大坚满，胁腹攻痛，基础方加益母草20克，郁金18克，赤芍20克，三七粉2克（冲服）。水鼓型：腹大如鼓，青筋暴露，按之坚满，基础方加猪苓 30 克，葶苈子 10 克（另包），黄芪 30 克。治疗 30 天为 1 个疗程。腹水消退后以香砂六君子汤调理善后。

（2）血吸虫病肝硬化腹水。湖南省汉寿县血吸虫防治办公室公开报道的治疗方：黑丑四两、大黄二两、甘遂一两、芫花一两、红花大戟一两、广木香五钱、青皮一两、陈皮一两、槟榔一两、轻粉八分。制法：黑丑微炒，大黄用酒浸洗，芫花用白醋炒，大戟用温水泡透，去心，甘遂用 10% 的甘草同浸漂 6 小时，取甘遂，去甘草，再入清水浸泡 24 小时，每 6 小时换清水一次，取甘遂合上药共研细末，轻粉另研成极细粉，与上药均匀调和，水泛为丸，如绿豆大，晒干备用。剂量：15 岁及以下者 1～1.5 钱/次，每日 4～8 钱/日，16 岁及以上者 1.5～3 钱/次，每日 8 钱～2 两/日。疗程短，服舟车丸一二日后，间服"木香槟榔丸"或"香砂平胃丸"（去甘草）等，如此反复间服，使治水不伤正。

【注意事项】非实证者及老幼孕产体弱者禁用。本方在用量上宜从小到大，中病即止，并常以汤剂调养以善其后。

济生肾气丸

【来源】《济生方》

【组成】熟地黄四两（15 克）　制山茱萸一两（30 克）　山药一两（30 克）　牡丹皮一两（30 克）　泽泻一两（30 克）　白茯苓三两（30 克）　制附子五钱（6 克）　肉桂一两（15 克）　车前子一两（30 克）　川牛膝一两（15 克）

【用法】上十味，蜜和丸，每服八十丸，米汤饮下。（现代用法：每日 1 剂，水煎煮，分早晚 2 次温服）。

【功用】温补肾阳，化气行水。

【主治】肝硬化失代偿期，鼓胀之脾肾阳虚水泛证。脾肾阳虚，不能制水，腰膝酸软，小便不利，腰重脚肿，畏寒肢冷，腹胀便溏，痰饮咳喘，舌淡胖嫩而有齿印，苔白滑，脉沉弦等证。

【方解】用地黄、山药、牡丹皮以养阴中之真水；山茱萸、肉桂、附子以化阴中之阳；茯苓、泽泻、车前、牛膝以利阴中之滞。这样可以使气化于精，则可以治肺；补火生土，则可以治脾；壮水利窍，即所以治肾也。补而不至于壅滞，通利而不至于伐正气，峻补命门，使元气得复，则五脏皆安。

【临床应用】

1. **用方要点** 本方是温补肾阳，利水消肿，治疗肾阳不足的常用方剂。临床应用以畏寒肢冷、腰重脚肿、小便不利、舌淡胖嫩而有齿印、苔白滑、脉沉弦为辨证要点。现代药理研究证实，济生肾气丸具有调节膀胱内压力、利尿、减少尿蛋白排出、降低血清尿素氮及肌酐、改善血液流变学、降低血脂中磷脂和胆固醇而抗动脉硬化、增加糖尿病时外周组织对胰岛素的感受性等作用。西医学的肝硬化、肝癌、肝肾综合征、慢性肾炎、前列腺肥大、尿潴留、糖尿病、重症充血性心力衰竭等出现以水肿为主症的疾病，属脾肾阳虚证者均可选用本方治疗。

2. **随症加减** 脾虚腹胀水肿，去利水之剂，专用人参、白术、肉桂、附子，三剂而足胫肿渐消，十余剂而消退。

3. **历代医家应用经验** 本方出自宋代医家严用和的《济生方》，原书所载该方治"肾虚脾弱，腰重脚肿，小便不利，腹胀，喘急，痰盛，已成鼓症，其效如神"。张景岳认为水肿是脾、肺、肾三脏的病变引起的。水为至阴，所以其本在肾；水又可以化于气，所以其标在肺；土克水，所以其制在脾。肺虚则水气化不利，脾气虚则土不制水而水泛，肾虚则水无所主而妄行，以致肌肉浮肿，气喘气急，病标上及脾、肺，病本归于肾。全国名老中医、肝病专家、国际肝病研究协作交流中心特聘学术委员李昌源教授用本方治疗脾肾阳虚型肝硬化腹水，症见腹大胀满，朝宽暮急，脘闷纳呆，神疲肢冷，下肢浮肿，面色萎黄或白，小便短少色青，大便稀溏，舌质淡紫，苔薄白，脉沉细。脾阳虚为主者选用附子理中汤合五苓散；肾阳虚为主者选用济生肾气丸，必要时可与附子理中汤交替使用，酌加琥珀粉、沉香、陈葫芦壳、茵陈等药行气利水。根据文献报道，下列肝胆疾病可用本方化裁治疗：

（1）肝硬化腹水。熟附子（先煎）、牛膝、泽泻、桂枝各 15 克，丹皮、高丽参（另炖）各 10 克，茯苓、熟地、淮山药各 30 克，车前子 20 克，山萸肉 12 克，沉香末（冲）、琥珀末（冲）各 6 克。

（2）血吸虫病晚期，腹水伴肝昏迷先兆。精氨酸静脉注射，1 次/6 小时，同时服中药济生肾气丸，每次 6 粒，日 3 次，以及苏合香丸每日 1 丸。患者肝昏迷临床症状消除及腹水渐退后予吡喹酮 40mg/kg（2 日疗法）进行病原治疗，同时继续服济生肾气丸 2 个月。

【注意事项】 肾阴不足、虚火上炎所致的咽干口燥者忌用。

附子理中丸

【来源】《太平惠民和剂局方》

【组成】丸剂：炮附子、人参、炮干姜、炙甘草、白术各三两（各90克）

汤剂：炮附子5克　干姜5克　人参6克　白术9克　炙甘草6克

【用法】上为细末，炼蜜为丸，每两作十丸。每服一丸（6克），以水一盏，化开，煎至七分，稍热服之，空心食前。（现代用法：中成药按商品说明书上的剂量服用；或每日1剂，水煎煮，分早晚2次温服，用量按原方比例酌情增减）。

【功用】温阳祛寒，补气健脾。

【主治】肝硬化失代偿期，鼓胀之脾胃虚寒较甚或脾肾阳虚证。症见脘腹疼痛，喜温喜按，下利清谷，恶心呕吐，畏寒肢凉，或霍乱吐利转筋，舌淡苔白，脉微或沉细等。

【方解】方中附子辛甘大热，其性善走，善补命门益先天真火以暖脾土，壮元阳助五脏阳气以散寒凝；干姜大辛大热，能走能守，温里散寒，尤长于暖脾胃，为温中散寒之要药。两药相须为用，温中散寒，回阳救逆之力显著增强，共为君药。虚则补之，"补后天之气无如人参"（《医宗金鉴》），故用人参补益脾气，为臣药；脾虚则生湿，白术甘缓苦温，气香芳烈，长于健脾燥湿，为补脾益气之要药，尤善燥脾湿，补脾阳，《珍珠囊》云其"除湿益气，和中补阳"，故用为佐药；再以炙甘草益气补中扶正，调和药性，为使药。五药合用，具有温中祛寒，补益脾肾之功。本方由理中丸加附子一味，名曰附子理中丸，实则变成参附汤、四逆汤、理中丸三方有机组合，不仅增强温中散寒之力，而且具有脾肾之阳同补，回阳救逆之功，药简效宏。

【临床应用】

1. **用方要点**　本方适用于脾胃虚寒之重证或脾肾虚寒者。临床应用以畏寒肢冷，腹痛喜温喜按，下利清谷，舌淡苔白，脉微或沉细为辨证要点。现代药理研究证实，附子理中丸能明显增强小鼠的耐寒能力；对醋酸引起的小鼠腹痛有显著的镇痛作用；对家兔离体肠管的运动状态有双向调节效应；明显拮抗肾上腺素引起的回肠运动抑制和乙酰胆碱引起的回肠痉挛。西医学的病毒性肝硬化、酒精性肝硬化、胆汁性肝硬化、血吸虫病肝硬化、代谢性肝硬化、心源性肝硬化、原因不明的肝硬化或隐源性肝硬化、原发性肝癌、结核性腹膜炎等出现以腹胀如鼓或腹水为主症的疾病，属脾肾阳虚证者均可选用本方治疗。

2. 随症加减 若虚寒甚者，可加肉桂以增强温阳祛寒之力；呕吐甚者，可加生姜、半夏降逆和胃止呕；下利甚者，可加茯苓、白扁豆健脾渗湿止泻；阳虚失血者，可将干姜易为炮姜，加艾叶、灶心土温涩止血；胸痹，可加薤白、桂枝、枳实振奋胸阳，舒畅气机。

3. 历代医家应用经验 本方出自宋代太平惠民和剂局组织编写的《太平惠民和剂局方》，原书记载："治脾胃冷弱，心腹绞痛，呕吐泄利，霍乱转筋，体冷微汗，手足厥寒，心下雷鸣，呕哕不止，饮食不进，及一切沉寒痼冷，并皆治之。"本方是在《伤寒论》理中丸的基础上加用大辛大热之附子而成。程应旄曰："阳之动始于温，温气得而谷精运，谷气升而中气赡，故名曰理中，实以爕理之功予中焦之阳也。"理中丸为温补脾胃，治疗中焦虚寒的要方，加附子则增强温中散寒，回阳救逆之功。根据文献报道，下述肝胆疾病可用本方化裁治疗：

（1）肝硬化腹水。用本方治疗乙型肝炎后肝硬化、酒精性肝硬化、丙型肝炎后肝硬化等。配合综合治疗如卧床休息、高热量高蛋白质和维生素丰富而易消化的食物、限制水钠摄入、利尿、护肝、维持水电解质平衡、必要时输注人血白蛋白等支持及对症治疗。附子理中汤（人参15克、干姜15克、炙甘草15克、白术15克、制附片9克先煎）合五皮散（生姜皮9克、桑白皮9克、橘皮9克、大腹皮9克、茯苓皮9克），每日1剂，每次100毫升，每天3次口服，连用30天。若肝硬化腹水病程长者，附子理中汤可重用白术、加桂枝、茯苓、鳖甲。

（2）慢性胆囊炎。久病患者，前医以抗生素、解痉镇痛药、大柴胡汤多次治疗仍反复发作。此次辨证为脾肾阳虚，在附子理中汤基础上加丹参、炮山甲、延胡索祛瘀通络止痛，加茵陈、酒大黄利胆退黄并制姜附燥烈之性：制附片12克、干姜12克、党参15克、白术12克、甘草6克、茵陈20克、酒大黄12克、丹参20克、炮山甲6克、延胡索9克，三剂，水煎，早晚分服。

（3）胆囊结石。中医辨证为虚寒湿阻，以附子理中汤为基础，可加白芍、延胡索、枳实行气柔肝止痛，加金钱草、郁金、鸡内金消石利胆，加山楂、砂仁消食开胃，或加草豆蔻醒脾助阳而化内凝之寒湿；若久病入络，气血虚弱加当归补血汤以补气血生少火。

（4）肝性血卟啉病。用本方治疗肝性血卟啉病寒凝证，若气滞明显，加木香、枳壳、乌药；若面色少华、气短乏力者，酌加炙黄芪、太子参等。

【注意事项】非脾肾阳虚证慎用；炮附子需先煎，从小剂量开始使用，可根据病情适当增加剂量，若患者服药后出现不适反应则立即停用。

中满分消丸

【来源】《兰室秘藏》

【组成】白术、人参、炙甘草、猪苓、色姜黄各一钱（3克）　茯苓、干姜、砂仁各二钱（6克）　泽泻、橘皮各三钱（9克）　炒知母四钱（12克）　炒黄芩一两二钱（36克）　炒黄连、半夏、炒枳实各五钱（15克）　姜厚朴一两（30克）

【用法】上除茯苓、泽泻、生姜外，共为极细末，入上三味和匀，汤浸蒸饼为丸，如梧桐子大，每服一百丸，焙热，白汤下，食远服。量病人大小加减。（现代用法：上药除猪苓外，共为细粉，再以猪苓煎汤泛丸，如绿豆大，每日2次，每次6~9克，空腹温水服；或每日1剂，水煎煮，分早晚两次温服，用量按原方比例酌情增减）

【功用】行气健脾，泄热利湿。

【主治】肝硬化失代偿期，鼓胀之湿热壅盛证。腹大坚满，脘腹胀急，口苦纳呆，渴不欲饮，呕恶不食，肢体困倦，小便短赤或不利，大便秘结或溏垢，舌苔黄腻，脉弦数或弦滑数。

【方解】本方治证为虚实错杂，湿热互见。故其治疗着重调理中焦运化，宣开气机，恢复升降，分利湿热。方中重用厚朴、枳实，是取厚朴三物汤之意，突出破气开郁，消胀除痞；配以黄芩、黄连，有泻心汤之意，重在苦寒降泄，清热燥湿，以增开结除痞，分消寒热之力。二方均去大黄，以其脾虚而无有形实邪之故。更加半夏，干姜和胃降逆，散结除痞，与黄芩、黄连配伍，一方面辛开苦降以开痞，一方面可制芩、连苦寒碍湿，使无冰伏之弊。茯苓、猪苓、泽泻淡渗利湿，使湿从小便而去；砂仁、橘皮辛苦理气，消滞化湿；姜黄行气活血；知母清热润燥，使燥、利而不伤阴；人参、白术、炙甘草补气健脾，以恢复脾的运化功能。诸药合用，行气健脾，泄热利湿，寓补脾胃于分消解散之中，以行中焦之气机而分化湿热郁滞，使气行湿化，则胀满自除。

【临床应用】

1. **用方要点** 本方行气健脾，泄热利湿，凡湿热壅遏中焦，致中满热胀等症均可使用。临床应用以腹满胀大，心下痞塞，小便不利，舌苔黄腻，脉弦滑数为辨证要点。现代药理研究证实，中满分消具有利尿、降低毛细血管通透性、抑制肾小管对水电解质（特别是钾、钠、氯）的重吸收、促进钠、氯、钾等电解质、尿素和氯化物的排泄、抗脂肪肝等作用。西医学的肝硬化、肝癌、肝肾综合征等疾病，属湿热壅盛证者均可选用本方治疗。

2. **随症加减** 出现黄疸可用本方去人参、白术、甘草、干姜、加茵陈、山栀、大黄、鸡内金等；小便不利者，加滑石；津伤者，去黄芩，加麦冬、玄参、石斛；如因热迫血妄行，引起吐血、衄血、便血可加槐花、地榆、侧柏叶、丹皮、茅根等。

3. **历代医家应用经验** 本方出自金代医家李东垣的《兰室秘藏》。现在多用于腹水的治疗，表现为腹胀大如鼓，移动性浊音阳性，B超证实有腹水，舌苔黄腻，脉滑数。名老中医周凤梧临床多加减运用本方：党参90克，炒白术、陈皮、姜黄、茯苓各60克，炒枳实、厚朴、黄连、黄芩、姜夏各45克，砂仁、生甘草各30克，木香12克，生六曲120克打糊用，制成小丸，连续服用，以健脾行气，泄热利湿，固其本；并用舟车丸加减（制甘遂、醋芫花、醋大戟、木香、厚朴、槟榔、枳壳、陈皮、青皮各9克，黑白丑各15克），制成散剂配合服用，以行气逐水治其标。治疗肝硬化腹水取得较为满意的效果。具体用法：中满分消丸每服9克，每日3次，饭前温开水送服；舟车散晨起空腹用3克，并以大枣10枚（擘）煎浓汤送服。如不泻水，第2天早晨可加量为4.5克；如服3克即能大泻，再服用时则宜减为每次1.8克，大泻之后，再停3天服1次，如腹水已消大半，可间隔5天服1次，以腹水消尽为止。服用本方切不可求急连服，在服此散时，须以大枣煎汤代茶，并吃稀粥或大米稀饭，以护胃气。根据文献报道，下列肝胆疾病可用本方化裁治疗：

（1）肝硬化。由乙、丙型肝炎病毒、酒精、自身免疫性肝炎引起的肝硬化腹水，证属水热蕴结型。口服中满分消丸加减：党参15克，白术15克，甘草6克，茯苓20克，猪苓15克，泽泻15克，黄连6克，知母10克，黄芩10克，枳壳15克，陈皮10克，厚朴15克，法半夏10克，姜黄5克，干姜5克，砂仁10克。热势较重者加连翘15克，半边莲10克；小便赤涩不利者加陈葫芦10克；腹部胀急较甚，大便干结者，去干姜、姜黄，加大黄10克。以上方药日1剂，水煎成200毫升，早晚分2次温服。配合西医常规治疗：护肝（谷胱甘肽，甘草酸苷，多烯磷脂酰胆碱），适当补充白蛋白，血浆，利尿（安体舒通，速尿片），对症治疗如抗感染（头孢噻肟钠），抑酸（泮托拉唑）等治疗。2周为1个疗程。

（2）肝硬化合并自发性细菌性腹膜炎。自发性细菌性腹膜炎（SBP）是肝硬化常见并发症及导致肝硬化患者死亡的主要原因之一。治疗方案：给予静滴头孢噻肟钠2克/次，2~3次/天，配合护肝，予安体舒通、呋噻米利尿，适当补充白蛋白。治疗组在对照组基础上加服中满分消丸：黄芩10克，黄连5克，知母10克，厚朴10克，枳壳10克，法半夏10克，陈皮10克，茯苓15克，猪苓15克，泽泻15克，党参15克，白术10克，姜黄10克，甘草5克。热盛大便干结者加大黄10克；兼脾肾阳虚，大便溏薄者加干姜5~10克；兼肝肾阴虚者加生地黄10克、沙参10克。煎煮取汁300毫升，分装两袋压包，每袋150毫升，1袋/次。温服，2次/天。2组疗程均为14天。

（3）湿热蕴结型腹水。肝硬化、肝癌、结核性腹膜炎所致腹水，辨为湿热蕴结证。予中满分消九加减治疗：黄芩10克，黄连6克，知母10克，厚朴12克，枳壳15克，半夏10克，陈皮6克，茯苓15克，猪苓15克，泽泻10克，桑白皮9克，葶苈子15克，半边莲15克，干姜6克，人参9克，白术12克，炙甘草10克。如热重发黄者，可去人参，干姜，加茵陈；小便不利者加滑石；舌质红绛少津，去黄芩、连翘、桑白皮、葶苈子之苦寒之品，加麦门冬、枸杞子、玄参、石斛、白茅根。肝硬化腹水配合保肝、输白蛋白；肝癌腹水配合抽腹水、输白蛋白、化疗。

【注意事项】非湿热蕴结证者禁用。

胃苓汤

【来源】《世医得效方》

【组成】五苓散（白术、茯苓、泽泻、猪苓，桂枝共为细末）　平胃散（苍术、厚朴、陈皮、炙甘草共为细末）各6~10克

【用法】上二方药末合和，苏子、乌梅煎汤送下，未效，加木香、缩砂仁、白术、丁香煎服。（现代用法：每日1剂，水煎煮，分早晚2次温服，用量按原方比例酌情增减，每日1剂，1日2次）。

【功用】祛湿和中，行气利水。

【主治】肝硬化失代偿期，鼓胀之水停气滞证。症见腹大胀满，按之如囊裹水，脘腹胀满，得热稍舒，面色萎黄或㿠白，颜面微浮，下肢浮肿，精神困倦，怯寒懒动，小便不利，大便溏或泄泻如水，舌苔白腻，脉细缓。

【方解】苍术、白术健脾去湿，益土所以制水，茯苓，猪苓、泽泻皆淡渗利湿之品，桂枝通阳而水湿得化，厚朴、陈皮理气而化痰湿，甘草调诸药而和中。全方辛香温燥，祛其湿滞，理其脾胃，使中运得复，湿化水行，则鼓胀减轻。

【临床应用】

1. **用方要点** 本方主治鼓胀之气滞湿阻证。临床应用以腹大胀满，按之如囊裹水，脘腹胀满，小便少，大便溏，舌苔白腻，脉细缓为辨证要点。现代药理研究证实，五苓散具有双向调节尿液、抗变态反应、降血压、降血脂、抗氧化等作用；平胃散具有保肝、抑菌、促进胃肠蠕动等作用。西医学的病毒性肝硬化、酒精性肝硬化、胆汁性肝硬化、血吸虫病肝硬化、代谢性肝硬化、心源性肝硬化、原因不明的肝硬化或隐源性肝硬化、原发性肝癌、结核性腹膜炎等出现以腹胀如鼓或腹水为主症的疾病，属气滞湿阻证者均可选用本方治疗。

2. **随症加减** 若小便不利，加桂心、车前子助膀胱气化以利小便；脘腹胀满，加砂仁、枳壳以宽中理气；胁肋胀痛，加香附、郁金以理气解郁；怯寒懒动，加附子、干姜以温运脾肾之阳；舌苔白厚而腻，加苍术、厚朴以辛温燥湿；颜面及下肢浮肿，加葶苈、郁李仁以攻逐水邪；大便溏薄，加炒苡仁、白扁豆以渗湿实便。

3. **历代医家应用经验** 本方出自元代医学家危亦林的《世医得效方》，原书记载：本方适用于水湿停聚，困遏脾阳，气化不利，因成鼓胀者。《类证治裁》云："恶心烦闷呕水，由停饮蓄注也，胃苓汤，甚则小胃丹。"根据文献报道，下述肝胆疾病可用本方化裁治疗：

（1）肝炎后肝硬化腹水。给予常规治疗（保肝，利尿、输入白蛋白、限制水钠摄入、抗感染、维持电解质及酸碱平衡等支持与对症处理）的基础上口服胃苓汤加味：炒苍术8克，厚朴8克，炙甘草8克，桂枝6克，白术12克，茯苓12克，猪苓12克，泽泻12克，黄芪30～90克，炒大黄6～12克，丹参12克；加减如下：黑便、呕血加三七粉、藕节炭、仙鹤草；舌质红、口干去桂枝，加北沙参、生地；神昏加菖蒲、郁金、藿香；小便不通加车前子、葱白；腹胀甚者加瞿麦、槟榔、青皮；腹痛拒按，肌肤甲错加赤芍、延胡索；黄疸明显者加茵陈、虎杖。服用方法：上药微火熬煎2次后药水混匀，总量约200毫升，分早、晚2次口服；每日1剂，15天为1个疗程。

（2）血吸虫病肝硬化腹水。湖南汉寿县血吸虫防治办公室将胃苓汤加减方制成丸剂治疗晚期血吸虫病腹水型患者。处方组成：苍术四钱、厚朴三钱、茯苓四钱、泽泻四钱、肉桂五分、青皮四钱、汉防己四钱、杜仲四钱、当归四钱。制法：苍术洗净切片，用米泔水浸12小时，洗净晒干。杜仲刮去粗皮、切片，每斤杜仲用火酒二两焙制干。茯苓去皮，肉桂去粗皮。余味洗净晒干或烘干，与上药共研粗末，水泛为丸，如胡椒子大。每次2粒，每日3次，根据病情加减用量。

（3）急性黄疸型肝炎。胃苓汤和清开灵注射液治疗。方法：清开灵注射液20～40毫升加入10%葡萄糖注射液500毫升内，以每分钟40滴速度静注；口服胃苓汤加减：苍术10克，厚朴10克、陈皮15克、甘草5克、白术15克、猪苓20克、茯苓15克、泽泻25克、茵陈50克，水煎400毫升，每服200毫升，日服2次。

（4）药物性肝损害。胃苓汤加减治疗抗痨药物所致的肝功能损害伴黄疸者。停用抗痨药物；口服胃苓汤加减方：茵陈20～30克、茯苓15克、猪苓15克、泽泻10克、白术10克、桂枝10克、苍术10克、厚朴10克、陈皮10克、干姜10克、附片7克。每日一剂，水煎内服，7天为1疗程。

（5）非酒精性脂肪肝。非酒精性脂肪肝辨为湿浊内停证，症见右胁肋不适或胀闷，形体肥胖，周身困重，倦怠乏力，头晕，胸脘痞闷，恶心纳差，舌淡红苔白腻，脉弦滑。予胃苓汤方：苍术、厚朴、白术、猪苓、泽泻、生姜、红枣各10克，陈皮、甘草、桂枝各5克。随症加减：湿热偏盛者，可加茵陈、黄连；潮热烦躁者，加银柴胡、地骨皮、丹皮；肝区痛甚者，加郁金、延胡索；乏力气短者，加黄芪、太子参、炒白术；食少纳呆者，加山楂、鸡内金、炒谷麦芽；口干舌红少津者，加葛根、玄参、石斛等。每3天服2剂，每天2次，3个月为1个疗程。

【注意事项】非气滞湿阻证慎用。

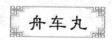

舟车丸

【来源】《景岳全书》

【组成】牵牛子（研末）四两 甘遂（面裹煨）、芫花、大戟（俱醋炒）各一两 大黄二两 青皮、陈皮、木香、槟榔各五钱 轻粉一钱（现代剂量：大戟，甘遂各5~10克，槟榔、牵牛子各6~15克，生大黄、芫花各6~12克，青皮、陈皮各12克，广木香10克）

【用法】共为末，水糊丸如小豆大，空心，温水下，初服五丸，日三服，以快利为度。（现代用法：槟榔、牵牛子、芫花、青皮、陈皮、广木香水煎煮，生大黄后下，取药液后，大戟、甘遂研末冲入）。

【功用】行气逐水。

【主治】肝硬化失代偿期，鼓胀之水饮内停证。症见腹膨胀，按之坚硬，筋露脐突，无心悸，喘息多汗，形虽瘦而目光有神，便秘，食后腹满尤甚，舌黄滑或厚腻，脉象沉弦有力。

【方解】方中重用牵牛子（黑丑），清除三焦气分湿热壅滞；伍于大黄，荡涤胃肠，泻除血分湿热；协同甘遂、大戟、芫花，逐脘腑经络之水，正如张秉成云："水陆并行"。再以青皮破气散结，陈皮理气燥湿，槟榔行气利水，木香调气导滞，寓"气行则水行"之意。少佐轻粉，使诸泻药无微不入，无窍不达。本方泻下逐水之力极为峻猛，其势如顺流之舟，下坡之车，顺势而下，使水湿之邪荡然无存，故曰"舟车丸"。

【临床应用】

1. 用方要点 本方属剧毒性的峻下逐水之剂，适用于体质壮实之患者。临床应用以腹膨胀，按之坚硬，筋露脐突，目光有神，便秘，食后腹满尤甚，舌黄滑或厚腻，脉象沉弦有力为辨证要点。现代药理研究证实，舟车丸具有泻下、利尿等作用。西医学各种原因所致的水肿、腹水，属水邪壅盛之实证者均可选用本方治疗。

2. 随症加减 面目肌肤黄疸明显者加龙胆草、栀子；脘腹胀闷加郁金、枳壳、砂仁；脘胁胀痛可加青皮、延胡索；泄后气虚者加黄芪30克、当归6克；泄利甚者去大黄。

3. 历代医家应用经验 本方是金代医学家刘完素（刘河间）的方，录自明代医家张景岳的《景岳全书·古方八阵》："河间舟车丸治一切水湿蛊腹，痰饮癖积，气血壅满，不得宣通，风热郁痹，走注疼痛及妇人血逆气滞等证"。任继然治肝硬化腹水首辨虚实，虚者症见腹膨胀，按之绵软，面色淡白，心悸，喘息多汗，肌肉瘦削，昏睡懒语，两目无神，泄泻，不思饮食，舌苔淡白,脉象细小。实者症见腹膨胀,按之坚硬,筋露脐突,无心悸,喘息多汗,形虽瘦而目光有神,便秘,食后腹满尤甚,舌黄滑或厚腻,脉象沉弦有力。任老治肝硬化腹水实证者,先予五苓散,无效再予舟车丸。使用方法采取隔一日或隔三日使用,使正气有休复的机会,每服后均得大便五六次,每于下后补土培中,给予大量党参、黄芪、白术、甘草、茯苓、泽泻之品,效果颇好。任老认为舟车丸之逐水是一个积极排除水患的方法,但终非长远之计。若一味的攻下,或下后不去培土以御水,腹水就有可能卷土重来。根据文献报道,下列肝胆疾病可用本方化裁治疗:

(1) 肝硬化。在保肝、补充白蛋白、抗感染、限制水钠摄入量、纠正电解质紊乱等西医综合治疗基础上,口服舟车丸胶囊(黑丑120克,甘遂(面裹煨)、芫花、大戟(俱醋炒)各30克,大黄60克,陈皮、木香、槟榔各15克,轻粉3克,共研末装空心胶囊,每粒含纯药0.3克)峻攻逐水,初服1~2粒,每日1次,清晨空腹温开水送下,若下后病不除明日加服1粒,可加至每日6粒,以快利为度,快利后糜粥自养,2周后改服软坚化瘀的软肝汤治疗:茵陈30克,栀子8克,大黄5克,枳实15克,川朴10克,香附15克,郁金15克,砂仁10克,醋鳖甲10克,内金10克,焦三仙30克,大腹皮10克,猪苓12克,茯苓15克,泽泻10克,甘草3克,三七粉3克(冲服),每日1剂,水煎2次各取150毫升混合、分早晚2次口服,疗程为2~6周。

(2) 血吸虫性肝硬化腹水。症见:腹胀大如鼓,青筋毕露,面黄肌瘦,毛发稀黄,神疲,纳谷不香,溲清,视腹部有绷自索状条,苔薄白,脉细滑。证属脾虚湿蕴挟虫。以理脾消积,化湿祛虫组方:太子参9克,焦白术12克,省头草6克,神曲、炙鸡内金各9克,雷丸、鹤虱、川楝子各6克,炒麦芽12克,海金砂9克,生苡仁根15克,舟车丸(包煎)9克。二诊:服药3剂,下蛔虫成团,鼓胀消,腹软,神佳,纳食增进。拟方益气健脾和胃善后。

(3) 癌性胸腹水。以舟车丸为基础方峻下逐水,研末空装胶囊服或加入复方中煎服。若服后病情不得缓解,则次日更服,并加半量,连服不超过5天,得快下利者,以枣粥自养。每例病人用1~3疗程,治疗同时输液,补充电解质,有低蛋白血症者输入人血白蛋白或血浆,并积极加强支持治疗。对照组:选用顺铂(PDD),方法为尽量放出胸腹水后腔内注射PDD 40mg/m^2,每周1~2次。

【注意事项】 非实证者及老幼孕产体弱者禁用。本方在用量上从小到大,中病即止，并常以汤剂调养以善其后。

调营饮

【来源】《证治准绳》

【组成】莪术、川芎、当归、延胡索、赤芍、瞿麦各10克　大黄、槟榔、陈皮、大腹皮、葶苈子各6克　赤茯苓、桑白皮各15克　细辛2克　官桂5克 白芷10克　甘草5克　生姜3片　大枣7枚

【用法】每日1剂，水煎煮，分早晚2次温服，每日1剂，1日2～3次。

【功用】化瘀行水，通络散结。

【主治】肝硬化失代偿期，鼓胀之肝脾瘀结水留证。症见：脘腹坚满、青筋显露，胁下瘕结如刺，面色晦暗，有血痣，大便色黑，或四肢浮肿，皮肉赤纹，舌紫暗有斑，脉细涩。

【方解】本方所治为瘀血阻络，经络不通，水气内聚之证。因瘀血留滞故见脉络怒张，胁腹刺痛，面色黯黑，皮肉赤纹；瘀血久留，水道不通，"血不利则为水"，故见腹大坚满，按之不陷而硬，口渴而饮水不能下；舌质紫红或有紫斑，脉细涩皆为瘀血阻滞之象。方中川芎、赤芍、大黄、莪术、延胡索、当归活血化瘀利气，为君药；瞿麦、槟榔、葶苈子、赤茯苓、桑白皮、大腹皮、陈皮行气利尿，为臣药；官桂、细辛温经通阳，有助于化瘀利水，为佐药；甘草调和诸药，为使药。诸药相伍，共奏化瘀行水，通络散结之功。

【临床应用】

1. **用方要点**　本方主治瘀血阻滞，水气内聚之证，临床应用以腹大坚满，脉络怒张，胁腹刺痛，面色黯黑，面颈胸臂有血痣，呈丝纹状，手掌赤痕，唇色紫褐，口渴而饮水不能下，大便色黯黑，舌质紫红或有紫斑，脉细涩为辨证要点。现代药理研究证实，方中川芎、当归、茯苓、细辛、葶苈子、桑白皮、官桂、陈皮、白芷可通过强心、扩张外周血管，增加肾脏血流量而达到利尿效果，大黄、瞿麦亦具有明显的利尿作用；当归、茯苓、甘草还具有保肝作用；槟榔碱能兴奋M胆碱受体，使胃肠平滑肌张力升高，增加肠蠕动，并使消化液分泌旺盛，食欲增加；甘草、生姜、大枣也可健胃助消化，有利于各种营养物质的吸收。全方配合，具有强心、扩张外周血管、保肝、利尿、健胃助消化等作用。西医学的肝硬化、腹腔内肿瘤、结核性腹膜炎、胸膜炎等出现以腹水

和胸水为主症的疾病，属瘀水内停证者均可选用本方治疗。

2. **随症加减** 若瘀结明显，加穿山甲、地鳖虫、水蛭、牡蛎；胸胁痞满，舌苔浊腻，痰瘀互结者加郁金、白芥子、法半夏；大便色黯黑可加参三七、侧柏叶；脾大明显时，可加服鳖甲煎丸；若病久体虚，气血不足者，宜佐黄芪、当归等以益气养血。

3. **历代医家应用经验** 本方出自明代医家王肯堂的《证治准绳》。根据文献报道，下列肝胆疾病可用本方化裁治疗：肝硬化失代偿期。在西医保护肝功能、利尿、纠正水、电解质及酸碱失衡、抗感染等对症及支持治疗基础上，口服本方加减：丹参 20 克，赤芍 20 克，川芎 15 克，当归 15 克，莪术 15 克，延胡索、槟榔、瞿麦、葶苈子、赤茯苓、桑白皮各 15 克，大黄、陈皮、大腹皮、白芷各 10 克，细辛、肉桂各 15 克，炙甘草 10 克。每日 1 剂，水煎分 2 次服用。气虚乏力者加党参 15 克；湿热并重见黄疸者加茵陈、金钱草各 30 克；血瘀腹水严重者加三棱 10 克；若阴虚潮热，五心烦热，口干尿赤舌红，加女贞子、石斛各 20 克，龟板（先煎）15 克；如阳虚畏寒，纳少便溏者，加肉桂 3 克，仙茅、仙灵脾各 10 克。

【注意事项】有出血倾向者活血化瘀之品慎用。

鸡胵汤

【来源】《医学衷中参西录》

【组成】生鸡内金去净瓦石糟粕，捣碎，四钱（15 克）　白术三钱（12 克）　生杭芍四钱（15 克）　柴胡二钱（6 克）　广陈皮二钱（6 克）　生姜三钱（9 克）

【用法】每日 1 剂，水煎煮，分早晚 2 次温服，用量按原方比例酌情增减，每日 1 剂，1 日 2 次

【功用】行气、利水、健脾。

【主治】肝硬化失代偿期，鼓胀之气郁证，兼治脾胃虚而且郁，饮食不能运化。

【方解】《内经》谓："诸湿肿满，皆属于脾。"诚以脾也者，与胃相连以膜，能代胃行其津液。且地居中焦（为中焦油膜所包），更能为四旁宣其气化。脾若失其所司，则津液气化凝滞，肿满即随之矣。是鼓胀者，当以理脾胃为主也。西人谓脾体中虚，内多回血管。若其回血管之血因脾病不能流通，瘀

而成丝成块，原非草木之根所能消化。鸡内金为鸡之脾胃，中有瓦石铜铁皆能消化，其善化有形瘀积可知。故能直入脾中，以消回血管之瘀滞。而又以白术之健补脾胃者以驾驭之，则消化之力愈大。柴胡《本经》谓"主肠胃中饮食积聚，能推陈致新"，其能佐鸡内金消瘀可知，且与陈皮并用，一升一降，而气自流通也。用芍药者，因其病虽系气鼓，亦必挟有水气，芍药善利小便，即善行水，且与生姜同用，又用调和营卫，使周身之气化流通也。

【临床应用】

1. **用方要点** 本方侧重于治疗气鼓。临床应用以腹大胀满，如按皮球，不思饮食等为辨证要点。西医学的病毒性肝硬化、酒精性肝硬化、胆汁性肝硬化、血吸虫病肝硬化、代谢性肝硬化、心源性肝硬化、原因不明的肝硬化或隐源性肝硬化、原发性肝癌、结核性腹膜炎等出现以腹胀如鼓或腹水为主症的疾病，属脾虚气郁成鼓证者均可选用本方治疗。

2. **随症加减** 若小便时觉热，且色黄赤者，宜酌加滑石数钱；兼腹水可加泽泻、茯苓、猪苓等；兼黄疸者可加茵陈蒿、白术、山栀子、大黄等；兼胁肋窜痛可加郁金、延胡索等；兼身热口渴、舌红脉数可加黄芩、知母、虎杖等。

3. **历代医家应用经验** 本方出自近代医家张锡纯的《医学衷中参西录》。张锡纯评价此方："夫气鼓本为难治之证，从拟此方之后，连治数证皆效"。其记载医案一则："用此方后治一叟，年六旬，腹胀甚剧。治以此汤剂数剂，其效不速。用黑丑（牵牛子）一钱炒研细，煎此汤送下，两剂大见功效。又去黑丑，再服数剂全愈"。根据文献报道，本方化裁可治疗下述肝胆疾病：

（1）肝脾肿大伴发热。慢性肝病所致的肝脾肿大伴发热。予鸡胵汤加减：生鸡内金20克，于白术15克，生白芍20克，柴胡10克，广陈皮10克，生姜15克，鳖甲30克、白薇15克。

（2）气鼓（结核性腹膜炎）。鸡胵汤加青皮、郁金、鳖甲、白薇。

【注意事项】非脾虚气郁成鼓者慎用。

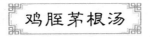

鸡胵茅根汤

【来源】《医学衷中参西录》

【组成】生鸡内金去净瓦石糟粕，轧细五钱（15克） 生白术分量用时斟酌（10～15

克）鲜茅根切细二两（60克）

【用法】先将茅根煎汤数茶盅（不可过煎，一两沸后慢火温至茅根沉水底汤即成）。先用一盅半，加生姜五片，煎鸡内金末，至半盅时，再添茅根汤一盅，七八沸后，澄取清汤（不拘一盅或一盅多）服之。所余之渣，仍用茅根汤煎服。日进一剂，早晚各服药一次。初服小便即多，数日后大便亦多。若至日下二三次，宜减鸡内金一钱，加生白术一钱。又数日，胀见消，大便仍勤，可减鸡内金一钱，加白术一钱。又数日，胀消强半，大便仍勤，可减鸡内金一钱，加白术一钱。如此精心随病机加减，俾其补破之力，适于病体相宜，自能全愈。若无鲜茅根，可用药房中干茅根一两代之。无鲜茅根即可不用生姜。所煎茅根汤，宜当日用尽，煎药后若有余剩，可当茶温饮之。

【功用】利水消鼓，健脾助运。

【主治】肝硬化失代偿期，水鼓、气鼓并病，兼治单腹胀，及单水鼓胀，单气鼓胀。

【方解】鸡内金为鸡之脾胃，中有瓦石铜铁皆能消化，其善化有形瘀积可知。故能直入脾中，以消回血管之瘀滞。茅根最能利水，人所共知。而用于此方，不但取其利水也。《易·系辞》谓："震于植物为萑苇。"茅根中空，其四围爿上且有十余小孔，与萑苇为同类。而春日发生最早，是禀一阳初生之气而上升者也。故凡气之郁而不畅者，茅根皆能畅达之。善利水又善理气，故能佐鸡内金以奏殊功也。加生姜者，恐鲜茅根之性微寒也。且其味辛能理气，其皮又善利水也。继加于术，减鸡内金者，因胀已见消，即当扶正以胜邪，不敢纯用开破之品，致伤其正气也。或疑此方，初次即宜少加于术者。而愚曾经试验，早加白术，固不若如此晚加之有效也。

【临床应用】

1. **用方要点**　本方水鼓、气鼓并治。临床应用以腹大胀满，按之如囊裹水或如按皮球，纳差便溏，小便不利等为辨证要点。西医学的病毒性肝硬化、酒精性肝硬化、胆汁性肝硬化、血吸虫病肝硬化、代谢性肝硬化、心源性肝硬化、原因不明的肝硬化或隐源性肝硬化、原发性肝癌、结核性腹膜炎等出现以腹胀如鼓或腹水为主症的疾病，属脾虚气郁成鼓证者均可选用本方治疗。

2. **随症加减**　若小便时觉热，且色黄赤者，宜酌加滑石数钱；兼腹水可加泽泻、茯苓、猪苓等；兼黄疸者可加茵陈蒿、白术、山栀子、大黄等；兼胁肋窜痛可加郁金、延胡索等；兼身热口渴、舌红脉数可加黄芩、知母、虎杖等。

3. **历代医家应用经验** 本方出自近代医家张锡纯的《医学衷中参西录》。北京中医医院内科主任医师、教授吉良晨认为鼓胀病往往虚实互见，治疗以运脾当先，扶正培本，兼以祛邪。对于肝硬化水湿困脾，水瘀互结证，治以健脾散结，利湿行水，理气化瘀，方用鸡腔茅根汤加减：炒白术 9 克，鸡内金 15克，京三棱 9 克，蓬莪术 9 克，炒槟榔 12 克，杏仁泥 12 克，炒桃仁（打）12克，鲜茅根 30 克。服药 3 剂，腹痛消失，仍有胀感，目暗色黄，上方去槟榔，加绵茵陈 30 克，炒谷、麦芽各 15 克，鲜茅根增至 60 克。根据文献报道，肝硬化腹水以本方为基础方随症加减。

【注意事项】非气鼓及水鼓兼脾虚者慎用。

消水丹

【来源】刘渡舟验方

【组成】甘遂10 克 沉香10 克 琥珀10 克 枳实5 克 麝香0.15 克

【用法】上药共研细末，装入胶囊中，每粒重 0.4 克，每次服 4 粒。晨起空腹用桂枝汤去甘草（桂枝 10 克，白芍 10 克，生姜，肥大枣 20 枚）。煎汤送服。

【功用】攻水消胀。

【主治】肝硬化腹水实证，症见腹胀而按之疼痛，大便不通，小便短赤不利。其人神色不衰，舌苔厚腻，脉来沉实任按。

【方解】消水丹辛香温开，利气导滞，攻逐三焦之水邪。方中甘遂泻水逐饮为攻下峻药，沉香行气降逆，引水下行；琥珀利水化瘀，可入血分；枳实破气消积，行气要药；麝香行气化瘀疏通经络。五药合用攻逐水邪，为泻下峻剂。然利之过猛，恐劫伐脾肾元气，故又合桂枝汤，用桂枝护其阳，芍药护其阴，生姜健胃以防脾气、胃液之创伤，具有"十枣汤"之义。去甘草者，以甘草与甘遂相反之故也。本方驱邪而不伤正，保存了正气，以确保治疗立于不败之地。

【临床应用】本方是北京中医药大学名老中医刘渡舟的验方，载于《首批国家级名老中医效验秘方精选（续集）》。本方用于肝硬化腹水实证，取效速捷。但不可图一时痛快频频滥用，伐伤元气，且须中病即止。

【注意事项】 属脾肾不足，虚中挟实的患者不宜使用。

五参五皮饮

【来源】 魏长春验方

【组成】 丹参、党参、苦参、玄参、沙参、牡丹皮、黄芪皮、地骨皮、青皮各10克

【用法】 每日一剂，水煎分服。

【功用】 益气养阴，养血活血，利水消胀。

【主治】 肝硬化腹水，阴虚气弱、内热水停证。症见腹鼓胀痛，时有潮热，舌深红，脉弦细。

【方解】 证属久病正虚，气血失调，阴虚内热，水邪内停。故方以丹参、丹皮清热活血散瘀；沙参、玄参、丹皮、地骨皮养阴清热；党参、黄芪皮益气健脾扶正；青皮、苦参疏肝化湿。诸药合用，共成扶正祛邪，固本治标之剂。

【临床应用】 阴邪，治多宗温阳、行气，淡渗之法，鲜用阴柔之品。对肝硬化所致腹水的治疗也是如此。魏老一反常规，力倡滋阴利水活血之法，认识独特，用药新奇，每收良效。考本腹水来由，西医认为肝硬化后，肝脏生产蛋白减少，造成低蛋白血症，以致腹水。所以，单纯的利尿非其治也，每配合补充蛋白，以增加机体"摄水"功能。"标本兼治"，方能取效。可见中医的治本与西医补充血浆白蛋白理同，而滋阴生津之品，研究表明多富含蛋白质，故于辨证方药中加入滋阴之品，对提高疗效肯定有所裨益。此外，方中苦参寓意颇深，值得玩味。考《本经》谓其："主心腹结气，癥瘕积聚，黄疸，溺有余沥，逐水除痈肿"既能消癥块，又能逐水邪，且能开结退黄，故最适合于肝炎、肝硬化、肝硬化腹水的治疗。

【注意事项】 休息，勿劳累；限盐，优质蛋白饮食；禁烟酒。

变通斗枣汤

【来源】 陈治恒验方

【组成】 甘遂10克　大枣30~50枚

【用法】 上方加水同煎20~30分钟，去渣、汁，留用大枣。一次食用大

枣 10 枚，若已泻下则不再加服；若未泻下，加服 1 枚，仍未泻下，再加服 1
枚，逐渐递增，以泻为度。

【功用】缓下水饮。

【主治】肝硬化腹水。

【方解】方中甘遂味苦性寒，功擅治水逐饮，通利二便，为逐水之峻药，
大枣甘温质柔，能补脾和胃，益气调营；因其甘缓之性，故能缓和猛药之峻
利，使之祛邪而不伤正。两药相伍，攻逐水饮而不伤正气，健脾培土而不恋
水邪。

【临床应用】成都中医药大学名老中医陈治恒将经方十枣汤变通化裁而成
此方。十枣汤出自东汉著名医家张仲景《伤寒杂病论》，功擅峻逐水饮，为治
疗腹水、胸水之名方。然囿于其毒性和峻烈之性，加之医者多有"不求有功，
但求无过"的思想，历代医家多弃良方而不用，实乃一大憾事。陈老由鉴于
此，折衷变通，弃渣、汁，食大枣，寓泻于补之中，从而改虎狼之剂为安全可
靠、缓泻之方，不失为一个创举。其法可师，其思路亦值得后学揣摩玩味。尽
管本方为一有效稳妥、安全可靠之剂，但总属祛邪伤正之方，故应用时应注意
以下两点：一是腹水消退后需及时随证施治，尤其是注意扶正补虚；二是对体
质虚衰、身体不支者，仍当慎用。

【注意事项】休息，勿劳累；限盐，优质蛋白饮食；禁烟酒。

消癥利水汤

【来源】周信有验方

【组成】柴胡9克　茵陈20克　丹参20克　莪术15克　党参15克　炒白术20克
炙黄芪20克　淫羊藿20克　醋鳖甲30克　五味子15克　大腹皮20克　猪茯苓各
20克　泽泻20克　白茅根20克

【用法】每日 1 剂，水煎煮，分早晚 2 次温服。

【功用】培补脾肾，祛瘀化癥，利水消肿。

【主治】肝硬化代偿失调所出现的水肿鼓胀、肝脾肿大。

【方解】肝硬化腹水的形成，表现"虚"，"瘀"交错的病理特点。一由脾
肾阳虚，水不化津，而致水液潴留，此因虚；一由气血瘀滞，血不循经，津液
外渗，"血不利则为水"而至腹腔积液，此因瘀。故方中重用补益脾肾之淫羊

藿、参、术、芪和活血祛瘀之丹参、莪术等，以达到温阳化津和祛瘀以利水之目的。同时活血散瘀之品亦能改善肝微循环和解除循环障碍，而有消癥散结、回缩肝脾肿大之功效。在此基础上，再用理气利水之大腹皮、猪苓、茯苓、泽泻、白茅根等，更有利于消除鼓胀腹水。方中更用柴胡、茵陈以调达肝气，清利湿毒；鳖甲以软坚消散，五味子以补益肝肾、酸收降酶。如此标本兼顾，各种药效有机结合，共奏消癥利水、恢复肝脏功能之功效。

【临床应用】

1. **随症加减**　肝病虚损严重，肝功障碍，絮浊试验、血清蛋白电泳试验异常，可加培补脾肾之品，白术可增至 40 克，另加仙茅 20 克、女贞子 20 克、鹿角胶 9 克（烊化）。经验证明，重用扶正培本、补益脾肾之品，证候和肝功化验、免疫指标都能得到相应改善，说明扶正补虚是降絮浊和提高血清蛋白的关键。当然，虚与瘀是互为因果的，肝病虚损严重，抵抗力低下，微循环障碍，又能因虚致瘀，导致肝脾肿大，形成癥积肿块。故在扶正补虚的同时尚须重用活血祛瘀之品。对此一般是轻重药并用，加重丹参、赤芍、莪术等药之分量。补虚与怯瘀多是综合运用，不过有时有所侧重罢了。

2. **历代医家应用经验**　根据病毒性肝炎的症状和体征，周氏在临床上一般将其分为湿热未尽、肝郁脾虚、气阴两虚、虚瘀癥积四型。肝硬化代偿失调，肝脾肿大，腹水潴留，属于虚瘀癥积型，突出表现虚瘀交错、虚实夹杂之病理特点。因此，在治疗上，多补虚、祛瘀综合运用，再辅以利水消肿，西医认为，腹水的形成，是由于血浆白蛋白减少，且伴有门脉压力增高，血浆胶体渗透压下降，毛细血管床的滤过压增加，使血管中的水分外渗，形成腹腔积液。这与中医的道理有共同之处。

【注意事项】休息，勿劳累；限盐，优质蛋白饮食；禁烟酒。

苍牛防己汤

【来源】方药中验方

【组成】苍术、白术各 30 克　川怀牛膝各 30 克　防己、大腹皮各 30 克

【用法】上方先用冷水浸泡 2 小时，浸透后煎煮。煎时以水淹没全药为度，细火煎煮二次，首煎 50 分钟，二煎 30 分钟，煎成后两煎混匀总量以 250～300 毫升为宜。一般分 2 次，饭后 2 小时服用。如腹胀甚不能多进饮食，

药后腹满加重者，可少量多次分服，分四五次分服亦可，但须在一日内服完1剂。

【功用】健脾、活血、行水。

【主治】水鼓（肝硬化腹水）。

【方解】方中以苍术、白术补脾燥湿治其本，以川、怀牛膝益血活血，缓肝疏肝以利补脾；以防己、大腹皮行水利尿以治其标。诸药合用，共奏健脾活血利水之效。

【临床应用】北京中国中医研究院西苑医院的名老中医方药中先生临证强调定位、定性，有一套较为完整的论治体系（见于《辨证论治研究七讲》一书），对临床很有指导意义。对于本病的认识，颇为独特。认为其病位在脾；病性为正虚邪实；病机为脾虚肝实，以致水饮内停，气滞血瘀；治疗主张标本同治，扶正祛邪；用药精当，量大力专，收效颇著。

【注意事项】休息，勿劳累；限盐，优质蛋白饮食；禁烟酒。

宽中达郁汤

【来源】章真如验方

【组成】沉香3~6克（研末冲服） 当归10克 白芍10克 柴胡8克 香橼皮10克 晚蚕砂10克 鸡内金10克 茅根30克 川朴10克 鲜葱5茎

【用法】每日1剂，煎2次。

【功用】宽中化气，解郁利水。

【主治】肝硬化腹水。

【方解】方中沉香温经行气解郁；当归、白芍养血柔肝；柴胡、香橼皮、川朴疏肝理气；晚蚕砂燥湿化浊；鸡内金健胃消积；茅根、鲜葱通经利水，诸药合用能疏肝解郁不伤正，化气利水不留邪。

【临床应用】

1. **随症加减** 腹水多加大腹皮，食少有脾虚现象加白术、云苓；肝区痛胀加郁金、川楝子。

2. **历代医家应用经验** 章老临床常用此方治疗不少病例，早期治疗，效果较好，血吸虫病肝硬化腹水收效明显，肝炎后肝硬化腹水，迁延日久，效果较差。

【注意事项】休息，勿劳累；限盐，优质蛋白饮食；禁烟酒。

海藻消臌汤

【来源】张琪验方

【组成】海藻 40 克　二丑各 30 克　木香 15 克　川朴 50 克　槟榔 20 克　人参 15～20 克　茯苓 50 克　白术 25 克

【用法】日 1 剂，水煎分服。

【功用】行气逐水，益气健脾。

【主治】肝硬化腹水。

【方解】方中海藻苦咸寒，苦能泻结，咸可软坚，功擅软坚散结利水；二丑达三焦，走气分，使水湿之邪从二便排出，为逐水之峻药；槟榔降气导滞，利水化湿；木香、川朴宽中理气除湿；人参、白术、茯苓等甘温益气，健脾利水。诸药合用，攻补兼施，标本同治，共奏行气、逐水，软坚，益气健脾之效。

【临床应用】黑龙江省中医研究院名老中医张琪先生认为肝硬化腹水的症结是脾肾亏虚，水瘀互结。治疗的关键是培补脾肾，化瘀利水。而"气为血之帅，血为气之母"，气行则血行，气滞则血瘀，反之亦然。因此，治疗本病不能见血调血、见水利水，尚应调气，方使气行血化、血化水利，互结之水瘀可解。所以，方中伍入大剂槟榔、木香、厚朴，验于临床，确有良效。若弃理气药而不用，则收效不佳。由此足见张氏组方配伍之匠心。

【注意事项】休息，勿劳累；限盐，优质蛋白饮食；禁烟酒。

软肝化癥汤

【来源】李昌源验方

【组成】当归 10 克　泽泻 10 克　鸡内金 10 克　白芍 20 克　淮山药 20 克　丹参 20 克　姜黄 20 克　茵陈 20 克　板蓝根 20 克　茯苓 15 克　三七 6 克

【用法】水煎，日 1 剂，分 3 次服。

【功用】逐水化瘀，补益脾肾，养血疏肝。

【主治】肝硬化腹水。

【方解】贵阳中医学院名老中医李昌源先生认为肝硬化属疑难重症,不仅病情重、病程长,且常伴有严重之并发症。本病本虚标实,虚实夹杂。针对其病变多在血分的特点,临床上采用活血化瘀、行气逐水、疏通经络、调理气机之法以改善肝脏代谢。补脾益肾以固其本,养血疏肝以通脉络;攻补兼施以损其有余而补其不足。根据辨证分型,在基础方上加减化裁,药证合拍,故易收捷效。方中以茯苓、淮山药、鸡内金酌加党参、黄芪、白术益气健脾,利水治本;当归、白芍酌加河车粉滋补肝肾,填精补血;佐以三七、丹参活血化瘀;茵陈、板蓝根、泽泻、二丑逐水以治其标。全方扶正祛邪,对纠正蛋白倒置、肝脾肿大以及促使表面抗原转阴均可收到满意的效果。

【临床应用】

1. 随症加减 上方为基础方,临床辨证分型加减:脾肾阳虚型加太子参、炒白、河车粉;湿热蕴结型去淮山药、白芍,加焦山栀、碧玉散、田基黄、大黄、金钱草,二丑;肝郁气滞型加柴胡、青皮、枳实、川楝子、延胡索;瘀血阻滞型加川芎、炮山甲、鳖甲、二丑、猪苓、泽兰;寒湿困脾型加制附片、厚朴、苍白术;肝肾阴虚型加生地,女贞子、麦冬、山楂;便血、衄血加地榆炭、丹皮、犀角粉;腹水消后加白术、黄芪;神志昏迷加安宫牛黄丸;有黄染者加田基黄、金钱草。

2. 历代医家应用经验 本方为肝硬化本虚标实、虚实夹杂而设。若腹水严重,小便不利者,当佐以醙胀消水丹(见后),并随时注意肝功能及电解质、血氨等情况,以避免伤正。腹水消退后,宜在本方基础上重点温补脾肾,以免反复发作。另外,方中姜黄的运用超出常量数倍应予重视。考《唐本草》谓其:"主心腹结积疰忤,下气破血"《大明》谓其:"治癥瘕血块"等,可见本品对于肝硬化的治疗有其理论根据。现代不少医家如赵绍琴教授等也善用本品治疗肝病,且使用率颇高,似又可说明本品于肝病的恢复有益。

【注意事项】休息,勿劳累;限盐,优质蛋白饮食;禁烟酒。

鼓胀消水丹

【来源】李昌源验方

【组成】甘遂粉、琥珀各10克　枳实15克　沉香10克　麝香0.15克

【用法】上药共研极细末,装入胶囊,每次服4粒,于空腹时用大枣煎汤

送服，间日 1 次。

【功用】行气逐水。

【主治】肝硬化失代偿期。

【方解】肝硬化的病机主要是肝、脾、肾三脏的损伤和功能失调，而导致气滞、血瘀、水停所致。腹水形成是肝硬变进入晚期的标志，是影响气血运行，妨碍脏腑功能的主要因素。本着《内经》关于"先病而后生中满者治其本"、"小大不利治其标"的原则，在辨证论治的基础上，以本方行气逐水，前后分消，水去则经隧通，气血行、诸症即可缓解。故方用甘遂泻腹水而破瘀血为主；辅以枳实破结气而逐停水，沉香降逆气而暖脾肾；佐以琥珀利小便而通经络；麝香，通诸窍而活血滞。上药装入胶囊，枣汤送服，其旨在顾护脾胃，免伤正气。诸药合用，滞气散则腹水消，脏腑气血可望恢复。

【临床应用】本方由逐水、下气、活血诸药组成，虽装入胶囊并由枣汤送服以缓其性，但仍不失为一首峻猛之剂。故应与扶正之剂配合运用，并应中病即止，不可久服。

【注意事项】休息，勿劳累；限盐，优质蛋白饮食；禁烟酒。

温肾理中汤

【来源】李昌源验方

【组成】制附子9克　白术9克　茯苓12克　白芍9克　干姜6克　党参9克　甘草6克　猪苓12克　泽泻12克　枳实9克　沉香9克　三七9克　琥珀9克

【用法】每日 1 剂，水煎 2 次，早晚分服。在内服方药的同时，取甘遂100克，研为细粉，每次用5～10克，以蜂蜜调匀敷于脐上，覆盖2～3层纱布后用胶布固定，每日一换。肚脐下有腹主动脉分支通过，甘遂粉敷脐可迅速穿透吸收而产生逐水效应，使腹水从二便去而无任何毒副作用。

【功用】温肾理中行水，行气活血化瘀。

【主治】适用于以脾肾阳虚为病机重点的腹水证。辨证要点是：腹胀大而形寒肢冷，腰酸足肿，倦怠乏力，口淡不渴，食少便溏，尿少或清长，舌淡嫩、苔白滑，脉沉迟。

【方解】本方由真武汤合理中汤加味组成。以真武汤益火消阴、化气行水，理中汤温运脾阳以安后天之本，加猪苓、泽泻利尿消肿，枳实、沉香降气破滞，三七、琥珀活血行瘀。俾脾肾阳复，气行瘀散，则腹水可除。

【临床应用】肝硬化腹水成因不一，缠绵反复，变化多端，虚实错杂。就疾病整体而言，本虚而标实，本虚乃肝、脾、肾损伤，标实为气、血、水互结。就主证腹水而言，则又以水停为标，气滞血瘀为本。本方用于脾肾阳虚证需配合甘遂粉调蜜外敷，虚实兼顾，标本同治，使腹水从二便出，才能取得满意疗效。

【注意事项】休息，勿劳累；限盐，优质蛋白饮食；禁烟酒。

商陆二丑汤

【来源】董漱六验方

【组成】潞党参15克　焦白术12克　西砂仁4.5克　广木香4.5克　花槟榔10克　江枳壳6克　广陈皮5克　焦六曲12克　云茯苓15克　福泽泻12克　商陆根15克　黑白丑各4.5克　腹水草15克

【用法】每日1剂，水煎煮，分早晚2次温服。

【功用】益气调脾，渗湿行水。

【主治】肝硬化腹水，症见胸痞纳差，脘腹胀满，饮食不化，小溲短少，大便干结，舌淡红，苔薄腻质瘀，脉细濡滑，中医辨证为脾气虚弱、水湿泛滥者。

【方解】方中党参、白术，云苓健脾益气，化水湿；砂仁、木香、槟榔、陈皮、六曲宽中理气；泽泻、二丑、商陆根、腹水草渗湿行水，使腹水由小便外解。诸药合用，共奏培土制水之剂。

【临床应用】

1. **随症加减**　大便通行不畅加生大黄9克（后下）；腹部鼓胀不减加川椒3克，甚则加舟车丸9克（分二次吞服）；胸闷呕吐去黑白丑，加半夏9克，藿香9克；口黏纳呆苔腻去泽泻，加厚朴5克，炙鸡内金9克；小溲不利去枳壳，加车前子（包）15克；大便溏薄、日有多次去槟榔、白丑，加大腹皮9克、香谷芽12克；下肢凹陷性水肿可加陈葫芦皮30克（煎汤代水）。

2. **历代医家应用经验**　本方出自上海第二人民医院的名老中医董漱六。本方系参苓白术散（《和剂局方》）、木香槟榔丸（《儒门事亲》）加减而成。使用本方必须根据临床症状、舌脉为依据，只能暂时应用，注意中病则止，不宜常服久服。

【注意事项】休息，勿劳累；限盐，优质蛋白饮食；禁烟酒。

温阳利水汤

【来源】巴坤杰验方

【组成】熟附子10克（先煎）　紫油桂6克（后下）　潞党参15克　生白术15克
大腹皮12克　广木香10克　上沉香6克（后下）　泽泻15克　猪苓15克　茯苓
15克

【用法】日1剂，水煎分2次服。

【功用】温运肾阳，健益脾气，化气利水。

【主治】晚期肝硬化，慢性肾炎（肾病型）鼓胀、水肿；肝脾肾受损、气
滞水聚，症见：腹胀腹水，尿清短少，足肿便溏，畏寒肢冷，舌质淡紫，脉沉
细虚弦或微。

【方解】鼓胀水肿多本虚标实，虚为肝脾肾功能受损，实属气滞水聚。肾
阳虚、脾气弱，不能温化水湿、气化不行则小便不利形成水肿，脾弱肝虚疏泄
不用则气滞鼓胀，故气水运行障碍求本之治在于温阳。温阳利水汤以温运肾
阳、健益脾气为主法，配伍疏利调节水气运行以达肿退胀消。主药熟附子、肉
桂均辛热，善于补火助阳，益火之源以消阴翳。现已知二药具有强心、增进血
循环、消退细胞水肿、提高体温、促进排尿等功效，为阳虚水肿历用有效之
品。辅药党参、白术健脾燥湿、增强主药助阳化气之力。佐药两组：一组辛香
行气通利三焦，使气行水行。其中木香芳香辛散温通，对脘腹气滞有特效；沉
香行气而温寒暖肾，下气宽中利水见长。一组淡渗分利退肿利水，使蓄贮水液
下排。其中茯苓利水健脾可宁心；泽泻利水性寒能泄浊；猪苓利水作用较强。
本方温阳利水脱胎于真武汤，温化水湿取意于五苓散。

【临床应用】

1. **加减**　心悸怔忡者，红参6克代换党参，加白芍12克；畏寒肢冷不著
者，去熟附子，肉桂剂量可酌减；胀满甚者，去熟附子、潞党参，加槟榔、郁
李仁各10克。

2. **按语**　安徽中医学院的巴坤杰教授以温阳利水汤治肿胀。以舌淡脉沉
微、畏冷便溏为标准，可不论其因属肝、肾、心。对晚期肝硬化、肾病综合

征、心衰性水肿等均可加减应用，能起消胀退肿临床效果。

鳖蒜汤

【来源】万友生验方

【组成】鳖鱼 500 克 独头大蒜 200 克 或鳖甲 30～60 克 大蒜 15～30 克

【用法】以鳖鱼、大蒜水煮烂熟，勿入盐，每日 1 剂，分 3 次（早、午、晚）饮汤食鱼和蒜令尽。或用鳖甲、大蒜为主，辨证配药，每日 1 剂，水煎 2 次，上、下午各服 1 次。

【功用】益肝阴，健脾气，破瘀软坚，行气利水，消食杀虫。

【主治】鼓胀（肝硬化、脾肿大）

【方解】本方鳖甲性味咸寒，功能入肝以育阴潜阳，破瘀软坚；大蒜性味辛温，功能健脾暖胃，辟秽杀虫，行气导滞，破瘀利水。二药一阴一阳，相须相济，能攻能补，合而用之，对肝脾气滞血瘀而又气血不足的寒热虚实错杂之鼓胀有良效。

【临床应用】

1. **加减** 若胁痛甚者，可合四逆散（柴胡、枳实各 10 克，白芍 15～30 克，甘草 5 克）、金铃子散（川楝子、延胡索各 10～15 克）、失笑散（五灵脂、蒲黄各 10～15 克）；若脘痞腹胀纳呆者，酌合枳术丸、保和丸、平胃散、六君子汤。

2. **按语** 江西中医学院万友生教授认为鳖甲在治疗肝病的方药中使用率颇高，应予重视。考鳖乃两栖动物，出入水陆，故能利水、养阴。《本经》谓其"主心腹癥瘕决积……去痞疾息肉"，《大明》谓其"去血气，破癥结"、丹溪谓其"补阴补气"，等等。足见本品于肝病癥积、腹水的治疗有益。

扶正化瘀汤

【来源】陈伯咸验方

【组成】醋柴胡 10 克 杭白芍 15 克 醋香附 10 克 炒枳实 10 克 春砂仁 6 克 云茯苓 10 克 鸡内金 10 克 生黄芪 30 克 全当归 10 克 血丹参 15 克 京赤芍 10 克 桃仁泥 10 克 鳖甲 10 克 冬瓜皮 10 克 炒白术 10 克

【用法】每日1剂，水煎煮，分2次温服。

【功用】疏肝健脾，化瘀软坚。

【主治】肝炎后肝硬化并腹水，症见面色灰滞，肝掌，蜘蛛痣，两胁板滞，脘腹胀满，纳呆乏力，大便无规律，溲少肢肿，蛋白倒置。苔薄白，脉象沉弦等。

【方解】本方首选柴胡配以白芍疏柔肝体，速速复其疏泄之本能；用香附、枳实调气机而为血行打基础；疲乏益甚乃是肝脾气虚血亏之征；取黄芪、当归为补血汤意，重在补肝益中，保护肝脏，促进肝细胞修复，振奋两脏功能，纠正蛋白倒置确为有效；水唯畏土，其制在脾，用砂仁、白术、云茯苓、鸡内金健脾助运消磨积滞，促进腹水流通；丹参、桃仁、赤芍活血行瘀，瘀去新生，以改善肝脾血循环；鳖甲咸寒入肝、脾，功善滋阴强体，软坚散结，试验证实，可抑制结缔组织的增生，提高血浆总蛋白，是治疗肝硬化之圣药；冬瓜皮滋阴清热，利水消肿而不伤正。

【临床应用】

1. **加减** 腹水便溏者加大腹皮，山药；肝区痛者加延胡索；肾虚腰痛者加桑寄生、菟丝子。

2. **按语** 肝炎后肝硬化，先是肝家受邪，久损不愈，疏泄不利，终致气郁血停为瘀。久瘀肝大，形成门脉高压，肝病及脾，失去常运，脾病反及肝。水、气、血互结，肝脾均大而硬化。缘因病致虚，又因虚而致瘀，虚实错杂，治较棘手。既不能峻补，更慎防强攻，过补恐虚不受补而塞滞不堪，强攻则大量水液丧失而伤气败阴，导致水电解质紊乱。本方总的原则是恪守"养正则积自除"的铭训，扶正祛邪，化瘀软坚，恒之缓图而取胜。

柔肝导水汤

【来源】刘绍峻验方

【组成】黄芪30~60克　当归12克　白芍12克　旋覆花10克（包煎）　鸡血藤30克　泽兰15克　川山甲10克　鹿角胶10克（烊化）　桂枝10克　槟榔10~30克　佛手15克　苦参10克　甘草6克

【用法】每日1剂，水煎煮，分早晚两次温服。此药宜泡透，不宜久煎，煮沸后文火再煎煮10分钟即可，二煎文火8分钟即可滤出。两煎混合（约

600ml），200ml/6 小时（空腹糖水送，吸收快，药力均缓，效持久，以利顿挫病势）。

【功用】疏肝柔养，化瘀活络，散结消癥，止痛利水。

【主治】晚期肝癌疼痛及腹水。

【方解】本方以黄芪、当归、白芍为君药，益气补血，柔肝止痛。与鸡血藤等活血化瘀药为臣，有补阳还五汤之意，气催血行。旋覆花善通肝络而行气，引药入络。鸡血藤苦甘性温，既补血又行血。泽兰辛散温通，行而不峻，能疏肝而通血脉，为通调肝脾、治疗大腹水肿的要药。川山甲，虫蚁搜剔，归肝胃经，"善窜、专能行散，通经络，达病所"（《本草从新》）。佛手、槟榔行气宽中，帅瘀血以行。桂枝温经通阳，助气化，配以芍药、甘草以和营。鹿角胶为血肉有情之品，补肝肾，益精血。辛、甘、温群药中反佐苦参，甘苦合化阴气而利小便，小肠水腑，非苦不通。《本草疏经》中记载，苦参"主心腹气结，癥瘕积聚 逐水、消痈肿"。苦参及其生物碱具有较强的抗肿瘤作用，不仅有直接杀伤作用，还能诱导某些肿瘤细胞向正常细胞分化和促进凋亡作用。另外，苦参碱在抗肿瘤的同时，对正常细胞不产生破坏作用，甚至能升高白细胞数，提高机体免疫功能。

【临床应用】

1. **加减** 痛甚加血竭 10 克；呕血去桂枝加人参、赭石，补气固脱；便血加血余炭或田七；血症已现，加童便（蒲辅周说："童便咸寒入血治诸血病不可缺"）。

2. **按语** 晚期肝癌腹水系门静脉高压、门脉血回流受阻、液渗腹腔所致。疼痛乃气滞血瘀，"不通则痛"。疏肝柔养，化瘀活络，散结消癥，疏利三焦，方是从本论治。《素问·灵兰秘典》曰："三焦者，决渎出焉"。若见水利尿，酷利伐肾，会导致脏腑功能紊乱。肾为先天之本，藏精生髓，内寄元阴元阳，对全身各脏腑组织起着推动和温煦作用。主生长发育，主水液。"肾为胃关，司开阖"，对人体的津液疏布和排泄、维持体内津液平衡至为重要。诸利尿药（中、西药）均可抑制肾小管的重吸收，但长期使用对肾脏有损害。肾属水，肝属木，肝肾同源，水生木才有利于肝脏恢复。因此，柔肝导水汤的组方之旨，以辛温化阳、辛香通络、甘温益气生血、疏肝柔养、通调肝脾、疏利三焦为宗旨，以护肾为要，培土在先，相生则，"通"为关键。

第三章　非酒精性脂肪肝

脂肪肝是指由于肝脏本身原因或肝外原因引起的肝细胞内脂肪代谢异常，过量脂肪（主要为甘油三酯）在肝脏内持久沉积所致的疾病。在中国，脂肪性肝病是仅次于病毒性肝炎的第二大肝病，已被公认为隐蔽性肝硬化的常见原因。由于酒精性肝病（见本书"酒精性肝病"篇）包括酒精性脂肪肝，故此篇介绍的是非酒精性脂肪肝。脂肪肝临床表现多样，轻度脂肪肝多无临床症状，有的仅有疲乏感，容易被忽视（因此对肥胖者来说，出现这种不明原因的疲乏感，最好做 B 超以进一步确诊）；中度的脂肪肝病人可有上腹部胀满，食欲下降，进食后上腹部觉胀闷不适或兼嗳气；部分患者晨起刷牙时恶心，甚至出现轻度呕吐症状；约有半数患者可有维生素缺乏的表现，如末梢神经炎、舌炎、口角炎、角膜干燥等；个别患者可伴有闭经和阳痿、重度者则因肝脏的损害而出现食欲不振、疲倦乏力、腹部胀满疼痛、恶心呕吐、肝区或右上腹隐痛、肝脏肿大，或可见重度黄疸，患者可觉明显肝痛，且呕吐咖啡色之胃内容物，神情淡漠，并伴有全身出血倾向，甚至昏迷；极少数患者可发展成肝硬化而出现黄疸、腹水、下肢浮肿等症状；偶可并发肺及脑血管脂肪栓塞，而致患者突然死亡。查体时可见患者因营养不良呈消瘦状，也可呈肥胖状。触诊肝大一般在肋下 3 厘米以内，也有极度肿大者，表面光滑，边缘钝圆，轻或中等硬度，一般无压痛，少数患者可有轻度压痛或叩击痛。脾大极少见，并发肝硬化者可出现蜘蛛痣、脾大及腹水征。

本病可归属于中医"积证"、"胁痛"、"积聚"、"痞满"、"瘀血"、"肝壅"、"痰癖"等范畴。病因病机是因饮食不节，贪逸少劳，情志抑郁，先天禀赋，感受外邪等多种原因导致肝脾肾三脏功能失调，肝失疏泄、脾失健运、肾气亏虚，导致产生湿、痰、瘀血等病理产物停积于肝，发为本病。

中医主要采取辨证治疗，一般分为肝郁气滞、湿热蕴结、脾虚湿盛、气滞血瘀、瘀热互结、肝肾阴虚等证型。肝郁气滞型临床表现为上腹胀痛不适，恶心呃逆，不欲饮食，大便稀，乏力倦怠，舌质淡红苔白厚，脉弦等症状，治疗以疏肝理气、健脾和胃为主。湿热蕴结型临床表现为右上腹疼痛或胀闷不适，口苦口干，厌油腻，恶心纳差，大便黏滞，面黄、小便黄，舌质红苔黄腻，脉弦数或弦滑等症，治疗以疏肝利胆、清热化湿为主；脾虚湿盛型临床表现为上腹部胀闷不适，形体肥胖，气短乏力，面色黄滞，纳差厌油腻，恶心欲吐，口淡无味，大便稀溏或黏滞，小便黄，舌质淡胖边有齿痕苔白厚腻，脉沉无力等症，治疗以健脾益气、祛湿泄浊为主；气滞血瘀型临床表现为肝区胀痛、胸闷不舒、倦怠乏力、善叹息、恶心纳呆，肝脏肿大，舌质暗红或紫暗、苔薄白腻、脉弦细涩等症，治疗以疏肝行气、活血化瘀为主；瘀热互结型临床表现为右上腹刺痛，痛处固定，口干口苦，心烦失眠多梦，大便干，小便深黄，舌质红苔黄，脉弦数而涩等症，治疗以化瘀通络、清肝利胆为主；肝肾阴虚型临床表现为右上腹隐痛不适，头晕耳鸣，腰酸腿软，口干饮水不多，失眠多梦，纳差，大便干，舌质红苔薄少，脉沉细等症，治疗以滋肾柔肝为主。

小陷胸汤

【来源】《伤寒论》

【组成】黄连一两（6克）　半夏洗半升（12克）　瓜蒌实大者一枚（20克）

【用法】上三味，以水六升，先煮瓜蒌，取三升，去滓，内诸药，煮取二升，去滓，分温三服（现代用法：先煮瓜蒌，后纳他药，水煎温服）。

【功用】清热化痰，宽胸散结。

【主治】非酒精性脂肪肝，痰热互结证。症见肝区或右上腹胀满不适，胸脘痞闷，按之则痛，或心胸闷痛，或咳痰黄稠，舌红苔黄腻，脉滑数。

【方解】痰热互结肝胆或心下或胸膈气郁不通，故肝区胀闷不适，胃脘或心胸痞闷，按之则痛。治宜清热涤痰，宽胸散结。方中全瓜蒌甘寒，清热涤痰，宽胸散结，用时先煮，意在"以缓治上"；而通胸膈之痹。臣以黄连苦寒泄热除痞，半夏辛温化痰散结。两者合用，一苦一辛，体现辛开苦降之法；与瓜蒌相伍，润燥相得，是为清热化痰，散结开痞的常用组合。

【临床应用】

1. **用方要点**　本方为治疗痰热结胸的常用方。临床应用以胸脘痞闷，按之则痛，舌红苔黄腻，脉滑数为辨证要点。现代药理研究证实，小陷胸汤具有抗菌、抗炎、祛痰、镇咳、健胃、利胆和抑制应激性溃疡等作用。西医学的脂肪肝、肝炎、肝硬化、肝癌、急性胃炎、胆囊炎、肝炎、冠心病、肺心病、急性支气管炎、胸膜炎、胸膜粘连等疾病，属痰热互结者均可选用本方治疗。

2. **随症加减**　方中加入破气除痞之枳实，可提高疗效。若胁肋闷痛者，加柴胡、郁金、延胡索、川芎等以行气活血止痛；兼肥胖者，加泽泻、丹参、山楂、荷叶等以行气活血消脂；兼便秘者，加厚朴、枳实、决明子、生何首乌行气润肠通便；咳痰黄稠难咯者，可减半夏用量，加胆南星、杏仁、贝母等以清润化痰。

3. **历代医家应用经验**　本方出自汉代医家张仲景的《伤寒论》，本方原治伤寒表证误下，邪热内陷，与痰浊结于心下的小结胸病。中国中医研究院肝病科主任陈立华教授主张用小陷胸汤治疗湿热蕴结之胁痛。根据文献报道，本方化裁可治疗下述肝胆疾病。

（1）非酒精性脂肪肝。以本方加减治疗：黄连、法半夏、瓜蒌仁、楤木、姜黄。每日 1 剂，水煎取汁早晚分服。

（2）非酒精性脂肪肝。证属湿浊痰热结于胸胁，处方：柴胡 10 克，黄芩10 克，法半夏 10 克，黄连 4 克，瓜蒌 15 克，枳实 15 克，茯苓 10 克，泽泻 15克，生山楂 30 克，茵陈 20 克，垂盆草 30 克，丹参 15 克，莪术 10 克，炒莱菔子 15 克，虎杖 15 克，白芍 15 克，甘草 8 克。

（3）肝硬化腹水。证属痰浊结胸，方选小陷胸汤化裁：绵茵陈、白背叶根、虎杖、丹参、鸡骨草、瓜蒌仁、黄芪、党参、山楂各 30 克，茯苓皮 60克，郁金、白术各 15 克，泽泻 24 克，法半夏 12 克，黄连 9 克。

（4）慢性迁延型肝炎。方选小陷胸汤合温胆肠加减：瓜蒌皮 10 克，黄连5 克，法半夏 12 克，竹茹 10 克，枳壳 10 克，广陈皮 8 克，茯苓 25 克，柴胡 8克，郁金 10 克，赤芍、白芍各 10 克。

（5）胆石症。清半夏 12 克，全瓜蒌 12 克，川黄连 10 克，黄芩 12 克，麦门冬 12 克，枳壳 12 克，生白芍 12 克，潞党参 12 克，吴茱萸 5 克，生甘草 6克。胁痛剧者加北柴胡 10 克，广木香 10 克；呕吐甚者加云茯苓 10 克、生姜 8克；大便秘结者加生大黄 10 克；脾虚湿重者加云茯苓 10 克、淮山药 15 克；气虚体弱者加生黄芪 15 克。急性发作期以上方作汤剂内服或用西药消炎解痉，待病情相对缓解后，再以上方 10 倍量焙干研末制成散剂，每日 2 次，每次 10克，连服 3 个月为一疗程。

（6）胆心综合征。茵陈四逆散合小陷胸汤。药物组成茵陈 15～30 克（伴有黄疸者应加重剂量），柴胡 6～10 克，白芍 15 克，甘草 6 克，枳实 20～25

克，瓜蒌壳15～20克，黄连5～10克，法半夏10克，丹参15～30克，薤白10克，川楝子15克，玄胡索30克。每日一剂，水煎煮，分早晚两次温服。胁痛甚（炎症重者）加败酱草30克，纳差者加神曲、山楂各15克，气虚体弱者加人参15～30克。

【注意事项】非痰热互结者慎用。

四逆散

【来源】《伤寒论》

【组成】炙甘草、枳实、柴胡、芍药各十分（各6克）

【用法】上四味，捣筛，白饮和服方寸匕，日三服（现代用法：每日一剂，水煎煮，分早晚两次温服）。

【功用】透邪解郁，疏肝理脾。

【主治】非酒精性脂肪肝，阳郁厥逆证，肝脾气郁证。胁肋胀闷，脘腹疼痛，脉弦或手足不温，或腹痛，或泄利下重，脉弦。

【方解】方中取柴胡入肝胆经升发阳气，疏肝解郁，透邪外出，为君药。白芍敛阴养血柔肝为臣，与柴胡合用，以补养肝血，条达肝气，可使柴胡升散而无耗伤阴血之弊。佐以枳实理气解郁，泄热破结，与柴胡为伍，一升一降，加强舒畅气机之功，并奏升清降浊之效；与白芍相配，又能理气和血，使气血调和。使以甘草，调和诸药，益脾和中。综合四药，共奏透邪解郁，疏肝理脾之效，使邪去郁解，气血调畅，清阳得伸，四逆自愈。原方用白饮（米汤）和服，亦取中气和则阴阳之气自相顺接之意。由于本方有疏肝理脾之功，所以后世常以本方加减治疗肝脾气郁所致胁肋脘腹疼痛诸症。

【临床应用】

1. **用方要点** 本方原治阳郁厥逆证，后世多用作疏肝理脾的基础方。临床应用以胁肋、脘腹疼痛，脉弦为辨证要点。现代药理研究证实，四逆散具有保肝、利胆、调节胃肠、扩张血管、改善血液流变性、降脂、强心、抗心律失常等作用。西医学的脂肪肝、肝炎、肝硬化、肝癌等疾病，属肝胆气郁，肝脾（或胆胃）不和证者均可选用本方治疗。

2. **随症加减** 若咳者，加五味子、干姜以温肺散寒止咳；悸者，加桂枝以温心阳；小便不利者，加茯苓以利小便；腹中痛者，加炮附子以散里寒；泄利下重者，加薤白以通阳散结；气郁甚者，加香附、郁金以理气解郁；有热者，加栀子以清内热。

3. 历代医家应用经验 本方出自汉代医家张仲景的《伤寒论》，原书记载："少阴病，四逆，其人或咳，或悸，或小便不利，或腹中痛，或泄利下重者，四逆散主之。"根据文献报道，本方化裁可治疗下述肝胆疾病：

（1）非酒精性脂肪肝。以本方加减：柴胡 15 克、白芍 15 克、枳壳 15 克、甘草 5 克。胁痛者加郁金 15 克、川楝子 12 克、元胡 10 克；纳差者加生山楂 30 克；便秘者加大黄 10 克、草决明 15 克。脾虚湿盛者加党参 20 克、茯苓 15 克、泽泻 30 克，肝肾阴虚者加生何首乌 15 克；女贞子 20 克，瘀血阻络者加丹参 20 克、三七 10 克；转氨酶升高者加垂盆草 30 克、白背木 30 克。

（2）酒精性脂肪肝。以本方加减：柴胡 10 克，白芍 10 克，枳实 10 克，葛根 20 克，石决明 15 克，制大黄 20 克，生山楂 30 克，鸡内金 10 克，郁金 10 克，泽泻 10 克，何首乌 10 克，丹参 20 克，川芎 10 克，莱菔子 10 克，石菖蒲 15 克，荷叶 10 克，甘草 6 克。加水 400 毫升，煎 30 分钟，取汁 150 毫升，二煎加水 300 毫升、取汁 150 毫升，两煎混合，分 2 次口服，每日 1 剂。

（3）肝癌。四逆散加减，胃纳欠佳，脘腹胀闷者可加焦六曲、麦芽、炙鸡金等健脾助运；胁痛明显加郁金、川楝子、延胡索活血理气止痛；大便溏薄加石榴皮、乌梅炭、白术等健脾止泄；若肝不藏血致出血者，加仙鹤草、血见愁、白及、茜草炭等止血；若肝气郁久化火，加蛇舌草、半枝莲、半边莲、猫人参、三叶青、龙葵等清热解毒。

（4）乙肝病毒携带者。治于四逆散加减：柴胡 12 克，枳实 15 克，白芍 20 克，丹参 25 克，党参 20 克，白花蛇舌草 30 克，甘草 6 克。加减：肝郁气滞加香附、郁金、川楝子各 12 克；脾虚纳差加陈皮 12 克，白术 15 克，炒谷芽、炒麦芽、炒山楂各 30 克，黄芪 30 克；血瘀加香附、郁金各 12 克，川芎、红花各 10 克，桃仁 12 克，鸡血藤 20 克，延胡索 12 克；湿热加龙胆草、木通各 10 克，黄连 5 克，土茯苓 20 克，黄芩、黄柏各 12 克；肝胃阴虚加枸杞子、桑寄生各 20 克，菟丝子 20 克，仙茅、黄精各 12 克，黄芪 30 克；无症状型加贯众 15 克，败酱草 20 克，鸡血藤 20 克，土茯苓、赤茯苓各 15 克，金银花 20 克（以上剂量为成人量，小儿根据病情酌定）。用法：每日 1 剂，水煎分 2 次温服。

（5）慢性肝炎。四逆散加味药：柴胡 6 克，白芍 15 克，枳实 10 克，贯仲

15 克，绵茵陈 10 克，虎杖 10 克，田基黄 15 克，泽兰 10 克，甘草 3 克。肝郁气滞甚者加川楝子、延胡索、香附，脾虚明显加太子参、黄芪，肝火旺者加龙胆草、山栀子，纳呆明显加山楂、麦芽，肝肿大者加三棱、莪术，脾肿大者加鳖甲、牡蛎，瘀血加桃仁、红花，失眠加枣仁、合欢皮，肝区痛者加延胡索、郁金。每日 1 剂，水煎，早晚服。同时每天加用 400 克河蚬煮汤，分次饮用。

（6）肝硬化腹水。以本方加减治疗：柴胡 10 克，白芍 24 ~ 30 克，枳实 10 ~ 15 克，大腹皮 10 ~ 15 克，黄芪 30 克，党参 20 克，白术 10 克，赤小豆 30 ~ 50 克，车前子 15 ~ 30 克，土鳖虫 5 ~ 10 克，水蛭 10 ~ 20 克。口干、舌红、少苔或无苔、脉细数者酌加天冬、龟板、鳖甲、沙参、女贞子；舌边红，脉细数者酌加金钱草、白茅根、白花蛇舌草、半枝莲；腹水和水肿明显，脉细沉弦，偏于实证者酌加甘遂；舌淡胖嫩，脉细弱者，加附子理中汤；牙龈出血、咯血或鼻衄，舌红，脉细数加仙鹤草、白茅根、栀子；合并胸腔积液，脉沉弦者加葶苈子、大枣。每日 1 剂，水煎分 2 次服。疗程均为 2 个月。

（7）酒精性肝病。口服四逆散（白芍 15 克，柴胡 10 克，枳实 6 克，丹参 15 克，姜黄 6 克，郁金 10 克，茯苓 15 克，白术 10 克，白蔻仁 6 克，神曲 10 克，甘草 6 克），每日 1 剂，水煎分早晚 2 次服。

【注意事项】肝血虚，脾胃虚寒者慎用。

二陈汤

【来源】《太平惠民和剂局方》

【组成】半夏汤洗七次、橘红各五两（15 克） 白茯苓三两（9 克） 甘草炙一两半（4.5 克）

【用法】上药㕮咀，每服四钱（12 克），用水一盏，生姜七片，乌梅一个，同煎六分，去滓，热服，不拘时候（现代用法：加生姜 7 片，乌梅 1 个，水煎温服）。

【功用】燥湿化痰，理气和中。

【主治】非酒精性脂肪肝，痰湿蕴结证。肝区或右上腹胀满不适，胸膈痞闷，恶心呕吐，肢体困重，头眩心悸，或咳嗽咯白痰，舌苔白滑或腻，脉滑。

【方解】本方证多由脾失健运，湿无以化，湿聚成痰，郁积而成肝癖。方中半夏辛温性燥，善能燥湿化痰，且又和胃降逆，为君药。橘红为臣，既可理气行滞，又能燥湿化痰。君臣相配，寓意有二：一为等量合用，不仅相辅相成，增强燥湿化痰之力，而且体现治痰先理气，气顺则痰消之意；二为半夏、橘红皆以陈久者良，而无过燥之弊，故方名"二陈"。此为本方燥湿化痰的基本结构。佐以茯苓健脾渗湿，渗湿以助化痰之力，健脾以杜生痰之源。鉴于橘红、茯苓是针对痰因气滞和生痰之源而设，故二药为祛痰剂中理气化痰、健脾渗湿的常用组合。煎加生姜，既能制半夏之毒，又能协助半夏化痰降逆、和胃止呕；复用少许乌梅，收敛肺气，与半夏、橘红相伍，散中兼收，防其燥散伤正之虞，均为佐药。以甘草为佐使，健脾和中，调和诸药。综合本方，结构严谨，散收相合，标本兼顾，燥湿理气祛已生之痰，健脾渗湿杜生痰之源，共奏燥湿化痰，理气和中之功。

【临床应用】

1. 用方要点 本方为燥湿化痰的基础方。临床应用以肝区或右上腹胀满不适，胸膈痞闷，肢体困重，呕恶，舌苔白腻，脉滑为辨证要点。现代药理研究证实，二陈汤具有镇咳祛痰、止呕健胃、抗炎利胆、降脂、抗菌抗溃疡、扩张冠脉等作用。西医学各种原因导致的脂肪肝、慢性肝炎、胆囊炎、慢性支气管炎、慢性胃炎、梅尼埃病、神经性呕吐等疾病，属痰湿蕴结证者均可选用本方治疗。

2. 随症加减 兼湿浊者，可加苍术、厚朴以增燥湿化痰之力；兼郁热者，可加胆星、瓜蒌以清热化痰；偏寒，可加干姜、细辛以温化寒痰；伴眩晕者，可加天麻、僵蚕以化痰熄风；脘胀痞满者，可加莱菔子、麦芽以消食化痰；肝气郁结者，可加香附、青皮、郁金以解郁化痰；重度脂肪肝，可加海藻、昆布、牡蛎以软坚化痰。

3. 历代医家应用经验 本方出自宋代太平惠民和剂局组织编写的《太平惠民和剂局方·治痰饮附咳嗽篇》，原书记载："治痰饮为患，或呕吐恶心，或头眩心悸，或中脘不快或发为寒热，或因食生冷、脾胃不和。"方中半夏、陈皮属六陈之一（六陈指狼毒、枳实、橘皮，半夏、麻黄、吴茱萸等药，以陈久为贵），陈久者温中而无过燥之弊，行气而无峻削之虞，故名二陈汤。正如《成方切用》所言："局方陈皮、半夏，贵其陈久而少燥散之性，故名二陈。"该方由《金匮要略》小半夏加茯苓汤及《备急千金要方》之温胆汤加减化裁而来。二陈汤即小半夏加茯苓汤、温胆汤合方去枳实、竹茹加乌梅衍化而成，原治"痰饮为患，或呕吐恶心，或头眩心悸，或中脘不快，或发为寒热，或饮食生冷、脾胃不和。"以其痰、气兼顾，脾、胃并调，标、本同治，组方合理，而具有燥湿化痰、健脾和胃之功，故后世医家以之为和胃化痰之基础方，湿痰咳嗽之主剂，并加减衍化，通治一切痰证。以咳、痰、呕、痞、悸、眩之症为用方指征。如《济生方》之导痰汤，《奇效良方》之涤痰汤，《景岳全书》之金水六君煎，《医宗金鉴》之加味二陈汤，《三因极一病症方论》之温胆汤，《医学心悟》之半夏白术天麻汤，《证治准绳》之十味温胆汤，《和剂局方》之藿香正气散，《温病条辨》之杏苏散，《丹溪心法》之保和丸等等均由本方加减化裁而成。根据文献报道，本方化裁可治疗下述肝胆疾病。

（1）非酒精性脂肪肝。以二陈汤合桃红四物汤治疗，处方：二陈汤：橘红15克，半夏15克，茯苓9克，甘草5克，川芎6克，赤芍6克，当归9克，红花9克，熟地9克，桃仁12克。

（2）脂肪肝。证属肝郁脾虚，以本方合逍遥散治疗：制半夏9克，陈皮9克，茯苓12克，炙甘草6克，柴胡10克，当归10克，白芍药10克，白术1克，薄荷3克。水煎，每次120毫升，每日2次温服。

（3）慢性乙型肝炎。用加减甘露消毒丹合二陈汤治疗：茵陈30克、黄芩12克、飞滑石30克（包煎）、射干10克、藿香10克、陈皮10克、石菖蒲10克、薄荷8克（后下）、白豆蔻10克、川贝母10克、木通10克、半夏10克、柴胡10克、丹参15克、赤芍30克、茯苓10克、甘草3克，每日1剂，水煎煮，分早晚两次温服，疗程60天。

【注意事项】吐血、消渴、阴虚、燥证、血虚者忌用本方。

参苓白术散

【来源】《太平惠民和剂局方》

【组成】莲子肉（去皮）一斤　薏苡仁一斤　缩砂仁500克　桔梗（炒令深黄色）一斤　白扁豆（姜汁浸，去皮微炒）一斤半　白茯苓二斤　人参（去芦）二斤　甘草（炒）二斤　白术二斤　山药二斤

【用法】上为细末，每服6克，枣汤调下，小儿量岁数加减服。现代用法：水煎分服，每日一剂，按常规量处方，或作丸剂，每服10～15克，日服2～3次，温开水或姜汤下。

【功用】益气健脾，和胃渗湿。

【主治】非酒精性脂肪肝，脾虚湿盛证。症见肝区或右上腹胀满不适，胸脘痞闷，肠鸣泄泻，四肢乏力，饮食不化，形体消瘦，面色萎黄，舌淡苔白腻，脉虚缓。

【方解】方用人参、山药、莲子肉益气健脾为主，辅以白术、茯苓、薏苡仁、扁豆渗湿健脾，以旺后天生化之源，佐以炙甘草益气和中，砂仁和胃醒脾，理气宽胸，更以桔梗为使，用以载药上行，宣肺利气，借肺之布精而养全身。各药合用，补其虚、除其湿，行其滞，调其气，两和脾胃，不热不寒，行中和之职，故诸证自除。本方是在四君子汤基础上加山药、莲子、白扁豆、薏苡仁、砂仁、桔梗而成。两方均有益气健脾之功，但四君子汤以补气为主，为治脾胃气虚的基础方；参苓白术散兼有渗湿行气作用，并有保肺之效，是治疗脾虚湿盛证及体现"培土生金"治法的常用方剂。

【临床应用】

1. **用方要点**　本方是治疗脾虚湿盛证及体现"培土生金"治法的常用方剂。临床应用以肝区或右上腹胀满不适，胸脘痞闷，肠鸣泄泻，饮食不化，形体消瘦，舌淡苔白腻，脉虚缓为辨证要点。现代药理研究证实，参苓白术散具有调节胃肠运动，改善代谢和提高免疫等作用。西医学的脂肪肝、肝炎、肝硬化、肝癌等疾病，属脾虚湿盛证者均可选用本方治疗。

2. **随症加减**　若兼里寒而腹痛者，加干姜、肉桂以温中祛寒止痛。

3. **历代医家应用经验**　本方出自宋代太平惠民和剂局组织编写的《太平惠民和剂局方》，原书记载："脾胃虚弱，饮食不进，多困少力，中满痞噎，心忪气喘，呕吐泄泻及伤寒咳噫。"根据文献报道，本方化裁可治疗下述肝胆疾病：

（1）非酒精性脂肪肝，参苓白术散加减：党参15克、茯苓20克、炒白术15克、炙甘草5克、淮山药15克、莲子肉10克、白扁豆20克、薏苡仁20克、砂仁6克（后下）、山楂10克、泽泻10克、丹参15克、郁金10克。每日1剂，水煎温服，日分2次。

（2）肝硬化腹水。治以参苓白术散加减结合利尿剂；太子参、白术、大腹皮各12克，茯苓、扁豆、泽兰、车前子、猪苓各15克，陈皮、砂仁、薏苡仁、莲子各10克，甘草5克。若有黄疸者加茵陈24克，金钱草15克；有鼻衄及牙龈出血者，加白茅根、茜草各10克；若腹胀甚者加厚朴、枳壳各

10 克。

（3）肝硬化低蛋白血症。治以参苓白术散：人参 10 克，茯苓 30 克，炒白术 30 克，白扁豆 15 克，陈皮 10 克，莲子 6 克，炙甘草 6 克，山药 30 克，砂仁 3 克，薏苡仁 30 克。腹水较多，腹胀明显者加泽泻 10 克，车前草 20 克，大腹皮 30 克；有黄疸者加郁金 12 克，茵陈 30 克；腹泻明显者重用山药，加肉豆蔻 10 克，补骨脂 10 克；舌质红干，阴虚症状明显者加醋鳖甲 15 克，女贞子 10 克，白芍 10 克，枸杞子 15 克；肝性脑病Ⅰ～Ⅱ度者加石菖蒲 15 克，藿香 10 克，佩兰 15 克。有食管胃底静脉曲张者加仙鹤草 20 克，茜草 10 克，海螵蛸 10 克；舌质暗红边有瘀斑者加桃仁 10 克，红花 10 克，丹参 15 克。水煎煮，分早晚 2 次温服，日 1 剂。

（4）慢性肝病腹泻。基本方为：党参 20 克、白术 15 克、扁豆 10 克、陈皮 7.5 克、砂仁 10 克、薏米 15 克、山药 15 克、莲子 10 克、甘草 5 克。每日 1 剂，水煎早晚分服。

（5）慢性乙型肝炎。方用：党参 60 克，白术 30 克，山药 120 克，茯苓 120 克，扁豆 50 克，莲子 80 克，芡实 60 克，薏苡仁 50 克，白芍 50 克，佛手 40 克，三七 30 克，黄芪 60 克。把药物和优质大米按 1∶1 的比例混合进行碾末成粉，过 100 目筛制成药粉。每次用量 50 克药粉（相当于生药 25 克）。

【注意事项】非脾虚湿盛者慎用。

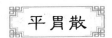

平胃散

【来源】《太平惠民和剂局方》

【组成】苍术（去粗皮，米泔浸二日）五斤（120 克）　厚朴（去粗皮，姜汁制，炒香）、陈皮（去白）各三斤二两（90 克）　甘草（炒）三十两（30 克）

【用法】上为散。每服二钱（6 克），水一中盏，加生姜二片，大枣二枚，同煎至六分，去滓，食前温服（现代用法：共为细末，每服 4～6 克，姜枣煎汤送下；或作汤剂，每日 1 剂，水煎煮，分早晚 2 次温服，用量按原方比例酌减）。

【功用】燥湿运脾，行气和胃。

【主治】非酒精性脂肪肝，湿滞脾胃证。症见脘腹胀满，不思饮食，口淡无味，恶心呕吐，嗳气吞酸，肢体沉重，怠惰嗜卧，常多自利，舌苔白腻而厚，脉缓。

【方解】 方中以苍术为君药，以其辛香苦温，入中焦能燥湿健脾，使湿去则脾运有权，脾健则湿邪得化。湿邪阻碍气机，且气行则湿化，故方中臣以厚朴，本品芳化苦燥，长于行气除满，且可化湿。与苍术相伍，行气以除湿，燥湿以运脾，使滞气得行，湿浊得去。陈皮为佐，理气和胃，燥湿醒脾，以助苍术、厚朴之力。使以甘草，调和诸药，且能益气健脾和中。煎加姜、枣，以生姜温散水湿且能和胃降逆，大枣补脾益气以襄助甘草培土制水之功，姜、枣相合尚能调和脾胃。综合全方，燥湿与行气并用，而以燥湿为主。燥湿以健脾，行气以祛湿，使湿去脾健，气机调畅，脾胃自和。

【临床应用】

1. **用方要点** 本方为治疗湿滞脾胃证之基础方。临床应用以脘腹胀满，舌苔厚腻为辨证要点。现代药理研究证实，平胃散具有健胃助消化，抗溃疡，抗炎，抗病原微生物等作用。西医学的脂肪肝、肝炎、肝癌、胆汁反流性胃炎等疾病，属湿滞脾胃证者均可选用本方治疗。

2. **随症加减** 证属湿热者，宜加黄连、黄芩以清热燥湿；属寒湿者，宜加干姜、草豆蔻以温化寒湿；湿盛泄泻者，宜加茯苓、泽泻以利湿止泻。

3. **历代医家应用经验** 本方出自《简要济众方》，原书主治："治湿淫于内，脾胃不能克制，有积饮痞膈中满者"。根据文献报道，本方化裁可治疗下述肝胆疾病：

（1）脂肪肝。以本方加减治疗：苍白术各 15 克，厚朴 10 克，莱菔子 15 克，陈皮 10 克，丹参 15 克，泽泻 30 克，生黄芪 15 克，生蒲黄 15 克，山楂 30 克，肝区痛加枳实、郁金、玄胡索，恶心呕吐加竹茹、生姜，肝阴虚加女贞子、山茱萸，每日 1 剂，60 天为 1 个疗程。

（2）晚期肝癌。以疏肝平胃散加减：麦谷芽各 10 克，山楂 12 克，茯苓 15 克，枳壳 9 克，鸡内金 9 克，甘草 6 克，白芍 12 克，元胡 10 克，木香 10 克，半夏 10 克，陈皮 10 克，莱菔子 12 克，苍术 10 克，厚朴 10 克。大便干结加大黄、元明粉、虎杖；黄疸、口苦加绵茵陈、土茯苓；小便短赤加白茅根、金钱草。1 日 1 剂，水煎取汁 300 毫升。

（3）胆汁反流性胃炎。用左金丸香砂平胃散治疗：黄连 10 克，吴萸 2 克，香附 15 克，砂仁 10 克，苍术 10 克，陈皮 10 克，甘草 6 克，枳壳 15 克，术香 12 克，藿香 12 克。并随症加减：腹胀甚加厚朴，草果仁；纳差加建曲、麦芽、鸡内金；气短乏力加党参、黄芪或太子参；痛甚加玄胡、川芎；反酸严重加乌贼骨、煅瓦楞子。上药每日 1 剂，水煎煮，分早晚 2 次温服，每次服 150 毫升；分 3 次服，40 天为 1 疗程。

【注意事项】因本方辛苦温燥，阴虚气滞，脾胃虚弱者，不宜使用。

温胆汤

【来源】《三因极一病证方论》

【组成】半夏汤洗七次 竹茹、枳实麸炒，去瓤，各二两（各60克） 陈皮三两（90 克） 甘草炙一两（30 克） 茯苓一两半（45 克）

【用法】上锉为散。每服四大钱（12 克），水一盏半，加生姜五片，大枣一枚，煎七分，去滓，食前服（现代用法：加生姜 5 片，大枣 1 枚，每日 1 剂，水煎煮，分早晚 2 次温服，用量按原方比例酌减）。

【功用】理气化痰，和胃利胆。

【主治】非酒精性脂肪肝，胆郁痰扰证。肝区或右上腹胀满不适，胆怯易惊，头眩心悸，心烦不眠，夜多异梦；或呕恶呃逆，眩晕，癫痫，舌红苔腻，脉弦滑。

【方解】本方证多因素体胆气不足，复由情志不遂，胆失疏泄，气郁生痰，痰浊蕴结于肝，胆胃不和所致。方中半夏辛温，燥湿化痰，和胃止呕，为君药。臣以竹茹，取其甘而微寒，清热化痰，除烦止呕。半夏与竹茹相伍，一温一凉，化痰和胃，止呕除烦之功备；陈皮辛苦温，理气行滞，燥湿化痰；枳实辛苦微寒，降气导滞，消痰除痞。陈皮与枳实相合，亦为一温一凉，而理气化痰之力增。佐以茯苓，健脾渗湿，以杜生痰之源；煎加生姜、大枣调和脾胃，且生姜兼制半夏毒性。以甘草为使，调和诸药。综合全方，半夏、陈皮、生姜偏温，竹茹、枳实偏凉，温凉兼进，令全方不寒不燥，理气化痰以和胃，胃气和降则胆郁得舒，痰浊得去则胆无邪扰，如是则复其宁谧，诸症自愈。温胆汤最早见于《外台秘要》卷 17 引《集验方》，方中生姜四两，半夏二两（洗），橘皮三两，竹茹二两，枳实二枚（炙），甘草一两（炙），治"大病后，虚烦不得眠，此胆寒故也"，全方药性以温为主。至《三因极一病证方论》中所载 3 首同名温胆汤中有两方组成完全相同，均在《集验方》原方基础上加茯苓一两半、大枣一个，生姜减为五片，全方药性即由偏温而归于平和，其主治在"虚烦证治"仍沿袭《外台秘要》之治，在"惊悸证治"项下则为"心胆虚怯，触事易惊，气郁生涎"变生的诸证，但仍沿袭温胆汤。后世医家又在此基础上进行化裁，如加黄连名黄连温胆汤（《六因条辨》卷上）；去姜、枣，易枳实、茯苓为枳壳、赤茯苓，更加青蒿、青子芩、碧玉散，方名蒿芩清胆汤（《重订通俗伤寒论》），功用方向亦随之转为以清胆和胃为主。

【临床应用】

1. **用方要点** 本方为治疗胆郁痰扰所致痞满、呕吐、眩晕、不眠、惊悸、以及癫痫证的常用方。临床应用以肝区或右上腹胀满不适，心烦不寐，眩悸呕恶，苔白腻，脉弦滑为辨证要点。现代药理研究证实，温胆汤具有祛痰，镇静，抗溃疡和镇吐等作用。西医学的脂肪肝、肝炎、肝硬化、肝癌、神经官能症、急慢性胃炎、消化性溃疡、慢性支气管炎、梅尼埃病、更年期综合征、癫痫等疾病，属胆郁痰扰证者均可选用本方治疗。

2. **随症加减** 若心热烦甚者，加黄连、山栀、豆豉以清热除烦；失眠者，加琥珀粉、远志以宁心安神；惊悸者，加珍珠母、生牡蛎、生龙齿以重镇定惊；呕吐呃逆者，酌加苏叶或梗、枇杷叶、旋覆花以降逆止呕；眩晕，可加天麻、钩藤以平肝熄风；癫痫抽搐，可加胆星、钩藤、全蝎以熄风止痉。

3. **历代医家应用经验** 本方出自宋代医家陈无择的《三因极一病证方论》，原书记载："治大病后虚烦不得眠"，后世多有发挥，应用广泛，凡痰热内郁，胆气不和，以致虚烦不得眠，惊悸不安，皆可用之。根据文献报道，本方化裁可治疗下述肝胆疾病：

（1）非酒精性脂肪肝。以本方加减治疗：法半夏20克，枳实12克，泽泻、茯苓各10克，陈皮、山楂、大腹皮、竹茹、神曲、丹参各15克，甘草6克。加减：乏力加黄芪、白术；肝区胀痛加川楝子、延胡索；腹胀加厚朴、香附。每日1剂，水煎分2次服。

（2）酒精性肝病。酒精性脂肪肝属痰湿范畴，治宜祛湿化痰、舒肝利胆、活血化瘀，可用温胆汤加减，用药为半夏、竹茹、枳实、陈皮、甘草、茯苓加茵陈、白蔻仁、杏仁、土茯苓祛湿化痰；柴胡、厚朴、栀子、草决明疏肝利胆；丹参、生山楂、泽兰叶活血化瘀；酒精性肝炎多为湿热挟毒，以清热解毒为治疗大法，可加葛根、黄连、黄芩、茵陈、甘草、大青叶等；酒精性肝硬化中医属癥积、鼓胀之症。治宜理气除胀、活血消癥。可加丹参、郁金、甲珠、木香、厚朴、大腹皮、生姜皮、茯苓、猪苓、泽泻、白术、车前子、王不留行、地龙、三七等治疗。

（3）单纯性脂肪肝。以本方加减：半夏、茯苓、陈皮各 10 克，枳实 15 克，丹参 30 克，泽泻 20 克，草决明 15 克，生山楂 30 克，甘草 6 克。加减：肝气郁滞者加柴胡 10 克、川楝子 15 克、玫瑰花 12 克；脾虚者加山药 10 克、白术 12 克；血瘀者加桃仁 10 克、郁金 15 克、泽兰 10 克；痰湿甚者加苍术 12 克、海藻 12 克、浙贝母 15 克；转氨酶轻度增高者加虎杖、败酱草、大青叶各 15 克。每日 1 剂，水煎，早晚分服，2 个月为 1 个疗程。

（4）药物性肝损伤。以温胆汤加味治疗。药物组成：陈皮 10 克、半夏 10 克、茯苓 10 克、竹茹 10 克、枳实 10 克、生姜 10 克、大枣 5 枚、甘草 5 克、五味子 10 克。加减：腹胀加厚朴、木香；腹痛加延胡索、川楝子；纳差加焦三仙；皮肤巩膜黄染加茵陈。日 1 剂，加水 500 毫升，水煎取汁 300 毫升，早晚分服。

（5）急性黄疸型肝炎。温胆汤（半夏 6 克，竹茹 12 克，枳壳 6 克，陈皮 9 克，甘草 6 克，茯苓 15 克，生姜 5 片，大枣 5 枚），加减：黄疸明显者加茵陈、栀子、赤芍；恶心、呕吐甚者加藿香、苏梗；腹胀明显者加厚朴、砂仁；纳差加焦三仙；肝区痛者加郁金、元胡；肝脾肿大加丹参、夏枯草；苔腻加猪苓、薏苡仁。每日 1 剂，水煎煮，分早晚 2 次温服，日 1 剂，共煎 300 毫升，分早晚 2 次服。配合西药口服维生素类、肌苷片等，静点门冬氨酸钾镁 20 毫升，消化道症状明显者，加能量合剂支持治疗 1 个月。

（6）重症肝炎。对顽固性呕吐用温胆汤：半夏、竹茹、枳实各 15 克，陈皮、甘草各 6 克，茯苓 20 克，生姜 5 片，大枣 5 枚。剧呕、反酸明显加龙骨、牡蛎各 30 克。

【注意事项】非胆郁痰扰证慎用。

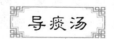

导痰汤

【来源】《济生方》

【组成】半夏四两（120 克） 汤洗七次　天南星一两（30 克），细切，姜汁浸　枳实去瓤一两（30 克）　橘红一两（30 克）　赤茯苓一两（30 克）

【用法】上为粗末。每服三大钱（9 克），水二盏，生姜十片，煎至二盏，去滓，食后温服（现代用法：加生姜 4 片，每日 1 剂，水煎煮，分早晚 2 次温服，用量按原方比例酌减）。

【功用】燥湿祛痰，行气开郁。

【主治】非酒精性脂肪肝，痰食壅盛证。症见头目眩晕，或痰饮壅盛，胸膈痞塞，胸胁胀满，头痛呕逆，喘急痰嗽，涕唾稠黏，坐卧不安，饮食少思。

【方解】方中南星燥湿化痰，祛风散结，枳实下气行痰，共为君药；半夏功专燥湿祛痰，橘红下气消痰，均为臣药，辅助君药加强豁痰顺气之力；茯苓渗湿，甘草和中，为佐使药。全方共奏燥湿化痰，行气开郁之功。气顺则痰自下降，晕厥可除，痞胀得消。

【临床应用】

1. 用方要点　本方为治疗痰浊瘀积的常用方。临床应用以头目眩晕，胁肋胀满，胸膈痞塞，舌苔厚腻，脉滑为辨证要点。现代药理研究证实，肝胆病方面导痰汤具有防治大鼠非酒精性脂肪性肝炎的作用。西医学的脂肪肝、肝炎、肝硬化、肝癌、高血脂、脑梗死等疾病，属痰浊食积证者均可选用本方治疗。

2. 历代医家应用经验　本方出自宋代医家严用和的《济生方》。本方化裁可治疗下述肝胆疾病及相关疾病：

（1）非酒精性脂肪肝：宁波市肝病医院以本方为基础方，并结合辨证分型（湿浊中阻型、脾虚湿滞型、痰瘀互结型、脾肾阳虚型、肝肾阴虚型）用此方加减治疗脂肪肝。基础方：姜半夏10克，青皮、陈皮各10克，茯苓10克，胆南星10克，生姜10克。湿浊中阻型加地龙10克；脾虚湿滞型加黄芪、苍术各10克；痰瘀互结型加丹参、䗪虫各10克；脾肾阳虚型加肉桂5克，白芥子10克；肝肾阴虚型加何首乌20克，山楂10克。以上分别水煎200~300毫升为1日量，等量分2次于上、下午口服。

（2）脂肪肝伴肥胖。陈皮12克，半夏10克，茯苓15克，甘草6克，胆南星12克，枳实10克。加减：大便干结、腹胀满者加大黄（后下）10克，莱菔子18克；肢体肿甚者加大腹皮15克，桑白皮15克；腹胀便溏者加白术20克，山药30克，厚朴15克；尿少肢肿者加泽泻15克，猪苓15克。1剂/天，加水煎取300~500毫升，分3次服，连服1周为1个疗程。

（3）脂肪肝伴高脂血症。本方加减：丹参30克，川芎20克，蒲黄12克，五灵脂12克，山楂30克，陈皮12克，法半夏15克，茯苓15克，枳实12克，胆南星12克，炙甘草3克，生姜10片。加减：兼冠心病加赤芍、降香；兼高血压，阴虚火旺者，加龟板、牡蛎、牛膝、生地、天麻、钩藤、白芍；兼高血压，肝火上炎者，加龙胆草、栀子、黄芩、天麻、钩藤、石决明、赤芍、生地；气虚，加党参、黄芪。

【注意事项】 ①方中半夏用量要重，生姜用量宜轻。②若属痰热为患，半夏宜减量，佐竹茹，甘草宜生用，胆星易南星。用药务必机灵圆活，随证化裁。③本方所治各科疾患疗效较佳，但属风痰为患者，方可投之，否则勿妄施之。④导痰汤为风痰诸疾而设，原则上只治其标，未治其本，只有杜其产生风痰之源以治本，才能获得巩固的最佳效果。

枳实导滞丸

【来源】《内外伤辨惑论》

【组成】 大黄一两（30克）　枳实麸炒　神曲炒，各五钱（各15克）　茯苓去皮　黄芩去腐　黄连拣净　白术各三钱（各9克）　泽泻二钱（6克）

【用法】 上为细末，汤浸蒸饼为丸，如梧桐子大，每服五十至七十丸，温开水送下，食远，量虚实加减服之（现代用法：共为细末，水泛小丸，每服6~9克，温开水送下，每日2次）。

【功用】 消导化积，清热利湿。

【主治】 非酒精性脂肪肝，湿热食积证。症见肝区或右上腹胀满不适，下痢泄泻，或大便秘结，小便短赤，舌苔黄腻，脉沉有力。

【方解】 本方证因湿热食滞，内阻胃肠所致。湿热饮食积滞内停，气机壅塞，故见脘腹胀满疼痛。方中以苦寒之大黄为君，攻积泻热，使积热从大便而下。以苦辛微寒之枳实为臣，行气消积，除脘腹之胀满。佐以苦寒之黄连、黄芩清热燥湿，又可厚肠止痢；茯苓、泽泻甘淡，渗利水湿而止泻；白术甘苦性温，健脾燥湿，使攻积而不伤正；神曲甘辛性温，消食化滞，使食消则脾胃和。诸药相伍，积去食消，湿去热清，诸症自解。此方用于湿热食滞之泄泻、下痢，亦属"通因通用"之法。

【临床应用】

1. 用方要点 本方为治疗湿热食积，内阻胃肠证的常用方。临床应用以肝区或右上腹胀不适，大便失常，苔黄腻，脉沉有力为辨证要点。现代药理研究证实，枳实导滞丸具有助消化，调整胃肠道机能，利胆，抑菌等作用。西医学的脂肪肝，属湿热食积证者均可选用本方治疗。

2. 随症加减 腹胀满较甚，里急后重者，可加木香、槟榔等以助理气导滞之功。

3. 历代医家应用经验 本方出自金代医家李东垣的《内外伤辨惑论》，原书载："治伤湿热之物，不得施化而作痞满，闷乱不安。"根据文献报道，本方化裁可治疗下述肝胆疾病：脂肪肝。以枳实导滞丸加味治疗。方药组成：生大黄 9 克，枳实 9 克，神曲 15 克，白茯苓 12 克，黄芩 7 克，黄连 2 克，白术 15 克，泽泻 12 克，山楂 15 克，柴胡 9 克，苍术 13 克。每日 1 剂水煎，分 2 次温服，每服 13 天休息 2 天。疗程为 2 个半月，治疗期间要求患者戒酒、低脂饮食。

【注意事项】 泄泻无积滞及孕妇均不宜使用。

越鞠丸

【来源】 《丹溪心法》

【组成】 香附　川芎　苍术　栀子　神曲各等份（各 6～10 克）

【用法】 上为末，水丸如绿豆大（原书未著用法用量。现代用法：水丸，每服 6～9 克，温开水送服。亦可按参考用量比例作汤剂煎服）。

【功用】 行气解郁。

【主治】 非酒精性脂肪肝，六郁证。症见肝区或右上腹胀满不适，胸膈痞闷，脘腹胀痛，嗳腐吞酸，恶心呕吐，饮食不消。

【方解】 方中香附辛香入肝，行气解郁为君药，以治气郁；川芎辛温入肝胆，为血中气药，既可活血祛瘀治血郁，又可助香附行气解郁；栀子苦寒清热泻火，以治火郁；苍术辛苦性温，燥湿运脾，以治湿郁；神曲味甘性温入脾胃，消食导滞，以治食郁，四药共为臣佐。因痰郁乃气滞湿聚而成，若气行湿化，则痰郁随之而解，故方中不另用治痰之品，此亦治病求本之意。本方的配伍特点在于以五药治六郁，贵在治病求本；诸法并举，重在调理气机。

【临床应用】

1. 用方要点 本方是主治气血痰火湿食"六郁"的代表方。临床应用以肝区或右上腹胀满不适，胸膈痞闷，脘腹胀痛，饮食不消等为辨证要点。现代药理研究证实，越鞠丸具有保肝利胆、调节胃肠道功能、抗抑郁、降脂、解热、抑制病原微生物等作用。西医学的脂肪肝、肝炎、肝硬化、胆囊炎、胆道感染等疾病，属六郁证者均可选用本方治疗。

2. 随症加减　若气郁偏重者，可重用香附，酌加木香、枳壳、厚朴等以助行气解郁；血郁偏重者，重用川芎，酌加桃仁、赤芍、红花等以助活血祛瘀；湿郁偏重者，重用苍术，酌加茯苓、泽泻以助利湿；食郁偏重者，重用神曲，酌加山楂、麦芽以助消食；火郁偏重者，重用山栀，酌加黄芩、黄连以助清热泻火；痰郁偏重者，酌加半夏、瓜蒌以助祛痰。

3. 历代医家应用经验　本方出自元代医家朱丹溪的《丹溪心法》，丹溪立方原义："凡郁皆在中焦"，其治重在调理中焦而升降气机。然临证难得六郁并见，宜"得古人之意而不泥古人之方"，应视何郁为主而调整其君药并加味运用，使方证相符，切中病机。根据文献报道，本方化裁可治疗下述肝胆疾病：

（1）脂肪肝。以越鞠丸为主化裁。药物：苍术15克，神曲20克，栀子10克，川芎20克，香附10克。腹胀者加炒莱菔子20克；肝肿大者加延胡索10克，丹参30克；舌苔黄厚腻者加茵陈30克。每日1剂，浓煎2次，浓缩合并为500毫升，分早、晚2次服。

（2）乙型肝炎肝纤维化。药物组成：苍术、栀子、川芎、甘草各5克，香附、神曲、丹参、鳖甲、焦楂各10克，郁金、茵陈各15克。制成中药口服液，2次/天，早晚口服。

（3）慢性病毒性乙型肝炎。证属湿热蕴结，肝脾失调，症见肝区或有胀痛，胸脘痞闷，腹胀，身目均黄，黄色鲜明，尿短赤，不思食，疲乏口苦，苔腻，或有发热，脉濡数，以本方加减治疗：苍术9克，香附12克，川芎9克，神曲9克，栀子9克，茵陈30克，薏苡仁30克，车前子20克（另包），茯苓20克，肉桂3克。（每日1剂，水煎煮，分早晚2次温服）加减，湿热重者酌加黄连，黄芩，龙胆草；大便秘结者酌加炙大黄；肝区疼痛者酌加金铃子，延胡索，或加郁金；消化不良者酌加鸡内金，砂仁。

（4）急性病毒性肝炎。方用越鞠丸加减：苍术、川芎、神曲、栀子各10克，香附12克，茵陈、薏苡仁、茯苓、板蓝根各30克，车前子15克，川楝子10克，鸡内金、砂仁各5克。

（5）急性胆系感染。以越鞠丸加减治疗：川芎10克，炒苍术10克，香附10克，炒山栀10克，易神曲为沉香曲10克。每日1剂煎服。加减：脘腹绞痛拒按，墨菲征阳性，大便干结者，加枳实 15 克，大黄 10 克，芒硝适量冲服。胁肋胀满，胸闷嗳气者加广郁金 10 克，炒枳实 10 克，炒赤白芍各 15 克，川芎加至 20 克。有黄疸者加茵陈 20 克，广郁金 20 克，金钱草 20 克。

（6）慢性胆囊炎。证属肝气犯胃、肝胃不和型，症见胃脘胀闷，攻撑作痛、脘痛连胁、嗳气频作，大便不爽，每因情志因素而痛作，苔薄白、脉沉弦，治拟疏肝理气和胃，方用柴胡疏肝散合越鞠丸加减。

【注意事项】忌生冷及油腻难消化的食物。服药期间要保持情绪乐观，切忌生气恼怒。

六君子汤

【来源】《医学正传》

【组成】人参去芦、白术、茯苓去皮（各9克） 甘草炙（6克） 陈皮一钱（3克） 半夏一钱五分（4.5g）

【用法】上为细末，作一服，加大枣二枚，生姜三片，新汲每日一剂，水煎煮，分早晚两次温服。

【功用】益气健脾，燥湿化痰。

【主治】非酒精性脂肪肝，脾胃气虚兼痰湿证。症见肝区或右上腹胀满不适，食少便溏，胸脘痞闷，呕逆等。

【方解】方中党参、炒白术甘温益气、健脾燥湿；茯苓甘淡健脾利湿；陈皮、法半夏苦温燥湿、理气化痰；甘草、生姜、大枣补脾和中调和诸药。全方共奏健脾益气、和胃止痛、燥湿化痰的功效。

【临床应用】

1. **用方要点** 本方为治疗脾虚湿盛的常用方。临床应用以肝区或右上腹胀满不适，食少便溏，胸脘痞闷，呕逆为辨证要点。现代药理研究证实，六君子汤具有保肝、调节血脂、保护胃黏膜、促进胃排空、抑制小肠过快蠕动等作用。西医学的脂肪肝、肝炎、肝硬化、肝癌、慢性胃炎等疾病，属脾虚痰湿内蕴证者均可选用本方治疗。

2. **随症加减** 湿浊（热）痞阻者酌加藿香、佩兰、苍术、黄芩、黄连等，饮食积滞者酌加山楂、神曲、麦芽、莱菔子等，脾胃虚寒者酌加干姜、肉桂、吴茱萸：中气下陷者酌加黄芪、升麻等，气滞甚者酌加香附、沉香、槟榔、青皮等，胃阴不足者酌加玉竹、石斛、沙参、麦冬、生地黄等，血瘀者酌加丹参、延胡索、三七、莪术。

3. 历代医家应用经验　本方出自明代医家虞抟的《医学正传》，由四君子汤加陈皮、半夏组成。《医方考》记载：壮者气行则愈，怯者着而成病。东南之土卑湿，人人有痰，然而不病者，气壮足以行其痰也。若中气一虚，则不足以运痰而痰证见矣。根据脂肪肝形成的病因病机，上海中医药大学王灵台教授提出疏肝健脾、调理中州乃治疗脂肪肝之大法。脂肪肝患者大多存在本虚标实的病理基础，本虚是指脾胃虚弱，不能健运，标实是指痰浊阻络，气机失畅。因此治疗要依据病机所在同时结合脏腑的生理和病理特点进行调治，脾胃同处中州，脾主升胃主降，脾喜燥胃喜润，治疗宜健脾化痰，调理枢机。王师常用处方为：党参，茯苓，青皮，半夏，白术，白芍，泽泻，丹参，决明子，生山楂，瓜蒌，莱菔子，制大黄。方中以六君子汤为基本方，健脾固本，化湿祛痰；丹参、山楂活血化瘀；泽泻利小便、泻肾浊，所谓治湿必利其小便；制大黄通腑畅中；决明子清肝润肠；莱菔子消食化积，降气化痰，《日华子本草》谓其能"吐风痰、消肿毒"。造成脂肪肝的"痰"有有形之痰和无形之痰之分，有形之痰产于脾，储于肺，常见患者形盛体胖，晨起喉中咯痰，治宜健脾泄浊；无形之痰流窜经络，阻遏气机，常见患者情志失畅，两胁不舒，治宜健脾助运，调理气机。王师从现代药理研究角度考虑：丹参可降低肝脏脂类，特别是降低三酰甘油含量，并能促进脂肪在肝内氧化，还可扩张血管，改善微循环，增加肝脏血流量，以及降低黏稠度，能有效增减及逆转肝细胞及脂肪变性，促进病情改善和恢复。泽泻能够抑制外源性胆固醇、三酰甘油的吸收与内源性胆固醇、三酰甘油的合成，并能影响血脂的分布、运转与清除。生山楂有扩张血管、降低胆固醇、增加胃液分泌、促进脂肪消化的作用；草决明、大黄具有降脂、抑脂作用，尤其草决明能够降低胆固醇和低密度脂蛋白，对防治高血压和血管硬化具有较好疗效。脂肪肝形成的病因较为复杂，在临证辨治中，王师嘱咐一定要根据患者的具体情况灵活用药，注重辨病和辨证相结合，遵循循证医学原则，根据不同原因予以最恰当的治疗，要借助西医的有效手段，"扬长避短、综合治疗"。如患者因慢性乙型肝炎等病毒所致者，应在适宜的时机积极抗病毒，治疗原发疾病；如为药物引起者要停用或改用其他相关药物；脂肪肝患者宜戒除烟酒，减轻对肝脏的损伤。根据病程长短予以不同治疗，病情缓解期，肝功能正常，治疗重在健脾理气，治本为先；如果病情较急，肝功能异常，胁痛明显，则要在健脾化痰的同时清肝解毒，理气止痛，标本兼治，常可酌加虎杖、郁金、五味子、延胡索等；脂肪肝形成的病理基础是脂质在肝组织中的堆积，因此对血脂高的患者应根据病情选择合适的降脂药，有胰岛素抵抗的患者还要进行针对性治疗，在中药的运用上，常以丹参、广郁金、当归等理气活血，必要时中西药合用，避免病情进一步发展。如有便秘应润肠通腑，但不可峻下，予制大黄、甜苁蓉、制何首乌、全瓜蒌等润肠通腑；肾阳虚者可予巴戟天、菟丝子，肾阴虚则加生地、枸杞、女贞子等。在药物配伍上，常以柴胡和枳壳相伍，柴胡入肝脾，主升而理气醒脾，枳壳入胃肠，主降而通胃腑，一升一降，为调理脾胃枢机之要药；连翘、莱菔子同用，连翘清热解毒，"散诸经血凝、气聚"，莱菔子降气化痰，朱震亨说："莱菔子治痰，有推墙倒壁之功。"《本草纲目》云："莱菔子之功，长于利气。生能升，熟能降，升则吐风痰……降则定痰喘……皆是利气之效。"脂肪肝患者虽有形盛者，但多消化功能失健，以致脂质吸收和运化异常，故常在处方中酌加鸡内金、谷麦芽等消食化积，助脾运化。王师认为，对脂肪肝患者的调护亦非常重要，"三分治疗，七分调养"是脂肪肝的防治原则，要"未病先防、已病防变"，每次临诊，王师总不忘谆谆善诱指导患者务必洁身善爱，注意养生，肥胖者要控制体重，尤以忌烟酒油腻、畅情志、少食辛辣、勿进海鲜发物、适宜休息为重。同时还要控制体重、调畅情志、适当运动、劳逸结合、补充必要的营养物质。现代社会生活节奏加快，人们的精神压力也在不断增强，王师认为更要提倡养生之道，《素问·上古天真论》云："法于阴阳，和于术数，食饮有节，起居有常，不妄作劳，故能形与神俱，而尽终其天年。"王灵台秉承经典，发皇古意，提出"一心（平常心）、二度（适度、衡度）、三乐（知足常乐、自得其乐、助人为乐）、四和（自然、社会、人际、自我）、五术（心、性、食、药、动）"的养生之道。根据文献报道，本方化裁可治疗下述肝胆疾病：

（1）非酒精性脂肪肝。证属肝郁脾虚，以本方加减治疗：党参 15 克，白术 15 克，茯苓 30 克，木香 6 克，砂仁 9 克，陈皮 12 克，青皮 12 克，半夏 12 克，柴胡 12 克，郁金 12 克，炙甘草 9 克。

（2）肝癌术后。对于原发性肝癌介入术后栓塞综合征有明显疗效，处方：人参 10 克，白术、茯苓、陈皮各 9 克，法半夏 12 克，甘草 6 克。随症加减：疼痛者加佛手、郁金、川楝子、延胡索各 10 克；恶心呕吐者加吴茱萸 6 克，生姜、大枣各 12 克；发热者加石膏 15 克，知母、柴胡各 9 克。每天 1 剂，至少服 1 周。

（3）慢性乙型肝炎。柴芍六君子汤联合拉米夫定治疗肝郁脾虚型乙肝。

（4）肝纤维化。方选柴芍六君子汤加减：党参 15 ~ 30 克，白术 15 ~ 60 克，茯苓 15 ~ 30 克，炙甘草 5 克，柴胡 12 克，赤芍 30 克，陈皮 10 克，姜半夏 15 克，鳖甲（先煎）20 克，丹参 30 克，生麦芽 12 克随症加减：兼见鼻齿衄血或见肝掌、蜘蛛痣，五心烦热，舌红少苔脉细数属阴虚络阻者，加枸杞 15 克，玉竹 15 克，毛冬青 12 克，地龙 6 克；脾大者，加三棱 12 克，莪术 10 克，黄芪 20 克；口苦、口黏有湿热稽留者，加茵陈、栀子；上药加水煎汁 400 毫升，分 2 ~ 3 次温服，每日一剂。

（5）肝硬化腹水。证属脾虚气滞，症见腹胀满，右胁下疼痛或胀满不适等，治以香砂六君子汤，药用：人参 15 克，白术 25 克，茯苓 30 克，炙甘草 15 克，白芍 30 克，半夏 15 克，陈皮、香附各 20 克，砂仁 15 克，川楝子、厚朴各 20 克。每日 1 剂，水煎 2 次，合而分匀，早晚饭后服用。

【注意事项】真阴亏损者忌用。

青碧散

【来源】关幼波验方

【组成】青黛 10 克（包）　明矾 3 克　草决明 15 克　生山楂 15 克　醋柴胡 10 克　郁金 10 克　丹参 12 克　泽兰 12 克　六一散 15 克（包）

【用法】每日 1 剂，水煎煮，分早晚两次温服，日 1 剂，或共研细末，装一号胶囊，每次饭后服 1 粒，每日 2 ~ 3 次。

【功用】祛湿化痰、疏肝利胆、活血化瘀。

【主治】肝炎后肝脂肪性变。临床以肝炎恢复期由于过度强调营养所致短期内体重迅速增加，食欲亢进，仍极度疲乏，不耐劳作，大便不调（次数多、不成形、不畅通），舌质暗，苔白，脉沉滑为特征。

【方解】方中青黛、明矾除湿、清肝、退黄；青黛配六一散专治暑热痰湿；明矾配郁金即"白金丸"擅祛风痰。又明矾味酸入肝，燥湿祛痰，早在汉代仲景就创"硝石矾石散"方治黑疸，取其消瘀痰除湿浊的作用。青黛入肝清热凉血，配合郁金、柴胡疏肝，更能加强利胆之功。草决明清肝热，生山楂祛瘀消积化脂。丹参与泽兰相配调肝脾化瘀血，寓养血于活血之中。诸药合用，共收化痰、活血、清利肝胆之效。

【临床应用】

1. **随症加减** 若见有肝热，头晕目眩（血压常波动或一直偏高者），属于实证者加苦丁茶、生槐米；血压显著升高并伴有头痛者，加生石膏；若属大肠湿热，大便粘滞不畅者，加川军、瓜蒌、白头翁、秦皮、焦四仙；若见明显乏力，动则气短汗出，面肢浮肿，证属脾虚气弱者，加葛根、党参、苍术、玉米须、泽泻；若见失眠，腰膝酸软，劳累后肝区疼痛加重，证属阴虚血亏者，加何首乌、黄精、枸杞子等。

2. **历代医家应用经验** 肝炎后肝脂肪性变，系肝炎后脂肪代谢紊乱、中性脂肪在肝细胞内堆积而成。检查：肝脏可增大。血清胆固醇多数偏高，谷丙转氨酶和麝浊均呈轻度或中度增高。关老在中医所谓："肥人多湿"，"体胖多痰"的启发下，结合患者苔白腻，舌质暗，脉弦滑等痰湿阻络之征，认为本病证属湿热凝痰、痰阻血络，从"痰湿"论治。立论新颖，用药准确，故收效满意。

【注意事项】膳食平衡：低脂、低盐、优质蛋白质、多蔬果、丰富维生素、适当运动、合理减肥、戒酒烟。

清肝化滞汤

【来源】陈伯咸方

【组成】醋柴胡10克　杭白芍15克　金钱草10克　浙贝母10克　鸡内金10克　云茯苓10克　小枳实10克　广郁金10克　莱菔子10克　醋香附10克　血丹参15克　生黄芪30克　生山楂片10克　干荷叶10克　广陈皮10克

【用法】每日1剂，水煎煮，分早晚2次温服。

【功用】疏利肝胆，悦脾化滞。

【主治】脂肪肝，肝胆郁热，脾虚失运，痰浊滞留证。症见胁肋胀痛，口苦纳少，脘胀体倦，便秘或便溏。苔白腻，脉弦细滑等。

【方解】柴胡辛苦微寒，为疏胆畅胆之要药，并引诸药以肝经为通道直达病所，研究证实，该药放松胆管括约肌，促进胆汁排泄，降脂作用显著，故《神农本草经》将其列入"推陈致新，久服轻身"之上品。白芍味苦性凉，善养血柔肝，与柴胡相合，疏养并举，久用全无劫阴之嫌；胆为清净之府，性喜清凉而恶浊热；金钱草性味苦平，与胆气相求，清利肝胆，廓清湿浊而澄源清流；浙贝入肝清脂散结，入肺肃降，以助大肠推荡之力，促进代谢则浊脂无以内存之机，莱菔子、郁金、枳实、山楂、荷叶散郁滞，化痰降脂，宽胸利膈尤为明显；鸡内金、茯苓、陈皮健脾助运，理气消谷，寓"肝病实脾"之意；根据肝病"用热不得远寒，用寒不得废热"的原则，取甘温之黄芪，补肝气以助疏泄，益中气以振奋功能，佐之以防清胆之药苦寒之弊；香附合丹参，行气活血化瘀，冀气行痰消，瘀去血畅而百脉通泰。全方清化疏利，标本兼顾，祛邪而不伤正，补虚而不恋邪，俾肝胆、脾胃疏泄升降自如，机体代谢正常而病自除。

【临床应用】

1. **随症加减**　气虚疲乏甚者加党参；肾虚腰酸胫软加菟丝子、杜仲；阴虚心烦不寐加炒酸枣仁；便秘去黄芪加槟榔。

2. **历代医家应用经验**　脂肪肝其病因缘于嗜食肥甘，嗜酒乳酪无度，喜静少动则脏腑功能失调。责之肝失疏泄，胆气郁遏，疏化脂浊无权则痰浊生焉。肝木乘土，中埠虚惫，升降转化无权则谷反为滞，津反为痰，久必酿生脂浊，其性重着黏滞，极易亲合赘积于肝为患。实与现代医学谓之体内脂类物质代谢障碍，肝内脂肪蓄积过多之病理相吻合，故以清肝化滞为主治疗脂肪肝。

【注意事项】膳食平衡：低脂、低盐、优质蛋白质、多蔬果、丰富维生素；适当运动；合理减肥；戒酒烟。

降脂理肝汤

【来源】张云鹏验方

【组成】泽泻10克　决明子30克　丹参10克　郁金10克　海藻30克　荷叶10克

【用法】每日1剂，水煎煮，分早晚2次温服。

【功用】降脂理肝，化痰活血，疏肝通络。

【主治】非酒精性脂肪肝。

【方解】方中泽泻降脂，丹参活血化瘀理肝，两药为主药。决明子清肝化浊通便，海藻消痰软坚，利水清热，两药同有降血脂作用，助主药泻浊降脂以为辅药；佐以郁金行气化瘀，通络止痛，助丹参活血化瘀疏理肝络，并能消除胁痛；荷叶升清降浊。用以为使药，如此化痰浊沉积，散瘀血积聚，则肝内脂肪得以消除，血中脂浊得以清降，疾病可逐渐向愈。

【临床应用】

1. **随症加减** ①痰瘀互阻、肝络不和证：脂肪肝无炎症及伴发症者，症见形体肥胖、肝区胀痛、乏力腹胀、血胆固醇、甘油三酯升高，舌质暗红，苔薄腻，脉细弦。予降脂理肝汤。如胁痛，加延胡索15克，八月札20克；大便不畅，加生大黄（后下）6克，或芦荟2克。②痰瘀互阻、毒邪犯肝证：脂肪肝伴血清丙氨酸氨基转移酶升高者。症见形体肥胖，肝区胀痛，乏力纳呆，口苦且干，血胆固醇、甘油三酯升高。予降脂理肝汤加垂盆草30克，六月雪30克，平地木30克等。③痰瘀互阻、肝胆湿热证：脂肪肝胆红素增高或伴发胆囊炎、胆结石者。症见形体肥胖，肝胆区胀痛，巩膜黄染，口干溲黄，或大便秘结，血脂与胆红素均高，舌质暗红或尖红，苔白腻或黄腻，脉弦或弦数。予降脂理肝汤加茵陈30克，田基黄30克，金钱草30克，猪苓15克，黄芩15克等。④痰瘀互阻、肝络痹阻证：脂肪肝球蛋白升高，或有肝硬化表现者。症见肝区胀痛或刺痛，面色黧黑，精神疲乏，头晕腰酸，或见肝掌或见蛛蜘痣，血脂偏高，血浆白蛋白比例失调，γ-球蛋白增高，舌质暗红或有瘀斑，苔白腻，脉细弦或弦涩或细涩。予降脂理肝汤加炙鳖甲10克，马鞭草15克，水红花子15克，鸡血藤15克等。⑤痰瘀壅肝、阴虚阳亢证：脂肪肝伴有高血压病者。症见形体肥胖、肝区胀痛，时有烘热，头昏项背不适，易怒易躁，血脂与血压均高，舌质红或暗红边尖红，苔白腻，脉弦或弦滑或细弦。予降脂理肝汤加黄芩15克，夏枯草15克，钩藤15克，栀子10克，枸杞子10克，女贞子15克等。⑥痰瘀壅肝、心脉失和证：属脂肪肝伴有冠心病，或心律失常者。症见肝区胀痛，胸闷或痛，或夜间刺痛，或心悸，精神疲乏，血脂偏高，心电图有心肌缺血或心律失常表现。舌质暗红或有瘀斑或有紫气或淡红，苔薄白，脉细或细弦或细涩或结或代或促或散。予降脂理肝汤加檀香9克，砂仁3克，水蛭6克等。⑦痰瘀壅肝、肺肾不足证：脂肪肝伴发糖尿病者。症见肝区胀痛，消渴引饮，腰酸尿多，神疲乏力，血脂与血糖均高，舌质淡红或暗红，苔薄白，脉细或细弦。予降脂理肝汤加玉米须15克，地黄15克，山药30克等。⑧痰瘀壅肝、冲任不调证：脂肪肝伴有内分泌失调者。症见形体肥胖，肝区胀痛，腹胀不适，心烦，腰酸背痛，月经不调，或月经量少，或更年期，血胆固醇、三酰甘油等偏高，舌质暗红或淡红或边尖红，苔薄腻，脉细或细弦。予降脂理肝汤加女贞子 15 克，巴戟天 15 克，仙灵脾 15 克，黄柏 10 克等。

2. **历代医家应用经验** 张云鹏是上海市名老中医，从事中医临床、科研、教学、文献研究逾半个世纪，积累了丰富的临床经验。早在 20 世纪 50 年代即从事肝病的临床研究，参加了上海市中医、中西医结合肝炎科研协作组，受聘为"全国中医、中西医结合肝胆疾病诊疗指南"课题组顾问，被邀为"上海医药网肝病频道"专家委员会顾问。张老临床上运用祛邪法为主治疗脂肪肝，效果良好，"邪"是多方面的，毒、痰、瘀、热均为邪，其邪系内生之邪，故祛邪的具体方法也有解毒、化痰、祛瘀、清热等多种。因其痰瘀互结为主题，化痰活血应贯彻始终。脂肪肝的防治重在"去除病因，合理膳食，适当活动，降脂理肝"四个基本环节。用中药化痰清源，以降低血脂、活血化瘀、疏肝通络，自创降脂理肝汤为基本方治疗脂肪肝。他采用辨证与辨病相结合治疗脂肪肝，提出"整体出发，寻找病因，研究病机，观察病期，掌握证候，分清主次，防治结合，多向调节，综合施治"的新思路。

【注意事项】膳食平衡：低脂、低盐、优质蛋白质、多蔬果、丰富维生素；适当运动；合理减肥；戒酒烟。

治积滞方

【来源】杨继荪验方

【组成】炒莱菔子、王不留行、厚朴、炒枳壳各 12 克　莪术、生山楂、生麦芽各 15 克　虎杖、决明子、泽泻、丹参各 30 克　姜半夏 9 克

【用法】每日 1 剂，水煎煮，分早晚 2 次温服。

【功用】化浊行瘀，消积疏理。

【主治】非酒精性脂肪肝，痰瘀交阻证。主症为肝脏肿大，右胁胀满或疼痛，偶有压痛，或伴有反跳痛，发热，少数有轻度黄疸，重症可有腹水和下肢水肿，面色偏暗，舌质淡，舌下可见瘀筋，苔白腻浊，脉弦而滑。

【方解】莱菔子、山楂、麦芽消食导滞；厚朴、枳壳行气除胀；王不留行、莪术、丹参活血通络消积；决明子清肝润肠通便；半夏泽泻利水湿；虎杖利湿退黄；全方旨在清泄瘀滞之积，消肝脏之癖块。

【临床应用】

1. 随症加减 ①痰浊偏盛：若属脾胃积热，夹有瘀滞者，除主症外，可伴胸闷，脘胀，身热不扬，口气臭秽，舌质红，苔黄厚腻，脉弦而滑数。治宜清化湿热，行瘀消积。以基本方去虎杖、决明子、丹参，酌加黄连、黄芩、蒲公英、连翘、藿香、佩兰、苍术、白豆蔻、葛花、瓜蒌之类。脾虚湿盛：虚瘀兼夹者，伴见右胁腹痞满，肝脏扪之柔软，身重体倦，舌淡红，舌下有瘀筋，苔白腻，脉弦细。治宜健脾燥湿，行气活血。以基本方去虎杖、决明子、丹参，选加炒薏苡仁、茯苓、炒白扁豆衣、山药、砂仁、苍术、佩兰之属。②瘀滞偏重：若属肝郁气滞，血脉瘀阻者，伴见右胁腹胀滞而痛，肝区压痛，面色暗褐，舌质或暗或边有瘀点，舌下瘀筋显露，脉弦劲或弦而涩。治以理气行滞，消瘀散结。以基本方去姜半夏、莱菔子、泽泻，选加川芎、木香、青皮、大腹皮、三棱、桃仁、制延胡索、失笑散之辈。③肝阴不足，虚瘀并见：伴见右胁腹隐隐作痛，肝区扪之疼痛，面色暗滞，或见心烦，低热，舌红，舌下瘀筋明显，苔少乏津，脉细弦略数。治以养肝清热，活血消滞。以基本方去莱菔子、半夏、厚朴、泽泻，选加赤芍、郁金、牡蛎、当归、牡丹皮、制何首乌、延胡索、白芍等。④重症病人中药治疗可在基本方基础上，根据所伴症状作必要加减。如出现黄疸者加茵陈、焦栀子、石上柏（摩来卷柏）、马蹄金等；热势高加败酱草、连翘、半枝莲、石见穿等；有腹水者可加马鞭草、平地木、水红花子、益欢散；下肢水肿加车前子、益母草、过路草、镇坎散等。

2. 历代医家应用经验 杨继荪是浙江中医药大学顾问、终身教授，临证经验丰富。他认为，由于脂肪肝在临床上是以肝脏肿大为最常见的症状，一般可归于积证范畴。本病的病理特点，与其他肝胆病一样，也以湿、热、滞、瘀为纲。由滞、瘀为积，形成脂肪肝。其病理变化在于痰结、气滞、血瘀。从临床征象归类分析看，痰浊壅阻与瘀阻血滞为多。或湿蕴化热，或久病脾虚，或滞瘀并见，或阴虚夹瘀。因脂肪肝与肝脾两脏的关系最为密切，其虚证表现则为脾气虚和肝阴不足。但脂肪肝毕竟是以实为主，故以痰瘀交阻为主要病机，积滞之实贯穿病机始终，故以消痰化瘀为法组成基础方。

【注意事项】 膳食平衡：低脂、低盐、优质蛋白质、多蔬果、丰富维生素；适当运动；合理减肥；戒酒烟。

调肝化浊解毒方

【来源】李军祥验方

【组成】全瓜蒌、水飞蓟、菊苣、马齿苋、女贞子、三七块、醋柴胡各
15～20克

【用法】每日1剂，水煎煮，分早晚2次温服。

【功用】调肝，化浊，解毒。

【主治】非酒精性脂肪肝。

【方解】本方以瓜蒌舒肝郁，润肝燥，缓肝急，化痰浊，三七块理肝血，
醋柴胡疏肝气而达到调补肝血，清化痰浊，即调肝化浊的目的。以水飞蓟、菊
苣、马齿苋和女贞子清肝热，解浊毒，养肝阴而达到调补肝阴，凉血解毒，即
调肝解毒的目的。正如叶天士曰："肝为刚脏，非柔润不能调和也。"

【临床应用】北京中医药大学东方医院消化内科李军祥教授，曾师从著名
中医学家董建华教授和中医肝病专家钱英教授，多年来一直从事消化内科的教
学、临床及科研工作，可谓学验俱丰。他提出非酒精性脂肪肝"浊"、"毒"
致病理论，并与肝"体阴而用阳"的特点相结合，提出了从"浊"、"毒"论
治本病的思路。调肝即是肝体肝用同调：调肝化浊包括舒肝郁，润肝燥，缓肝
急，达肝气，理肝血，化痰浊；调肝解毒包括清肝热，解浊毒，养肝阴，最终
达到痰浊瘀毒得以清化，肝体肝用得到调和。此外，除药物治疗外，患者还应
注重身心调护，适量运动保持体重；调养身心，保持心情愉快；改变不良的生
活方式尤其是要养成良好的饮食习惯，合理搭配膳食高蛋白、低脂肪饮食，注
意饮水，少食动物内脏，增加蔬菜水果的摄入。

【注意事项】膳食平衡：低脂、低盐、优质蛋白质、多蔬果、丰富维生
素，适当运动，合理减肥，戒酒烟。

肝脂消方

【来源】李军祥验方

【组成】白术　猪苓　茯苓　泽泻　白芥子　丹参　丝瓜络　广郁金　栀
子　山楂各15～20克

【用法】每日1剂，水煎煮，分早晚2次温服。

【功用】调肝，化浊，解毒。

【主治】非酒精性脂肪肝。

【方解】以白术为君，健脾化湿，可使卑监之土转为敦厚，正如《本草通玄》所云"大抵卑监之土，宜与白术以培之"。再伍以健脾渗湿之茯苓，"利水清热"（《药性赋》）、"滑利""消痰"（《本草正义》）之泽泻，甘淡渗湿之猪苓，共奏健脾益气、输布调达之功，且淡渗之药亦可为邪气开一出路。白芥子性味辛温，有温化之功，与白术、二苓、泽泻相伍取五苓散之义，使"水精四布，五经并行"，以期脂膏输布正常。五苓散原用桂枝，此处以白芥子代之，以其温化之外，尚可化皮里膜外之痰，又具搜剔走窜通络之功，实较桂枝为优。郁金行气活血止痛；《妇人明理论》曰"一味丹参散，功同四物汤"，故丹参活血而不伤正，两药配伍，正合气滞血瘀之机。栀子清气分之热，丹参、郁金性凉入血，清血分之热，三药相伍，气血之热俱可清。丝瓜络清热化痰，又具通络之功，故化经络之痰是其长，与白芥子相伍，化胁下之痰癖。山楂消食导滞，又具活血化瘀之力。现代药理研究表明，泽泻可改善肝脏的脂肪代谢；丹参可改善肝内微循环，增加肝血流量，其煎剂对实验性动脉硬化大鼠及兔有降脂，尤其是降低甘油三酯的作用；丝瓜络、山楂亦有降脂之效。诸药相配，共奏健脾祛湿、清热化痰、活血通络、消脂之功，使脾健湿祛、热清痰化、血活络通，则脂膏输布正常，脂肪肝自可渐愈。

【临床应用】

1. **随症加减** 脾虚便溏者，白术炒用，并配太子参、黄芪；大便秘结者，则白术生用，同时加决明子，以润肠通便，且决明子亦有降脂之效。若肝气郁滞明显，伴有胁肋疼痛者，加柴胡、川楝子、延胡索等，以加强疏肝气止痛之效。若肝气郁久，化热明显者，则加丹皮、赤芍，以凉血清热。若病久肝肾阴虚者，则加何首乌、女贞子、枸杞子、生地等以滋肝肾之阴。若湿浊明显、苔腻者，则加藿香、佩兰等芳香化湿。若合并转氨酶和血脂升高者，加鸡骨草、绞股蓝。

2. **历代医家应用经验** 李军祥教授结合多年的临床经验，指出脂肪肝的病因病机为：饮食、酒毒、七情、病后体虚及久病失调等，皆可致脾失健运，脾失健运则水谷精微不归正化，痰湿脂浊内生，郁久化热；脂浊痰湿阻滞于中，土壅木郁，肝气不疏，气血失畅，瘀血内生，终致气、瘀，痰、热、脂浊互结而成本病。因本病呈慢性过程，其病程演变过程常呈现各种病因病机同时存在，具有相互影响，互为因果的特点。基于上述病机，李军祥教授本着"治病求本"的思想，取法五苓散，以健脾助运为主，兼及痰湿脂浊瘀热，创此肝脂消方。

【注意事项】膳食平衡：低脂、低盐、优质蛋白质、多蔬果、丰富维生素；适当运动；合理减肥；戒酒烟。

林氏治肝方

【来源】林鹤和验方

【组成】白参、黄芪、云苓、泽兰、赤芍、丹参、郁金、山楂、鳖甲、枳实、薏苡仁各15克　乌韭30克　法半夏、杏仁各10克　甘草5克

【用法】每日1剂，水煎煮，分早晚2次温服。

【功用】扶脾益气，清热利湿，理气化痰，祛瘀散结。

【主治】非酒精性脂肪肝。

【方解】方中白参、黄芪、云苓、淮山、薏苡仁健脾益气，淡渗利湿；乌韭降血脂，清热解毒利湿；郁金、枳实、法夏、杏仁理气化痰，泽兰、赤芍、丹参、鳖甲活血化瘀散结。

【临床应用】

1. **随症加减**　湿热重有黄疸者，加茵陈、车前草；大便秘结者，加大黄；大便稀溏，次数多，有慢性结肠炎者，加白头翁、秦皮；伴有脾阳不足者，加肉桂、附子；肝炎后脂肪肝及乙肝病毒携带者，加垂盆草、叶下珠、半枝莲等。

2. **历代医家应用经验**　林鹤和主任医师，行医50余载，临床经验丰富，擅长治疗疑难病，尤以肝胆疾病更有独到之处，为全国第2批名老中医药专家学术继承指导老师。林老认为，脂肪肝多发生于肥胖、长期嗜酒、过食肥甘厚味之人。主要病机为肝胆湿热、痰瘀互结。形成原因有以下数端：脾胃虚弱，运化失健，湿邪内生，郁而化热；长期饮酒，偏食肥甘厚味，酿湿生热；肝炎病人，湿热未尽，又过食肥甘厚味，使湿热之邪中阻，损伤脾胃；运化失司，不能输布水谷之精微，湿浊凝聚而成痰，痰阻气滞，渐致血行不畅，脉络壅塞，痰浊与气血搏结于肝胆，日久而成脂肪肝病。既然脾虚失运为本病发病的

内在基础，湿热中阻、痰瘀互结为脂肪肝的主要病机，故治疗以扶脾益气、清热利湿、理气化痰、活血化瘀散结为主，组成此基础方治疗本病。此外，药物治疗的同时，必须坚决戒酒，严格控制肥甘高脂肪饮食，应以低糖、低脂肪、高蛋白及高维生素为原则，选择适合自己身体状况的体育运动，合理减轻体重。脂肪肝痊愈后，以参苓白术散加减善后。

【注意事项】膳食平衡：低脂、低盐、优质蛋白质、多蔬果、丰富维生素；适当运动；合理减肥；戒酒烟。

健脾消积方

【来源】关茂桧验方

【组成】姜半夏　茯苓　制苍术　陈皮　厚朴　生山楂　制首乌　泽泻　丹参　淡海藻　生黄芪

【用法】每日1剂，水煎煮，分2次服用。

【功用】健脾消积、化痰祛湿。

【主治】非酒精性脂肪肝。

【方解】方中半夏、茯苓、陈皮燥湿化痰，消痞散结，苍术、厚朴燥湿运脾，山楂消食化积、行气散瘀，泽泻利水渗湿，丹参活血化瘀，何首乌补益精血、润肠通便，海藻软坚散结，黄芪补气健脾，全方共奏健脾消积、化痰祛湿、疏肝通络化瘀之效。

【临床应用】

1. **随症加减**　中湿不化，脘闷少食，舌苔白厚腻者，加白蔻仁、佩兰、焦三仙；气血阻滞、胁痛明显者，加醋元胡、皂刺、山甲珠；肝胆湿热较盛、口苦、尿黄、目赤者，加炒栀子、龙胆草；肝热扰心、心悸、失眠多梦者，加炙鳖甲、远志；胁下痞闷，肝脾肿大明显者，加三棱、莪术、生牡蛎、炙鳖甲；肝脾受损日久及肾，脾湿不化而致腹部坠胀，小便短少者，加生白术、仙灵脾，炒水红花子，大腹皮；情志抑郁者，加合欢花、制香附；胃失和降而呕逆便秘者，加生赭石、旋覆花、柿蒂、生大黄；兼有胆结石或黄疸者，加金钱草、郁金、炒鸡内金等。

2. **历代医家应用经验**　关茂桧主任医师是中国中医科学院西苑医院名老中医，临床诊治脂肪肝经验丰富。关老认为，脂肪肝最常见的原因为饮食不节，过食肥甘厚味，恣意饮酒，情志刺激；而肥胖、消渴等疾患，以及药物、毒物损伤亦为脂肪肝的常见原因。本病病机特点为肝失疏泄、脾失运化、肾虚气化不及，而致痰浊内生，气、血、痰、瘀相互搏结，瘀阻肝络。病理变化与气滞、痰湿、血瘀三者密切有关，同时与正气的强弱亦有密切关系，属虚实夹杂之证，以邪实为主。他根据多年临床观察，认为肝郁脾虚是脂肪肝最常见亦最多之证，亦是发生气滞、血瘀、痰湿的脏腑病变基础。故临床常以疏肝健脾、化痰祛湿、通络化瘀消积为法组成基础方治疗脂肪肝。关茂桧在临证时，注重辨证与辨病相结合，如因病毒性肝炎引起的肝脂肪变性，治疗中加入抗病毒及调节免疫的治疗，如加用白花蛇舌草、半枝莲、仙灵脾等；对因饮食、酗酒致乙醇性脂肪肝，在戒酒、饮食调节的同时，以基本方加入葛花、葛根、黄芩等解酒护肝药物；对药物、毒物损害引起肝脂肪变性，多加入并重用解毒药物栀子、连翘、金银花、生甘草、女贞子等，并停用有损肝脏的药物，以断病源；肥胖并高脂血症者，在治疗中多加入缓泻之大黄、郁李仁、火麻仁等，以加强降脂作用，并嘱患者严格饮食，以控制体重；而由糖尿病等内分泌性疾病引起的肝脂肪变性，要注意在控制原发病同时，亦注意其治疗药物对肝脏的损伤；脂肪肝伴转氨酶升高的患者，一般升高幅度不大，但降低较难，在治疗中应选用护肝降酶的药物，如蒲公英、金银花、白花蛇舌草、鸡骨草、五味子等；对于重度脂肪肝或病程较长的患者，可适当加入抗纤维化的药物，如丹参、炮山甲、川芎、桃仁、当归等。

【注意事项】膳食平衡：低脂、低盐、优质蛋白质、多蔬果、丰富维生素，适当运动，合理减肥，戒酒烟。

清肝活血饮

【来源】张学文验方

【组成】决明子　柴胡　山楂　赤芍　川楝子　鳖甲

【用法】每日1剂，水煎煮，分2次口服。

【功用】清肝解郁，活血凉血，疏肝理气，化瘀散结。

【主治】非酒精性脂肪肝，肝经郁热、气滞血阻，瘀血内结证。

【方解】方中决明子味甘、苦，性微寒，归肝、大肠经，既能清泄肝火，又能疏散风热，为治肝热或风热目疾常用药；柴胡味苦、辛，性微寒，归肝、胆经，善条达肝气而疏肝解郁，是解肝郁、舒肝气要药。两药合而为君，一清肝热，一解肝郁，共奏清肝解郁之效。赤芍味苦，性微寒，归肝经，既能清肝凉血，清血分郁热，又能活血祛瘀止痛，《本草求真》说："白则能于土中泻木，赤则能于血中活滞。故凡腹痛坚积，因于积热而成者，用此赤芍则能凉血逐瘀"。山楂味酸、甘，性微温，归脾、胃、肝经，能入血分，善活血化瘀消肿，同时，其味酸而甘，微温不热，擅助脾健胃化积，促进消化。本品之性平和，故李东垣在《珍珠囊》中指出其"消食积而不伤于刻，行气血而不伤于荡"；张锡纯谓山楂"苦以甘药佐之，化瘀血而不伤新血，开郁气而不伤正气，其性尤和平也"。遇久病顽疾属瘀血所致者，张教授每必用之。川楝子味苦，性寒，有小毒，归肝、胃、小肠、膀胱经，既能疏理肝气郁滞，又善调理脾胃滞气，为理气止痛之要药，且苦寒性降，兼能疏泄肝热，善治肝气郁滞或肝胃不和所致的胁肋、脘腹疼痛、疝气痛等症，尤以兼热象者较为适宜。以上药共为臣药，既助君药清肝泄热、疏肝理气解郁，又能加强活血祛瘀凉血之力，且有一定散结止痛之功，诸药相合，君臣相助，药力更加精专。鳖甲味咸，性寒，归肝经，为血肉有情之品，可滋肝阴、潜肝阳、清肝热，且其味咸，功擅软坚散结，醋炙力更强，配伍活血祛瘀之品则常用治心腹癥瘕积聚，在本方中为佐药，可增强全方活血破瘀、软坚消积之作用。本方中大部分药性沉重，难达病所，故用柴胡芳香疏泄，可升可散，清灵通透，又能起到引诸药入经的作用，《医学起源·药类法象》也说："柴胡，少阳、厥阴引经药也"。全方君臣佐使，相得益彰，相辅相成，配伍精当，并紧紧围绕肝郁、肝热、气滞、瘀结的病机关键，且药少而力专，直达病所。

【临床应用】

1. **随症加减** 湿热较重者，加茵陈、虎杖、大黄；痰湿重者加陈皮、法半夏、通草；肝郁明显，加延胡索、乌药、荔枝核；肝热明显，加夏枯草、羚羊角；脾胃气滞加砂仁、白蔻仁；脾气虚加黄芪、党参、太子参等；肾虚加桑寄生、续断、杜仲等；瘀血重者加桃仁、红花、莪术等，或虫类药如土鳖虫、乌梢蛇等逐络脉瘀血的药物；血脂偏高者，加泽泻、姜黄、绞股蓝、何首乌、郁金、荷叶等。

2. **历代医家应用经验** 张学文教授是首批国家级名老中医并享受国务院有突出贡献专家特殊津贴。张师辨治脂肪肝见解独到，认为肝经郁热、气滞血阻、瘀血内结是脂肪肝发病的重要病机，结合其临床经验，治疗上提出了清肝解郁、疏肝理气、化瘀散结的法则，创立了清肝活血饮为治疗脂肪肝的基本方剂，并随症加减，疗效甚佳。现代药理研究表明，决明子、柴胡均可降低血浆胆固醇和甘油三酯，纠正脂质代谢紊乱，并有抗肝损伤的作用；赤芍、山楂可显著降低血浆总胆固醇，赤芍还可明显保护肝细胞，有较强的抗凝血、防止血栓形成、改善肝脏微循环的作用。

【注意事项】膳食平衡：低脂、低盐、优质蛋白质、多蔬果、丰富维生素，适当运动，合理减肥，戒酒烟。

护肝降脂汤

【来源】曾升海验方

【组成】柴胡 12 克　红石耳、生山楂、丹参各 15 克　决明子、黄芪各 20 克

【用法】每日 1 剂，水煎煮，分 2 次服用。

【功用】疏肝解郁、燥湿化痰、活血化瘀、消积除满。

【主治】非酒精性脂肪肝，肝郁痰瘀内结证。症见肝肿大、胁肋疼痛或不适、恶心纳差、呕吐、困乏、脘腹胀满、大便溏而不爽，舌质紫暗、苔白厚腻，脉弦滑等。

【方解】方中柴胡味苦、辛，性微寒，归肝、胆经，善条达肝气而疏肝解郁，是解肝郁、舒肝气要药；红石耳系秦岭太白山特色中草药，味甘淡微苦，性平无毒，有健脾消积、克食利水、宽利胸胁、消胀除满之功，还具有补虚、通二便之作用。两药合而为君，一解肝郁，一解痰浊，共奏疏肝化痰之功。现代药理研究表明，柴胡、红石耳均可降低血浆胆固醇和甘油三酯，纠正脂质代谢紊乱，并有抗肝损伤的作用。决明子甘苦微寒，能清肝通便，使肝郁得解，浊邪从二便去除，山楂归脾、胃、肝经，有消食化积、活血散瘀之功，《随息居饮食谱》谓之能"醒脾气，消肉食，破瘀血，散结消胀，解酒化痰，除疳积，止泻痢"，且山楂之性平和，李东垣《珍珠囊》中指出其"消食积而不伤于刻，行气血而不伤于荡。"丹参，归肝、心经，善治瘀血所致包块，有缩小和软化肝脾作用。现代药理研究发现丹参能减轻肝细胞坏死，促进肝细胞再生，抑制Ⅲ型胶原合成。以上三药共为臣药，既能助君药疏肝解郁、理气化痰，又能加强活血祛瘀之力，且有一定散结止痛之功，诸药合用，君臣相助，药力更加精专。现代药理研究证实，山楂的不同提取部分对不同动物造成的各

种高脂模型均有较为肯定的降血脂作用，全药能明显降低血清胆固醇、甘油三酯、低密度脂蛋白和极低密度脂蛋白，并能减少胆固醇及胆固醇脂在动脉壁的沉积，与决明子、泽泻同用，则降低血清胆固醇、β－载脂蛋白作用更为明显。脾胃乃人体后天之本，气血生化之源，水谷精微转化敷布之枢纽，脾虚则可致痰湿内停、气滞血瘀，故方中又加用黄芪，既能补肝益气升陷，又能温阳健脾利水，与决明子配伍，一升一降，条达肝气，气机条畅则痰、湿、食、郁、瘀亦易消解，是为佐药。现代药理研究证明黄芪可直接减少内源性甘油三酯的形成，黄芪还能保护肝脏，抗肝细胞坏死，防止肝糖元减少；黄芪配伍丹参能起到减轻肝脏损伤，减慢肝脏纤维化进程，提高机体免疫力之作用。全方配伍，相得益彰，相辅相成，配伍精当，并紧紧围绕肝郁、气滞、痰浊、瘀结的病机关键，且药少而力专，直达病所。

【临床应用】

1. **随症加减**　郁而化热者，可酌加茵陈、虎杖、大黄等以增强清热化湿之力；痰湿较重者加陈皮、法半夏、菖蒲等以增强涤痰化浊之功；肝郁明显可加元胡、川楝子、郁金等有增强行气解郁止痛之力；脾胃虚弱者加茯苓、白术、党参等以增强健脾和胃之功；瘀血重者加莪术、桃仁、红花等以增强活血化瘀之力；肾虚者加杜仲、桑寄生、续断等以增强补肾气、强腰膝之力等。

2. **历代医家应用经验**　曾升海主任医师是宝鸡地区名中医，陕西中医学院宝鸡附属医院内科教授，硕士生导师。从事中医临床、教学、科研工作近三十年，其基本理论扎实，中医辨证治疗特点突出，擅长胃肠病、肝胆病、糖尿病治疗，造诣颇深。他认为肝气郁滞、气滞痰浊、瘀血内结是脂肪肝发病的重要病机。提出疏肝解郁、燥湿化痰、活血化瘀、消积除满为治疗脂肪肝的基本治疗大法。疏肝解郁即疏通肝（经）气机之郁滞，配合燥湿化痰、活血化瘀法的应用以及针对不同病人特殊病机采取恰当的辨证论治，使得气郁得解，痰浊得除，瘀血得行，积聚得散，终归肝气条达，疏泄正常，气血津液得以正常输布运行，脏腑、经络、组织、器官的功能得以正常运转，从而达到疾病好转，最终痊愈的目的。此外，根据中医辨证论治并结合现代医学的研究成果，对肥胖、血脂较高的患者，要求清淡饮食、加强锻炼、适当减肥等方面进行调理，同时在处方中适当加入有明显降血脂的中药，如绞股蓝、荷叶、泽泻、银杏叶等，或配合一些降血脂的西药。因人而异，因病制宜，辨证论治，则疗效更佳。

【注意事项】膳食平衡：低脂、低盐、优质蛋白质、多蔬果、丰富维生素，适当运动，合理减肥，戒酒烟。

涤痰活血化瘀汤

【来源】李军验方

【组成】丹参15~18克 水蛭3~6克 姜半夏10~12克 草决明15~18克 生山楂15~18克 神曲15~30克

【用法】每日1剂，水煎煮，分2次温服。

【功用】涤痰活血化瘀。

【主治】非酒精性脂肪肝。

【方解】丹参专入血分，活血祛瘀生新，为活血祛瘀之要药，配水蛭搜剔络脉之瘀滞；半夏辛开通泄、燥湿化痰、消痞散结，为除痰要药，与丹参二者分领涤痰、祛瘀二歧；草决明归肝、肾、大肠经，清肝明目润肠通便；山楂消食化积，行气散瘀，为消化油腻肉食积滞之要药；神曲助山楂消食和胃，六味药配伍痰瘀同治，降脂消积。

【临床应用】

1. **随症加减** 以上方为基础，随症加减：①肝郁气滞，痰瘀交结型。本型多因肝脾失调，情志抑郁又复过食肥甘厚腻，致脂质化生与转输失调，内积肝脏而成。主要表现为右胁胀满、或时气窜走痛，兼见形体肥胖，面色晦暗，情志抑郁，或烦躁易怒，或伴脘腹胀满，嗳气频作，矢气较多，大便滞而不爽，小便黄浊，舌质暗，苔白或黄而腻，脉弦涩或细弦。治宜上述涤痰化瘀基础方与柴胡疏肝散化裁。②肝郁脾虚，痰瘀壅滞型。本型为肝脾已自衰，又复酒食太过；或嗜酒成习，肝损胃伤，脾失健运，阴精化生与转输运化失常，湿浊凝聚成痰，脂浊内积肝脏而成。该型有明确的嗜酒史，主要表现为肝区或脘腹胀满或胀痛，巩膜时有黄染。兼见形体虚胖或消瘦，面色萎黄或青晦，口中黏腻不爽，小便浑浊，大便滞而不爽，舌质暗，苔白而腻，脉弦细或细涩。治宜养肝扶脾，化脂消积。方选涤痰化瘀基础方与逍遥散化裁，并酌用灵芝、党参、山药等以健脾益气。③肝热血瘀，痰浊交阻型。本型多因素体阳气亢盛，过食肥甘，或复加嗜酒，损伤肝脾，不能输布水谷之精微，湿浊凝聚成痰，痰阻气机，血行不畅，脉络壅塞，痰浊与血瘀相搏结，致脂质内聚肝脏而成。兼见形体肥胖，腹脂厚满，精神困倦，面色紫黯，巩膜隐黄周边常见有斑块状脂肪沉着，或伴食欲减退，小便黄浊，大便腐秽不爽；舌质暗，舌下脉络紫黯迂曲、增粗，苔黄厚腻，脉弦或弦滑。方用涤痰化瘀基础方加清肝之品，如栀子、菊花、胆南星等。④肝肾阴虚，痰瘀滞络型。本型多为素体阴虚或久病失治，或脾阴不足，纳呆食少，肾之阴精化源不充，精血亏虚，肝失所养，疏泄不及，脂质转输运化失常，脂浊内聚肝脏而成。发病隐匿，肝区或两胁不适，或隐隐作痛，兼见形体消瘦，面色青晦，精神易倦，纳呆食少，或午后烦热，或失眠心烦，小便短赤，大便干燥；舌体瘦，质暗红，苔少，脉象细弦或细弦而数。方用涤痰化瘀基础方与一贯煎化裁。

2. 历代医家应用经验 李军结合 30 余年临床经验，认为本病多因肝脏自衰，或因损伤，内虚已具，复加嗜酒；或饮食不节，劳逸失常，致肝失疏泄，气机郁滞，木旺克土，脾失健运，痰浊内生，痰凝气滞，血行不畅，日久成瘀，痰浊与血瘀相互交结，脂浊沉积于肝脏。其病位在肝、脾两脏，发病关键是痰浊与瘀血相互交结为患。基于以上对病因病机的分析，强调治疗脂肪肝宜涤痰活血化瘀为主组成此方。现代药理研究表明：丹参能改善微循环，有抗凝、促进纤溶，抑制血小板聚集，能降血脂，可抑制或减轻肝细胞变性、坏死及炎症反应，并有抗纤维化作用；半夏可以阻止或延缓食饵性高脂血症的形成，并对高脂血症有一定的治疗作用；草决明能抑制血清胆固醇升高；山楂所含脂肪酶可促进脂肪分解，有降血脂作用；神曲含酵母菌、酶类、维生素 B 复合体等，可促进消化，且 B 族维生素具有一定护肝作用。灵活运用涤痰化瘀法的同时辨证采用疏肝理气、养肝扶脾、滋养肝肾诸法，在改善症状体征、肝功能及降低血脂等方面可取得理想疗效。

【注意事项】 膳食平衡：低脂、低盐、优质蛋白质、多蔬果、丰富维生素；适当运动；合理减肥；戒酒烟。

桑明合剂

【来源】 杨震验方

【组成】 桑叶 10 克　菊花 10 克　夏枯草 10 克　生山楂 15 克　怀牛膝 10 克　决明子 30 克　丹参 15 克　地龙 10 克　海藻 10 克　松子仁 15 克

【用法】 每日 1 剂，煎 2 次，取汁 300 毫升，每次 100 毫升口服，每日

3 次。

【功用】疏肝健脾、祛湿化痰、活血通络。

【主治】非酒精性脂肪肝。

【方解】方中决明子清肝、泻浊、润肠通便，丹参活血凉血、养血安神；配海藻消痰软坚、降脂祛浊，松子仁滋养肝肾、润燥滑肠，地龙活血化瘀通络，山楂消食化积、活血散瘀，为消油腻肉食积滞之要药；佐以怀牛膝补肝肾、祛血瘀，夏枯草清肝火、散郁结、降血压；桑叶、菊花既清肝明目、疏达肝气，又取其辛凉发散之性作为引经之用。诸药相合，共奏疏肝健脾、祛湿化痰、活血通络之功。

【临床应用】

1. **随症加减** 若血热明显加虎杖 15 克；心烦不眠加合欢皮 15 克、枣仁 15 克；脾虚挟湿加佩兰叶 15 克、炒鸡内金 15 克；若肝郁乘脾，腹泻便溏者加白术 10 克、山药 12 克。

2. **历代医家应用经验** 本方是西安市中医医院凌嫚芝总结国家级名老中医杨震主任医师的临床验方研制而成。杨震主任医师认为：本病总以痰湿凝滞，血瘀脉络为主要矛盾，所以治疗要时时注意“痰”、“瘀”二字，故以疏肝、健脾、活血、化痰类中药配伍，制定了桑明合剂。现代药理研究证明：决明子可降低血浆胆固醇含量，纠正脂肪代谢紊乱，并能降低谷丙转氨酶活性，促进受损肝细胞向正常转化的功能；山楂消积，具有明显降低血脂、抑制脂肪在肝内沉积，改善血液流变学的作用；丹参能改善肝脏微循环，抑制肝纤维组织增生，使肝内纤维组织软化，促进肝细胞修复和再生功能。临床证明，桑明合剂是治疗非酒精性脂肪肝的有效方剂，且随着治疗时间的逐渐延长，其保肝、降脂、促进肝脾回缩、治愈脂肪肝的功效越明显。

【注意事项】膳食平衡：低脂、低盐、优质蛋白质、多蔬果、丰富维生素；适当运动；合理减肥；戒酒烟。

清肝消脂方

【来源】刘晏验方

【组成】生黄芪 9 克　炒白术 9 克　白茯苓 12 克　制半夏 9 克　延胡索 12 克　广郁金 12 克　丹参 30 克　刘寄奴 15 克　平地木 30 克　泽兰 9 克　泽泻 9 克　决明

子 30 克　生鸡内金 15 克　金钱草 30 克　田基黄 15 克　茵陈 30 克　败酱草 30 克

【用法】每日 1 剂，水煎煮，分 2 次服用，每次约 200 毫升药液，3 个月为 1 个疗程。

【功用】清肝降酶健脾，化痰通瘀消脂。

【主治】非酒精性脂肪肝。

【方解】方中以生黄芪、炒白术、白茯苓为君药，补益脾肾之气、燥湿化痰消脂；制半夏化痰祛浊；延胡索行血中之气，郁金行气中之血，刘寄奴破血消积，配伍药性平和的泽兰、丹参增加了活血化瘀通络之功；方中田基黄清热解毒降酶、败酱草清热破瘀。

【临床应用】本方是刘晏继承余莉芳老中医学术思想所研制的治疗脂肪肝的纯中药制剂。组方思路：本病的病因病机归纳为长期过食肥甘厚腻、嗜酒、肝病营养过剩等所致痰浊、湿热蕴结于肝经，日久气滞血瘀、痰瘀交阻而致病；若土虚木乘，脾虚生湿，更加重肝脂瘀积；以标本兼顾、攻补兼施为治疗总则，在健脾补虚、祛痰化湿、行气活血的同时，又结合肝、胆、脾等生理功能，加强了清肝降酶、利胆通络的用药特色。现代药理学证实：生黄芪、茯苓有提高机体的细胞免疫功能和体液免疫功能，生黄芪可增加肝脏 RNA、DNA 和蛋白含量，降低血浆中过氧化脂质含量、减少自由基生成、增加自由基清除；白术具有保肝作用，并能使血脂降低，抑制体重增长，使体内脂肪沉着量减少；泽泻通过影响与胆固醇代谢有关的酶及抑制肝内脂质合成而抗脂肪肝；白茯苓、郁金、决明子也具有降血脂、肝脂作用，败酱草有促肝细胞再生、防止肝细胞变性、改善肝功能的功效。在药物治疗的同时，要求患者戒酒、饮食调节、适量运动等，使治疗效果事半功倍。近 3 年来用本方对 60 例脂肪肝进行了诊治，已取得了良好的临床疗效。

【注意事项】膳食平衡：低脂、低盐、优质蛋白质、多蔬果、丰富维生素；适当运动；合理减肥；戒酒烟。

柔肝泻脂方

【来源】姚培发验方

【组成】何首乌 20 克　枸杞子、生地黄各 12 克　虎杖、菝葜各 30 克　泽泻 20 克　丹参 30 克　莪术 20 克　白芥子 10 克　生山楂 15 克　灵芝 15 克

【用法】每日 1 剂，水煎煮，每次服用 150 毫升，每日 2 次。

【功用】养阴柔肝、活血祛痰。

【主治】非酒精性脂肪肝。

【方解】方中何首乌、枸杞子、生地黄、灵芝性味甘平，具有补肾滋阴养肝功效，为君药；虎杖、菝葜、丹参、泽泻为臣药，有通经活血、化瘀散结、祛风利湿、搜剔逐邪功效；莪术破血祛瘀，消积止痛；山楂则善于消食化积，散瘀行滞；白芥子擅入肺经，可以祛痰利气，散结消肿，使肺脏之宣肃功能恢复正常。本方组成重在攻补 2 个方面，攻逐之品集中在利湿化瘀、消积通络，旨在驱邪下达。诸药合用，共奏养阴柔肝、活血祛痰之功。

【临床应用】本方是上海中医药大学附属龙华医院中医内科陈琼主任医师在全国名老中医姚培发教授治疗脂肪肝的经验方基础上改制而成。姚老认为，脂肪肝是一种慢性疾病，其病因、病机主要为感受湿热疫毒，或为过食肥甘厚味、食饮醇酒、过于安逸等引起肝经湿阻瘀积，日久肝肾阴亏所致。属本虚标实之证。治疗上除活血祛痰外，时时不忘扶正养阴，使标本兼治，方能收效，故组成本方。现代药理研究表明，何首乌能阻止胆固醇在肝内沉积，减轻动脉粥样硬化；丹参、虎杖能降低胆固醇及甘油三酯；山楂可扩血管、增加胃中酵素、促进消化、减少血脂吸收；丹参、莪术具有改善微循环、降低肝脂肪特别是甘油三酯作用，从而降低肝脏脂质含量。全方具有促进脂质转运、消除多余脂质、逆转脂肪肝、改善血液流变性、对抗大鼠主动脉内膜脂质的沉积等功效。本方治疗脂肪肝效果令人满意。姚老反复强调，脂肪肝必须早发现、早治疗，鼓励患者坚持服药，并注意饮食有节，忌食肥甘厚味油腻之品，同时，适当参加体育活动。

【注意事项】膳食平衡：低脂、低盐、优质蛋白质、多蔬果、丰富维生素；适当运动；合理减肥；戒酒烟。

净肝祛脂汤

【来源】林雪验方

【组成】沙棘 15 克　泽泻 10 克　山楂 15 克　柴胡 12 克　茵陈 15 克　陈皮 12 克　决明子 12 克　丹参 15 克　白术 15 克　大黄 6 克（后下）

【用法】每日 1 剂，水煎煮，每次服用 100 毫升，每日 2 次。

【功用】清热利湿、活血解郁。

【主治】非酒精性脂肪肝。

【方解】本方主要以沙棘、泽泻、山楂、大黄、柴胡、茵陈、陈皮、决明子、丹参、白术为主药。沙棘、决明子、大黄清利湿热，清泻肝火；丹参、山楂活血化瘀，行瘀消积；泽泻、陈皮甘淡渗湿，化痰降浊；柴胡、茵陈疏肝解郁，清利湿热；白术健脾益气，运化湿浊。诸药合用，使肝木条达，脾土健运，气机宣通，血脉畅行，湿痰瘀得除，脂浊难凝，则其病可除。

【临床应用】本方出自全国第3批名老中医学术继承人、新疆医科大学附属中医医院的林雪副主任医师。系多年经验良方，以疏肝清肝、活血通络、健脾化浊为大法组方，结合地域特点及选用当地药材，疗效显著。现代中药药理研究表明，柴胡、决明子可降低血浆 TG 和 TC，纠正脂质代谢紊乱，并能降低 ALT 活性，促进受损肝细胞向正常转化；山楂提取物能明显抑制高脂饮食所致的高胆固醇血症，提高血清高密度脂蛋白水平；丹参有降低血脂特别是 TG 的作用，能促进脂肪在肝细胞中氧化，从而降低肝脂含量，保护肝细胞，抗肝损伤，降低急、慢性肝损伤时的血清转氨酶活性，促进肝细胞再生，改善肝脏微循环。诸药合用可明显改善脂肪肝临床症状及肝功能、血脂等多项指标，降低血浆 TC、TG 水平，改善肝细胞脂肪浸润，抗肝细胞损伤，改善肝脏微循环，促使受损肝细胞修复，净肝祛脂汤不仅在临床中收到较好的疗效，而且根据地域特点辨证，也突显了中医的辨证特色。

【注意事项】膳食平衡：低脂、低盐、优质蛋白质、多蔬果、丰富维生素；适当运动；合理减肥；戒酒烟。

疏肝健脾降脂汤

【来源】王福仁方

【组成】柴胡9克　太子参、丹参各15～30克　白术、半夏、枳壳、片姜黄各10克　泽泻、生山楂各30克　莪术、槟榔各15克

【用法】每日1剂，水煎煮，分2次温服。1个月为一疗程，连服2～3个疗程。

【功用】疏肝健脾，行气化瘀涤痰。

【主治】非酒精性脂肪肝。

【方解】方中柴胡、枳壳疏肝理气、解除郁滞，太子参、白术健脾益气，槟榔、姜半夏健脾燥湿化痰。丹参、片姜黄、生山楂化瘀，配莪术破血祛瘀、行气散结，泽泻清热利水渗湿。

【临床应用】

1. **随症加减**　兼黄疸加茵陈、金钱草30克；血清ALT升高加垂盆草30克，荷包草15克；兼肾虚加首乌、桑寄生各15克。

2. **历代医家应用经验**　此为杭州市萧山第一人民医院王福仁主任医师临床验方。王师认为情志不畅，肝气不舒，酒食不节，脾胃损伤而致气机阻滞，痰湿凝聚，血行不畅，阻滞于肝而发为脂肪肝。治疗当疏肝健脾，行气化瘀涤痰故组成此方。脂肪肝的纤维化发生率高达25%，约1.5%~8%患者可发生肝硬化。在显微镜下可见，肝细胞因脂肪滴沉着而肿大，压迫肝血窦，逐渐造成细胞缺血、变性、坏死。因此治疗中抗纤维化尤为重要。而现代药理表明，丹参、片姜黄、生山楂能抑制血小板聚集，增加纤溶，改善微循环。片姜黄中的姜黄素还能减少肝中甘油三脂、游离脂肪酸、磷脂含量以及血清总甘油三脂。全方经用多年，疗效确切。

【注意事项】膳食平衡：低脂、低盐、优质蛋白质、多蔬果、丰富维生素；适当运动；合理减肥；戒酒烟。

金蟾疏肝散

【来源】韩哲仙验方

【组成】蟾皮10克　鸡内金15克　柴胡10克　赤芍10克　白芍10克　砂仁3克　枳壳10克　郁金15克　青皮10克　陈皮10克　焦山楂15克　神曲15克

【用法】每日1剂，水煎煮，分早晚2次温服，30天为1个疗程，共治疗3个疗程。

【功用】疏肝行气，消积化瘀。

【主治】非酒精性脂肪肝。

【方解】方中蟾皮性凉味辛，善消积理气，鸡内金消食磨积为主药；砂仁行气宽中；柴胡、枳壳、白芍、陈皮疏调肝气；焦山楂、六神消散食积；赤芍、郁金、青皮疏肝破气，活血散结。全方组合成对"癖积"的治本之方，配以特定之加减，不失为专治脂肪肝的良方妙剂。

【临床应用】

1. 随症加减 肝郁气滞型（症见肝区胀痛、腹胀，情志不畅时加重，舌红苔薄白，脉弦）加香附 10 克，玄胡 10 克；痰瘀阻结型（症见肝区刺痛，痞满，舌紫暗或有瘀点，苔白腻或黄腻，脉滑）加丹参 15 克，泽兰 10 克，象贝 10 克；肝脾不和型（症见肝区隐痛，神疲乏力，纳差便溏，舌淡红苔薄白，脉濡细）加茵陈 30 克，泽泻 15 克，茯苓 15 克，荷叶 10 克；丙氨酸转氨酶（ALT）升高加垂盆草 30 克；谷氨酰转肽酶（GGT）升高加鸡骨草 30 克。

2. 历代医家应用经验 本方出自已故名老中医韩哲仙消法系列中治疗"癖积"的临床验方。韩师认为脂肪肝形成原因为长期过食肥甘厚味或嗜酒日久，致使肝胆疏泄不利，脾失运化，痰湿内生，气滞血瘀。传统按"胁痛"、"积聚"、"癥瘕"辨证施治。韩师把辨证与辨病有机结合为一体，以消食散积为主法，创立著名的金蟾疏肝散。根据浙江省丽水市人民医院中医肝科郑宋明医师的临床观察，本方对非酒精性脂肪肝具有显著的疗效。

【注意事项】膳食平衡：低脂、低盐、优质蛋白质、多蔬果、丰富维生素；适当运动；合理减肥；戒酒烟。

养肝消脂汤

【来源】李延验方

【组成】白花蛇舌草 50 克　虎杖 20 克　柴胡 15 克　垂盆草 15 克　五味子 15 克　茯苓 15 克　泽泻 15 克　鳖甲 15 克　清半夏 15 克　丹参 20 克　白芍 20 克　当归 20 克　党参 20 克　草决明 15 克　山楂 15 克　甘草 10 克

【用法】每日 1 剂，每剂 2 煎，1 天服用 2 次，1 个月为 1 个疗程，加用易善复胶囊（多烯磷脂酰胆碱，北京安万特制药有限公司）口服，每日 3 次，服用 1 个月。

【功用】清热解毒，祛痰化瘀。

【主治】非酒精性脂肪肝。

【方解】方中柴胡疏肝解郁、配白芍以敛阴养血柔肝；白花蛇舌草、虎杖清热解毒，垂盆草、泽泻、清利肝胆湿热毒邪；清半夏化痰降浊；党参、茯苓健脾燥湿；丹参、生山楂、当归具有养血活血柔肝之功，使肝血得养，肝体得充。全方共奏清热解毒、祛痰化瘀之功。

【临床应用】本方出自黑龙江中医药大学附属第一医院李延教授经验方。李师认为非酒精性脂肪性肝病是多种病因引起的代谢性肝病，表现为甘油三酯为主的脂质在肝细胞内大量沉积。在中医学中将本病归属于"胁痛"、"积聚"、"痰浊"等范畴。其病机为脾失健运，肝失疏泄，湿热内蕴。痰浊内结，瘀血阻滞，形成痰、湿、瘀互结，痹阻肝脏脉络，因此痰浊瘀血互结是本病的主要病机，组方思路从清热解毒，祛痰化瘀出发。现代药理研究表明，柴胡具有抗炎、镇痛、保肝等多方面药理作用，减少肝脏的损害，增强对毒物的代谢。丹参对肝损伤有保护及促进肝细胞再生、抗肝纤维化作用，能促进肝细胞分化增殖，提高肝脏的再生能力。山楂、草决明有较好的降血脂作用。鳖甲能抑制肝细胞损伤，减轻炎症反应，促进白蛋白合成；抑制细胞外间质的合成，有促进肝细胞恢复及纤维组织重吸收作用，并能提高血浆白蛋白，降低转氨酶。本研究表明，养肝消脂汤联合易善复胶囊可明显改善非酒精性脂肪性肝病患者的临床症状和 ALT、AST、GGT、TG、TC 等血清生化指标和肝内脂肪的沉积程度，且无明显的不良反应。体现了中医辨证施治的治疗原则和其治疗优势。

【注意事项】膳食平衡：低脂、低盐、优质蛋白质、多蔬果、丰富维生素；适当运动；合理减肥；戒酒烟。

益气化痰活血汤

【来源】戚国勇验方

【组成】黄芪30克 茯苓30克 泽泻15克 赤芍30克 丹参30克 生山楂20克 党参20克 淮山药20克 白术15克 决明子20克

【用法】每日1剂，水煎煮，分早晚2次温服。30天为1个疗程，连用3个疗程。

【功用】益气化痰，活血消脂。

【主治】非酒精性脂肪肝。

【方解】方中黄芪、党参、白术、淮山药益气健脾，固护正气；茯苓、泽泻、决明子化痰利湿泄浊；赤芍、丹参、生山楂活血通络，降脂化浊。诸药合用，使水湿得运，痰浊得化，瘀积的脂质得以清除。

【临床应用】本方来源自浙江省临海市中医院经验方。符合2002年中华医学会肝病分会脂肪肝和酒精性肝病学组制定的非酒精性脂肪肝诊断标准的患者，可用此方治疗。临床实验证实，益气化痰活血汤可以减轻非酒精性脂肪肝患者的瘦素和胰岛素抵抗，疗效优于西药组。西医学的酒精性脂肪肝、非酒精性脂肪肝可选用本方治疗。组方思路：脂肪肝属于中医学"胁痛"、"肝癖"、"癥瘕"等范畴。其发生是由于嗜食肥甘厚味或饮酒无节或情志失调，损伤肝脾，脾气不足，肝失疏泄，清浊失司，湿邪痰浊蕴结于络，络气阻遏，络脉瘀滞，久之则气、血、痰浊郁滞，痹阻肝脏脉络而成。其中素体气虚是痰浊内停，瘀血阻滞的病理基础。故以益气化痰，活血消脂为治疗原则组方。本方治疗期间患者依从性好，未发现明显不良反应，值得进一步在临床上推广和使用。

【注意事项】膳食平衡：低脂、低盐、优质蛋白质、多蔬果、丰富维生素；适当运动；合理减肥；戒酒烟。

第四章　酒精性肝病

酒精性肝病是指由于长期大量饮酒所致的肝脏疾病。初期通常表现为脂肪肝，进而可发展成酒精性肝炎、酒精性肝硬化，这三种形式可单独或混合存在；严重酗酒时可诱发广泛肝细胞坏死甚或肝功能衰竭。该病是我国常见的肝脏疾病之一。酒精性肝病三种类型的临床表现特点不尽相同，不过此三者常混合存在。①酒精性脂肪肝：常无症状或症状轻微，可有乏力、食欲不振、右上腹隐痛或不适，肝脏多有中至明显肿大。患者有长期饮酒史。②酒精性肝炎：常发生在近期（数周至数月）大量饮酒后，出现食欲减退、恶心呕吐、乏力、肝区疼痛等症状。可有发热（一般为低热），常有黄疸，肝大并有触痛。严重者可并发急性肝功能衰竭。③酒精性肝硬化：发生于长期大量饮酒者，其临床表现与其他原因引起的肝硬化相似，可伴有慢性酒精中毒的其他表现。症状中最常见的是体重下降、软弱无力、厌食腹痛、牙龈出血及鼻衄等，2/3 的患者可发生黄疸，黄疸明显者常为肝内胆汁淤积，患者可有长期低热。其他表现如腹水、肝脾肿大、扑翼震颤、门静脉高压及食管胃底静脉曲张破裂出血、面色黝黑、肝掌、血管痣、男性女性化、腮腺良性肥大，后期肝脏缩小质硬、脾脏肿大以及肝性脑病等。

本病属于中医学"胁痛"、"黄疸"、"伤酒"、"酒癖"、"酒疸"、"酒鼓"、"积聚"等范畴。病因病机是嗜酒过度导致脾胃损伤，湿热内蕴，脾失健运，气机不畅，气血失和，痰浊内生，气血痰搏结而成此病。

中医主要采取辨证治疗。一般分为三期辨证论治。

（1）早期（酒精性脂肪肝）：①肝气郁结型：两侧胁肋胀痛，走窜不定，疼痛每因情志波动而增减。伴有胸闷、纳呆、嗳气频作，脘腹胀满，善太息。舌苔薄白，脉弦。治疗以行气疏肝为主；②肝郁脾虚：胸胁胀满窜痛，喜太息，情志抑郁或急躁易怒，纳呆腹胀，便溏不爽，肠鸣矢气或腹胀频泻，泻后痛减，苔白或腻，脉弦。治疗以行气疏肝，健脾益气为主；③脾虚湿盛：脘腹胀满或胀痛，纳谷不香，噫气酸臭，吞酸气急或胁下积块，质地柔软。舌质淡红，舌苔白腻或淡黄腻，脉弦。治疗以健脾益气，化痰祛湿为主；④肝胆湿热：身目俱黄，肝脏肿大，胁肋胀痛，发热口苦，疲软乏力，厌油，恶心呕吐，便秘，小便黄赤，舌红苔黄厚腻，脉弦滑数。治疗以清热利湿为主。

（2）中期（酒精性肝炎）：①肝胆湿热，热毒内郁：身、目、尿俱黄，发热，口渴不欲饮，口苦，心中懊憹，恶心呕吐，食后作胀，嗳气不爽。或腹部胀满，或胁下胀满或疼痛，大便秘结或溏垢，舌质红，苔厚腻或黄腻或兼灰黑，脉弦或弦数。治疗以清热利湿解毒为主；②脾虚湿盛：身目黄色晦暗，畏寒喜暖，脘闷腹胀，口不渴，食欲减退，大便溏薄，神疲乏力，四肢困重，小便不利，舌淡或黯，舌苔白腻或白滑，脉沉缓或沉细而迟。治疗以健脾祛湿为主；③气滞血瘀：多见胁肋胀痛，上腹部不适，精神抑郁，饮食少而大便干结，舌质淡黯有瘀点。舌苔薄白腻而干，脉弦。治疗以行气活血通络为主；④肝肾阴虚：右胁刺痛，耳鸣健忘，失眠多梦，五心烦热，腰膝酸软，女子经少，舌质红少苔，脉细或弦细等症，治疗以滋补肝肾为主。

（3）晚期（酒精性肝硬化）：①气滞湿阻：腹部胀满，胀而不坚，胁下胀满或疼痛。纳少，嗳气，食后胀甚，小便短少。舌苔白腻，脉弦。治疗以疏肝理气，行湿消满为主；②水湿内停：腹膨大如鼓，按之坚满，脘闷纳呆，恶心呕吐，大便溏泄，小便不利。苔白腻，脉弦细或弦缓。治疗以温阳散寒，健脾利水为主；③湿热内蕴：腹大坚满，胁腹疼痛拒按，烦热口苦，渴不欲饮，大便干结或溏垢，小便黄赤短涩，或有面目皮肤发黄。舌红苔黄腻或灰滞，脉弦数。治疗以清热利湿，攻下逐水为主；④肝脾血瘀：身目发黄晦暗，面色黧黑，口唇紫黯，胁下有癥块，刺痛不移，脘腹胀满，按之不陷而硬，腹部青筋显露，头颈胸部朱纹赤缕，舌质紫黯或有瘀斑，舌下青筋怒张，脉弦涩。治疗以活血化瘀，行气利水为主；⑤肝肾阴虚：腹大坚满，青筋暴露，形体消瘦，面色黧黑，午后低热，唇紫口燥，心烦失眠，手足掌心热，时有牙龈、鼻腔出血，或有朱纹赤缕，甚则神昏震颤，小便短赤，大便干结或黑便，舌质红绛少苔，脉弦细数。治疗以滋养肝肾，凉血化瘀，养阴利水为主；⑥脾肾阳虚：腹大胀满不舒，或按之如囊裹水，入暮尤为甚，脘闷纳呆或厌食，畏寒肢冷，面色苍黄，腰酸，腰部冷痛，久泻久痢，完谷不化，下肢浮肿，小便短少不利，大便溏泄，次多量少，伴有心悸气短、动则气喘，阳痿早泄。舌淡胖色淡紫，舌苔白滑或白腻，脉沉迟无力。治疗以温补脾肾，活血软坚，化气行水为主。

葛花解醒汤

【来源】《内外伤辨惑论》

【组成】木香五分（1.5克） 人参去芦、猪苓去皮、白茯苓、橘皮去白各一钱五分（各4.5克） 白术 干、生姜、神曲炒黄、泽泻各二钱（各6克） 青皮三分（1克） 缩砂仁、白豆蔻仁、葛花各五钱（各15克）

【用法】上为极细末，和匀，每服三钱匕，白汤调下。但得微汗。酒病去矣（现代用法：共为极细末。和匀，每服9克，温开水调下。或作汤剂，每日1剂，水煎煮，分早晚2次温服）。

【功用】分消酒湿，理气健脾。

【主治】酒精性肝病，酒积伤脾证。症见眩晕呕吐，胸膈痞闷，食少体倦，小便不利，大便泄泻，舌苔腻，脉滑。

【方解】本方证因嗜酒中虚，湿伤脾胃所致。酒本水谷之精液酝酿而成，体湿性热，其性剽悍，少饮能通行气血，内助消化，外御风寒。若恣饮无度，脾胃受伤，湿饮内阻，升降失常，而为眩晕，呕吐，胸痞，食少等症。内外分消是治疗酒积之良法。方中葛花为君，甘寒芳香，长于解酒醒脾，其性轻清发散，能使酒湿从表而解。臣以神曲消食和胃，尤善消酒食陈腐之积；蔻仁、砂仁理气开胃醒脾，除痞闷，增食欲；二苓、泽泻渗湿止泻，引酒湿从小便而去。饮酒过多，必伤脾胃，故又以人参、白术补中健脾，干姜温运化湿；木香、青皮、陈皮理气疏滞，以上共为佐药。诸药合用，酒湿得去，诸症自解。本方的配伍特点：一是发汗与利水并行，以分消酒湿；二是消食理气和补气健脾同用，以邪正兼顾。

【临床应用】

1. **用方要点** 本方为治疗酒积伤脾证之常用方，临床应用以眩晕呕吐，胸膈痞闷，食少体倦，小便不利等为辨证要点。现代药理研究证实，葛花解醒汤具有明显的抗乙醇中毒，逆转乙醇所致的乙醇脱氢酶活性的下降，可抑制乙醇所致的丙二醛升高，提高超氧化物歧化酶活性，防止肝细胞膜的脂质过氧化，减轻肝细胞损伤，改善肝功能，抗肝纤维化等作用。酒精性肝炎、酒精性脂肪肝、酒精性肝硬化，属酒积伤脾证者均可选用本方治疗。

2. **随症加减** 伤酒为病，随人体之阴阳而有寒化、热化之分。若偏寒者，加吴茱萸以温中祛寒；若湿从热化，湿热内盛而见面赤烦热，口渴饮冷等症，又当减去辛燥之品，改用黄芩、黄连等清热燥湿之药。此外。枳椇子善利湿热，解酒毒，酒湿热化者亦可选用。

3. 历代医家应用经验 本方出自金代医家李杲的《内外伤辨惑论》，原书记载："夫酒者，大热有毒，气味俱阳，乃无形之物也，若伤之，止当发散，汗出则愈矣，此最妙法也。其次莫如利小便，二者乃上下分消其湿，何酒病之有？今之酒病者，往往服酒癥丸大热之药下之，又有用牵牛大黄下之者，是无形元气受病，反下有形阴血，乖误甚矣。酒性大热，已伤元气，而重复泻之，况亦损肾水真阴，及有形阴血俱为不足，如此则阴血愈虚，真水愈弱。阳毒之热大旺，反增其阴火，是谓元气消亡，七神无依，折人长命。不然则虚损之病成矣。《金匮要略》云：酒疸下之。久久为黑疸。慎不可犯此戒，不若令上下分消其湿，葛花解酲汤主之。"《医方考》记载："酒食内伤者，此方主之。""葛花之寒，能解中酒之毒；茯苓、泽泻之淡，能利中酒之湿；砂仁、豆蔻、木香、青皮、陈皮之辛，能行酒食之滞；生姜所以开胃止呕，神曲所以消磨炙腻；而人参、白术之甘，所以益被伤之胃尔。"根据文献报道，本方化裁可治疗下述疾病：

（1）酒精性肝病。葛花12克，党参10克，茯苓20克，猪苓15克，白豆蔻6克，陈皮12克，焦三仙各12克，甘草6克，白术15克，丹参15克，枳椇子15克，苏木15克。加减：恶心呕吐加竹茹6克，姜半夏10克；黄疸加茵陈蒿30克，赤芍20克；肝脾肿大加牡蛎20克，炙鳖20克，水红花子15克。日1剂，水煎2次，取汁300毫升，分2次口服，疗程30天。所有患者均严格戒酒。

（2）急性重症酒精中毒。运用加味葛花解酲汤联合纳洛酮治疗急性重症酒精中毒，能够缩短病程，减少并发症，明显提高疗效。具体方法：患者予平卧，给氧，导尿，建立静脉通道，保肝，护胃，保持呼吸道通畅，给予清水洗胃，用纳洛酮0.8毫克静注，然后以0.4毫克/小时速度静点。于洗胃后胃管注入加味葛花解酲汤煎剂60～100毫升。处方：青皮5克，木香5克，陈皮5克，党参10克，猪苓10克，茯苓10克，神曲15克，泽泻10克，干姜5克，白术5克，白豆蔻10克，葛花15克，砂仁10克，枳椇子15克；另备麝香0.05～0.1克冲服；以上剂量为一人一服单剂剂量，浓煎成60～100毫升，煎好后密封包装，冰箱保存（保存期1个月，定期更换），服用时热水泡温再加入麝香。

（3）酒精性肝昏迷早期（酒毒犯脑）。处方：葛花、茯苓各15克，木香、砂仁（后下）各5克，青皮、陈皮各6克，神曲、党参各10克，泽泻、三棱、莪术、猪苓各20克，丹参、生龙骨、磁石各10克。每日1剂，水煎煮，分早晚2次温服。嘱禁酒，连服10剂。

【注意事项】本方耗气伤阴，不宜久服。

五子衍宗丸

【来源】《证治准绳》

【组成】枸杞子 400 克　菟丝子（炒）400 克　覆盆子 200 克　五味子（蒸）50 克　车前子（盐炒）100 克

【用法】以上五味，粉碎成细粉，过筛，混匀。每100克粉末用炼蜜35～50克加适量的水泛丸，干燥，制成水蜜丸；或加炼蜜80～90克制成小蜜丸或大蜜丸，即得。口服，水蜜丸1次6克，小蜜丸1次9克，大蜜丸1次1丸，1日2次。

【功用】补肾益精。

【主治】酒精性肝病，肾精不足证。症见右上腹隐痛或不适、乏力、食欲不振、遗精早泄，阳痿，头晕目眩，耳鸣，腰膝酸软，小便清长，遗尿，小便失禁，舌淡苔白，脉细弱、尺脉尤甚。

【方解】本方重用枸杞子、菟丝子补肾益精为君药，枸杞子滋阴养肝，益精血；菟丝子补阳，养肝肾，益精髓。覆盆子涩精缩便；五味子滋肾固精，止泄安神，二者为臣药。车前子清热益阴，利水通淋，起着"反佐"作用，可达到补中寓泻之功，为方中佐药。诸药合用，共奏补肾益精之功。

【临床应用】

1. **用方要点**　本方为治疗肾精不足证的常用方。临床应用以右上腹隐痛或不适、乏力、遗精早泄，耳鸣，腰膝酸软，脉细弱为辨证要点。现代药理研究证实，五子衍宗丸具有减少乙醇所致的慢性肝损伤坏死，促进肝脏损伤的修复、改善肝功能、抗疲劳，增加性功能、抗衰老、降血糖、抗氧自由基、增强免疫等作用。酒精性肝炎、酒精性脂肪肝、酒精性肝硬化属肾精不足证者可选用本方治疗。

2. **随症加减** 偏阳虚者。加补骨脂、鹿角胶、淫羊藿等以温壮肾阳；偏阴虚者，加熟地黄、龟胶。女贞子以滋肾填精。

3. **历代医家应用经验** 本方出自明代医家王肯堂的《证治准绳》，原著记载："男服此药，添精补髓，疏利肾气，不问下焦虚实寒热，服之自能平秘。旧称古今第一种子方"。根据文献报道，酒精性肝病可用本方治疗，结合随症加减。或服用中成药，每次 3 克，每日 3 次。

【注意事项】孕妇慎服，实证者不宜使用。忌服生冷辛辣刺激食物，不宜和感冒类药同时服用，本品宜饭前服用或进食同时服。

二至丸

【来源】《医方集解》

【组成】女贞子（蒸）500 克　墨旱莲 500 克

【用法】冬青子（即女贞子）冬至日采，不拘多少，阴干，蜜酒拌蒸，过一夜，粗袋擦去皮，晒干为末瓦瓶收贮，或先熬干，旱莲草膏旋配用，旱莲草夏至日采，不拘多少，捣汁熬膏，和前药为丸，一方加桑椹干为丸，或桑椹熬膏和入。临卧酒服。（现代用法：女贞子 500 克或不定量，蒸熟阴干，碾细筛净，将旱莲草 500 克或不拘量水煮 3 次，取汁煎熬、浓缩成流浸膏，适量加蜂蜜搅匀；或加干桑椹与旱莲草混合煎熬，如上法浓缩成膏，仍适量加蜂蜜搅匀，女贞子粉末拌入和为丸，每丸约重 15 克，置玻璃缸中备用。早晚各服 1 丸，温水送下。或每日 1 剂，水煎煮，分早晚 2 次温服，剂量酌减。）

【功用】补肾养肝。

【主治】酒精性肝病，肝肾阴虚证。症见口苦咽干，头昏眼花，失眠多梦，腰膝酸软，下肢痿软，遗精，早年发白等月经量多，舌红少苔，脉细。

【方解】方中女贞子，甘苦而凉，善能滋补肝肾之阴，《本草备要·木部》谓其"益肝肾，安九脏，强腰膝，明耳目，乌髭发"；旱莲草甘酸而寒，补养肝肾之阴，又凉血止血。二药性皆平和，补养肝肾，而不滋腻，故成平补肝肾之剂。一方加桑椹干，则增益滋阴补血之力。合而用之，共成滋补肝肾，益阴止血之功。方名"二至"，以女贞子冬至日采收为佳，旱莲草夏至日采收为上，故以"二至"名之。

【临床应用】

1. **用方要点** 本方乃平补肝肾之剂。临床应用以肝肾虚损较轻，腰膝酸软，眩晕耳鸣，须发早白，舌红少苔，脉稍细为辨证要点。现代药理研究证实，二至丸具有增强免疫，降血脂，抗血栓，抗氧化，耐缺氧，保肝及镇静等作用。西医学的酒精性肝炎、酒精性脂肪肝、酒精性肝硬化等疾病，属肝肾阴虚证者均可选用本方治疗。

2. **随症加减** 可合桑椹子、枸杞子以增益滋阴补血之功；肝肾阴虚甚者合用六味地黄丸；症见两目昏花、视物模糊或眼睛干涩，迎风流泪等可合用杞菊地黄丸；血虚可加当归、白芍等。

3. **历代医家应用经验** 本方出自清代医家汪昂的《医方集解·补养之剂》，原书记载："此足少阴药也，女贞甘平，少阴之精，隆冬不凋，其色青黑，益肝补肾；旱莲甘寒，汁黑入肾补精，故能益下而荣上，强阴而黑发也。"。根据文献报道，酒精性肝病可用本方化裁治疗：基本方：旱莲草、女贞子，湿热重者加茵陈、垂盆草、土茯苓；血瘀重者加用丹参、赤芍；热重者加板蓝根、蒲公英；纳少加炙鸡内金、炒谷芽、炒麦芽；便秘者加虎杖、制大黄，后下。

【注意事项】脾胃虚寒、大便溏薄者慎用。

黄连温胆汤

【来源】《六因条辨》

【组成】半夏汤洗七次、竹茹、枳实麸炒去瓤各二两（各6克） 陈皮三两（9克）甘草炙一两（3克） 茯苓一两半（4.5克） 黄连三两（9克）

【用法】每日1剂，水煎煮，分早晚2次温服，每日1剂，分2~3次口服。

【功用】清热除烦，燥湿化痰。

【主治】酒精性肝病，痰热内扰证。症见胁肋胀闷不适或疼痛，恶心、欲呕，口苦，胸闷，眩晕，心烦，失眠，惊悸，舌苔黄腻，脉滑数。

【方解】方中半夏功善燥湿化痰，降逆和胃止呕，为君药。臣以黄连、竹茹，清热化痰，除烦止呕。君臣相配，既化痰浊，又清胆热，令胆气清肃，胃气顺降，则胆胃得和，烦呕自止。治痰须治气，气顺则痰消。枳实破气消痰，散结除痞；陈皮理气燥湿而化痰，茯苓渗湿健脾，生姜、大枣和中培土，且生姜能制约半夏毒性，均为佐药。炙甘草益气和中，调和诸药，为使药。全方具有清热化痰，和胃除烦之功，其泻火清热之力较温胆汤强，用治痰浊化热，痰热内扰者。

【临床应用】

1. 用方要点 本方为治肝胆胃不和，痰热内扰之基础方。临床应用以胁肋胀痛、心烦不眠、呕恶口苦、苔黄腻、脉滑数为辨证要点。现代药理研究证实，黄连温胆汤具有保肝、解酒毒、利胆、镇静、改善消化系统功能等作用。酒精性肝病、胆囊切除术后综合征、晚期恶性胆道梗阻、酒精性肝病兼酒精依赖综合征、胆汁反流性胃炎、及多种精神疾病、消化系统疾病、代谢疾病、慢性肾功能衰竭、心血管疾病、五官科疾病，属痰热内扰证者均可选用本方治疗。

2. 随症加减 心中烦热不甚者，减黄连用量；痰热内扰而致癫痫者，加胆南星、郁金、石菖蒲以涤痰通窍；心悸失眠甚者，加酸枣仁、龙齿以养心镇惊安神；痰浊内扰，气血不足之心胆虚怯，神志不宁者，减竹茹，加入益气养血，补心安神的人参、熟地、五味子、酸枣仁、远志而成十味温胆汤以化痰宁心，益气养血而补心。

3. 历代医家应用经验 本方出自清代医家陆廷珍的《六因条辨》，原书记载："中暑，……若泻止而吐犹未止，乃邪在中焦，用黄连温胆汤，苦降辛通，勿使邪结中焦，而成痞胀为要。"是由《三因极一病证方论》中温胆汤为基础演变而来。北京中医药大学刘燕池博导用本方治疗酒精性肝炎，肝胆湿热犯胃兼血瘀证。本方加金钱草、茵陈、藿香、佩兰、草决明、焦山楂、焦神曲、白花蛇舌草、虎杖、紫丹参、粉丹皮、败酱草、板蓝根，组成清利肝胆湿热兼活血行气解酒毒方。同济大学中医研究所颜新教授认为江浙沪一带气候潮湿，人们饮食习惯偏好甜甘，生活工作压力较大，临床常见痰郁化热而引起的各种疾病，迁延难愈。颜师临证喜用黄连温胆汤，该方制方精当，药专力宏，若病机与痰、浊、湿、热相关，拘其法而不泥其方，随症加减，常可获良效。颜师应用黄连温胆汤时黄连用药一般为 3 克，既作引经药又应用其辛开苦降之效，清热泻火并顾护脾胃，但不滥用寒凉。颜德馨教授有"久病必有瘀""怪病必有瘀"的学术观点，故颜师临证用此方时多添加流通气血之药，使祛邪务尽，并注重添加保护脾胃之药。根据文献报道，下列肝胆疾病可用本方化裁治疗：

（1）酒精性肝病。黄连3克，陈皮10克，法夏10克，茯苓25克，枳实、竹茹各12克，炙甘草6克，丹参15克，粉葛30克，当归15克，鸡内金10克。湿浊中阻加白芥子10克、胆星6克、郁金10克、砂仁5克；气虚加炒党参15克、炒白术15克、黄芪15克；血瘀加紫丹参15克、炒赤芍30克、桃仁10克。2周为1个疗程，共治疗4个疗程。服药同时严格戒酒，高蛋白、低脂饮食，可予能量合剂和维生素B、C等静脉滴注每日1次。

（2）胆囊结石患者胆囊切除术后综合征。对胆囊结石患者行腹腔镜下胆囊切除术，术后予常规止痛治疗1天，止血治疗2天，抗炎治疗3天后，很多患者仍有不适诸症，如胃脘胁痛、惊悸不寐、胸脘憋闷、口苦纳呆，大便不爽，苔黄腻、脉弦滑或滑数等，能排除术后并发症如胆道损伤、腹腔内出血等器质性损伤，此即术后综合征。中医辨为胆郁痰扰证。予本方加减治疗：黄连12克，陈皮15克，法半夏12克，茯苓15克，枳实12克，竹茹12克，甘草9克。胆郁气滞而致胁肋或胃脘疼痛较重者加川楝子10克、元胡12克、郁金12克理气止痛；痰湿中阻、不欲饮食较重者加砂仁、蔻仁各6克，焦三仙各10克，消食化积；痰热夹湿、大便不畅者加厚朴10克、白术30克、大黄6克理气化湿，清热通便；舌苔黄厚腻较重者加藿香12克、佩兰12克加重化湿之力；黄染明显者加茵陈30克，利湿退黄；不寐较重者予酸枣仁15克，煅龙骨、煅牡蛎各30克宁心重镇安神。水煎煮30分钟，早晚各服1剂，或医院代煎200毫升每袋，早晚各服1袋。患者不适皆消则自动停药。

（3）晚期恶性胆道梗阻。用胆道内支架术结合黄连温胆汤治疗。胆道内支架术后第5天，服用本方加减：川连10克，陈皮10克，法半夏7克，茯苓12克，甘草8克，枳壳10克，川贝8克，制附片8克，南星8克，白芥子8克，赤芍10克，血竭8克，山豆根8克，半枝莲10克，白花蛇舌草10克。每日一剂，水煎煮，分早晚两次温服，每日一剂，7天为1个疗程，连服4～8个疗程。

（4）酒精性肝病兼酒精依赖综合征。处方：黄连、甘草各6克，半夏、僵蚕、郁金、石菖蒲、陈皮、生姜各10克，竹茹、天麻、茯苓各15克。脘闷不食加白豆蔻10克，砂仁8克以化浊开胃；手足震颤者加蜈蚣3克，胆南星10克以熄风止痉。每天1剂，水煎取汁500毫升，早晚分服。7天为1个疗程，治疗2～3个疗程。

（5）胆汁反流性胃炎。药用：黄连、半夏、陈皮各 9 克，竹茹、枳实各 10 克，茯苓、鸡内金各 15 克，甘草 6 克，乌贼骨 12 克，三七粉 3 克，大枣 5 枚。胃脘胀满明显者加苏梗、大腹皮各 10 克；胃脘胀痛甚加川楝子、延胡索各 10 克；胃脘隐痛，口燥便干，舌红少津，脉细数加白芍、百合各 20 克；胃脘隐痛，喜温喜按，舌淡苔白，脉细弱加肉桂、白豆蔻各 6 克；口苦口干、烦躁易怒加蒲公英 15 克，栀子 10 克。每日 1 剂，水煎分早晚两次温服。4 周为 1 个疗程，治疗 2 个疗程。

【注意事项】寒痰及阴虚有燥痰者禁用。

柴胡陷胸汤

【来源】《重订通俗伤寒论》

【组成】柴胡一钱（3 克）　姜半夏三钱（9 克）　小川连八分（2.5 克）　苦桔梗一钱（3 克）　黄芩钱半（4.5 克）　瓜蒌仁杵五钱（15 克）　小枳实钱半（4.5 克）　生姜汁四滴（分冲）

【用法】每日一剂，水煎煮，分早晚两次温服。

【功用】和解清热，涤痰宽胸。

【主治】邪陷少阳，痰热结胸证。症见胸胁痞满，按之疼痛，呕恶不食，寒热往来，口苦且粘，目眩，或咳嗽痰稠，苔黄腻，脉弦滑数。

【方解】方中柴胡擅长舒肝解郁，疏通腠理；生姜温胃解表；半夏化痰降逆；黄芩、黄连苦寒降泄，清热燥湿；瓜蒌仁利气宽胸，清热涤痰；桔梗化痰，枳实行气，一升一降，调畅胸膈气机，诸药合用，兼备二方之长，能泄能开，能降能通，清热祛湿，化痰消痞，兼能舒肝解郁，透解外邪，又无苦寒伤正之弊。

【临床应用】

1. 用方要点　本方为小柴胡汤与小陷胸汤两方加减化裁而成。临床应用以胸胁痞满，按之疼痛，呕恶不食，寒热往来，苔黄腻，脉弦滑数为辨证要点。现代药理研究证实，柴胡陷胸汤具有祛痰止咳，抑制应激性溃疡等作用。西医学各种原因导致的肝炎、脂肪肝、肝硬化，肝癌、胆囊炎、胆石症、胆道感染（说明：根据"历代医家应用经验"中文献内容来确定所治疗的肝胆病"）等多种疾病，属邪陷少阳，痰热结胸证者均可选用本方治疗。

2. **随症加减**　热甚苔黄厚者，加黄柏、黄芩、板蓝根以增强清热解毒之功；湿热并重者，上方合连朴饮、甘露消毒丹加减；恶心呕吐者，加陈皮、竹茹降逆止呕；脘腹胀闷者，加枳实、木香、大腹皮以行气导滞；因脾气虚者，合香砂六君子丸；右胁疼痛较甚者，加柴胡、黄芩、郁金、玄胡、川楝子以疏肝行气止痛；刺痛者加丹参、赤芍、红花以活血化瘀；若兼小便不利者，合五苓散加减。

3. **历代医家应用经验**　本方出自清代浙江名医俞根初的《重订通俗伤寒论》，是化裁《伤寒论》小柴胡汤和小陷胸汤而成的"和解兼开降"之方。根据文献报道，下列肝胆疾病可用本方化裁治疗：

（1）酒精性脂肪肝。柴胡陷胸汤加味药物组成：醋柴胡 12 克，枳壳 10 克，酒黄芩 10 克，法半夏 10 克，全瓜蒌 20 克，黄连 6 克，炒扁豆 12 克，葛花 15 克，草决明 15 克，荷叶 15 克，虎杖 10 克，丹参 15 克，泽兰 10 克，生山楂 10 克。

（2）肝脓肿。方用柴胡陷胸汤加减：柴胡 24 克，黄芩、枳实各 12 克，瓜蒌 30 克，黄连、半夏各 10 克，桔梗 16 克，蒲公英 40 克，大黄 12 克（后入），生姜 6 克。水煎分服。

（3）慢性乙型肝炎。柴胡、黄芩、白术、升麻、半夏、太子参各 10 克，瓜蒌、白花蛇舌草、半枝莲各 15 克，茯苓 12 克，黄连、生姜、甘草各 6 克，大枣 4 枚。湿热较盛者，加茵陈 15 克、栀子 10 克、生大黄 6 克；脾虚较甚，加黄芪 30 克、黄精、山药各 15 克；气滞较甚者，加厚朴、枳壳各 10 克、麦芽 15 克。每日 1 剂，水煎分两次口服。

（4）肝内胆管结石。方用柴胡陷胸汤加味：全瓜蒌 30 克，黄连 6 克，制半夏 9 克，柴胡 9 克，黄芩 9 克，枳壳 9 克，桔梗 6 克，郁金 15 克，金钱草 30 克，虎杖 15 克。黄疸加茵陈蒿 30 克；胃纳差加炒山楂 9 克，鸡内金 9 克；痛甚加玄胡索 9 克，川楝子 9 克。日 1 剂，水煎分服。

（5）急性胆囊炎。以柴胡陷胸汤加减：半夏 15 克，黄连 9 克，瓜蒌 30 克，柴胡 15 克，黄芩 12 克，枳实 10 克，桔梗 9 克，大黄 10 克（后入）。

（6）慢性胆囊炎急性发作，证属肝胆湿热气滞。方用：柴胡 12 克、黄芩 10 克、黄连 3 克、瓜蒌仁 30 克、姜半夏 10 克、枳实 10 克、桔梗 10 克、生姜 10 克、郁金 10 克、木香 10 克。

（7）胆石症合并感染。方用柴胡陷胸汤加减：柴胡 15 克，黄芩、半夏、川连、枳实、郁金、生大黄（后下）各 10 克，瓜蒌 30 克。加减：热重者加金银花、连翘、败酱草；腹痛加川楝子、元胡；黄疸者加茵陈、黄柏；便秘腹胀满者加芒硝（冲服）、厚朴。

（8）胆汁反流性胃炎。方用柴胡陷胸汤加减：柴胡 12 克，枳壳 10 克，黄芩 10 克，法半夏 10 克，黄连 5 克，瓜蒌皮 15 克，白芍 15 克，郁金 15 克，旋覆花 15 克，香附 10 克，蒲公英 15 克，竹茹 10 克，炙甘草 6 克。若胃糜烂者加白及、三七粉；腹痛甚者加川楝子、延胡索；气虚明显者加黄芪、白术。用法：每日一剂，水煎两次，共取汁 400 毫升，于早晚饭前 30 分钟各服 200 毫升。

【注意事项】本方宜先煮全瓜蒌，取其"以缓治上"而通胸膈之痹；本方证较大陷胸汤证病情相对较轻，病势较缓，仅见痞、闷、痛、脉浮；若湿痰、寒痰以及中虚痞满者不宜。

慢肝消

【来源】田德录方

【组成】醋柴胡　生炙黄芪　炙鳖甲　虎杖　土茯苓　丹参　赤白芍　益母草等

【用法】每日 1 剂，水煎煮，分早晚 2 次服用。

【功用】理气调肝，益气健脾，清热化湿，活血化瘀。

【主治】酒精性肝病。

【方解】方中以柴胡疏肝理气，以黄芪益气健脾，以丹参、赤白芍、益母草活血化瘀，以鳖甲软肝散结，以虎杖、土茯苓祛湿解毒。

【临床应用】

1. **用方要点**　本方适用于酒精性肝炎、酒精性脂肪肝、酒精性肝硬化患者，每日酒精摄取量≥80 克（相当于 55 度白酒 150 克），至少持续 5 年以上，或累积饮酒量相当于该量的大量饮酒者；中医症见胁痛、胁下积块、腹胀、纳呆、血痣、朱砂掌等。

2. **随症加减**　酒精性肝硬化腹水上方加大腹皮、黄精、猪茯苓、泽兰、赤小豆等药，饮食中加一些药膳，如生黄芪炖母鸡、鲤鱼汤等。

3. **历代医家应用经验**　本方是北京中医药大学田老的临床验方。田老认为酒癖属积聚的范畴之内，是由于气滞、血瘀、痰凝搏结于胁下所致，病及肝脾，证属虚实夹杂之证。其治则当调肝理脾、理气活血、健脾化痰消癖。故据此法则创立了"慢肝消"处方。实验表明，本方具有改善肝功能、保护肝细胞、调节肝脏脂质代谢、抗炎、抗氧化损伤、调节免疫功能、抗肝纤维化等作用。

【注意事项】禁酒戒烟，合理膳食（优质蛋白、低糖低脂、多吃蔬菜、适量水果），适当运动，心理平衡。

清肝活血汤

【来源】上海中医药大学附属龙华医院肝科

【组成】柴胡9克　黄芩9克　丹参15克　鳖甲9克　葛根15克

【用法】每日1剂，水煎煮，分早晚2次服用，疗程3个月。

【功用】清肝利湿，活血散结。

【主治】酒精性肝病。

【方解】方中首用柴胡、黄芩清肝利湿，共为君药。柴胡味苦微寒，入肝胆二经，疏肝解郁，和解退热。黄芩，性味苦寒，入肺、脾、胆、大小肠经，清热燥湿，泻火解毒。两者合奏清热疏肝、利湿解毒之功效。臣药选用丹参、鳖甲。丹参苦微寒，入心、肝经，凉血消肿，清热去烦，养血和血，去瘀生新；鳖甲味咸，性微寒，归肝肾经，滋阴潜阳，软坚散结，退热除蒸；两药共用可活血化瘀，软坚散结。方中佐药葛根，味甘辛，性平，归脾胃经，解肌退热，生津止渴，升发清阳。全方清肝、活血并用，切中酒精性肝病病机特点。

【临床应用】

1. **用方要点**　本方适用于每日饮酒平均＞40克酒精量，连续5年以上，有肝功能损害，B超示肝肿大、脂肪肝或肝硬化征象，排除病毒性、药物性、营养性肝病的酒精性肝病患者，包括酒精性肝硬化、酒精性脂肪肝、酒精性肝炎。中医症见腹胀、纳呆、右胁隐痛不适、肝大、酒后尿浊、肢困乏力、腹泻、酒精面容、健忘、舌体胖大质黯有瘀斑或瘀点、苔薄腻或黄腻等。

2. **随症加减**　若酒湿郁蒸加山栀、蒲公英、制大黄；酒湿困脾加姜半夏、白术、厚朴；酒湿夹瘀加当归、桃仁、红花；阴虚夹瘀加川楝子、生地、西洋参。

3. 历代医家应用经验 本方由上海中医药大学附属龙华医院肝科龙华医院季光、王育群等教授研制而成。他们根据酒精性肝病发病过程中湿热与瘀血为患的病理症结，积累多年经验，并在参考国内外关于小柴胡汤成功治疗酒精性肝病的基础上，针对小柴胡汤长于疏肝和胃，乏于活血功效，而以清肝利湿、活血散结为法，组成清肝活血方。临床实验表明，本方治疗酒精性肝病具有较好疗效，能显著地改善临床症状及体征，具有改善肝功能、保护肝细胞、纠正脂质代谢紊乱、抗炎、调节免疫、抗肝纤维化等作用。

【注意事项】禁酒戒烟，合理膳食（优质蛋白、低糖低脂、多吃蔬菜、适量水果），适当运动，心理平衡。

牡蛎汤

【来源】桑希生方

【组成】生牡蛎 30 克　五味子 30 克　砂仁 10 克（后下）　佛手 20 克　鸡内金 20 克　生甘草 10 克

【用法】每日 1 剂，水煎煮，早晚 2 次，每次服用 150 毫升，连续 3 周。

【功用】益精和阴，理脾助运，软坚散结。

【主治】酒精性肝炎早期，脾虚证。

【方解】方中以柴胡疏肝理气，以黄芪益气健脾，以丹参、赤白芍、益母草活血化瘀，以鳖甲软肝散结，以虎杖、土茯苓祛湿解毒。

【临床应用】本方是黑龙江中医药大学桑希生教授的临床验方。本方基于的理论是中医的脾脏经络体系，认为现代医学中的肝损伤阶段属于中医的脾之气阴先病，精血被伤，脾气不得，运化失职病机，治疗当以益精养阴，运化脾胃为主，故以牡蛎、五味子为君药组成此方。本方适用于酒精性肝病早期，并发症不明显，中医辨为脾虚证的患者，主要临床表现可见乏力、不嗜食、肝区不适、腹满、恶心、便溏、舌苔薄少等。此阶段脾虚证候明显，故当先固正气。

【注意事项】禁酒戒烟，合理膳食（优质蛋白、低糖低脂、多吃蔬菜、适量水果），适当运动，心理平衡。

茵芩清肝汤

【来源】武汉市中医医院消化内科

【组成】柴胡6克　白芍10克　郁金10克　黄芩10克　茵陈10克　木香10克　半夏10克　鸡内金10克　金钱草15克　虎杖10克

【用法】小包装中药饮片加2倍水浸泡0.5小时，武火煮沸后文火煎煮20分钟，取药汁400毫升，分2次口服，每次在早餐和晚餐0.5小时后口服200毫升，1个月为1个疗程，连续治疗2个月。

【功用】清热利湿、化瘀退黄。

【主治】酒精性肝病。

【方解】方中柴胡疏肝，白芍柔肝共为君药；郁金利胆退黄，黄芩清热燥湿退黄，茵陈清热利湿退黄，虎杖利胆退黄化瘀共为臣药；木香行气止痛，健脾消食；半夏燥湿化痰、降逆止呕、消痞散结，鸡内金健脾消食共为佐药；金钱草引经到肝胆，加强利胆消酒的功能为使药。

【临床应用】

1. **随症加减**　若酒湿郁蒸加山栀、蒲公英、制大黄；酒湿困脾加姜半夏、白术、厚朴；酒湿夹瘀加当归、桃仁、红花；阴虚夹瘀加川楝子、生地、西洋参。

2. **历代医家应用经验**　本方由武汉市中医医院消化内科张压西主任医师等研制而成，是经过长期临床实践总结出来的中药复方。该方单独使用已显示出明显的降脂、退黄、改善临床症状的特点。本方适用于饮酒史一般超过5年，饮酒量≥40克/天，血清AST、ALT、GGT、TBIL、凝血酶原时间等指标中有2项以上指标升高，经肝脏B超证实有脂肪肝、肝炎、肝硬化等损害，排除嗜肝病毒的感染、药物和中毒性肝损伤等疾病的酒精性肝病患者。对中医辨证为湿热兼瘀血，症见胁痛、神疲乏力、腹胀、纳差、胸脘痞闷、口干口苦、嘈杂泛酸嗳气、便秘或便溏、舌红或暗红、苔黄腻、脉弦滑或弦涩的患者尤为适宜。临床应用中多以本方联合硫普罗宁治疗酒精性肝病。一方面可保护肝细胞，增强肝脏代谢功能，加速肝内脂质的转输，提高肝细胞脂质的清除能力；另一方面又能降低血脂，促进脂质排泄，减少脂质吸收，借此可以达到标本兼治的目的，二者联合应用，相辅相成。临床实验表明，此种联用方法治疗酒精性肝病的总有效率为92.7%。

【注意事项】禁酒戒烟，合理膳食（优质蛋白、低糖低脂、多吃蔬菜、适量水果），适当运动，心理平衡。

二子清肝汤

【来源】朱小区方

【组成】决明子 枳椇子各20克 柴胡 山楂 郁金 半夏 竹茹各12克 芦根 泽泻 茯苓 白术各15克 制大黄 黄芩各9克

【用法】每剂煎成300毫升，分装2袋，分2次服用。疗程为8周。

【功用】解酒毒、通络瘀、化痰浊。

【主治】酒精性肝病。

【方解】方中枳椇子清热生津、醒脾解酒，《新修本草》枳椇子项记载："以木为屋，屋中酒则味薄。"《食疗本草》亦有枳椇子使"酒化为水味"之记载；决明子入肝、肾、大肠经，具有清肝、泄热、通便之功效，《神农本草经》中有"久服益精光，轻身"等记载，二者相伍，解酒邪之热毒；配以柴胡疏肝理气通络；山楂活血化瘀消积；郁金为血分之气药，善解血中之瘀滞；制大黄荡涤肠胃，泻血分之实热；兼以芦根、泽泻利水泄热；半夏、竹茹祛痰化浊；茯苓、白术健脾除湿，以绝痰湿之源；柴胡、黄芩引诸药直达病所。全方共奏解酒毒、通络瘀、化痰浊之功。

【临床应用】本方来源自浙江省温州市中医院朱小区主任医师的自拟方，是该院应用多年的经验方。组方思路：酒具湿热毒之性，长期过量饮用，加之多食肥甘厚腻，则易导致痰湿、热毒、脾虚、气滞、血瘀等证，治疗上或清热解毒，或理气活血，或健脾化湿等，亦多获效。此方治疗酒毒先以求其本，去其因，再以祛邪扶正，否则多致复发或无效者。酒精性肝炎、酒精性脂肪肝、酒精性肝硬化等疾病，均可选用本方治疗。现代药理研究证实，方中主药枳椇子提取物能降低饮酒后血中乙醇浓度，增强肝组织内乙醇脱氢酶（ADH）的活性；决明子能显著降低高脂血症患者的总胆固醇、甘油三酯和低密度脂蛋白的水平。同时多家文献报道，泽泻、山楂等能促进乙醇的代谢，防治乙醇对机体的损害，显著降低血中总胆固醇和甘油三酯，有抗脂质过氧化及免疫调节等作用。本方能有效改善酒精性肝炎患者症状、降低血脂、减轻肝内炎症反应及脂肪沉积。本方药性平和，可以长期服用。

【注意事项】禁酒戒烟，合理膳食（优质蛋白、低糖低脂、多吃蔬菜、适量水果），适当运动，心理平衡。合并乙型肝炎或丙型肝炎病毒感染的，需按照病毒性肝炎论治。

化痰活血汤

【来源】杜景海验方

【组成】柴胡20克　黄芪30克　丹参30克　黄精30克　首乌20克　生山楂30克　夏枯草15克　全瓜蒌30克　桃仁15克　枳实10克　泽泻15克　茯苓20克　郁金15克　枸杞子20克

【用法】每日1剂，水煎取汁，分3次口服，平均90天为1个疗程。

【功用】清热利湿化痰，疏肝养肝健脾。

【主治】酒精性肝病。

【方解】方中全瓜蒌利湿化痰、软坚散结，丹参、桃仁活血化瘀、何首乌补益肝肾；柴胡、郁金疏肝解郁，夏枯草清肝降火，山楂消食化痰活血；茯苓、泽泻健脾化湿祛痰，枳实行气散结，黄芪补中益气；黄精、枸杞滋养脾肾。诸药合用，共奏清热利湿化痰，疏肝养肝健脾之效。

【临床应用】

1. **随症加减**　腹胀明显者可去黄芪，以防气滞；肥胖明显者可加竹茹15克、淡豆豉20克以加强化痰之功；肝脾肿大者加鳖甲30克、三棱10克、莪术10克以加强软坚散结之功。

2. **历代医家应用经验**　本方来源自辽宁朝阳市传染病医院副主任中医师杜景海的经验方。他认为祖国医学将酒精性肝病列入"积聚"、"胁痛"、"肥气"等病范畴，主要因长期饮酒及进食肥甘厚味，内生湿热，湿热酒毒内蕴致肝失条达，气机郁滞，血脉瘀阻，脾失健运，痰浊内生，气、血、痰、热互结于胁下而成。临床表现为胁痛、纳差、腹胀乏力、肝脾肿大等症候。目前也没有统一的辨证分型标准。他根据多年临床经验，自拟化痰活血汤治疗酒精性肝炎、酒精性脂肪肝、酒精性肝硬化等疾病用之多效。现代药理研究证实，丹参素在体外的细胞膜上具有抑制内源性胆固醇合成作用以及抗脂蛋白的氧化作用，从而降低胆固醇、防止脂质沉积。何首乌能抑制肠道吸收胆固醇，并促进血浆中胆固醇的运输和清除。枸杞子水提取物或枸杞子所含的甜菜碱可减轻肝细胞脂质沉积。泽泻可干扰胆固醇和甘油三酯的吸收、分解、排泄，促进血清 HDL-CH 水平升高。柴胡有保护肝细胞膜，提高细胞膜磷脂含量，使肝细胞内蓄积的糖原以及核糖核酸含量恢复或接近正常。临床观察显示，本方法可以显著降低 ALT，AST，TG，TC 指标，明显改善患者的临床症状，改善肝脏 B 超声像图，且无明显副作用，对酒精性肝病有很好的治疗作用。

【注意事项】禁酒戒烟，合理膳食（优质蛋白、低糖低脂、多吃蔬菜、适量水果），适当运动，心理平衡。

解酒保肝汤

【来源】王天舒验方

【组成】枳椇子15克　山楂30克　泽泻15克　猪苓15克　鸡内金15克　神曲10克　柴胡15克　栀子15克　黄芩15克　白芍15克　砂仁10克　郁金20克　甘草5克

【用法】每日1剂，水煎煮，分早晚2次服用，疗程1个月。

【功用】解酒毒、清湿热、疏肝胆，行积滞、化痰结、逐瘀血。

【主治】酒精性脂肪肝。

【方解】重用山楂消食化积、解酒破瘀；枳椇子为解酒毒要药；猪苓、泽泻、黄芩、栀子清热利湿、泻火解毒，佐以柴胡疏肝、郁金解郁、白芍柔肝泻肝、神曲消食、鸡内金化积、砂仁醒脾导滞；共同起到解酒毒、清湿热、疏肝胆，行积滞、化痰结、逐瘀血的作用。

【临床应用】

1. **随症加减**　便秘者加大黄（酒炒）12克；肝区刺痛伴舌暗脉涩者加丹参15克、川芎15克、红花15克、桃仁10克。

2. **历代医家应用经验**　本方由中国医科大学附属第一临床医院王天舒等人研制而成。由于酒大热，有毒，为湿热之邪。湿热酒毒内蕴易伤肝胆，损伤脾胃，导致气机郁滞、血脉瘀阻、痰浊内生，气血痰互结于胁下形成痞块。据此病机治以"解酒毒、清湿热、疏肝胆，行积滞、化痰结、逐瘀血"，故组成此方。本方适用人群：患者有肝区钝痛或刺痛，肝肋下可触及，边缘圆钝有压痛。舌质黯红，苔腻，脉弦数或滑数；血清转氨酶、胆固醇或甘油三酯升高；

B 超均提示肝脏明显肿大，肝脏有脂肪变性。现代药理学研究证实，本方具有保护肝细胞、调节脂肪代谢等作用。酒精性脂肪肝者均可选用本方治疗。临床研究表明，本方能明显改善酒精性脂肪肝患者自觉症状、B 超及实验室有关化验指标。

【注意事项】禁酒戒烟，合理膳食（优质蛋白、低糖低脂、多吃蔬菜、适量水果），适当运动，心理平衡。

酒肝康汤

【来源】侯留法验方

【组成】葛根 30 克　柴胡 15 克　丹参 30 克　泽泻 30 克　草决明 30 克　白芥子 15 克

【用法】每日 1 剂，水煎煮，分早晚 2 次服用，疗程 1 个月。

【功用】解酒护肝。

【主治】酒精性脂肪肝。

【方解】方中重用化解酒毒之药葛根，配以柴胡疏肝理气，决明子清肝通便降脂，丹参、山楂活血化瘀；泽泻、白芥子淡渗化痰。

【临床应用】

1. **随症加减**　腹胀加川朴 10 克，纳差加鸡内金 10 克，胁痛加郁金 10 克、便溏加炒山药 20 克。

2. **历代医家应用经验**　本方是河南省中医药研究院侯留法的临床验方。医家根据"酒毒伤肝，肝郁气滞，日久血瘀痰凝"之病机组成此方。本方适用于肝区疼痛，肝大有压痛，有乏力、纳呆、腹胀、恶心、呕吐等消化道症状，经超声确诊的酒精性脂肪肝患者。药理学研究证实：葛根能促进乙醇在肝细胞内的代谢，减少肝细胞损伤；柴胡、山楂、泽泻、草决明具有降血脂、抗脂肪肝作用；丹参能改善肝脏血液灌注，抗肝纤维化。临床观察表明，本方能明显改善患者的自觉症状、体征以及有关的理化检查指标，总有效率达 91.7%。

【注意事项】禁酒戒烟，合理膳食（优质蛋白、低糖低脂、多吃蔬菜、适量水果），适当运动，心理平衡。

葛花汤

【来源】高荣慧验方

【组成】葛花20克　连翘12克　虎杖9克　石菖蒲5克　砂仁3克　生甘草24克

【用法】每日1剂，水煎煮，分早晚2次服用，疗程3个月。

【功用】解酒护肝，清热利湿，醒脾和中。

【主治】酒精性肝病。

【方解】葛花是治疗酒精性肝损伤的解毒必用药，配合甘草则效果更好。《本草纲目》有"葛花气味甘苦，主治醒脾、治酒积"的记载。此为主药，配连翘、虎杖清解肝胆湿热之毒；石菖蒲、砂仁气味芳香，通经活络，增强代谢，使积于体内之毒物尽快排出体外，又可醒脾和中。

【临床应用】

1. **随症加减**　体态丰腴、头身困重、脘腹胀满，舌质淡胖有齿痕者加白芍15克、薏苡仁30克、清半夏10克、荷梗15克；心烦易怒、胁痛溲赤，舌红苔黄者，加栀子12克、龙胆草6克、车前子（包煎）10克；面色黧黑、肌肤甲错、蛛纹丝缕者，加桃仁15克、莪术15克、丹参30克、五灵脂12克；有黄疸者加茵陈24克、升麻9克、生大黄3克。

2. **历代医家应用经验**　本方是中国中医研究院广安门医院高荣慧的临床验方。医家认为酒性辛热味重，适量饮之可祛湿散寒，活血通络，过量饮用则反成一种湿热有毒之邪而损伤肝胆脾胃。湿热毒邪损伤脾胃、蕴结中焦，则中运失职，不能升清降浊，不但湿热在中焦越来越甚，而且土奎木郁，使肝木失于正常的疏泄条达之性而致肝脾同病，气滞血瘀，脉络失和。湿毒、气滞、血瘀、痰浊积于体内日久，相互搏结，可停滞于胁腹之下，形成积聚（酒癖）。水湿之邪停于体内而形成鼓胀。故以"解酒护肝，清热利湿，醒脾和中"组成此方。本方适用于酒精性肝炎、酒精性脂肪肝、酒精性肝硬化、酒精性肝癌的患者，尤其是对酒精性肝炎、酒精性脂肪肝疗效佳。脂肪肝和肝炎阶段是酒精性肝损伤的初、中期，此阶段若能及时停止饮酒，加上适当的药物治疗和生活调理，其病理改变是可以逆转的，即此阶段有完全恢复的可能性。但若恢复后继续饮酒，则肝损害的进度较前加快。一旦到了肝硬化腹水和肝癌阶段，恐难起沉病。所以早期预防和治疗是不容忽视的。

【注意事项】禁酒戒烟，合理膳食（优质蛋白、低糖低脂、多吃蔬菜、适量水果），适当运动，心理平衡。

清肝泄浊活血汤

【来源】黄依兰验方

【组成】绵茵陈 30 克　郁金 12 克　生大黄 10 克　葛花 10 克　枳椇子 10 克　泽泻 30 克　法半夏 10 克　竹茹 10 克　生山楂 30 克　枸杞子 15 克　丹参 24 克　鳖甲 10 克（先煎）　甘草 6 克

【用法】每日 1 剂，水煎取汁，分早晚次口服，90 天为 1 个疗程。

【功用】清肝泄浊，活血柔肝。

【主治】酒精性肝病（酒精性肝炎、酒精性脂肪肝、酒精性肝硬化）。

【方解】方中重用茵陈以清肝胆湿热，辅以郁金为血分之气药，善解血中之瘀滞；大黄荡涤肠胃、泻血分之实热、活血消积；三药相伍，可加强清肝活血止痛、利胆退黄之功效。葛花、枳子清热生津、醒脾解酒，为传统解酒药；泽泻淡渗利水泄酒热，使邪有出路；半夏、竹茹相伍祛痰化浊；山楂配以枸杞子酸甘敛阴，能消食化积、行气散瘀，补肝阴不足，防清热之品劫伤肝阴之弊；丹参、鳖甲养血活血、滋阴养肝、软坚散结；甘草清热祛痰，调和诸药。而“酒循经络，留着为患……汗多而从表而泄，溺多而从小便而出”，方中葛花、枳椇子、泽泻、大黄相伍，则可宣表、通二便达上下分消、逐邪外出之效。诸药合用，清肝胆湿热、泄痰浊酒毒与活血祛瘀散结并举，佐以滋阴养血柔肝，消补兼施，祛邪而不伤正，直中病机而收良效。

【临床应用】

1. **随症加减**　若肝气郁滞而见右胁闷胀，纳呆，时嗳气之症，则加柴胡 15 克，青皮 10 克，陈皮 6 克；湿热壅盛有口苦、目黄，舌苔黄腻之候者加龙胆草 10 克，黄芩 10 克；胁肋刺痛，胁下可扪及痞块，舌质紫黯而见血瘀之象，加延胡索 10 克，莪术 10 克，炮山甲 15 克（先煎）；胁痛隐隐，口干，眩晕，乏力，舌红少苔为肝肾阴虚者，加黄精 10 克，女贞子 10 克。

2. **历代医家应用经验**　本方来源自北海市人民医院黄依兰经验方。他认为酒精性肝病属于中医“伤酒、酒疸、胁痛、酒鼓、积聚”等范畴，有着明确的致病因素，即酒热邪毒入侵所致。其病机关键为长期嗜酒，酒伤肝脾，酿痰生湿，加之居住地属南方，痰湿尤易从热而化，酒毒湿热内蕴不解，壅阻气机，久则气滞血瘀，瘀血与湿热搏结，积聚不化而出现乏力、腹胀、纳差、胁痛、黄疸、胁下痞块、舌苔黄腻脉弦等证候。因而酒毒、湿热、血瘀是其主要病理特点，故针对其发病的机理，着眼于祛除病理因素，辨病与辨证相结合，组成此方。现代药理研究证实，绵茵陈、郁金具有保肝、降酶作用；葛花、枳椇子能促进乙醇的代谢，防治乙醇对机体的损害；大黄、泽泻均可降低血中甘油三酯及总胆固醇；山楂、枸杞子具有降血脂、抗脂质过氧化及免疫调节作用，能减轻酒精致肝损伤的作用。鳖甲、丹参能促进胶原降解，抑制肝星状细胞转化为肌成纤维细胞，具有确切的抗肝纤维化作用；甘草所含成分甘草甜素能减轻酒精对肝脏的脂质过氧化损伤，对酒精性肝损伤具有保护作用。大黄、丹参所含成分大黄素、丹参素对由内毒素刺激分泌的多种细胞因子有明显抑制作用。临床实验显示该方可能通过加快酒精的代谢，抗脂质过氧化，减少细胞因子的生成和释放，抑制炎症反应，抗肝纤维化，从而达到显著防治酒精性肝病的作用。

【注意事项】禁酒戒烟，合理膳食（优质蛋白、低糖低脂、多吃蔬菜、适量水果），适当运动，心理平衡。

清热祛痰化瘀汤

【来源】贾秋颖验方

【组成】枳椇子15克　垂盆草15克　丹参15克　葛花15克　川芎15克　柴胡15克　茯苓30克　生山楂50克　茵陈15克　五味子10克

【用法】每日1剂，加水400毫升，武火煮沸，文火煎煮30分钟，取汁100毫升，早晚空腹温服，4周为1个疗程。

【功用】清解酒毒，清热祛痰，化瘀散结。

【主治】酒精性肝病（酒精性肝炎、酒精性脂肪肝、酒精性肝硬化）。

【方解】本方中枳椇子、葛花为君。枳椇子甘酸平，能解酒毒，葛花甘凉，能解酒醒脾，二药合用，酸甘解酒，清解酒毒；柴胡、茵陈蒿、郁金、决明子、五味子疏肝利胆为臣。茵陈蒿苦辛凉，入肝脾膀胱经，是治疗肝胆疾病的要药；柴胡苦凉，能疏肝利胆；郁金辛苦凉，能行气解郁，凉血破瘀；决明子苦甘凉，能清利肝胆，解酒毒；五味子温酸，能清热解酒，疏肝利胆。山楂、川芎活血化瘀为佐药。本方组合，共起清解酒毒，清热祛痰，化瘀散结之功效。

【临床应用】

1. **随症加减**　腹胀甚者，青皮、莱菔子各增至 20 克；右胁痛甚者，加延胡索、川楝子；纳差者，加焦三仙；黄疸者，茵陈增至 30 克；气虚重者，加党参或西洋参；阴虚者，加熟地、麦冬；阳虚者，加干姜、吴茱萸；腹水者，加猪苓、大腹皮；腹水多者，行腹腔穿刺放水后 3 天内，黄芪增至 100 克。

2. **历代医家应用经验**　本方是长春中医药大学附属医院内六科贾秋颖的临床验方。药理研究表明，本方具有保护肝细胞、改善肝功能、利胆、解酒毒等作用。临床研究表明，该方治疗酒精性肝病的总有效率为 87.5%。

【注意事项】禁酒戒烟，合理膳食（优质蛋白、低糖低脂、多吃蔬菜、适量水果），适当运动，心理平衡。

加味护肝胶囊

【来源】青海大学附属医院中医科方

【组成】沙棘　黄芪　西洋参　白术　水蛭　姜黄　三七　丹参　郁金

【用法】由青海大学附属医院制剂室配制成胶囊剂型，每次口服 4 粒，每日 3 次。

【功用】益气养肝，化湿醒脾。

【主治】酒精性肝病（酒精性肝炎、酒精性脂肪肝、酒精性肝硬化）。

【方解】方中沙棘益气、养阴、活血，黄芪益气、补血、健脾，西洋参益气养阴、清火生津，白术益气健脾、燥湿利水，水蛭、姜黄破血行气、化瘀消积，三七、丹参活血化瘀，郁金舒肝理气。全方配伍合理，补泻兼施，通过理气调肝，益气健脾，活血化瘀，清热化湿纠正了气滞、血瘀、湿阻、正虚的病理改变，使气血通达，脾健湿化，积块得散，酒毒得解。

【临床应用】本方由青海大学附属医院中医科杨如意、任世存等人根据中医理论及多年临床经验研制。本方适用于日饮酒量 100 毫升以上且超过 5 年或间断日饮酒量在 250 毫升以上且连续饮用 10 年；临床具有食欲不振、全身乏力、肝区不适、肝脾肿大、皮肤黄染及有蜘蛛痣；实验室检查有高脂血症或

γ–GT、ALT 和胆红素超过正常或凝血酶原超过正常；B 超显示肝脏有脂肪肝改变的患者。课题组认为由于青海地处高原，气候燥寒，当地居民饮食多以牛羊肉为主，喜饮烈性白酒；临床观察本地区符合"酒精性肝病"诊断的患者一般均有不同程度的乏力、自汗及舌体胖大、暗红，舌下脉络多迂曲症状。因此本地区酒精性肝病的发病机制多以气虚血瘀、热毒内盛形式呈现。故针对此病机组成此方。本方不适用于 1 周之内曾出现过肠道出血或肝性脑病及其他原因引起的肝硬变和肝癌患者。现代药理研究证实，加味护肝胶囊具有保护肝细胞、改善肝功能、抑制肝脏炎症反应、抗肝纤维化等作用。临床实验表明，本方用于治疗酒精性肝病，无论是症状、体征的变化，还是肝功能指标的改善皆优于对照组，综合疗效较佳。其药物作用途径可能通过清除氧自由基、减轻脂质过氧化、改善肝内血循环，减轻酒精代谢产物乙醛对肝脏的直接毒性作用，抑制细胞因子 TNF–α 的产生和释放，祛除炎症介质诱发肝纤维化的因素，减少细胞外基质在肝内的沉积而发挥治疗作用。

【注意事项】禁酒戒烟，合理膳食（优质蛋白、低糖低脂、多吃蔬菜、适量水果），适当运动，心理平衡。

软肝汤

【来源】范杰华方

【组成】葛根 15 克　扁豆 10 克　青皮 10 克　莱菔子 10 克　柴胡 10 克　丹参 10 克　当归 10 克　三七 6 克　茯苓 10 克　泽泻 10 克　茵陈 15 克　海藻 10 克　昆布 10 克　鸡内金 10 克　黄芪 15 克　鳖甲 20 克　白术 10 克

【用法】每日 1 剂，水煎煮，分 2 次口服，连服 30 天为 1 个疗程，一般服 1～3 个疗程。

【功用】解酒软肝。

【主治】酒精性肝硬化。

【方解】方中葛根、扁豆解酒毒，升清化浊；青皮、莱菔子、柴胡疏肝理气，畅达气机；丹参、当归、三七活血化瘀，柔肝止痛；茯苓、泽泻、茵陈利水渗湿退黄；海藻、昆布、鸡内金、鳖甲软坚散结、育阴养肝；黄芪、白术补益中气。

【临床应用】

1. **随症加减** 腹胀甚者，青皮、莱菔子各增至 20 克；右胁痛甚者，加延胡索、川楝子；纳差者，加焦三仙；黄疸者，茵陈增至 30 克；气虚重者，加党参或西洋参；阴虚者，加熟地、麦冬；阳虚者，加干姜、吴茱萸；腹水者，加猪苓、大腹皮；腹水多者，行腹腔穿刺放水后 3 天内，黄芪增至 100 克。

2. **历代医家应用经验** 本方出自河南濮阳市中医院范杰华的临床验方。本方适用于肝功能检查异常，B 超检查示门静脉增宽，放射性核素扫描示肝体积缩小，分布稀疏不匀，脾脏增大的酒精性肝硬化患者。医家体会：酒精性肝硬化为长期嗜酒过度所致。若有病毒性肝炎病史者，更增加治疗难度。其病机为酒湿浊气蕴聚中焦，损伤脾胃，运化失常，壅塞气机，肝失条达，久则气滞血瘀。木郁克土，脾虚愈甚，水湿停留，进而波及于肾，开阖不利，水浊渐积渐多。肝脾肾功能失调，脏腑虚者愈虚；气血水壅结腹中，实者愈实，形成本虚标实，虚实夹杂之证。治疗必须标本兼顾，攻补兼施，补益不宜过度，以防留邪，祛邪防止克伐过猛，以防损伤正气，故组成此方。临床根据不同兼症，灵活加减应用。实验表明本方治疗早中期酒精性肝硬化效果较好。

【注意事项】治疗期间禁饮酒，低盐、高热量、高蛋白饮食，忌郁怒，慎房事。

清肝解酒饮

【来源】崔闵鲁方

【组成】茵陈 20 克　葛根 20 克　铁观音茶 20 克　白茅根 20 克　茯苓 15 克佩兰 10 克　山楂 15 克

【用法】每日 1 剂，水煎煮，分早晚 2 次服用，疗程 6 周。

【功用】清利酒湿，和肝祛积。

【主治】酒精性肝病（酒精性肝炎、酒精性脂肪肝、酒精性肝硬化）。

【方解】方中绵茵陈、葛根、铁观音茶解酒毒利脾湿，为主药；茯苓、白茅根利湿解酒；佩兰芳香醒酒化湿浊；山楂消坚降脂，全方清利酒湿，和肝祛积。

【临床应用】

1. **随症加减** ①湿热郁蒸，肝胃不和型：症见右胁疼痛，纳呆脘痛，恶心呕苦，面红耳赤，口干苦，溲黄腥臭，目黄身黄，舌红、苔黄腻，脉弦数；

肝肿大，触痛，肝功能异常较明显，血清 γ－GT、AST、ALT 升高，肝 B 超回声增强或脂肪肝。本型多见于对酒精耐受量低，暴饮高度酒及酒精性肝炎患者。清肝解酒饮加蒲公英 15 克、大黄 6 克、栀子 10 克。②湿困脾虚，肝气郁结型：右胁隐胀痛，脘胀纳呆，酒后易呕痰涎或水，时腹泻，乏力肢困，头蒙重，神呆健忘，面容虚浮，酒后尿混浊，舌体胖大，舌苔厚腻脉细。肝肿大，肝 B 超提示中度或重度脂肪肝。肝功能异常，血脂偏高。本型多见于嗜饮低度酒或啤酒者。以清肝解酒饮加半夏 10 克、白术 15 克、厚朴 10 克、草决明 15 克。③湿瘀夹阻，肝脾两虚型：右胁疼痛，面色黧黑，酒徒面容，鼻及颊毛细血管扩张明显，脾肿大，蜘蛛痣，肝掌，消瘦腹胀，纳呆腹泻，舌质暗或夹瘀、苔少，脉弦细或涩。B 超提示肝硬化，肝功能损害明显，白球蛋白比值倒置。本型多见酗酒时间长，饮量大，喜空腹饮酒，近期酒精耐受量明显下降患者。以清肝解酒饮加赤芍 12 克、当归 10 克、桃仁 10 克、红花 8 克、土鳖虫 6 克、高丽参 3 克（另炖）。

2. **历代医家应用经验**　本方出自福建医学院附属第二医院中医科崔闽鲁的临床验方。他认为酒精性肝病主要病因、病机是酒湿困脾，瘀血阻滞，肝郁脾虚。嗜饮薄酒者（低度白酒或啤酒），酒湿伤人易从寒化，易伤脾胃出现湿浊困脾，治疗以燥湿健脾为主，嗜饮烈酒易从热化，出现湿热蕴结而发阳黄，出现热迫血行阳亢动风等变症，治疗以清泄肝经湿热为主。分析表明，患酒精性肝炎及轻、中度脂肪肝者，饮酒时间较短，服清肝解酒饮疗效好，治愈率高，而长期嗜酒，大量饮烈性酒引起酒精性肝硬化腹水者治愈率低，疗效差。本方对于急性酒精中毒者有明显解酒作用。

【注意事项】禁酒戒烟，合理膳食（优质蛋白、低糖低脂、多吃蔬菜、适量水果），适当运动，心理平衡。

脂肝净

【来源】浙江省绍兴市第六人民医院方

【组成】葛花 10 克　绞股蓝、垂盆草各 30 克　制大黄、炒枳壳、胆南星各 10 克　海藻、生山楂、生茯苓、竹茹各 15 克　陈皮、姜半夏各 6 克

【用法】每日 1 剂，水煎煮，分早晚 2 次服用，1 个月为 1 疗程。

【功用】解酒毒、化痰浊、理气机、治瘀血、护正气、降酶毒。

【主治】酒精性肝病（酒精性肝炎、酒精性脂肪肝、酒精性肝硬化）。

【方解】方中葛花甘凉，能清肺消酒，专治饮酒积热、毒伤脾胃；海藻、半夏、茯苓、竹茹、南星化痰浊及瘀热壅积；枳壳、陈皮疏利气机，疏散痰浊积气；制大黄泄浊、化痰、活血；生山楂、炒枳壳，健脾渗湿、化积导滞、除浊消胀；垂盆草清热解毒，降酶护肝；绞股蓝化痰浊且能补益正气。组方具有解酒毒、化痰浊、理气机、治瘀血、护正气、降酶毒的作用。

【临床应用】本方是浙江省绍兴市第六人民医院治疗酒精性肝病的协定方"脂肝净，由钟建平研制，该科研成果获 2004 年浙江省科学技术进步奖三等奖。酒精性肝病主因长期饮酒及进食饱甘厚味，内生湿热、湿热酒毒内蕴致肝失条达，气机郁滞，血脉瘀阻，脾失健运，痰浊内生，气、血、痰、热互结于胁下而成。临床上表现为胁痛、纳差、腹胀、乏力、肝脾肿大等症候。故以"解酒毒、化痰浊、理气机、治瘀血、护正气、降酶毒"组成此方。现代研究表明，脂肝净具有消解酒毒、调脂、促进脂质代谢，抗炎护肝及改善症状等作用；本方治疗酒精性肝病总有效率达 95.83%。

【注意事项】在服药期间忌酒、限辣、清淡饮食，减少高脂肪、高蛋白饮食。

护肝醒脾汤

【来源】石振海方

【组成】黄芪15克　白术10克　当归15克　连翘10克　大黄6克　泽泻15克　败酱草15克　白花蛇舌草15克　柴胡10克　山楂10克

【用法】每日 1 剂，水煎煮，分早晚 2 次服用，每次服用 200 毫升，连用60 天。

【功用】益气养肝，化湿醒脾。

【主治】酒精性肝病（酒精性肝炎、酒精性脂肪肝、酒精性肝硬化）。

【方解】黄芪、白术健脾益气、利水渗湿，以固其本；连翘、泽泻、败酱草、白花蛇舌草清热解毒、利湿祛痰消积；柴胡条达肝气；丹参、当归养血调肝，去瘀生新，兼以补血扶正；生山楂、大黄健脾渗湿、化积、导滞、除浊、消胀；泽泻滋肝补肾，清利湿浊，化痰软坚；黄芪、丹参、大黄合用有活血化瘀行滞、消癖散结、止痛。全方配合共奏疏肝理脾、健脾除湿、活血化瘀、消癖散结、解酒毒之功，达到了气血运行通畅，脾胃运化正常的治疗目的。

【临床应用】本方出自张家口市沙岭子医院石振海的临床验方。他认为本病因长期饮酒及进食肥甘厚味，内生湿热，湿热酒毒内蕴致肝失条达，气机郁滞、血脉瘀阻、脾失健运、痰浊内生，气、血、痰、热互结于胁下而成。临床上表现为胁痛、纳差、腹胀、乏力、肝脾肿大等症候。故根据酒精性肝病的病机演变规律及病变证候特点提出了"益气养肝、化湿醒脾"的治疗原则。调肝既泻肝用之有余，又补肝体之不足，理脾既理顺脾胃之通道，又恢复其健运之功能。并结合中草药药理作用，选用上述药物组成此方。现代药理研究证实，护肝醒脾汤具有消除肝脏炎症，稳定肝细胞膜，抑制脂肪在肝内沉积，改善肝内微循环，抗纤维化等作用。临床实验表明，在肝功能、血脂及肝纤维化指标改善方面，该方疗效明显。

【注意事项】禁酒戒烟，合理膳食（优质蛋白、低糖低脂、多吃蔬菜、适量水果），适当运动，心理平衡。

第五章　原发性肝癌

原发性肝癌是指原发于肝细胞或肝内胆管细胞的癌，包括肝细胞癌、胆管细胞癌和混合癌，是我国常见恶性肿瘤之一。肝癌又称为"癌中之王"，其死亡率在消化系统恶性肿瘤中仅次于胃癌和食管癌，位列第三。本病任何年龄均可发病，以40~49岁年龄段为多见，东南沿海地区肝癌发病率高于内地，男性发病多于女性。临床表现主要为肝区疼痛与肝肿大、黄疸、肝硬化征象、全身恶病质、转移灶症状。晚期可并发肝性脑病、上消化道大出血、癌结节破溃、继发性肺部、肠道感染或败血症等严重并发症，常为本病致死的原因。

本病属中医"肝积"、"癥积"、"肥气"、"鼓胀"、"癖黄"等范畴，病因病机是感受湿热，毒邪迁延留滞，七情郁结，饮食内伤等各种原因导致肝脾失和，气血痰毒瘀结脉络，日久渐聚结成癥块停于胁腹而成。

对于早期肝癌的治疗，目前外科手术仍然是首选措施和最有效的手段，尤其是小肝癌一般采取最小限度的切除方式。中晚期肝癌，多采取综合治疗，包括西医综合疗法、中医综合疗法、中西医结合疗法及饮食辅助疗法等。手术固然能切除癌肿，但还有残癌、或区域淋巴结转移、或血管中癌栓存在等，而运用中医药术后长期治疗，可以防止复发和转移；放疗、化疗治疗对消化道和造血系统有相当大的副作用，运用中医中药治疗既能减轻放、化疗的副作用，又能加强放疗、化疗的效果；很多肝癌一旦发现多在中晚期，大多已经失去手术机会，多采用内科综合治疗。因此，中医药防治肝癌具有独特优势。

中医主要采取辨证治疗。一般分为肝气郁结、气滞血瘀、湿热聚毒、脾虚湿困、肝肾阴虚等证型。肝气郁结型临床表现为情志不调，胁肋胀闷或上腹胀满，食后加重，嗳气则舒，纳呆食少，时有腹泻，舌质淡红，苔薄腻，脉弦等症状，治疗以疏肝健脾、活血化瘀为主；气滞血瘀型临床表现为胁下痞块巨大，胁痛引背，拒按，入夜更甚，脘腹胀满，食欲不振，大便溏或干，倦怠乏力，舌质紫暗，有瘀点瘀斑，苔薄或白，脉沉细或沉涩等症，治疗以行气活血、化瘀消积为主；湿热聚毒型临床表现为胁下痞块，两胁胀满刺痛，身目发黄，心烦易怒，口干口苦，脘痞，纳差，溲赤便干，舌质紫暗，苔黄腻，脉眩滑或滑数等症，治疗以清热利胆、泻火解毒为主；脾虚湿困型临床表现为上腹结块，按之疼痛，腹大胀满，如囊裹水，身重纳呆，神疲乏力，大便溏薄或腹泻，小便短少，肢楚足肿，舌质淡胖，苔白腻，脉弦滑或濡等症，治疗以健脾益气、利湿消肿为主；肝肾阴虚型临床表现为胁肋隐痛，绵绵不休，腹满胀大，青筋暴露，五心烦热，低热盗汗，纳少消瘦，头晕目眩，呕血便血，大便干结，舌质红，少苔，脉细数等症，治疗以滋养肝肾、化瘀散结为主。

小柴胡汤

【来源】《伤寒论》

【组成】柴胡半斤（25克）　黄芩三两（9克）　人参三两（9克）　半夏半升（洗）甘草三两（炙）（9克）　生姜三两（切）（9克）　大枣十二枚（擘）（4枚）

【用法】上七味，以水一斗二升，煮取六升，去滓，再煎取三升，温服一升，日三服（现代用法：每日一剂，水煎煮，分早晚两次温服）。

【功用】和解少阳。

【主治】①肝癌，少阳证。往来寒热，胸胁苦满，默默不欲饮食，心烦喜呕，口苦，咽干，目眩，舌苔薄白，脉弦者。②热入血室证。妇人伤寒，经水适断，寒热发作有时。③疟疾、黄疸等病而见少阳证者。

【方解】方中柴胡苦平，入肝胆经，透泄少阳之邪，并能疏泄气机之郁滞，使少阳半表之邪得以疏散，为君药。黄芩苦寒，清泄少阳半里之热，为臣药。柴胡之升散，得黄芩之降泄，两者配伍，是和解少阳的基本结构。胆气犯胃，胃失和降，佐以半夏、生姜和胃降逆止呕；邪从太阳传入少阳，缘于正气本虚，故又佐以人参、大枣益气健脾，一者取其扶正以祛邪，一者取其益气以御邪内传，俾正气旺盛，则邪无内向之机。炙甘草助参、枣扶正，且能调和诸药，为使药。诸药合用，以和解少阳为主，兼补胃气。使邪气得解，枢机得利，胃气调和，则诸症自除。原方"去滓再煎"，使药性更为醇和，药汤之量更少，减少了汤液对胃的刺激，避免停饮致呕。

【临床应用】

1. 用方要点　本方为治疗少阳病证的基础方，又是和解少阳法的代表方。临床应用以往来寒热，胸胁苦满，默默不欲饮食，心烦喜呕，口苦，咽干，苔白，脉弦为辨证要点。现代药理研究证实，抗肿瘤、预防肝癌、抑制肝炎病毒的复制、抗肝炎病毒活性、保护肝细胞膜、防治肝损伤、多途径抑制肝纤维化、改善肝功能、免疫调节和抗肿瘤等作用。西医学各种原因导致的肝癌、肝硬化、肝炎，脂肪肝、酒精性肝病、急慢性胆囊炎、胆结石、胆汁反流性胃炎、胃溃疡、流行性感冒、疟疾等疾病，属少阳证者均可选用本方治疗。

2. 随症加减 若胸中烦而不呕，为热聚于胸，去半夏、人参，加瓜蒌清热理气宽胸；渴者，是热伤津液，去半夏，加天花粉止渴生津；腹中痛，是肝气乘脾，宜去黄芩，加芍药柔肝缓急止痛；胁下痞硬，是气滞痰郁，去大枣，加瓜蒌实、茯苓化痰渗湿或加牡蛎软坚散结；心下悸，小便不利，是水气凌心，宜去黄芩，加茯苓利水宁心；不渴，外有微热，是表邪仍在，宜去人参，加桂枝解表；咳者，是素有肺寒留饮，宜去人参、大枣、生姜，加五味子、干姜温肺止咳。

3. 历代医家应用经验 本方出自汉代医家张仲景的《伤寒论》，原书记载："太阳病，十日已去，脉浮细而嗜卧者，外已解也，设胸满胁痛者，与小柴胡汤。"此方为治疗少阳病本证的第一要方。广州中医药大学首席教授周岱翰，是全国第三、四批老中医药专家学术经验继承工作指导老师，享受国务院特殊津贴。周教授临证40余年，在肝癌的辨治上经验丰富。他认为肝癌发病初期，邪盛正未虚，以少阳枢纽不利致病为先，符合少阳病正邪分争于半表半里病机，症见胁胀隐痛，善太息，口苦咽干，神情忧郁，面青，舌淡，脉弦等。采用小柴胡汤调和肝胆、攻补兼施、开达表里，使全身脏腑趋于协调平和。中晚期肝癌已失去手术机会，大多采用介入栓塞化疗，体质明显虚弱，易感外邪，在少阳本经病基础上，常出现如发热、无汗、恶心呕吐、头痛等并发症，符合少阳兼太阳证，采用小柴胡汤合用桂枝汤以解少阳、太阳之邪。若太阴为病，脾土运化功能下降，在少阳病机基础上，肝脾失调，复见倦怠乏力，腹胀纳呆，呕恶痞满，大便不爽或干稀不调，小便不利，舌苔白腻，脉弦沉滑等，符合少阳兼太阴病证，采用小柴胡汤合用五苓散疏肝解郁、健脾化湿。广州中医药大学第一附属医院肿瘤科林丽珠教授从事中医肿瘤临床研究20多年，肝癌临证治疗颇有心得。林教授主张治疗以疏肝健脾为主，根据肝癌传变规律辅以清肝泻火、疏利三焦、滋肾养阴之法，临床中多以小柴胡汤加减治疗。林教授将肝癌分为肝胆湿热、肝热血瘀、肝盛脾虚、肝肾阴虚4型。肝胆湿热型，予小柴胡汤加绵茵陈、徐长卿、虎杖、半枝莲、白花蛇舌草等以加强清热利湿之功。肝热血瘀型，予小柴胡汤加桃仁、莪术、红花、三七以活血通络，祛瘀止痛；偏于血热者予小柴胡汤加茜根、旱莲草、仙鹤草、赤芍等以凉血止血。肝盛脾虚型，予小柴胡汤加郁金、白术、茯苓、当归等药以疏肝健脾益气。肝肾阴虚型，予小柴胡汤加知母、黄柏、牡丹皮、生地黄、女贞子等，或以知柏地黄丸合小柴胡汤治疗以滋水涵木，养阴清热。加减化裁皆以病机为据，临床应用显示出良好的效果。根据文献报道，下列肝胆疾病可用本方化裁治疗。

（1）肝癌早期。肝癌早期予小柴胡汤加减治疗：柴胡 15 克，黄芩 10 克，党参 10 克，半夏 10 克，生姜 4 片，炙甘草 6 克，大枣 5 枚。若腹胀满、隐痛、脉弦者去党参，加郁金 10 克、香附 10 克、青皮 10 克、白芍 15 克、炒白术 12 克；若出现发热出汗、心烦易怒、口干口苦、舌质红绛而黯者去党参，加石膏 30 克、姜黄 15 克、栀子 10 克、龙胆草 10 克；若出现黄疸者可加茵陈 25 克、山栀 15 克；若恶心呕吐明显且大便连日不解者可加大黄 15 克、芒硝 10 克、旋覆花 10 克；若胃纳不佳、盗汗者可加鸡内金 20 克、麦芽 20 克、女贞子 20 克、旱莲草 20 克、青蒿 15 克。每日 1 剂，水煎煮，分早晚 2 次温服，每次 200 毫升。可酌情配合口服槐耳颗粒、护肝片及提高免疫的针剂如胸腺肽、免疫球蛋白等。

（2）肝癌术后的减毒增效作用。肝癌动脉化疗栓塞术后第 2 日开始服用小柴胡汤，日服 1 次顿服，治疗方药：党参 9 克，柴胡、黄芩、法半夏、仙鹤草各 15 克，炙甘草 6 克，郁金 20 克，牡蛎、蛇舌草各 30 克，田七末（冲服）3 克。热甚阴伤加地骨皮、五味子；实热加山栀子、石膏、大黄、虎杖；热结血瘀加桃仁、血竭、蜈蚣；血虚气亏加黄芪、鸡血藤；热盛风动加羚羊角、钩藤；神昏谵语加安宫牛黄丸或冲服牛黄；湿热蕴蒸加黄连、绵茵陈、苡仁、金钱草；痛甚加元胡、熊胆、麝香，呕吐甚酌加旋覆花、代赭石、竹茹等。能有效缓解肝癌术后呕吐、肝区疼痛、发热等症状。

（3）预防肝癌复发。华西医院的临床研究表明小柴胡汤能降低已行肝癌根治术患者的肝癌复发率。

（4）预防肝癌前病变。肝癌前病变是病理学上介于肝硬化和肝癌之间的一种病理状态，主要表现为肝组织非典型增生，是肝硬化发展到肝癌的必经过程。日本动物及临床实验表明，小柴胡汤能预防肝癌前病变，能降低肝硬变患者的肝癌发病率。

（5）乙型肝炎。刘渡舟老先生善用小柴胡汤治疗肝病，以小柴胡汤加减出了一系列治疗肝炎的方剂，如治疗肝病气分湿热毒邪的柴胡解毒汤（柴胡、黄芩、土茯苓、凤尾草、草河车、半夏、土鳖虫、茜草、苍术、海螵蛸、叶下珠），治疗肝病血分的柴胡活络汤（柴胡、黄芩、土鳖虫、茜草、红花、泽兰、当归、白芍、草河车、茵陈、凤尾草、白术、海螵蛸），治疗肝脾肿大的柴胡鳖甲汤（柴胡、黄芩、党参、甘草、半夏、生姜、红花、茜草、鳖甲、牡蛎、干姜、土鳖虫）等，均经临床验证疗效颇佳。临床实验表明，小柴胡汤具有一定的抗 HBV 作用，并可降低病毒变异率。并能对乙肝病毒携带者进行干预性治疗，对减轻炎症活动，阻断或延缓肝纤维化的发展具有重要意义。

（6）慢性丙型肝炎。小柴胡汤能治疗慢性丙型肝炎及抑制慢性丙型肝炎向肝硬化、肝细胞癌转变。亦能减轻干扰素治疗慢性丙型肝炎常见的不良反应。

（7）肝硬化。治疗慢性乙型肝炎肝纤维化：柴胡 15 克、黄芩 9 克、半夏 9 克、生姜 9 克、炙甘草 9 克、大枣 12 克、人参 9 克、水煎，每日一剂，早、晚温服，疗程 4 个月。治疗肝硬化：柴胡 10 克，党参 10 克（或太子参 15 克），制半夏 6 克，黄芩 6 克，炙甘草 5 克，郁金 12 克，当归 15 克，桃仁 12 克，三棱 10 克，炙鳖甲 15 克，泽泻 10 克，龟板 15 克，炒麦芽 20 克，广木香 10 克，每日 1 剂，水煎煮，分 3 次温服，3 个月为 1 个疗程，共治疗两个疗程。

（8）非酒精性脂肪肝。在增加运动，低脂饮食，减少热量摄入，修正不良行为等基本治疗基础上，给予口服小柴胡汤加减：柴胡 12 克、黄芩 10 克、生姜 9 克、法半夏 10 克、党参 10 克、炙甘草 5 克、大枣 20 克、泽泻 30 克、山楂 10 克、丹参 20 克、猪苓 15 克、虎杖 10，每日 1 剂，水煎，分 3 次温服。

（9）酒精性肝病。辽宁中医药大学王希利教授将酒精性肝病划分三个阶段论治，初期（相当于酒精性脂肪肝），治疗上以理气健脾、化痰散结为主，常选小柴胡汤加减，小柴胡汤有疏透与清泄并用，肝胃兼调之功，并佐以苍术、厚朴、陈皮、苏梗、苦参、姜黄以助疏透清泄之力，临床效佳。

（10）慢性胆囊炎。用汤剂小柴胡汤加减。药物：柴胡 12 克，黄芩 12 克，制半夏 10 克，人参 10 克，大枣 4 枚，炙甘草 6 克。若病人右胁痛甚、腹胀明显、偏胆气郁滞者，加枳壳 12 克，厚朴 6 克，青陈皮各 12 克；若病人口苦、心烦、急躁易怒、右上腹灼热、偏胆经郁热者，加黄连 6 克，龙胆草 12 克，金钱草 15 克；若病人口喜热饮热食，腹部喜热怕凉，大便稀溏，偏胃中虚寒者，加干姜10克，吴茱萸9克，高良姜10克。每日1剂，加水500毫升左右，煎取200毫升，煎2次，早晚温服。

（11）胆石症。以小柴胡汤为主方（主要成分：柴胡，黄芩，人参，半夏，炙甘草，生姜，大枣），胁痛重者加郁金、元胡、川楝子，以行气化瘀止痛；气郁重者加枳实、厚朴、全瓜蒌、木香、川芎以行气解郁；腑实热重者加大黄、栀子、黄连，以通腑泄热；湿热黄疸者重用茵陈蒿，加茯苓、砂仁、豆蔻，以利湿退黄；伴有胆结石者加"三金"（鸡内金、金钱草、海金砂）。

【注意事项】因柴胡升散，芩、夏性燥，故对阴虚血少者禁用。

桃核承气汤

【来源】《伤寒论》

【组成】桃仁去皮尖五十个（12克）　大黄四两（12克）　桂枝去皮二两（6克）甘草炙二两（12克）　芒硝二两（6克）

【用法】上五味，以水七升，煮取二升半，去滓，内芒硝，更上火，微沸下火，先食温服五合，日三服，当微利。（现代用法：作汤剂，每日1剂，水煎前4味，芒硝冲服，分早晚2次温服）。

【功用】泻下瘀热。

【主治】肝癌，下焦蓄血证。胁胁刺痛，少腹急结，小便自利，神志如狂，甚则烦躁谵语，至夜发热；以及血瘀经闭痛经，脉沉实而涩者。

【方解】方中桃仁苦甘平，活血破瘀；大黄苦寒，下瘀泻热。二者合用，瘀热并治，共为君药。芒硝咸苦寒，泻热软坚，助大黄下瘀泻热；桂枝辛甘温，通行血脉，既助桃仁活血祛瘀，又防硝、黄寒凉凝血之弊，共为臣药。桂枝与硝、黄同用，相反相成，桂枝得硝、黄则温通而不助热；硝、黄得桂枝则寒下又不凉遏。炙甘草护胃安中，并缓诸药之峻烈，为佐使药。诸药合用，共奏破血下瘀泻热之功。服后"微利"，使蓄血除，瘀热清，而邪有出路，诸症自平。

【临床应用】

1. **用方要点**　本方为治疗瘀热互结，下焦蓄血证的常用方。临床应用以少腹急结，小便自利，脉沉实或涩为辨证要点。现代药理研究证实，桃核承气汤具有降低血黏度，延长凝血时间，抑制纤溶剂，抑制血栓形成和血小板凝聚，降低血糖、血脂，抗惊厥，泻下，抗肾衰，解热等作用。西医学各种原因导致的肝癌、肝硬化、肝性血卟啉病等疾病，属瘀热互结证者均可选用本方治疗。

2. 随症加减 对于妇人血瘀经闭、痛经以及恶露不下等症，常配合四物汤同用；如兼气滞者，酌加香附、乌药、枳实、青皮、木香等以理气止痛。对跌打损伤，瘀血停留，疼痛不已者，加赤芍、当归尾、红花、苏木、三七等以活血祛瘀止痛。对于火旺而血郁于上之吐血、衄血，可以本方釜底抽薪，引血下行，并可酌加生地、丹皮、栀子等以清热凉血。

3. 历代医家应用经验 本方出自汉代医家张仲景的《伤寒论》，原文记载："太阳病不解，热结膀胱，其人如狂，血自下，下者愈。其外不解者，尚未可攻，当先解其外，外解已，但少腹急结者，乃可攻之，宜桃核承气汤。"本方由调胃承气汤减芒硝之量，再加桃仁、桂枝而成。根据文献报道，下列肝胆疾病可用本方化裁治疗：

（1）肝癌晚期并发肝性脑病。桃核承气汤加减，药物组成：大黄 6 克，芒硝 10 克，桃仁 10 克，桂枝 10 克，赤芍 20 克，菖蒲 15 克，郁金 20 克，茵陈 30 克，甘草 6 克。加减：气虚者，加人参 10 克；便秘者，加重大黄、芒硝用量；便溏者，去芒硝；热甚者，加黄芩 10 克、黄连 6 克。每日 1 剂，加水煎取浓汁 100～150 毫升，分 2～3 次口服。狂躁不配合者，上述中药剂量加倍，煎取药液 200 毫升灌肠，每日 2 次，以每日大便 2～3 次为宜。

（2）肝性血卟啉病。属蓄血证，可采用桃核承气汤加减治疗。处方：桃仁 9 克，桂枝 12 克，大黄 6 克（后下）、芒硝 15 克（后下），丹皮 12 克，白芍 15 克、甘草 6 克。每日 1 剂，水煎煮，分早晚 2 次温服。加减法：腹痛重者加延胡索、川楝子，瘀血重者加土鳖虫、丹参；腹胀甚者加枳壳、厚朴，大便燥结难解者加麻仁、番泻叶。若大便通畅后，大黄、芒硝减量；体质虚弱者加党参、黄芪。

（3）失代偿期肝硬化。以桃核承气汤合五苓散加减，处方：桃仁 12 克、大黄、桂枝、猪苓、泽泻各 10 克，芒硝 5 克（化服），云苓 20 克，白术 15 克，每日 1 剂，分 2 次温服，并随症加减。

【注意事项】表证未解者，当先解表，而后用本方。因本方为破血下瘀之剂，故孕妇禁用。

旋覆代赭汤

【来源】《伤寒论》

【组成】旋覆花三两（9克） 人参二两（6克） 生姜五两（15克） 代赭石一两（6克） 甘草炙三两（9克） 半夏洗半升（9克） 大枣擘十二枚（4枚）

【用法】以水一斗，煮取六升，去滓再煎，取三升，温服一升，日三服（现代用法：每日1剂，水煎煮，分早晚2次温服）。

【功用】降逆化痰，益气和胃。

【主治】肝癌，胃虚痰阻气逆证。胃脘痞闷或胀满，按之不痛，频频嗳气，或见纳差、呃逆、恶心，甚或呕吐，舌苔白腻，脉缓或滑。

【方解】方中旋覆花性温而能下气消痰，降逆止嗳，是为君药。代赭石质重而沉降，善镇冲逆，但味苦气寒，故用量稍小为臣药；生姜于本方用量独重，寓意有三：一为和胃降逆以增止呕之效，二为宣散水气以助祛痰之功，三可制约代赭石的寒凉之性，使其镇降气逆而不伐胃；半夏辛温，祛痰散结，降逆和胃，并为臣药。人参、炙甘草、大枣益脾胃，补气虚，扶助已伤之中气，为佐使之用。诸药配合，共成降逆化痰，益气和胃之剂，使痰涎得消，逆气得平，中虚得复，则心下之痞硬除而嗳气、呕呃可止。后世用治胃气虚寒之反胃、呕吐涎沫，以及中焦虚痞而善嗳气者，亦取本方益气和胃，降逆化痰之功。

【临床应用】

1. **用方要点** 本方为治疗胃虚痰阻气逆证之常用方。临床应用以心下痞硬，嗳气频作，或呕吐，呃逆，苔白腻，脉缓或滑为辨证要点。现代药理研究证实，旋覆代赭汤具有镇咳平喘、促进小肠运动等作用。各种原因导致的肝癌、肝硬化、肝炎等疾病，属胃虚痰阻证者均可选用本方治疗。

2. **随症加减** 若胃气不虚者，可去人参、大枣，加重代赭石用量，以增重镇降逆之效；痰多者，可加茯苓、陈皮助化痰和胃之力。

3. **历代医家应用经验** 本方出自汉代医家张仲景的《伤寒论》，原书记载："伤寒发汗，若吐若下，解后心下痞硬，噫气不除者，旋覆代赭汤主之。"根据文献报道，下列肝胆疾病可用本方化裁治疗：

（1）肝癌术后恶心呕吐。

（2）重型肝炎人工肝术后。术后呃逆，治以本方化裁：旋覆花（包煎）12 克，代赭石（布包先煎）30 克，法半夏 10 克，丁香 3 克，柿蒂 30 克，陈皮 12 克，厚朴 10 克，茯苓 12 克，木香 8 克，白豆蔻（研细后下）6 克，砂仁（后下）10 克，生姜 4 片。随症加减，若兼反酸明显者加乌贼骨、煅瓦楞；若兼胸膈不利者加瓜蒌、郁金；脘腹痞满者加大腹皮、槟榔。上药煎取 300 毫升，每餐后服 100 毫升，每天 2 剂。

【注意事项】应注意旋覆花与代赭石的用量之比，若是痰饮较重则用原方比例较好，若是肝气上逆较重的则加重代赭石的用量。用经方不要固守它的用药之间的比例，要因人、因病情的变化来做适当的调整。

大黄䗪虫丸

【来源】《金匮要略》

【处方】大黄蒸，十分　黄芩二两　甘草三两　桃仁一升　杏仁一升　芍药四两　干地黄十两　干漆一两　虻虫一升　水蛭百枚　蛴螬一升　䗪虫半升

【用法】上十二味，末之，炼蜜和丸小豆大，酒饮服五丸（3 克），日三服。

【功用】祛瘀生新。

【主治】肝癌，五劳虚极，瘀血内结。症见胁下癥瘕刺痛，形体羸瘦，腹满不能饮食，肌肤甲错，面目黧黑。

【方解】方中大黄逐瘀攻下，并能凉血清热；䗪虫攻下积血，共为君药。桃仁、干漆、蛴螬、水蛭助君药以活血通络，攻逐瘀血，共为臣药。黄芩配大黄以清解瘀热；杏仁配桃仁以润燥结，且能破血降气，与活血攻下药配伍则有利于去瘀血；生地黄、芍药养血滋阴，共为佐药。甘草和中补益，调和诸药，以缓和诸破血药过于峻猛伤正。诸药合用，去瘀血，清瘀热，滋阴血，润燥结。

【临床应用】

1. 用方要点　本方为治疗五劳虚极，瘀血内结的代表方。临床应用以胁下癥瘕刺痛，肌肤甲错，面目黧黑，舌有瘀点瘀斑，脉涩为辨证要点。现代药理研究证实，大黄䗪虫丸具有改善肝内微循环，保护肝细胞，抑制结缔组织增生，促进球蛋白下降，降低肝脏胶原含量，抑制血管新生，缩短红细胞电泳时

间，降低全血黏度比等作用。西医学的原发性肝癌、继发性肝癌、肝胆恶性肿瘤、各种原因所致的肝炎、肝硬化等疾病，属正虚瘀血证者均可选用本方治疗。

2. 随症加减　胀满明显加沉香、莱菔子；便秘加枳壳、芒硝；脾大明显加服鳖甲煎丸；有出血倾向可加服三七粉、云南白药。

3. 历代医家应用经验　本方出自汉代医家张仲景的《金匮要略》，原书记载：五劳虚极羸瘦，腹满不能饮食，食伤、忧伤、饮伤、房室伤、饥伤、劳伤、经络营卫气伤，内有干血，肌肤甲错，两目黯黑。缓中补虚，大黄䗪虫丸主之。根据文献报道，本方化裁可治疗下述肝胆疾病：

（1）原发性肝癌。以本方加减治疗：柴胡、黄芪、桃仁、杏仁、大黄、赤芍、水蛭、虻虫、䗪虫、白花蛇舌草、半枝莲、石见穿、党参、茯苓、白术等。可结合放疗或化疗同时进行，虽不能痊愈，也可提高疗效，改善生存质量，带病延年。

（2）肝硬化失代偿期。当益气活血、利水通络。取柴胡、当归、大黄、桃仁、杏仁、黄芪、芍药、生地、虻虫、水蛭、牛膝、䗪虫、白茅根、大腹皮、茯苓、党参等。

（3）静止型肝硬化。口服大黄䗪虫丸（每次 3 克，每日 3 次），配合口服人参健脾丸（每次 12 克，每日 2 次）、安体舒通、心得安，静滴支链氨基酸制剂，间歇使用速尿制剂，白蛋白严重低下者，酌情滴注人血白蛋白或血浆。

（4）慢性肝炎早期肝硬化。药用大黄䗪虫丸，药品说明书剂量服用，连服 30 天。

（5）慢性活动性肝炎。症见食欲不振、恶心、呕吐、厌油、腹胀，肝区胀痛或刺痛，或有齿衄、鼻衄、皮肤紫斑等出血倾向，伴或不伴典型的肝病体征如肝病面容，唇色紫暗，肝掌、蜘蛛痣，肝脏肿大等。治当活血化瘀，散结通络。药用：桃仁、大黄、红花、郁金、丹皮、虎杖、泽兰、枳壳、虻虫、水蛭、䗪虫、芍药、甘草等，或取丸剂缓服图效。

（6）亚急性重症肝炎。临床可表现为高度乏力、厌食，恶心呕吐和高度腹胀的"三高"症状。部分病人可有腹水，晚期进入肝昏迷。治宜开窍解毒、化瘀通络。可用安宫牛黄丸合大黄䗪虫丸口服。待患者神清，再予大黄䗪虫丸缓图之，以谋良效。

（7）脂肪肝。口服大黄䗪虫丸治疗，药品说明书剂量服用，疗程三月，配合低脂、低胆固醇饮食。

（8）肝囊肿。证属瘀血内滞，症见右肋下隐痛、食欲不振、面色萎黄、舌尖红，苔白，脉弦滑。按药品说明书剂量服用。

【注意事项】本品药力较猛，血虚经闭不可用，孕妇禁用，若出现皮肤过敏者停服。

鳖甲煎丸

【来源】《金匮要略》

【组成】鳖甲（炙）十二分　乌扇（烧）三分　黄芩三分　柴胡六分　鼠妇（熬）三分　干姜三分　大黄三分　芍药五分　桂枝三分　葶苈（熬）一分　石韦（去毛）三分　厚朴三分　丹皮五分　瞿麦二分　紫葳三分　半夏二分　人参一分　䗪虫（熬）五分　阿胶（炒）三分　蜂窠（炙）四分　赤硝十二分　蜣螂（熬）六分　桃仁二分

【用法】上二十三味，为细末。取煅灶下灰一斗，清酒一斗五升，浸灰，俟酒尽一半，煮鳖甲于中，煮令泛烂如胶漆，绞取汁，内诸药，煎为丸，如梧子大。空心服七丸，日三服。

【功用】行气活血，祛湿化痰，软坚消癥。

【主治】肝癌，疟母，疟疾日久不愈，肋下癖块，以及癥瘕积聚，腹中疼痛，肌肉消瘦，饮食减少，时有寒热，或女子月经闭止等。

【方解】方中鳖甲软坚散结，入肝络而搜邪，又能咸寒滋阴，灶下灰消癥祛积，清酒活血通经，三者共制成煎，混为一体，共奏活血化瘀，软坚散癥之效，是为君药。臣以赤硝破坚散结，大黄攻积祛瘀，䗪虫、蜣螂、鼠妇、蜂窠、桃仁、紫葳、丹皮破血逐瘀，助君药以加强软坚散结的作用；再以厚朴舒畅气机，瞿麦、石韦利水祛湿；半夏、乌扇（即射干）、葶苈祛痰散结；柴胡、黄芩清热疏肝，干姜、桂枝温中通阳，以调畅郁滞之气机，消除凝聚之痰湿，平调互结之寒热，亦为臣药。佐以人参、阿胶、白芍补气养血，使全方攻邪而不伤正。

【临床应用】

1. **用方要点**　本方为消癥散结之名方。临床应用以肋下癖块，触之硬痛，推之不移，舌黯无华，脉弦细为辨证要点。现代药理研究证实，具有抗肿瘤，抗肝纤维化，调节免疫，抑制结缔组织增生，提高血浆蛋白等作用。西医学的原发性肝癌、继发性肝癌、肝胆恶性肿瘤、各种原因所致的肝炎、肝硬化等疾病，属正气日衰，气滞血瘀证者均可选用本方治疗。

2. 随症加减　气滞甚者加枳壳、木香；寒湿甚者去黄芩、大黄，加附子、肉桂；湿热甚者去干姜、桂枝，加茵陈、栀子；腹水甚者加茯苓、车前、大腹皮、椒目等。

3. 历代医家应用经验　本方出自汉代医家张仲景的《金匮要略》，原书记载："病疟，以月一日发，当以十五日愈；设不差，当月尽解，如其不差，当如何？师曰：此结为癥，名曰疟母，急治之，宜鳖甲煎丸。"上海医科大学附属肿瘤医院于尔辛教授擅长用本方合大黄䗪虫丸治疗实痛血瘀证之肝癌。根据文献报道，本方化裁可治疗下述肝胆疾病：

（1）原发性肝癌。以本方加减治疗。若肝区胀痛，嗳气纳呆，加香附、郁金、旋覆花、焦三仙疏肝理气，降逆消导；肝区肿块坚硬如石，推之不移，疼痛剧烈，舌紫暗有瘀斑，脉弦滑，重用白芍，加甘草、夏枯草、三棱、元胡，以柔肝软坚，活血止痛；出现黄疸时，加用茵陈、赤小豆、栀子清热退黄；腹水浮肿、小溲短赤者，加泽泻、商陆、大戟等；脾虚泻泄，消瘦乏力，舌淡而胖，脉沉滑者，加人参、淮山药、薏苡仁、补骨脂、罂粟壳等补中健脾、涩肠止泻；出现癌性发热，舌红绛，脉弦细数，加青蒿、地骨皮、生地、干蟾皮、丹皮等以滋阴清热凉血解毒；呕血便血加三七粉、白及、鲜旱莲、水牛角粉以凉血止血。

（2）肝癌术后。用补气活血方并鳖甲煎丸治疗：黄芪30克、甘草9克、当归12克、川芎9克、莪术12克、丹参15克、赤芍药9克、生地黄12克、党参15克。水煎分服，日1剂。鳖甲煎丸3克，吞服，每日3次。加减：气虚明显，党参改为人参9克；阴虚加北沙参12克，麦门冬9克；血虚加枸杞子15克，生地黄改为熟地黄15克；转氨酶升高加五味子15克；肝气郁结加川楝子9克，柴胡9克；黄疸加茵陈20克，栀子9克；浮肿加泽泻9克，防己9克。

（3）晚期血吸虫病肝脾大。用鳖甲煎丸配合阿魏消痞丸治疗晚期血吸虫病肝脾大。鳖甲煎丸制法是鳖甲54克，人参3克，葶苈子3克，黄芩9克，厚朴9克，牡丹皮15克，石韦9克，蜂房9克，朴硝36克，射干9克，阿胶9克，柴胡18克，干姜9克，大黄9克，土鳖虫15克，桂枝9克，蜣螂18

克，鼠妇9克，瞿麦6克，法半夏3克，紫葳9克，白芍15克，桃仁6克。共为细末，用鳖甲裙边同酒煮如胶，合药末为丸，如梧桐子大。阿魏消痞丸制法是：阿魏30克，白术、厚朴、陈皮、香附、木香、半夏、当归、山楂、枳壳、砂仁、鳖甲各60克，先将阿魏用火焙干存性，再合诸药研细末，水泛为丸如梧桐子大，晒干。取鳖甲煎丸1.5～2克、阿魏消痞丸3～5克，两药混合，饭前30分钟服用，每日3次。

（4）失代偿期肝硬化。给予五苓散（白术30～60克，茯苓，猪苓，泽泻各30克，桂枝6～10克）。每日1剂，水煎煮，分早晚2次温服；鳖甲煎丸（中成药），每次3克，每日3次。1个月为1个疗程。加减法：腹水甚者加大腹皮、冬瓜皮、泽兰等；湿热发黄者去桂枝，加茵陈、栀子、大黄等；肋下肿块疼痛者加穿山甲、郁金、莪术等；气虚者加黄芪、西洋参、党参等；阴虚者去桂枝，加龟板、沙参、麦冬等；衄血者加三七参、白茅根、茜草等。

（5）慢性活动性肝炎。由鳖甲煎丸加减：黄芪、白术、柴胡、黄芩、鳖甲、黑大黄、赤白芍、桃仁、土元、丹参、厚朴等为基本方，制成水丸或粗散，水丸每次10～15g，每日3服。病情重者，以粗散酌情加味煎服，稳定后仍改为水丸内服，必要时配其他支持方法。

（6）非酒精性脂肪性肝纤维化。在增加运动，低脂饮食，减少热量摄入，修正不良行为的基础上给予口服鳖甲煎丸，蜜丸每次服用6克，每日3次。

【注意事项】由于本方长于消癥散痞，扶正之力不足，若癥瘕而正气虚甚者慎用。孕妇忌服。

桂枝茯苓丸

【来源】《金匮要略》

【组成】桂枝、茯苓、丹皮去心 桃仁去皮尖，熬、芍药各等份（9克）

【用法】上三味，末之，炼蜜和丸，如兔屎大，每日食前服一丸（3克），不知，加至三丸（现代用法：共为末，炼蜜和丸，每日服3～5克）。

【功用】活血化瘀，缓消癥块。

【主治】肝癌，瘀阻下焦证。腹部瘕块，腹痛拒按，妇人月经血色紫黑晦暗，或经闭腹痛，舌质紫暗或有瘀点，脉沉涩。

【方解】方中桂枝辛甘而温，温通血脉，以行瘀滞，为君药。桃仁味苦甘平，活血祛瘀，助君药以化瘀消癥，用之为臣；丹皮、芍药味苦而微寒，既可活血以散瘀，又能凉血以清退瘀久所化之热，芍药并能缓急止痛；茯苓甘淡平，渗湿祛痰，以助消癥之功，健脾益胃，扶助正气，均为佐药。丸以白蜜，甘缓而润，以缓诸药破泄之力，是以为使。诸药合用，共奏活血化瘀，缓消癥块之功，使瘀化癥消，诸症皆愈。

【临床应用】

1. **用方要点** 本方为治疗下焦瘀血的常用方。临床应用以腹部有肿块，腹痛拒按，舌质紫暗或有瘀点，脉沉涩为辨证要点。现代药理研究证实，桂枝茯苓丸具有抗凝、改善血黏度、抗炎、镇静、镇痛、抗肿瘤等作用。西医学各种原因导致的肝癌、肝硬化、多囊肝等多种疾病，属血瘀证者均可选用本方治疗。

2. **随症加减** 若瘀血阻滞较甚，可加丹参、川芎等以活血祛瘀；若疼痛剧烈者，宜加玄胡、没药、乳香等以活血止痛；出血多者，可加茜草、蒲黄等以活血止血；气滞者加香附、陈皮等以理气行滞。

3. **历代医家应用经验** 本方出自汉代医家张仲景的《金匮要略》，原书记载："妇人宿有癥病，经断未及三月，而得漏下不止，胎动在脐上者，为癥痼害。妊娠六月动者，前三月经水利时，胎也。下血者，后断三月衃也。所以下血不止者，其癥不去故也，当下其癥，桂枝茯苓丸主之。"根据文献报道，下列肝胆疾病可用本方化裁治疗：

（1）晚期肝癌。证属气滞血瘀，治以活血化瘀，疏肝理气，解毒抗癌。方选桂枝茯苓丸合柴胡疏肝散加减，药用桂枝 6 克、茯苓 12 克、当归 10 克、赤芍 10 克、三棱 10 克、莪术 10 克、水红花子 10 克、玄胡 12 克、丹参 15 克、半枝莲 15 克、蛇舌草 30 克。

（2）多囊肝。以本方加减治疗桂枝 10 克、茯苓 30～50 克、泽泻 15～20 克、牡丹皮 10 克、柴胡 10 克、桃仁 10 克、炮甲珠 10 克、刺猬皮（醋制）10～15 克、茵陈 10 克、黄芪 30～50 克、郁金、泽兰、香附各 10 克。合并多囊肾者减茵陈，加猪苓、菟丝子、仙灵脾、倍泽泻；合并多囊脾者减香附，倍泽兰，加苡仁；痛甚者加青皮、麝香；有瘀者加王不留行或滇三七；腹胀甚者加莪术、乌药；虚者加白术、党参或红参、苡仁。

（3）失代偿期肝硬化。以本方为核心进行加减治疗：茯苓 12～20 克，桃仁 10～15 克，桂枝 8～10 克，当归 15～20 克。加减：水湿阻遏型：香附 12

克，陈皮 10 克，厚朴 8 克，木香 8 克，苍术 8 克。湿热阴虚型：减白术、桂枝，加茵陈 15 克，黄芩 12 克，蒲公英 15 克，青皮、陈皮各 10 克，沙参 10 克，枸杞子 12 克，赤芍、白芍各 10 克。肝脾血瘀型：当归加倍，川芎 15 克，延胡索 10 克，桑白皮 12 克，大黄 5 克。脾肾阳虚型：附片 8 克，山茱萸 12 克，山药 15 克，淫羊藿 12 克。每日 1 剂，水煎分 2 次服用。

【注意事项】对妇女妊娠而有瘀血癥块者，只能渐消缓散，不可峻猛攻破。原方对其用量、用法规定甚严，临床使用切当注意。

半夏厚朴汤

【来源】《金匮要略》

【组成】半夏一升（12 克） 厚朴三两（9 克） 茯苓四两（12 克） 生姜五两（15 克） 苏叶二两（6 克）

【用法】以水七升，煮取四升，分温四服，日三夜一服（现代用法：每日一剂，水煎煮，分早晚两次温服）。

【功用】行气散结，降逆化痰。

【主治】肝癌，痰气结聚证。胸胁胀痛，走窜不定，咽中如有物阻，咯吐不出，吞咽不下，胸膈满闷，或咳或呕，舌苔白润或白滑，脉弦缓或弦滑。

【方解】方中半夏辛温入肺胃，化痰散结，降逆和胃，为君药。厚朴苦辛性温，下气除满，助半夏散结降逆，为臣药。茯苓甘淡渗湿健脾，以助半夏化痰；生姜辛温散结，和胃止呕，且制半夏之毒；苏叶芳香行气，理肺舒肝，助厚朴行气宽胸、宣通郁结之气，共为佐药。全方辛苦合用，辛以行气散结，苦以燥湿降逆，使郁气得疏，痰涎得化。

【临床应用】

1. 用方要点 本方治疗痰气互结的常用方。临床应用以胸胁胀痛，咽中如有物阻，吞吐不得，胸膈满闷，苔白腻，脉弦滑为辨证要点。现代药理研究证实，半夏厚朴汤具有镇静，抗过敏，镇呕止吐，增进肠道功能等作用。西医学各种原因导致的肝癌、肝炎、肝硬化等疾病，属气滞痰阻证者均可选用本方治疗。

2. 随症加减 若气郁较甚者，可酌加香附、郁金助行气解郁之功；胁肋疼痛者，酌加川楝子、元胡以疏肝理气止痛；咽痛者，酌加玄参、桔梗以解毒散结，宣肺利咽。

3. 历代医家应用经验 本方出自汉代医家张仲景的《金匮要略》，原书记载："妇人咽中如有炙脔，半夏厚朴汤主之。"根据文献报道，下列肝胆疾病可用本方化裁治疗：

（1）肝癌介入化疗术后。用于术后气机郁滞者，临床多见烦躁、胸闷、舌苔厚腻，脉弦滑。方选半夏厚朴汤加味。药物组成：清半夏、厚朴各10克，茯苓、苏叶各15克，郁金、远志各12克，石菖蒲20克，生姜3片。

（2）慢性乙型肝炎。用本方加减治疗：清半夏15克，厚朴、茯苓、苏梗各10克，白芥子、炒莱菔子、陈皮各12克，生姜3片。日1剂，水煎100毫升分早晚2次服。

（3）肝炎后肝硬化。证属痰气互结者，用本方加减治疗：清半夏、厚朴各15克，茯苓、苏叶各10克，茵陈、赤芍药、柴胡各12克，丹参15克，生姜2片。日1剂，水煎100毫升分早晚2次服。

【注意事项】 方中多辛温苦燥之品，仅适宜于痰气互结而无热者。若见颧红口苦、舌红少苔属于气郁化火，阴伤津少者，虽具梅核气之特征，亦不宜使用本方。

紫雪丹

【来源】《苏恭方》录自《外台秘要》

【组成】 黄金百两（3.1千克） 寒水石三斤（1.5千克） 石膏三斤（1.5千克）磁石三斤（1.5千克） 滑石三斤（1.5千克） 玄参一斤（500克） 羚羊角屑五两（150克） 犀角屑（水牛角代）五两（150克） 升麻一斤（500克） 沉香五两（150克） 丁香一两（30克） 青木香五两（150克） 甘草炙八两（240克）

【用法】 上十三味，以水一斛，先煮五种金石药，得四斗，去滓后内八物，煮取一斗五升，去滓。取硝石四升（2公斤），芒硝亦可，用朴硝精者十斤投汁中，微火上煮，柳木篦搅，勿住手，有七升，投入木盆中，半日欲凝，内成研朱砂三两（90克），细研麝香五分（1.5克），内中搅调，寒之二日成霜雪紫色。病人强壮者，一服二分（0.6克），当利热毒；老弱人或热毒微者，一服一分（0.3克），以意节之（现代用法：不用黄金，先用石膏、寒水石、滑石、磁石砸成小块，加水煎煮3次。再将玄参、木香、沉香、升麻、甘草、丁香用石膏等煎液煎煮 3 次，合并煎液，滤过，滤液浓缩成膏，芒硝、硝石粉碎，兑入膏中，混匀，干燥，粉碎成中粉或细粉；羚羊角锉研成细粉；朱砂水飞成极细粉；将水牛角浓缩粉、麝香研细，与上述粉末配研、过筛、混匀即得，每瓶装 1.5 克。口服，每次 1.5 ~ 3 克，每日 2 次；周岁小儿每次 0.3 克，5 岁以内小儿每增 1 岁，增 0.3 克，每日 1 次；5 岁以上小儿酌情服用）。

【功用】清热开窍，熄风止痉。

【主治】肝昏迷，温热病，热闭心包及热盛动风证。高热烦躁，神昏谵语，痉厥，口渴唇焦，尿赤便闭，舌质红绛，苔黄燥，脉数有力或弦数；以及小儿热盛惊厥。

【方解】方中犀角功专清心凉血解毒，羚羊角长于凉肝熄风止痉，麝香芳香开窍醒神，三药合用，是为清心凉肝，开窍熄风的常用组合，针对高热、神昏、痉厥等主证而设，共为君药。生石膏、寒水石、滑石清热泻火，滑石且可导热从小便而出；玄参、升麻清热解毒，其中玄参尚能养阴生津，升麻又可清热透邪，俱为臣药。方中清热药选用甘寒、咸寒之品，而不用苦寒直折，不仅避免苦燥伤阴，而且兼具生津护液之用，对热盛津伤之证，寓有深意。佐以木香、丁香、沉香行气通窍，与麝香配伍，增强开窍醒神之功；朱砂、磁石重镇安神，朱砂并能清心解毒，磁石又能潜镇肝阳，与君药配合以加强除烦止痉之效；更用朴硝、硝石泄热散结以"釜底抽薪"，可使邪热从肠腑下泄，原书指出服后"当利热毒"。炙甘草益气安中，调和诸药，并防寒凉伤胃之弊，为佐使药。原方应用黄金，乃取镇心安神之功。诸药合用，心肝并治，于清热开窍之中兼具熄风止痉之效，既开上窍，又通下窍，是为本方配伍特点。

【临床应用】

1. **用方要点**　本方为治疗热闭心包，热盛动风证的常用方。临床应用以高热烦躁，神昏谵语，痉厥，舌红绛，脉数实为辨证要点。现代药理研究证实，紫雪丹具有解热、镇静、抗惊厥、抗炎等作用。本方常用于治疗各种发热性感染性疾病，如流行性脑脊髓膜炎、乙型脑炎的极期、重症肺炎、猩红热、化脓性感染等疾患的败血症期，肝癌晚期、重症肝炎、肝衰竭并发肝昏迷，小儿高热惊厥、小儿麻疹热毒炽盛所致的高热神昏抽搐。

2. **随症加减**　伴见气阴两伤者，宜以生脉散煎汤送服本方，或本方与生脉注射液同用，以防其内闭外脱。

3. **历代医家应用经验**　本方出自《苏恭方》，录自唐代医家王焘的《外台秘要》。根据文献报道，肝癌晚期、重症肝炎、肝衰竭并发肝性脑病，中医辨证为痰热内闭心包证，可用本方治疗。

【注意事项】 本方服用过量有损伤元气之弊，甚者可出现大汗、肢冷、心悸、气促等症，故应中病即止。孕妇禁用。

逍遥散

【来源】《太平惠民和剂局方》

【组成】 甘草半两（微炙赤）（15 克）　当归一两（去苗，锉，微炒）（30 克）　茯苓一两（去皮，白者）（15 克）　白芍药一两（15 克）　白术一两（30 克）　柴胡一两（去苗）（30 克）

【用法】 上为粗末，每服二钱（6 克），水一大盏，烧生姜一块切破，薄荷少许，同煎至七分，去滓热服，不拘时候（现代用法：共为散，每服 6~9 克，煨姜、薄荷少许，共煎汤温服，日 3 次。亦可作汤剂，每日一剂，水煎煮，分早晚两次温服，用量按原方比例酌减。亦有丸剂，每服 6~9 克，日服 2 次）。

【功用】 疏肝解郁，养血健脾。

【主治】 胆囊炎，肝郁血虚脾弱证。两胁作痛，头痛目眩，口燥咽干，神疲食少，或月经不调，乳房胀痛，脉弦而虚者。

【方解】 肝性喜条达，恶抑郁，为藏血之脏，体阴而用阳。

【临床应用】

1. **用方要点**　本方为疏肝健脾的代表方，是慢性肝胆疾病的常用方。临床应用以两胁作痛，神疲食少，月经不调，脉弦而虚为辨证要点。现代药理研究证实，逍遥散具有保肝、提高机体免疫力、抗肝纤维化、改善消化功能、镇静、抗抑郁、抗惊、镇痛、增加心、肾及脑的营养性血流量等作用。西医学的慢性胆囊炎、胆石症、慢性肝炎、肝硬化、胃及十二指肠溃疡、慢性胃炎、胃肠神经官能症、经前期紧张症、乳腺小叶增生、更年期综合征、盆腔炎、不孕症、子宫肌瘤等疾病，属肝郁血虚脾弱证者均可选用本方治疗。

2. **随症加减**　肝郁气滞较甚，加香附、郁金、陈皮以疏肝解郁；血虚甚者，加熟地以养血；肝郁化火者，加丹皮、栀子以清热凉血；胁痛时作、牵及肩背、嗳气频频者，加郁金、川楝、青皮、枳壳；胁痛固定如刺、舌暗者，加红花、丹参；口干、舌红者，加沙参、石斛、玄参；发热、呕吐、便秘者，加生大黄、芒硝、枳实、山栀子；合并胆道结石者，加金钱草、海金砂以清热排石。

3. 历代医家应用经验　本方出自宋代太平惠民和剂局组织编写的《太平惠民和剂局方》，原书记载："治肝郁血虚而致的两胁作痛，头痛目眩，口燥咽干，神疲食少，或见寒热往来，月经不调，乳房作胀。"叶天士认为，肝郁不舒，郁而生热，气血郁滞者，都可运用逍遥散治之。全国第二批名老中医学术经验继承指导老师，郑州东方肿瘤医院院长，全国著名肿瘤学专家邵梦扬主任医师在临床上喜从脾胃论治肝癌，将肝癌大体分成肝气郁结、气滞血瘀、湿热结毒、肝阴亏虚4个常见基本证型。据邵玉英报道，邵老遇患者有两胁痛、右胁胀痛、坠痛，胸闷不舒，生气后加重，纳差不欲食，肝大有块，舌苔薄白，脉弦等症，辨为肝气郁结证，治以逍遥散加减：柴胡、当归、杭芍、白术、茯苓、郁金、香附、八月札、三白草、菝葜、薏苡仁、白英、甘草、青皮。恶心呕吐者加姜半夏、姜竹茹、砂仁，腹胀者加木香、厚朴、白蔻仁，腹水肿胀者加泽泻、猪苓、大腹皮。根据文献报道，下列肝胆疾病可用本方化裁治疗。

（1）原发性肝癌：其一，本方加减配合化疗治疗原发性肝癌。药用柴胡15克，当归15克，茯苓10克，白芍10克，白术10克，甘草9克，煨姜9克，薄荷9克，白花蛇舌草15克，太子参30克，枳壳10克。胁痛较剧者加青皮、延胡索、川楝子；伴少量腹水或下肢浮肿者加猪苓、泽泻、薏苡仁；伴纳差、食少者加鸡内金、焦三仙；伴恶心者加制半夏、竹茹。每日1剂，水煎煮，早晚分服。配合5－FU、MMC和DDP经股动脉灌注化疗，碘化油栓塞，4周左右重复1次，3次为1个疗程，连续2个疗程。其一，本方加减治疗肝癌化疗栓塞术后综合征。经导管肝动脉化疗栓塞术使用化疗药物及栓塞剂，作用于靶区癌组织和临近肝组织发挥治疗作用，同时亦常引起机体发热、恶心呕吐、腹痛等综合征。可予本方加减：柴胡15克，当归15克，白芍15克，白术20克，茯苓30克，薄荷3克，赤芍15克，丹参15克，生姜3片，甘草3克；TACE后对症加减：肝区疼痛者加川楝子、元胡；纳呆食少者加生麦芽、鸡内金；腹胀甚者加青皮、莱菔子；有腹水者加大腹皮、车前草、泽泻；恶心呕吐者加半夏、竹茹；白细胞下降加女贞子、鸡血藤；发热加知母、石膏；每日1剂，水煎煮，分早晚2次温服。其三，本方加减预防晚期肝癌疼痛。晚期肝癌患者在出现疼痛之前或轻度疼时，治以"介入加栓塞治疗为主，对症，支持，中药益气健脾为辅"，用本方口服防治疼痛。

（2）肝硬化：本方合鳖甲煎丸、复方鳖甲软肝片、安络化纤丸等药。兼内热者，加丹皮、栀子；有黄疸者，加茵陈、金钱草；腹水较多者，加五苓散、真武汤；大便秘结者，加大黄、决明子。

（3）乙型肝炎后肝纤维化：当归 15 克、赤白芍各 15 克、茯苓 15 克、白术 15 克、郁金 15 克、香附 15 克、泽泻 12 克、生姜 3 片，每日 1 剂，分 2 次服用。1 个月为 1 个疗程。

（4）慢性乙型肝炎：本方配合抗病毒药物，如干扰素、核苷类药物治疗。处方：柴胡 20 克、白芍 20 克、当归 20 克、白术 20 克、茯苓 15 克、生姜 10 克、炙甘草 10 克，乏力明显者加黄芪、党参，胁痛明显者加延胡索、川楝子，大便干结者加制大黄，纳差明显者加鸡内金、神曲，口干口苦、尿黄明显者加茵陈、半枝莲、土茯苓，腹胀明显者加厚朴、枳壳，心烦明显者加郁金、香附。每日 1 剂，水煎浓缩成 100 毫升的袋装液体 2 袋，分 2 次口服。

（5）慢性丙型肝炎：本方配合抗病毒药物治疗。处方：柴胡 15 克，白术 15 克，茯苓 12 克，当归 15 克，白芍 15 克，甘草 10 克，川芎 12 克，赤芍 15 克，茜草 10 克，炒枳壳 10 克，每日 1 剂，每日服 2 次，每次 100 毫升。

（6）自身免疫性肝炎：柴胡 12 克，陈皮 12 克，白术 12 克，三七 10 克，牡丹皮 12 克，茯苓 12 克，当归 12 克，黄芪 30 克，牛膝 12 克，党参 12 克，甘草 6 克。随症加减：黄疸加茵陈 50 克、大黄 10 克；关节疼痛加威灵仙 30 克；月经不调加红花 10 克；干燥综合征加麦冬 15 克；甲状腺功能亢进加昆布 15 克。每日 1 剂，水煎 400 毫升，早晚温服。

（7）肝炎后综合征：肝炎后综合征是指急性肝炎后，肝功能及转氨酶等化验项目检查多次在正常范围，但是患者还有肝区疼痛、消化道及神经系统等一系列症状。以本方加减治疗：柴胡 10 克、当归 10 克、白芍 10 克、茯苓 10 克、白术 10 克、生姜三片、薄荷 5 克（后入）、炙甘草 5 克，水煎 400 毫升，早晚分服，10 天为一疗程。加减：右胁疼痛较剧烈者加延胡索、川楝子，湿热重者去煨姜加蒲公英，焦山栀，白花蛇舌草。血瘀者加丹参、桃仁、红花。阴虚者加麦冬、女贞子、生地；失眠多梦者加枣仁、夜交藤；气虚乏力者加太子参、党参、黄芪。

（8）非酒精性脂肪肝：柴胡、当归、白芍、白术、山楂、丹参、茯苓各

15 克，薄荷 6 克，炙甘草 3 克。肝区胀痛明显者加延胡索、佛手；泄泻加扁豆、陈皮；腰膝酸软加寄生、川断；头晕、头胀加菊花、青葙子；便秘加生大黄 5 克（后下）；倦怠乏力加党参、黄芪；食欲减退加焦三仙；伴胁肋刺痛者加金钱草、川楝子。每日一剂，水煎煮，分 2 次温服。4 周为 1 个疗程，连续 3 个疗程。并发冠心病、高血压、糖尿病者，配合西药扩冠、降压、降糖、调脂等综合治疗。治疗期间饮食清淡，忌肥甘厚腻，忌酒，适当体育运动，保持心情舒畅。

（9）急慢性胆囊炎：本方加味：柴胡 10 克，当归 10 克，白芍 10 克，茯苓 20 克，白术 10 克，茵陈 20 克，金钱草 15 克，蒲公英 30 克，枳壳 10 克，玄胡 20 克，生大黄 10 克（后下），鸡内金 12 克，炒谷、麦芽各 10 克。痛甚加白芍、延胡索，恶心加竹茹、法夏，苔黄厚腻者加黄芩、胆南星，腹胀明显加厚朴、石菖蒲。每日一剂，水煎煮，分早晚两次温服，每日 1 剂，每剂服用 2 次，1 个月为 1 个疗程。服药时嘱进食清淡易消化食物，忌油腻。

（10）慢性胆囊炎并慢性胃炎：柴胡 12 克，当归、白术各 10 克，白芍、茯苓、党参各 15 克，甘草 6 克，金钱草 30 克。肝胆湿热型加大黄 10 克，茵陈 15 克，黄芩 12 克；肝胃不和型加法半夏、大黄各 10 克；痛甚者加延胡索 15 克；血瘀明显者加莪术、三棱各 10 克。每日 1 剂，水煎 2 次，早晚分服。

（11）胆石症：本方加减：柴胡、当归、白术、郁金、川楝子、青陈皮、大黄、甘草各 10 克，赤白芍、茯苓、鸡内金、山楂、王不留行各 15 克、金钱草 30 克。每日 1 剂，水煎温服，日分 2 服，30 天为 1 疗程。

（12）胆绞痛：本方加减：当归、白芍、柴胡、茯苓、白术、延胡索、木香、香附、郁金各 15 克，丹皮、栀子、鸡内金、甘草、煨生姜各 10 克，党参、金钱草各 30 克。痛剧白芍可加至 30 克，延胡索加至 20 克；呕吐加姜半夏 20 克；胆道蛔虫去甘草加乌梅 10 克；伴黄疸去金钱草，加茵陈蒿 30 克。每日 1 剂，水煎煮，分早晚两次温服。

【注意事项】服药期间禁食辛辣，保持心情舒畅，忌恼怒。

四君子汤

【来源】《太平惠民和剂局方》

【组成】人参去芦　白术、茯苓去皮（各9克）　甘草炙（6克）各等份

【用法】上为细末。每服二钱（15克），水一盏，煎至七分，口服，不拘时候；入盐少许，白汤点亦得（现代用法：每日1剂，水煎煮，分早晚2次温服）。

【功用】益气健脾。

【主治】肝癌，脾胃气虚证。胁肋隐痛，面色萎白，语声低微，气短乏力，食少便溏，舌淡苔白，脉虚弱。

【方解】方中人参为君，甘温益气，健脾养胃。臣以苦温之白术，健脾燥湿，加强益气助运之力；佐以甘淡茯苓，健脾渗湿，苓、术相配，则健脾祛湿之功益著。使以炙甘草，益气和中，调和诸药。四药配伍，共奏益气健脾之功。

【临床应用】

1. 用方要点　本方为治疗脾胃气虚证的基础方。临床应用以胁肋隐痛，面白食少，气短乏力，舌淡苔白，脉虚弱为辨证要点。现代药理研究证实，四君子汤具有护肝、抗肿瘤与抗突变、增强免疫功能、促进代谢、增强垂体－肾上腺皮质系统功能、改善微循环、抗血小板聚集、延缓衰老、抗应激反应等作用。西医学各种原因导致的肝癌、肝炎、脂肪肝、胆石症等多种疾病，属脾胃气虚证者均可选用本方治疗。

2. 随症加减　若呕吐者，加半夏以降逆止呕；胸膈痞满者，加枳壳、陈皮以行气宽胸；心悸失眠者，加酸枣仁以宁心安神；兼畏寒肢冷、脘腹疼痛者，加干姜、附子以温中祛寒。

3. 历代医家应用经验　本方出自宋代太平惠民和剂局组织编写的《太平惠民和剂局方》。根据文献报道，下列肝胆疾病可用本方化裁治疗：

（1）癌性疼痛。治以柴芍四君子汤，基本方：柴胡6~9克，白芍15~30克，枳壳12克，太子参15~30克，白术12克，茯苓12克，甘草6克，玄胡12克，全蝎6~9克，每日1剂，清水煎至200毫升，早晚分2次服，7天为1个疗程。

（2）肝癌术后。以本方加减治疗：党参20克，白术15克，云苓15克，生黄芪30克，淮山30克，佛手12克，丹参15克，田七末3克，甘草6克。随症选药：恶心、呕吐者，酌加陈皮6克，法夏12克，竹茹12克等；胃纳欠佳者，酌加鸡内金15克，麦芽30克，布渣叶12克等；腹痛者，酌加延胡索18克，川楝子15克，郁金15克等；口苦、尿黄者，酌加鸡骨草20克、绵茵陈 20 克等；发热者，酌加大青叶 18 克，柴胡 15 克，板蓝根 20 克等。

（3）丙型肝炎。以逍遥散合四君子汤治疗：柴胡 10 克，白芍 10 克，当归 10 克，甘草 6 克，茯苓 15 克，白术 10 克，枳壳 10 克，丹参 15 克，五味子 10 克，蒲公英 15 克，金银花 15 克。随症加减：脘痞腹胀甚者加佛手 10 克，砂仁 6 克，生姜芽 10 克，以行气消滞；体倦乏力者加太子参 15 克，以补气生津；肋胁胀痛明显者加川楝子 10 克，郁金 10 克，以行气止痛。每日 1 剂，水煎分 2 次服。

（4）慢性肝炎。炒党参 15 克、炒白术 30 克、云茯苓 10 克、炙甘草 6 克、生黄芪 15 克、五味子 15 克、当归 10 克、大白芍 10 克、紫丹参 30 克、陈皮 6 克，若黄疸口苦，胸闷胃呆，脉弦，舌苔薄腻者，去党参、黄芪、甘草，加茅术 10 克、川朴 6 克、茵陈 30 克、姜半夏 10 克；若胸痞右胁隐痛，疲劳肢倦，腹胀便溏，脉细弦，舌苔薄者，去黄芪、甘草、五味子，加炒柴胡 6 克、炒茅术 10 克、炒枳壳 6 克、黄郁金、元胡各 10 克；若头昏腰酸、手足心热，疲劳胁痛，口干盗汗，脉细弦而数，舌质红，原方去黄芪、党参易北沙参 15 克，加枸杞子、女贞子、大麦冬各 12 克、川楝子 10 克。若面色晦暗，右胁疼痛、蜘蛛痣、肝掌、脉弦、舌质或有紫气、苔薄者原方去炙甘草，加红花、赤芍、郁金 10 克、广木香 6 克，每日一剂，水煎，分二次口服。

（5）肝内胆管结石。用于胆囊切除术后肝内胆管结石，可以本方加减治疗：党参 20 克，白术 15 克，茯苓 20 克，甘草 10 克，干姜 10 克，附子 10 克（先煎），淫羊藿 10 克，金钱草 20 克，茵陈 15 克。剧烈腹痛、呕吐不能进食者，给予静脉补液维持水、电解质平衡，并加用庆大霉素或氨苄青霉素抗炎，肌注山莨菪碱镇痛等对症治疗。

（6）脂肪肝。合并高脂血症可用本方加减治疗：党参、大腹皮各 12 克，茯苓 15 克，甘草、枳实各 6 克，陈皮 8 克，半夏、白术、香附、竹茹各 10 克。脾虚、自汗者加黄芪；脾虚湿重、大便泄泻者加炒薏苡仁、白扁豆、苍术；脾肾阳虚加干姜、补骨脂、益智仁。

至宝丹

【来源】《太平惠民和剂局方》

【组成】生乌犀（水牛角代）、生玳瑁、琥珀、朱砂、雄黄各一两（各 30 克）

牛黄一分 (0.3 克)　龙脑一分 (0.3 克)　麝香一分 (0.3 克)　安息香一两半 (45 克)，酒浸，重汤煮令化，滤过滓，约取一两净 (30 克)　金银箔各五十片

【用法】上丸如皂角子大，人参汤下一丸，小儿量减（现代用法：水牛角、玳瑁、安息香、琥珀分别粉碎成细粉；朱砂、雄黄分别水飞成极细粉；将牛黄、麝香、冰片研细，与上述粉末配研、过筛、混匀。加适量炼蜜制成大蜜丸，每丸重 3 克。口服，每次 1 丸，每日 1 次，小儿减量。本方改为散剂，用水牛角浓缩粉，不用金银箔，名"局方至宝散"。每瓶装 2 克，每服 2 克，每日 1 次；小儿 3 岁以内每次 0.5 克，4~6 岁每次 1 克；或遵医嘱）。

【功用】化浊开窍，清热解毒。

【主治】肝昏迷，痰热内闭心包证。神昏谵语，身热烦躁，痰盛气粗，舌绛苔黄垢腻，脉滑数。亦治中风、中暑、小儿惊厥属于痰热内闭者。

【方解】方中麝香芳香开窍醒神；牛黄豁痰开窍，合犀角清心凉血解毒，共为君药。臣以安息香、冰片（龙脑）辟秽化浊，芳香开窍，与麝香同用，为治窍闭神昏之要品；玳瑁清热解毒，镇惊安神，可增强牛黄、犀角清热解毒之力。由于痰热瘀结，痰瘀不去则热邪难清，心神不安，故佐以雄黄助牛黄豁痰解毒；琥珀助麝香通络散瘀而通心窍之瘀阻，并合朱砂镇心安神。原方用金银二箔，意在加强琥珀、朱砂重镇安神之力。

【临床应用】

1. 用方要点　本方是治疗痰热内闭心包证的的常用方。临床应用以神昏谵语，身热烦躁，痰盛气粗，舌绛苔黄垢腻，脉滑数为辨证要点。现代药理研究证实，犀角、玳瑁、雄黄、牛黄起消炎、解热作用，犀角有强心、止血、镇静效果，玳瑁显示出镇痉、镇静作用，牛黄可以强心、镇静、镇痉、并有醒神之效，琥珀、朱砂镇静镇痉，安息香、龙脑能提高脑的兴奋、使意识清醒。本方常用于肝癌晚期并发肝昏迷、急性脑血管病、脑震荡、流行性乙型脑炎、流行性脑脊髓膜炎、冠心病心绞痛、尿毒症、中暑、癫痫等疾病，证属痰热内闭者。

2. 随症加减　本方清热之力相对不足，可用《温病条辨》清宫汤送服本方，以加强清心解毒之功；若湿热酿痰，蒙蔽心包，热邪与痰浊并重，症见身热不退、朝轻暮重、神识昏蒙、舌绛上有黄浊苔垢者，可用《温病全书》菖蒲郁金汤（石菖蒲、炒栀子、鲜竹叶、牡丹皮、郁金、连翘、灯心、木通、淡竹茹、紫金片）煎汤送服本方，以清热利湿、化痰开窍；如营分受热，瘀

阻血络，瘀热交阻心包，症见身热夜甚、谵语昏狂、舌绛无苔或紫暗而润、脉沉涩者，则当通瘀泄热与开窍透络并进，可用《重订通俗伤寒论》犀地清络饮（水牛角汁、丹皮、连翘、淡竹沥、鲜生地、生赤芍、桃仁、生姜汁、鲜石菖蒲汁、鲜茅根、灯心）煎汤送服本方；如本方证有内闭外脱之势，急宜人参煎汤送服本方。

3. 历代医家应用经验 本方出自宋代太平惠民和剂局编写的《太平惠民和剂局方》。根据文献报道，肝癌晚期、重症肝炎、肝衰竭并发肝性脑病，中医辨证为热闭心包，热盛动风证，可用本方治疗。

【注意事项】本方芳香辛燥之品较多，有耗阴劫液之弊，故神昏谵语由阳盛阴虚所致者忌用；孕妇慎用。

苏合香丸

【来源】《太平惠民和剂局方》

【组成】吃力伽（即白术）、光明砂研、麝香、诃梨勒皮、香附子中白、沉香重者、青木香、丁子香、安息香、白檀香、荜茇上者、犀角（水牛角代）各一两（各30克） 熏陆香、苏合香、龙脑香各半两（各15克）

【用法】上为极细末，炼蜜为丸，如梧桐子大。腊月合之，藏于密器中，勿令泄气。每朝用四丸，取井花水于净器中研破服。老小每碎一丸服之，另取一丸如弹丸，蜡纸裹，绯袋盛，当心带之。冷水暖水，临时斟量（现代用法：以上15味，除苏合香、麝香、冰片、水牛角浓缩粉代犀角外，朱砂水飞成极细粉；其余安息香等十味粉碎成细粉；将麝香、冰片、水牛角浓缩粉研细，与上述粉末配研、过筛、混匀。再将苏合香炖化，加适量炼蜜与水制成蜜丸，低温干燥；或加适量炼蜜制成大蜜丸。口服，每次1丸，小儿酌减，每日1～2次，温开水送服。昏迷不能口服者，可鼻饲给药）。

【功用】芳香开窍，行气止痛。

【主治】肝癌，寒闭证。肝癌晚期，突然昏倒，牙关紧闭，不省人事，苔白，脉迟。亦治心腹卒痛，甚则昏厥，属寒凝气滞者。

【方解】本方证因寒邪秽浊，闭阻机窍所致。寒痰秽浊，阻滞气机，蒙蔽清窍，故突然昏倒、牙关紧闭、不省人事；阴寒内盛，故苔白脉迟；若寒凝胸中，气血瘀滞，则心胸疼痛；邪壅中焦，气滞不通，故脘腹胀痛难忍。闭者宜开，治宜芳香开窍为主，对于寒邪、气郁及秽浊所致者，又须配合温里散寒、行气活血、辟秽化浊之法。方中苏合香、麝香、冰片、安息香芳香开窍，辟秽化浊，共为君药。臣以木香、香附、丁香、沉香、白檀香、乳香以行气解郁、散寒止痛，理气活血。佐以辛热之荜茇，温中散寒，助诸香药以增强驱寒止痛开郁之力；水牛角清心解毒，朱砂重镇安神，二者药性虽寒，但与大队温热之品相伍，则不悖温通开窍之旨；白术益气健脾、燥湿化浊，诃子收涩敛气，二药一补一敛，以防诸香辛散走窜太过，耗散真气。本方配伍特点是集诸芳香药于一方，既长于辟秽开窍，又可行气温中止痛，且散收兼顾，补敛并施。

【临床应用】

1. 用方要点　本方为温开法的代表方，又是治疗寒闭证以及心腹疼痛属于寒凝气滞证的常用方。临床应用以突然昏倒，不省人事，牙关紧闭，苔白，脉迟为辨证要点。现代药理研究证实，苏合香有抗血栓、抗血小板聚集作用；安息香有祛痰作用；麝香对中枢神经系统有双向调节作用，有明显的强心，抗炎作用；冰片有耐缺氧作用；沉香有镇静、麻醉、止痛和肌松作用；檀香有拮抗心律不齐、利尿作用；木香有兴奋心脏、松弛气管平滑肌作用；香附有解热作用；乳香有镇痛作用；丁香有抗缺氧、抗凝血、镇痛作用；荜茇有镇静、镇痛、解热作用；白术能增强机体免疫力、抗凝血作用；朱砂有抗心律失常作用；水牛角有镇静与抗惊厥作用；诃子有抗氧化、解除平滑肌痉挛作用。本方常用于肝癌晚期并发肝昏迷、急性脑血管病、癔病性昏厥、癫痫、有毒气体中毒、老年痴呆症、流行性乙型脑炎、冠心病心绞痛、心肌梗死等疾病，证属寒闭或寒凝气滞者。

2. 历代医家应用经验　本方出自宋代太平惠民和剂局编写的《太平惠民和剂局方》，在《外台秘要》卷十三引唐《玄宗开元广济方》名吃力伽丸，《苏沈良方》更名为苏合香丸。原方以白术命名，提示开窍行气之方，不忘补气扶正之意。根据文献报道，肝癌晚期、重症肝炎、肝衰竭并发肝性脑病，中医辨证为寒闭或寒凝气滞证，可用本方治疗。

【注意事项】　本方药物辛香走窜，有损胎气，孕妇慎用；脱证禁用。

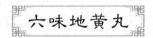

六味地黄丸

【来源】《小儿药证直诀》

【组成】熟地黄八钱（24克） 山萸肉 干山药各四钱（各20克） 泽泻 牡丹皮 茯苓去皮，各三钱（9克）

【用法】上为末，炼蜜为丸，如梧桐子大。空心温水化下三丸（现代用法：亦可不煎服）。

【功用】滋补肝肾。

【主治】肝癌，肝肾阴虚证。胁肋隐痛，腰膝酸软，头晕目眩，耳鸣耳聋，盗汗，遗精，消渴，骨蒸潮热，手足心热，口燥咽干，牙齿动摇，足跟作痛，小便淋沥，以及小儿囟门不合，舌红少苔，脉沉细数。

【方解】方中重用熟地黄滋阴补肾，填精益髓，为君药。山茱萸补养肝肾，并能涩精，取"肝肾同源"之意；山药补益脾阴，亦能固肾，共为臣药。三药配合，肾肝脾三阴并补，是为"三补"，但熟地黄用量是山萸肉与山药之和，故仍以补肾为主。泽泻利湿而泄肾浊，并能减熟地黄之滋腻；茯苓淡渗脾湿，并助山药之健运，与泽泻共泻肾浊，助真阴得复其位；丹皮清泄虚热，并制山萸肉之温涩。三药称为"三泻"，均为佐药。六味合用，三补三泻，其中补药用量重于"泻药"，是以补为主；肝、脾、肾三阴并补，以补肾阴为主，这是本方的配伍特点。

【临床应用】

1. **用方要点** 本方是治疗肝肾阴虚证的基础方。临床应用以胁肋隐痛，腰膝酸软，头晕目眩，口燥咽干，舌红少苔，脉沉细数为辨证要点。现代药理研究证实，六味地黄丸具有增强免疫、抗衰老、抗疲劳、抗低温、耐缺氧、降血脂、降血压、降血糖、改善肾功能、促进新陈代谢及较强的强壮等作用。西医学各种原因导致的肝炎、脂肪肝、肝硬化，肝癌、胆囊炎等多种疾病，属肝肾阴虚证者均可选用本方治疗。

2. **随症加减** 若虚火明显者，加知母、玄参、黄柏等以加强清热降火之功；兼脾虚气滞者，加白术、砂仁、陈皮等以健脾和胃。

3. **历代医家应用经验** 本方源于宋代医学家钱乙的《小儿药证直诀》，是滋补肾阴的基础方剂，配伍组方上具有"三补三泻"的特点。根据文献报道，下列肝胆疾病可用本方化裁治疗：

（1）失代偿期肝硬化。以复肝汤合六味地黄丸加减治疗：黄芪24克，白术15克，茯苓15克，柴胡10克，枳壳12克，郁金12克，黄芩12克，三棱9克，丹参20克，泽兰15克，鳖甲15克，车前子12克，茵陈20克，肉桂6

克。腹胀甚者加大腹皮 10 克、青皮 12 克；腹泻不已去黄芩加炒薏苡仁 20 克、诃子 6 克、罂粟壳 6 克；恶心呕吐加清半夏 9 克；黄疸加茵陈 30 克、栀子 10 克、滑石 20 克；白蛋白低者加黄精 15 克、山药 15 克；肝性脑病先兆者加佩兰 12 克、菖蒲 10 克。每日 1 剂，水煎煮，分早晚 2 次温服。在服汤剂的同时，服六味地黄丸，每次 1 丸，一日 2 次。

（2）脂肪肝。证属肝肾阴虚，症见右胁隐痛、形体消瘦、头晕耳鸣、口干、手足心热，腰酸乏力。以本方加减治疗：山萸肉、茯苓、山药、枸杞子、熟地、丹皮各 12 克，泽泻、首乌、焦山楂各 30 克。肝功能（ALT、AST）异常加五味子、虎杖、琥珀各 12 克；大便秘结者加大黄 6 克；肝区胀痛者加川楝子、延胡索各 15 克；头胀昏痛者加夏枯草 30 克，钩藤 15 克；口干咽燥者加天花粉、麦冬、元参各 15～30 克。每日 1 剂，1 个月为 1 疗程，连续服用 3 个月。

（3）慢性肝炎。症属肝肾虚损，精血亏少，治以滋补肝肾，养血填精。以本方加减治疗：熟地黄 20 克，山药、山茱萸、茯苓、牡丹皮、泽泻、白术、芡实各 15 克，枸杞子、丹参、黄芪各 20 克，甘草 10 克，每日 1 剂，水煎煮，分早晚 2 次温服。

（4）血吸虫肝硬化。证属肝肾阴虚，肝脉瘀阻。治以六味地黄丸加北柴胡、当归、白芍、川楝子、郁金、红花、穿山甲、白术、枳壳、炒三仙，连服 24 剂，待诸症消失，以六味地黄丸加逍遥丸调治 3 个月。

【注意事项】畏寒怕冷，痰多湿重及脾虚泄泻者慎用。

补中益气汤

【来源】《脾胃论》

【组成】黄芪病甚、劳役热者一钱（18 克）　甘草炙五分（9 克）　人参去芦三分（6 克）　当归酒焙干或晒干三分（3 克）　橘皮不去白二分或三分（6 克）　升麻二分或三分（6 克）　柴胡二分或三分（6 克）　白术三分（9 克）

【用法】上㕮咀，都作一服，水二盏，煎至一盏，去滓，食远稍热服（现代用法：每日 1 剂，水煎煮，分早晚 2 次温服。或作丸剂，每服 10～15 克，日 2～3 次，温开水或姜汤下）。

【功用】补中益气，升阳举陷。

【主治】肝癌，脾虚气陷证，气虚发热证。上腹结块，按之疼痛，饮食减少，体倦肢软，少气懒言，面色萎黄，大便稀溏，舌淡脉虚；以及脱肛、子宫脱垂，久泻久痢，崩漏等。或身热自汗，渴喜热饮，气短乏力，舌淡，脉虚大无力。

【方解】方中重用黄芪，味甘微温，入脾、肺经，补中益气，升阳固表，为君药。配伍人参、炙甘草、白术补气健脾为臣，与黄芪合用，以增强其补益中气之功。血为气之母，气虚时久，营血亦亏，故用当归养血和营，协人参、黄芪以补气养血；陈皮理气和胃，使诸药补而不滞，共为佐药。并以少量升麻、柴胡升阳举陷，协助君药以升提下陷之中气，《本草纲目》谓："升麻引阳明清气上升，柴胡引少阳清气上行，此乃禀赋虚弱，元气虚馁，及劳役饥饱，生冷内伤，脾胃引经最要药也"，共为佐使。炙甘草调和诸药，亦为使药。诸药合用，使气虚得补，气陷得升则诸症自愈。气虚发热者，亦借甘温益气而除之。

【临床应用】

1. **用方要点**　本方为补气升阳，甘温除热之代表方。临床应用以上腹结块，按之疼痛，体倦乏力，少气懒言，面色萎黄，脉虚软无力为辨证要点。现代药理研究证实，补中益气具有抗肿瘤、抗基因突变、调节机体免疫功能，调节小肠蠕动，调节心肌兴奋性等作用。西医学各种原因导致的肝炎、脂肪肝、肝硬化、肝癌、胆汁反流性胃炎等多种疾病，属脾虚气陷，气虚发热证者均可选用本方治疗。

2. **随症加减**　若兼腹中痛者，加白芍以柔肝止痛；头痛者，加蔓荆子、川芎；头顶痛者，加藁本、细辛以疏风止痛；咳嗽者，加五味子、麦冬以敛肺止咳；兼气滞者，加木香、枳壳以理气解郁。本方亦可用于虚人感冒，加苏叶少许以增辛散之力。

3. **历代医家应用经验**　本方出自金代医家李东垣的《脾胃论》。全国名老中医朱春良擅长用本方加减治疗肝病胁痛，基本方：生黄芪18克，炒白术、当归各12克，陈皮6克，升麻、柴胡、炙甘草、乌梅各5克，党参、炒川楝子、生白芍各15克，鹿角霜30克，日1剂，水煎煮，分早晚2次温服。根据文献报道，下列肝胆疾病可用本方化裁治疗。

（1）慢性肝炎。基本方：黄芪30克，党参20克，白术20克，当归10克，升麻6克，陈皮6克，柴胡6克，甘草6克。随症加减：湿热之邪未清，减少基本方中的黄芪、党参、白术用量，加茵陈30克，金钱草30克，泽泻15克，山栀10克；肝郁脾虚者加青皮10克，山药10克，香附10克，砂仁6克；气滞血瘀者减去基本方中的黄芪、党参、白术的用量，加丹参15克，郁金10克，枳壳10克，香附10克；肝肾阴虚者加栀子15克，女贞子10克，旱莲草10克，白芍10克；脾肾阳虚者加扁豆15克，菟丝子10克，仙灵脾10克，潼蒺藜10克。每日1剂。

（2）肝癌术后。对于肝癌TACE术后有改善肝功能，提高机体对化疗的耐受性，降低化疗栓塞后的毒副作用，增强机体免疫力，提高临床疗效，延长生存期的作用。基本方：黄芪30克，党参15克，当归12克，陈皮12克，升麻10克，柴胡10克，白术12克，甘草6克。发热则重用柴胡20克，知母9克；腹痛甚则加用元胡10克，川芎12克；恶心、呕吐加用姜半夏10克，竹茹9克。日1剂，水煎分早、晚两次服，于TACE术前7天开始服用，术毕7天停服。

（3）肝癌晚期。肝癌晚期患者气血双虚，阴阳失调，常出现反复发热，或是高热或是低热，应用补中益气汤加味治疗：黄芪30克，太子参20克，当归15克，柴胡6克，升麻6克，白术15克，陈皮10克，炙甘草10克，龟板15克，鳖甲15克，知母12克，熟地15克，丹皮10克，青蒿15克，枸杞子10克，麦芽20克，鸡内金15克。随症加减：面色苍白，肢冷恶寒，有肾阳不足者，加巴戟天10克，鹿角胶10克等；多汗者加麻黄根10克，牡蛎20克，五味子10克，山萸肉15克等；舌苔白厚腻，不欲饮食者加白蔻仁10克，苍术10克等；舌苔黄腻，口苦口黏者加黄连6克，竹茹10克；胃肠道慢性出血者加仙鹤草30克，白及15克，阿胶10克等。服药方法：每日1剂，水煎分3次服，服药时间三餐后1小时。

（4）慢性乙型肝炎。以本方加减治疗：黄芪，党参各15克，白术、当归各12克，升麻、柴胡、陈皮各9克，炙甘草10克，有肝掌、蜘蛛痣者加虎杖、丹参各15克；腹水者加茯苓20克，泽泻15克，白花蛇舌草30克；肝脾肿大加郁金10克；肝功异常加土茯苓15克。每日1剂，水煎煮，分早晚2次温服。

（5）肝硬化失代偿期。对肝硬化失代偿期的低蛋白血症，以本方加减治疗：黄芪30克，党参15克，白术30克，当归15克，陈皮9克，柴胡6克，升麻9克，甘草6克。并随症加减：如纳差明显，舌苔厚腻者加用制厚朴12

克，焦神曲 30 克，焦麦芽 15 克，炒鸡金 9 克；腹胀明显，小便量少者，加用白茯苓 30 克，大腹皮 12 克，生姜 4 克。每日 1 剂，水煎煮，分早晚 2 次温服。

（6）胆汁反流性胃炎。临床多见胃脘痛，上腹饱胀，暖气呃逆，口苦泛酸，饥时嘈杂，食欲不振，大便秘结或溏薄等。基本方：党参 15 克，黄芪 24 克，焦白术、当归、陈皮各 10 克，升麻、柴胡各 4 克，枳壳 30 克。加减：肝胃不和型，加黄连、吴萸、白芍；脾胃虚弱型，加附子、肉桂、炮姜；胃阴不足型，加沙参、麦冬、生白芍；气阴两虚型，加太子参、五味子；兼湿滞者加藿香、白蔻；呃逆频频者加代赭石、半夏、旋覆花；有瘀滞者加丹参、杏仁、大黄。

（7）原发性肝癌。以原方加减治疗对抑制肿瘤细胞生长，减少全身免疫反应，改善患者症状及生存质量有一定意义。

【注意事项】阴虚发热及内热炽盛者忌用。

柴胡疏肝散

【来源】《景岳全书》

【组成】柴胡二钱（醋炒）（6 克）　陈皮二钱（醋炒）（6 克）　川芎一钱半（4.5 克）　香附一钱半（4.5 克）　枳壳（麸炒）（4.5 克）　甘草五分（炙）（1.5 克）

【用法】水二盅，煎八分，食前服。（现代用法：每日 1 剂，水煎煮，分早晚 2 次温服）。

【功用】疏肝行气，活血止痛。

【主治】肝气郁滞证。胁肋疼痛，胸闷喜太息，情志抑郁易怒，或嗳气，脘腹胀满，脉弦。

【方解】方中柴胡苦辛微寒，归肝胆经，功擅条达肝气而疏郁结，《药品化义》："柴胡，性轻清，主升散，味微苦，主疏肝"，故为君药。香附微苦辛平，入肝经，长于疏肝行气止痛；川芎味辛气温，入肝胆经，能行气活血，开郁止痛，二药共助柴胡疏肝解郁，且有行气止痛之效，同为臣药。陈皮理气行滞而和胃，醋炒以入肝行气；枳壳行气止痛以疏理肝脾；芍药养血柔肝，缓急止痛，与柴胡相伍，养肝之体，利肝之用，且防诸辛香之品耗伤气血，俱为佐药。甘草调和药性，与白芍相合，则增缓急止痛之功，为佐使药。诸药共奏疏肝解郁，行气止痛之功。本方以四逆散易枳实为枳壳，加川芎、香附、陈皮而成，其疏肝理气作用较强。本方疏肝药与养血柔肝药相配，既养肝之体，又利肝之用，但以疏解肝郁为主。

【临床应用】

1. **用方要点** 本方为治肝气郁结之常用方。临床应用以胁肋疼痛，脘腹胀满，善太息，苔薄，脉弦为辨证要点。现代药理研究证实，柴胡疏肝散具有保肝和抗纤维化作用、抗抑郁作用、抗衰老作用、改善胃肠功能、利胆等作用。西医学各种原因导致的肝癌、肝硬化、肝炎，脂肪肝、酒精性肝病、急慢性胆囊炎、胆结石、慢性胰腺炎、肋间神经痛、围绝经期综合征、经前期紧张综合征、乳腺小叶增生等疾病，属肝郁气滞证者均可选用本方治疗。

2. **随症加减** 若胁痛甚者，加延胡索、川楝子，以疏肝行气止痛；若腹胀者，加木香、厚朴，以行气除胀；若嗳气甚者，加旋覆花、代赭石，以增降逆之功。

3. **历代医家应用经验** 本方出自明代医家张介宾的《景岳全书》。《医学统旨》："治怒火伤肝，左胁作痛，血苑于上……吐血加童便半盅"；《证治准绳·杂病》："左胁痛，枳芎散，或柴胡疏肝散。"本方来源均以胁痛为主症。焦树德《方剂心得十讲》云：现用量为原方用量的两倍，但改为一日服两次。常用本方加减治疗急慢性肝炎、慢性胃炎，出现肝郁气滞，木郁犯土，影响食欲，脘胁胀满，两胁疼痛，或呕恶泛酸等症者。一般常用方：柴胡 10～12 克，黄芩 10 克，炒川楝子 10 克，半夏 10 克，枳壳 9 克，陈皮 10 克，香附 10 克，白蒺藜 10 克，川芎 3 克，赤芍、白芍各 9 克，泽泻 12 克，焦三仙各 9 克。根据文献报道，下列肝胆疾病可用本方化裁治疗：

（1）肝癌。本方多配合肝动脉化疗栓塞术，在介入治疗间歇期服用本方及介入治疗完成后长期服用。每剂煎得药液约 600～800 毫升，1 日内分 3～5 次服完。肝郁气滞型患者，本方加生黄芪 10～60 克，白术 20～30 克，茯苓 20～30 克，苡仁 20～30 克，鳖甲 10～30 克，莪术 6～15 克，干蟾皮 6～15 克，地鳖虫 3～10 克。肝郁脾虚型患者，本方加太子参 15 克，白术 10 克，茯苓 15 克，白扁豆 10 克，炙黄芪 15 克，生苡仁 30 克，八月札 10 克。腹泻者再加石榴皮、炒苍术；阳虚者再加补骨脂、干姜。本方加减亦能缓解肝癌疼痛：柴胡 6 克，陈皮 9 克，川芎 9 克，白芍 9 克，香附 9 克，枳壳 9 克，半枝莲 30 克，白花蛇舌草 30 克，甘草 3 克。痛甚加延胡索 12 克、乳香没药各 10

克、两面针 15 克；气虚加党参 15 克、黄芪 30 克、白术 12 克；阴虚加沙参 15 克、麦冬 15 克、生地 20 克；黄疸加大黄 9 克、茵陈 12 克；腹水加茯苓 20 克、泽泻 15 克、车前子 10 克。每日 1 剂，早晚各服 1 次。

（2）肝硬化：本方加鳖甲、丹参、莪术、麦芽、海藻、炮山甲、昆布等药。

（3）慢性乙型病毒性肝炎：本方去川芎加黄芩、郁金、半枝莲、升麻、黄芪等药。

（4）病毒性肝炎合并胆道感染：本方加郁金、蒲公英、金钱草等药，可随症加减茵陈、大黄、龙胆草、山栀子、木香、半夏、黄芩等药。

（5）慢性乙型病毒性肝炎合并胆汁反流性胃炎：本方合左金丸。

（6）药物性肝损害：本方加茵陈、半夏、茯苓等药。

（7）非酒精性脂肪肝。本方为基础治疗方：柴胡 10 克，丹参 20 克，泽泻 15 克，生山楂 20 克，半夏 10 克，陈皮 10 克，决明子 15 克，厚朴 10 克，枳壳 10 克，香附 10 克，川芎 10 克，芍药 10 克，白术 10 克，枸杞子 10 克，酒大黄 6 克。加减：肝郁脾虚证白术用量为 15 克，另加茯苓 15 克，防风 10 克；痰瘀互结证另加当归 10 克，郁金 10 克，桃仁 10 克，红花 10 克；痰湿内阻证另加苍术 10 克，茵陈 15 克；肝肾不足证另加牛膝 12 克，何首乌 15 克；湿热内蕴证另加茵陈 20 克，郁金 15 克，栀子 10 克。每日 1 剂，早晚分服。

（8）酒精性脂肪肝：本方加味治疗：柴胡 15 克，陈皮 15 克，川芎 10 克，香附 15 克，枳壳 15 克，白芍 30 克，甘草 5 克，丹参 20 克，山楂 30 克，决明子 15 克，何首乌 20 克，夏枯草 15 克，茯苓 30 克，泽泻 15 克。

（9）慢性胆囊炎：本方加延胡索、川楝子、炒山楂、神曲、鸡内金、郁金等药。

（10）胆囊切除术后综合征：本方加郁金等药，右上腹胀痛者可加青皮、延胡索。纳差者可加姜半夏、竹茹、麦芽等药。

（11）胆石症：本方加金钱草、海金沙、鸡内金、滑石等。若疼痛较重加延胡索、白芷、川楝子。

（12）胆心综合征：本方加鸡内金、酒制大黄、丹参等药。

【注意事项】本方芳香辛燥，易耗气伤阴，故不宜久服，孕妇慎用。

八珍汤

【来源】《正体类要》

【组成】人参、白术、白茯苓、当归、川芎、白芍药、熟地黄、炙甘草各一两（30克）

【用法】上咬咀，每服三钱（9克），水一盏半，加生姜五片，大枣一枚，煎至七分，去滓，不拘时候，通口服（现代用法：或作汤剂，加生姜3片，大枣5枚，每日1剂，水煎煮，分早晚2次温服，用量根据病情酌定）。

【功用】益气补血。

【主治】肝癌，气血两虚证。胁肋隐痛，面色苍白或萎黄，头晕目眩，四肢倦怠，气短懒言，心悸怔忡，饮食减少，舌淡苔薄白，脉细弱或虚大无力。

【方解】方中人参与熟地相配，益气养血，共为君药。白术、茯苓健脾渗湿，助人参益气补脾；当归、白芍养血和营，助熟地滋养心肝，均为臣药。川芎为佐，活血行气，使地、归、芍补而不滞。炙甘草为使，益气和中，调和诸药。全方八药，实为四君子汤和四物汤的复方。用法中加入姜、枣为引，调和脾胃，以资生化气血，亦为佐使之药。

【临床应用】

1. **用方要点**　本方是治疗气血两虚证的常用方。临床应用以气短乏力，心悸眩晕，舌淡，脉细无力为辨证要点。现代药理研究证实，八珍汤具有抗肿瘤、改善造血功能、改善血液流变性、提高机体免疫能力、抗氧化抗衰老等作用。西医学各种原因导致的肝癌、肝炎、脂肪肝、肝硬化等多种疾病，属气血两虚证者均可选用本方治疗。

2. **随症加减**　若以血虚为主，眩晕心悸明显者，可加大地、芍用量；以气虚为主，气短乏力明显者，可加大参、术用量；兼见不寐者，可加酸枣仁、五味子。

3. **历代医家应用经验**　本方出自明代医家薛己的《正体类要》。根据文献报道，下列肝胆疾病可用本方化裁治疗：

（1）原发性肝癌。在行肝动脉化疗栓塞术后，用本方加减治疗：红参10克、白术20克，茯苓15克，炙甘草5克，熟地黄25克，白芍15克，当归10克，川芎10克，三棱10克，莪术10克，香附15克，赤芍15克，丹参20克，穿山甲 10 克。随症加减：肝气郁结者加柴胡 6 克，枳壳 12 克，川楝子 6 克；气滞血瘀者加桃仁 9 克，红花 10 克，牡丹皮 10 克；疼痛明显者加延胡索 15 克，乳香 10 克，没药 10 克；肝肾阴虚者加女贞子 30 克，枸杞子 15 克。用法：每日 1 剂，水煎分早晚服用。

（2）乙肝病毒携带者。以蛇莲八珍汤治疗：太子参 20 克，白术 10 克，茯苓 10 克，熟地 10 克，白芍 15 克，当归 10 克，川芎 8 克，白花蛇舌草 15 克，半枝莲 15 克，白茅根 20 克，郁金 10 克，丹参 20 克，每日 1 剂，文火煎汁 250 毫升，分早晚 2 次服用。

膈下逐瘀汤

【来源】《医林改错》

【组成】当归 9 克　川芎 6 克　桃仁 9 克（研泥）　丹皮 6 克　赤芍 6 克　乌药 6 克　元胡 3 克　甘草 9 克　香附 4.5 克　红花 9 克　枳壳 4.5 克

【用法】每日 1 剂，水煎煮，分早晚 2 次温服。病轻者少服，病重者多服，病去药止。

【功用】活血祛瘀，行气止痛

【主治】肝癌，膈下或胁下瘀阻气滞，形成痞块，痛处不移，卧则腹坠。肾泻久泻。

【方解】方中当归、川芎、赤芍养血活血，与逐瘀药同用，可使瘀血祛而不伤阴血；丹皮清热凉血，活血化瘀；桃仁、红花、灵脂破血逐瘀，以消积块；配香附、乌药、枳壳、元胡行气止痛；尤其川芎不仅养血活血，更能行血中之气，增强逐瘀之力；甘草调和诸药。全方以逐瘀活血和行气药物居多，使气帅血行，更好发挥其活血逐瘀，破癥消结之力。

【临床应用】

1. 用方要点　本方为活血逐瘀，破癥消结的常用方。临床应用以胸胁疼痛，痛有定处，舌暗红或有瘀斑，脉弦为辨证要点。现代药理研究证实，膈下逐瘀汤具有扩张血管、改善微循环，预防血栓形成，促进血栓溶解、抗炎、抗菌、抑制成纤维细胞、镇痛、镇静等作用。西医学各种原因导致的肝癌、肝炎、脂肪肝、肝硬化、肝血管瘤、胆囊炎、胰腺炎等多种疾病，属血瘀气滞证者均可选用本方治疗。

2. 随症加减 病人气弱者，加党参、黄芪；纳差者，加白术、山楂；便秘者加玄参、生地、生何首乌。

3. 历代医家应用经验 本方出自清代医家王清任的《医林改错》。广州中医药大学首席教授周岱翰以膈下逐瘀汤治疗气滞血瘀型肝癌，其用方：降香、延胡索、柴胡、三棱、莪术、八月札、赤芍、白芍、郁金、炮穿山甲、土鳖虫、生牡蛎、三白草、白屈菜、当归、桃仁、红花。根据文献报道，下列肝胆疾病可用本方化裁治疗：

（1）原发性肝癌。玉屏风散、膈下逐瘀汤化裁治疗：黄芪 60 克、白花蛇舌草 30 克、半枝莲 30 克、薏苡仁 30 克、白术 20 克、防风 20 克、桃仁 10 克、红花 10 克、丹参 20 克、党参 30 克、柴胡 6 克、枳壳 5 克、延胡索 9 克、五灵脂 9 克、香附 6 克、莪术 10 克、牡蛎 20 克、甘草 6 克。药物加减：黄疸重者加虎杖、茵陈；腹胀甚者加大腹皮、厚朴；急躁易怒者加乌药、合欢花；小便短赤者加茯苓、泽泻；苔腻微黄、口干而苦、脉弦数者加丹皮、栀子；伤阴者加制首乌、枸杞。用法：每日 1 剂，水煎煮，分早晚两次温服。

（2）癌性疼痛。临床表现以右胁痞块，增大较快且疼痛较重为特点。以本方加减治疗：五灵脂 15 克，当归 15 克，川芎 10 克，桃仁 15 克，牡丹皮 10 克，赤芍 10 克，乌药 10 克，延胡索 5 克，甘草 15 克，香附 8 克，红花 15 克，枳壳 8 克。每日 1 剂，水煎 2 次，早晚分服。加减：症见气血、痰瘀、热毒互结，酌加三棱 10 克，莪术 15 克增化瘀消痞之力，加蚤休 15 克，白花蛇舌草 20 克清热解毒消肿。中气不足，脾虚泄泻者加用党参 10 克，白术 10 克，黄芪 20 克，健脾止泻，扶助正气。同时用氢溴酸高乌甲素注射液 8 毫克，加生理盐水 500 毫升，静滴。

（3）淤胆型肝炎。临床表现为长期黄疸，肝脾肿大，舌下系带紫暗，属瘀阻于肝之候。以本方加茵陈治疗。处方：灵脂、当归、川芎、桃仁、赤芍、乌药、元胡、香附、枳壳、甘草各 10 克，红花、丹皮各 9 克，茵陈 30 克（后下），水煎成 500 毫升，每日一剂，分 3 次服。

（4）慢性乙肝。证属瘀血阻络。基方本：黄芪、丹参各 20 克，当归 15 克，川芎、柴胡、黄芩、赤芍、牡丹皮、贯众各 10 克，桃仁 6 克。随症加减：胁痛较甚者加枳壳、川楝子各 10 克；瘀血较重者加三七、红花各 6 克；腹胀便秘者加大黄 8 克；兼有脾虚不运者加茯苓 15 克，白术 10 克。

（5）肝硬化失代偿期。药用膈下逐瘀汤加黄芪 60 克，党参 30 克，蒲公英

15克，五味子30克，穿山甲10克，地龙10克，槟榔15克，二丑60克。每日1剂，水煎煮，分早晚2次温服。

（6）肝血管瘤。临床以右胁肋疼痛、或痛引肩背，脘腹痞闷不适，舌质紫暗或有瘀斑为特征。以加味膈下逐瘀汤治疗：五灵脂10克，当归10克，川芎10克，桃仁15克，丹皮10克，赤芍10克，乌药10克，元胡10克，香附10克，红花10克，枳壳10克，甘草5克，䗪虫15克，三棱15克。伴有慢性肝炎者加黄芪、山药、丹参、麦芽；伴有肝硬化者加鳖甲、牡蛎；伴有慢性胆囊炎者加柴胡、黄芩、郁金；胃脘疼痛者加降香、木香、山楂。

（7）肝源性溃疡。即肝硬化合并消化性溃疡，临床多见出血。治以膈下逐瘀汤加乌及散：五灵脂（炒）、川芎、炒丹皮、炒赤芍、乌药各6克，延胡索3克，香附5克，甘草、当归、桃仁（研泥）、红花各9克，枳壳5克，乌贼骨12克，白及10克。加减：疼痛明显者，加三七、郁金各10克，延胡索加至10克；脾虚湿困者，加黄芪30克，桂枝、茯苓各10克；阴虚者，加生地10克，白芍30克；下肢酸困者，加怀牛膝30克。每日1剂，水煎200毫升，早晚分服。

（8）胆囊切除术后。以膈下逐瘀汤治疗：当归、赤芍、川芎、桃仁、丹皮、五灵脂各10克，红花6克，香附、乌药、延胡索、枳壳各10克，甘草6克。肠鸣腹泻加白术、茯苓各15克，米仁30克；便秘加制大黄25克，青皮10克，莱菔子20克；厌食、厌油腻加炒山楂、炒二芽各30克；恶心呕吐加半夏、竹茹各10克，陈皮6克；心烦口苦加黄连6克，黄芩15克，焦山栀10克；不寐多梦加酸枣仁20克，夜交藤、龙骨各30克；心神不宁加炙甘草10克，淮小麦30克，大枣10枚。1天1剂，水煎，分2次温服。

（9）急性胆源性胰腺炎。以本方加减治疗。若兼肝胆湿热型，去甘草、乌药、生地黄，加黄芩10克、茵陈30克、元明粉12克（冲服）、生山栀12克；兼脾胃热结型，去当归、枳壳，加生大黄12克（后入）、元明粉12克（冲服）、黄芩12克；兼蛔虫上扰型，去红花、五灵脂、甘草，加使君子15克、槟榔30克、黄连3克、元明粉12克（冲服）；兼肝郁气滞型，去桃仁，加柴胡12克。

【注意事项】本方活血祛瘀药物较多，故孕妇忌用。

香砂六君子汤

【来源】《古今名医方论》

【组成】人参一钱（3克）　茯苓二钱（6克）　白术二钱（6克）　茯苓二钱（6克）甘草七分（2克）　陈皮八分（2.5克）　半夏一钱（3克）　砂仁八分（2.5克）　木香一分（2克）

【用法】上加生姜二钱（6克），每日一剂，水煎煮，分早晚两次温服。

【功用】益气健脾，行气化痰。

【主治】肝癌，脾胃气虚，痰阻滞证。上腹结块，按之疼痛，脘腹胀痛，呕吐痞闷，不思饮食，消瘦倦怠，或气虚肿满。

【方解】人参配白术益气健脾养胃，中焦脾胃之气得补。茯苓健脾祛湿，炙甘草益气和中，共奏益气健脾之效。脾虚则湿胜，湿去则脾健，半夏燥湿化痰，陈皮行气宽中，木香善行脾胃之气滞，砂仁化湿行气，温脾止呕。全方共奏益气健脾，行气化痰之效。

【临床应用】

1. **用方要点**　本方为治疗脾虚湿困的基础方。临床应用以脘腹胀痛，舌淡苔白，脉滑为辨证要点。现代药理研究证实，香砂六君子具有抑制胃黏膜水肿、充血及瘀血，促进胃液分泌，提高胃液游离酸度，对抗新斯的明或乙酰胆碱所致胃运动的亢进，抑制组胺和氯化钡所致的胃肠痉挛，调节人体免疫功能，改善胃肠道的分泌机能等作用。西医学各种原因导致的肝炎、非酒精性脂肪肝、肝硬化，肝癌、胆囊炎等多种疾病。属脾虚痰湿证者均可选用本方治疗。

2. **随症加减**　若呕吐者，加半夏以降逆止呕；胸膈痞满者，加枳壳、陈皮以行气宽胸；心悸失眠者，加酸枣仁以宁心安神；兼畏寒肢冷、脘腹疼痛者，加干姜、附子以温中祛寒。

3. **历代医家应用经验**　本方出自清代医家罗美的《古今名医方论》。根据文献报道，下列肝胆疾病可用本方化裁治疗：

（1）肝癌术后。经肝动脉化疗栓塞（TAE）术后第二天始，给予金龙胶囊，每次4粒，每日3次，连续应用至治疗结束。同时配合健脾理气，和胃调中的香砂六君子汤治疗。方药组成：陈皮15克，姜半夏10克，白术15克，竹茹 10 克，枳壳 10 克，木香 15 克，砂仁 10 克，党参 20 克，厚朴 15 克，鸡内金 20 克，柴胡 15 克，生甘草 10 克。辨证加减：上腹或右上腹肝区疼痛者加延胡索 30 克，川楝子 10 克，白芍 15 克，三七粉 2 克（冲）；术后体温升高者加地骨皮 30 克，胡黄连 15 克，白花蛇舌草 30 克。恶心呕吐、食少纳呆者加炒莱服子 30 克，炒麦芽 30 克，刘寄奴 20 克。每日 1 剂，水煎煮，分 2 ~ 3 次温服，1 个月为 1 个疗程，观察治疗 3 个疗程以上。

（2）失代偿期肝硬化。处方以香砂六君子汤为基础，药用：人参 15 克，白术 25 克，茯苓 30 克，半夏 15 克，陈皮、香附各 20 克，砂仁 15 克，川楝子、厚朴各 20 克。日服 1 剂，水煎 2 次，合而分匀，早晚饭后服用。

（3）酒精性脂肪肝。基本方组成：醋柴胡、砂仁（后下）、炒白术、桃仁各 10 克，枳实、郁金、姜黄、广木香、陈皮各 12 克，白芍、泽泻、焦山楂、茯苓各 15 克，茵陈、丹参、生山楂、泡参各 30 克，法半夏 3 ~ 12 克，制鳖甲（先煎）15 ~ 30 克，炙甘草 6 克。日 1 剂。加减：脂肪肝合并肝硬化者，加穿山甲 15 克、水红花子 10 克、地鳖虫 10 克；肝炎后合并脂肪肝者，加抗病毒药物，主要有白花蛇舌草 30 克、金银花 30 克、连翘 30 克、田基黄 30 克；血清 ALT、AST 指标为 2 倍正常值或以上，加鸡骨草 30 克、垂盆草 15 克；血清 TBIL > 51.3 μmol/L，加茵陈至 60 克、赤芍 25 克；肝区疼痛，加延胡索 15 克；大便干，舌苔黄腻者，加虎杖 30 克或生大黄（后下）6 ~ 10 克。饮酒者一律戒酒，控制饮食，加强运动，忌食肥甘厚腻。

（4）非酒精性脂肪肝。肝郁脾虚者，症见：胁肋胀痛或隐痛，心情抑郁，食欲不振，四肢乏力，舌淡或淡胖，苔薄白或薄腻，脉弦细或沉细无力。治则：疏肝解郁，健脾益气。方用香砂六君子汤加味。药用：党参 15 克，白术 15 克，茯苓 30 克，木香 6 克，砂仁 9 克，陈皮 12 克，青皮 12 克，半夏 12 克，柴胡 12 克，郁金 12 克，炙甘草 9 克。

（5）慢性胆囊炎。证系胆胃不和，湿热内阻，脾胃不健。治以清利胆腑，健脾和胃止痛。处方：太子参、苍术、白术、茯苓、丹参、蒲公英、莪术各 15 克，金钱草 30 克，甘草、木香、砂仁、豆蔻仁、陈皮、法夏、佛手、香橼皮、川芎、厚朴、黄连各 10 克。每日 1 剂，水煎煮，分早晚 2 次温服。

（6）中晚期原发性肝癌。证属脾虚湿困，症见食欲减退，腹胀，乏力，舌苔白腻，脉滑等。治以健脾化湿，和胃止呕。以本方加减治疗：木香、砂仁、党参、白术各 15 克，茯苓 20 克，炙甘草 5 克，陈皮、半夏各 10 克，山楂、麦芽各 15 克。合并腹水加猪苓、泽泻、大腹皮、厚朴各 15 克；有黄疸加茵陈、大黄各 20 克；肝区疼痛明显加柴胡、白芍各 15 克，延胡索 20 克，枳壳 15 克，香附 10 克。每日一剂，水煎煮，分早晚两次温服。

（7）慢性乙型肝炎。证属肝郁脾虚型，治以疏肝理气，健脾化湿。方用香砂六君子汤加减；基本方：木香 8 克，砂仁 4 克，潞党参 12 克，茯苓 15 克，白术 15 克，柴胡 8 克，半夏 8 克，陈皮 10 克，垂盆草 25 克，田基黄 15 克，甘草 6 克。

【注意事项】非脾虚湿盛者慎用。

安宫牛黄丸

【来源】《温病条辨》

【组成】牛黄一两（30 克）　郁金一两（30 克）　犀角（水牛角代）一两（30 克）黄连一两（30 克）　朱砂一两（30 克）　梅片二钱五分（7.5 克）　麝香二钱五分（7.5 克）珍珠五钱（15 克）　山栀一两（30 克）　雄黄一两（30 克）　黄芩一两（30 克）

【用法】上为极细末，炼老蜜为丸，每丸一钱（3 克），金箔为衣，蜡护。脉虚者人参汤下，脉实者银花、薄荷汤下，每服一丸。大人病重体实者，日再服，甚至日三服；小儿服半丸，不知，再服半丸（现代用法：以水牛角浓缩粉 50 克替代犀角。以上 11 味，珍珠水飞或粉碎成极细粉，朱砂、雄黄分别水飞成极细粉；黄连、黄芩、栀子、郁金粉碎成细粉；将牛黄、水牛角浓缩粉及麝香、冰片研细，与上述粉末配研、过筛、混匀，加适量炼蜜制成大蜜丸。每服 1 丸，每日 1 次；小儿 3 岁以内 1 次 1/4 丸，4～6 岁 1 次 1/2 丸，每日 1次；或遵医嘱。亦作散剂：按上法制得，每瓶装 1.6 克。每服 1.6 克，1 日 1次；小儿 3 岁以内 1 次 0.4 克，4～6 岁 1 次 0.8 克，1 日 1 次；或遵医嘱）。

【功用】清热解毒，开窍醒神。

【主治】肝昏迷，邪热内陷心包证。高热烦躁，神昏谵语，舌謇肢厥，舌红或绛，脉数有力。亦治中风昏迷，小儿惊厥属邪热内闭者。

【方解】方中牛黄苦凉，清心解毒，辟秽开窍；水牛角咸寒，清心凉血解毒；麝香芳香开窍醒神。三药相配，是为清心开窍、凉血解毒的常用组合，共为君药。臣以大苦大寒之黄连、黄芩、山栀清热泻火解毒，合牛黄、犀角则清解心包热毒之力颇强；冰片、郁金芳香辟秽，化浊通窍，以增麝香开窍醒神之功。佐以雄黄助牛黄辟秽解毒；朱砂、珍珠镇心安神，以除烦躁不安。用炼蜜为丸，和胃调中为使药。原方以金箔为衣，取其重镇安神之效。本方清热泻火、凉血解毒与芳香开窍并用，但以清热解毒为主，意"使邪火随诸香一齐俱散也"（《温病条辨》）。

【临床应用】

1. **用方要点** 本方为治疗热陷心包证的常用方，亦是凉开法的代表方。临床应用以高热烦躁，神昏谵语，舌红或绛，苔黄燥，脉数有力为辨证要点。现代药理研究证实，安宫牛黄丸具有抗炎、抗癌、抑制细胞代谢、强心利尿和抗真菌感染等作用。西医学各种原因导致的肝昏迷、肝癌、肝硬化等疾病，属热闭心包证者均可选用本方治疗。本方常用于肝癌晚期、重症肝炎、肝衰竭并发肝昏迷、流行性乙型脑炎、流行性脑脊髓膜炎、中毒性痢疾、尿毒症、急性脑血管病、肺性脑病、颅脑外伤、小儿高热惊厥以及感染或中毒引起的高热神昏等属热闭心包者。

2. **随症加减** 用《温病条辨》清宫汤煎汤送服本方，可加强清心解毒之力；若温病初起，邪在肺卫，迅即逆传心包者，可用银花、薄荷或银翘散加减煎汤送服本方，以增强清热透解作用；若邪陷心包，兼有腑实，症见神昏舌短、大便秘结、饮不解渴者，宜开窍与攻下并用，以安宫牛黄丸 2 粒化开，调生大黄末 9 克内服，先服一半，不效再服；热闭证见脉虚，有内闭外脱之势者，急宜人参煎汤送服本方。

3. **历代医家应用经验** 本方出自清代医家吴鞠通的《温病条辨》。根据文献报道，下列肝胆疾病可用本方化裁治疗：

（1）晚期肝癌。以本方口服，对于晚期肝癌所致发热、黄疸、疼痛，肝脾肿大等有较好效果。

（2）肝性昏迷。对肝癌晚期所至的肝昏迷有一定疗效。

（3）重型肝炎。以本方抢救重症肝炎，能明显提高患者的生存率。

【注意事项】本方孕妇慎用。

梅花点舌丹

【来源】《外科全生集》

【组成】熊胆 30 克　冰片 30 克　雄黄 60 克　硼砂 30 克　血竭 30 克　葶苈子

30 克　沉香 30 克　乳香（制）30 克　没药（制）30 克　珍珠 90 克　牛黄 60 克　麝香 60 克　蟾酥（制）60 克　朱砂 60 克（附注：王洪绪《外科全生集》中，还载有"梅花点舌丹"第二方，比本方多白梅花、石决明二药，白梅花有开郁、和中、生津、解毒之功，其他药用量也有变化）

【用法】口服，一次 3 丸，每日 1～2 次。也可含服；外用，用醋化开敷于患处。（350 丸约重 31 克，每瓶装 6 丸）。

【功用】清热解毒、散瘀、消肿止痛。

【主治】肝癌，火热聚毒，气血壅滞。症见胁下痞块，两胁胀满刺痛，疔疮发背，痈疽肿毒，实火牙痛，喉蛾喉风，口舌诸疮，小儿急惊等。

【方解】方中牛黄、蟾酥解毒消肿，麝香、冰片通经络，消痈肿；雄黄解毒化瘀；珍珠、朱砂解毒宁心；血竭、乳香、没药活血止痛；熊胆清热解毒。葶苈子为泻肺定喘之要药，《本经》载其"主癥瘕积聚"，与沉香同用，有破坚逐邪之功。硼砂为解毒，清热化痰药，《本草纲目》载其治"上焦痰热……积块瘀肉……骨哽，恶疮，及口齿诸病"。诸药合用能清热解毒，消肿止痛。

【临床应用】

1. **用方要点**　本方为清热解毒，消肿定痛的有效良方。临床应用以胁下痞块，两胁胀满刺痛，咽喉红肿，牙龈肿痛，口舌生疮为辨证要点。现代药理研究证实，梅花点舌丹具有增强免疫功能、抑制肿瘤细胞、抗菌消炎、解毒止痛等作用。本方主要用于慢性乙肝、癌性疼痛、面部疔疮、手部感染、急性淋巴管炎、急性乳腺炎、全身化脓性感染、带状疱疹、银屑病、齿龈肿痛、慢性非特异性溃疡性结肠炎等属热毒炽盛，气血壅滞者。

2. **历代医家应用经验**　本方出自清代医家王洪绪的《外科全生集》，因原方中有白梅花，使用本品时，多点舌噙服，故为此名。根据文献报道，下列肝胆疾病可用本方化裁治疗：

（1）乙肝癌变倾向。对于慢性乙肝伴肝硬化腹水、AFP 阳性、癌变可疑者用梅花点舌丹，有一定作用。

（2）癌性疼痛。癌痛因火毒壅滞，瘀阻络脉者，可在辨证遣方的基础上加服梅花点舌丹，有一定作用。

（3）慢性乙型肝炎。不论何种证型，只要存在湿、热、瘀等病理因素者，均可用梅花点舌丹治疗。方法：每次 2 粒，每日 3 次，口服，疗程为 3 个月。同时酌情配合健脾、滋阴以及舒肝、理脾等方药。临床实验表明梅花点舌丹对 HBV 血清标志物有一定的影响，其中 HBsAg 阴转率为 45.83%，HBeAg 阴转率为 52%，抗 HBe 转阳率为 44%。

【注意事项】本方集诸多动物、矿物药于一体，逐邪散结之力颇强，故孕妇忌服，正虚体弱者慎服；服用时应按规定剂量，不可多服、久服。

犀黄丸

【来源】《外科全生集》

【组成】由麝香 150 克　牛黄 30 克　乳香（醋制）1000 克　没药（醋制）1000 克组成。加味犀黄丸在古方基础上加味，选用麝香、人工牛黄、乳香、没药、三七粉、慈菇等

【用法】口服，一次 3～6 克，一日 1～2 次（规格：50 粒重 3 克，每瓶装 6 克）。

【功用】解毒散结，消肿止痛。

【主治】肝癌，火郁、痰瘀、热毒壅滞证。

【方解】方中牛黄清心可退热、化痰、通窍、散结肿，为主药，辅以麝香芳香辛窜，通经络，散结滞，辟恶毒，除秽浊；牛黄制麝香辛窜助火之弊，麝香增牛黄化痰散结肿之功；佐以乳香、没药活血祛瘀，辅料黄米为丸，可调胃和中，以免攻邪太过而伤脾胃。诸药配伍，清热解毒，活血祛瘀，消坚肿，散痰结。

【临床应用】

1. **用方要点**　本方为治疗痰瘀互结，热毒内滞的经典方。临床应用以癌症患者见舌红、脉滑数为辨证要点。现代药理研究证实，犀黄丸具有诱导人肝癌细胞凋亡，抑制人肝癌细胞系（bel-7402）细胞生长，抗 B(a)P 与 NNK 的诱变，增加免疫功能等作用。西医学的原发性肝癌、继发性肝癌、肝胆恶性肿瘤、各种原因所致的肝炎、肝硬化等疾病，属痰瘀互结，热毒内滞证者均可选用本方治疗。

2. **历代医家应用经验**　本方出自清代医家王洪绪的《外科全生集》，又名西黄丸。西黄即我国西北牛黄，故为此名。根据文献报道，本方化裁可治疗原发性肝癌。属于热毒内蕴，瘀血结聚证，可用加味犀黄丸治疗：麝香、牛黄、熊胆各 3 克，乳香、没药、三七粉、人参各 30 克，共研细末，黄米浆为丸，绿豆大，每次 1 克，每日 2 次。

【注意事项】本丸久服必损胃气，有虚火者不宜；肺痈万不可用。孕妇忌

服，体弱者慎用。

云南白药

【来源】 曲焕章方

【组成】 参三七（主要成分）、冰片、重楼、麝香、白及等多种中草药（方药组成保密）

【用法】 有散、胶囊、药膏、酊剂、气雾剂等剂型。胶囊，每粒装药粉 0.25 克。散剂，每瓶装 4 克，保险子 1 粒。药膏，6.5cm × 10cm；6.5cm × 4cm。酊剂，每瓶装 30 毫升；50 毫升；100 毫升。气雾剂，每瓶装 60 毫升；100 毫升。内科出血各症，如肝癌晚期门脉高压并发胃出血，多内服胶囊，或粉剂溶于冰水中服用。胶囊剂，一次口服 1~2 粒，1 日 4 次（2~5 岁按 1/4 剂量服用，6~12 岁按 1/2 剂量服用）。

【功用】 止血愈伤，活血化瘀，消肿止痛，排脓去毒。

【主治】 肝癌，血证。

【方解】 组方保密，从公开的单味药来看，参三七化瘀止血，活血定痛；冰片开窍醒神，散热止痛，明目去翳；麝香开窍醒神，活血通络，散结止痛，催产；重楼清热解毒，消肿止痛，凉肝定惊；白及，止血消肿，生肌敛疮，补肺。

【临床应用】

1. **用方要点** 本方为主治跌打损伤及诸出血证的名方。临床应用以各类出血、瘀血肿痛、妇女崩漏及红肿毒疮为辨证要点。现代药理研究证实，云南白药具有抗癌，增强吞噬细胞吞噬功能，增强机体免疫功能，止血，抗菌消炎，保护心肌等作用。本方治疗范围广泛，跌打损伤，瘀血肿痛，内、外、妇、儿科各种出血性病证如吐血、咳血、便血、痔血、崩漏下血，疮疡肿毒及软组织挫伤，闭合性骨折，支气管扩张及肺结核咳血，溃疡病出血，以及皮肤感染性疾病，均可治疗。

2. **历代医家应用经验** 本方摘录自国家药品监督管理局安全监管司组织编写的《国家基本药物·中成药》。云南白药是由云南著名草医曲焕章根据明、清以来流传于云南民间的中草药物，改进而创制的主治跌打损伤及诸出血证的名方。根据文献报道，肝癌、肝硬化、重症肝炎、肝衰竭等疾病晚期及重症并发各种出血症状时，可选用本药治疗。

【注意事项】孕妇、对本药有中毒过敏史及严重心律失常者忌服，过敏体质者慎用，疮毒已化脓时，切勿外敷患处。

片仔癀胶囊

【来源】《国家基本药物·中成药》

【组成】本品为牛黄、麝香、三七、蛇胆等药味经加工制成的锭剂

【用法】胶囊，每粒重3克。口服，每次0.6克，8岁以下儿童每次0.15～0.3克，每日2～3次；外用研末用冷开水或食醋少许调匀涂在患处（溃疡者可在患处周围涂敷之），每日数次，常保持湿润，或遵医嘱。

【功用】清热解毒，凉血化瘀，消肿止痛。

【主治】肝癌，热毒血瘀证。

【方解】方中牛黄清热解毒、利胆止痛，为本方主药；蛇胆清热解毒、祛湿、凉血消肿，为辅药；与牛黄配伍疗热毒所致咽喉肿痛、口腔五官肿痛及疮痈肿毒，牛黄尚可清心开窍、豁痰定惊，疗高热或痰热蒙蔽清窍所致神昏谵语、惊痫抽搐等症；麝香解毒、活血通络、散结止痛、开窍醒脑；田七活血化瘀、消肿止痛，疗瘀肿疼痛及出血疾患。上药配伍，共奏清热解毒，凉血化瘀，消肿止痛之功。

【临床应用】

1. 用方要点 本方用于治疗热毒血瘀所致诸病。现代药理研究证实，片仔癀胶囊具有消炎、清凉解毒、消肿止痛、抑制肿瘤细胞等作用。本方被用于治疗各种感染、无名高热、急慢性病毒性肝炎、癌症、癌性疼痛、痈疽疔疮、无名肿毒、跌打损伤及各种炎症，属热毒血瘀证者。

2. 历代医家应用经验 本方摘录自国家药品监督管理局安全监管司组织编写的《国家基本药物·中成药》。本药为经验方，原名八宝丹片仔癀，是明末京都一位太医的秘方。目前由漳州片仔癀药业股份有限公司生产。这是一个有450余年历史的传统名贵中成药。片仔癀由于适用证广、功效确切治愈了无数疑难杂症故得名。"片仔癀"取意为一片即可去癀（闽南语，意为热毒肿痛）。后来华侨慕名将片仔癀带到海外以备不时之需，片仔癀就这样流传到海外，由于功效显著而深受广大华侨的信赖并扩大到当地土著。从此片仔癀在东

南亚享有很高的声誉，并逐步扩展到日本、韩国等国家地区，成为大陆中成药在海外最具知名度的品种之一，并多年位居中国中成药单品种出口创汇前列。片仔癀在东南亚和大陆地区作为癌症的辅助治疗药早已在民间广泛使用，并因其确切的功效有极高的口碑。中华老字号漳州片仔癀药业多年来也与国内一些著名的院校、科研机构和医院开展了大量片仔癀抗肿瘤的药理、临床研究，取得了积极成果，并得到了国家食品药品监督管理局的认可。片仔癀胶囊作为肝癌辅助治疗用药，其抗癌临床研究入选国家 863 计划。根据文献报道，下列肝胆疾病可用本方化裁治疗：

（1）原发性肝癌或配合介入化疗治疗肝癌。该药能缩小瘤体、提高病人的生活质量、止痛、提高综合疗效；减轻化疗药引起的白细胞减少、恶心呕吐、转氨酶升高等毒副反应。

（2）肝癌疼痛。

（3）肝癌术后。能缓解症状、预防复发。

（4）急性胆囊炎湿热症。

（5）病毒性肝炎。小柴胡汤加味合片仔癀胶囊辅助治疗急、慢性乙型肝炎甲胎蛋白增高者。

【注意事项】 孕妇忌服。服药期间，忌食辛辣、油腻食物。服用 3 天后症状无改善，或服药期间伴有恶寒发热等全身症状者，应及时就诊。

复方斑蝥胶囊

【来源】《国家基本药物·中成药》

【组成】 斑蝥 23.8 克　人参 59.5 克　黄芪 297.5 克　刺五加 297.5 克　三棱 95 克　半枝莲 357 克　莪术 95 克　山茱萸 119 克　女贞子 119 克　熊胆粉 2.4 克　甘草 59.5 克

【用法】 每粒胶囊装 0.25 克。每次口服 3 粒，每日 2 次。

【功用】 破血消瘀，攻毒蚀疮。

【主治】 用于原发性肝癌、肺癌、直肠癌、恶性淋巴瘤、妇科恶性肿瘤。

【方解】 本方由 11 味药组成。用于癌瘤侵袭机体所致多种恶性肿瘤。方中斑蝥清热解毒，破血通经，散结消癥为君药；熊胆粉清热解毒，解痉止痛，三棱、莪术破血散瘀，半枝莲清热解毒，共为臣药；人参、黄芪、刺五加补气健脾，女贞子、山茱萸补益肝肾，为佐药，甘草调和诸药，为使药。诸药相合，共奏破血消瘀，攻毒蚀疮，扶正固本之功。诸药配伍既可提高患者免疫能力，激活抑癌基因，又能杀死癌细胞，有着多重作用。对放、化疗有协同和辅助作用，对有损伤的人体细胞进行修复，以达到提高放化疗的效果。

【临床应用】

1. **用方要点** 本方为常用的抗癌中成药。现代药理研究证实，复方斑蝥胶囊具有抗肿瘤、抗病毒、升高白细胞等作用。原发性肝癌、肺癌、直肠癌、恶性淋巴瘤、妇科恶性肿瘤等多种疾病，属瘀毒内蕴证者均可选用本方治疗。

2. **历代医家应用经验** 本方摘录自国家药品监督管理局安全监管司组织编写的《国家基本药物·中成药》。根据文献报道，下列肝胆疾病可用本方化裁治疗：

（1）原发性肝癌。联合肝动脉栓塞化疗，可以提高患者免疫力，防止或减少并发症。

（2）肝癌术前。按标准用法可促进免疫调节，为手术做好准备。

（3）肝癌术后。可防止感染，促进伤口愈合。

（4）晚期肝癌。可减轻癌痛，改善生存质量。

【注意事项】糖尿病患者及代谢紊乱者慎用。

肝复乐片

【来源】《国家基本药物·中成药》

【组成】党参、鳖甲醋制　重楼、白术炒　黄芪、陈皮、土鳖虫、大黄、桃仁、半枝莲、败酱草、茯苓、薏苡仁、郁金、苏木、牡蛎、茵陈、木通、香附制　沉香、柴胡各等份

【用法】片剂，每片重0.3克（糖衣片）或0.5克（薄膜衣片）。口服，每次10片（糖衣片）或6片（薄膜衣片），1日3次，Ⅱ期原发性肝癌疗程2个月，Ⅲ期患者疗程1个月，或遵医嘱。

【功用】健脾理气，化瘀软坚，清热解毒。

【主治】原发性肝癌，肝瘀脾虚为主证者。症见上腹肿块，胁肋疼痛，神疲乏力，食少纳呆，脘腹胀满，心烦易怒，口苦咽干等。

【方解】本方由21味药组成，方中党参、黄芪补中益气健脾；大黄活血祛瘀通经；土鳖虫破血逐瘀消癥；鳖甲软坚散结，五者共为方中之主药。辅以

白术、茯苓、薏苡仁益气健脾除湿，陈皮理气调中，燥湿化痰；桃仁、苏木活血祛瘀，通经止痛；郁金活血祛瘀，行气止痛；柴胡、香附疏肝解郁，理气止痛，牡蛎软坚散结。佐以重楼、半枝莲、败酱草清热解毒；茵陈蒿清利湿热，退黄疸；关木通渗利水湿，沉香行气止痛。诸药合用，共奏健脾理气，化瘀软坚，清热解毒之功。

【临床应用】

1. **用方要点** 本方为治疗肝癌的有效中成药。现代药理研究证实，肝复乐具有抗肿瘤、护肝、增强免疫功能等作用。西医学各种原因导致的治疗原发性肝癌、乳腺癌、食管癌、胃癌、肠癌、胆管癌等消化道肿瘤，急慢性肝炎及肝硬化、肝腹水等肝病癌前病变和癌前疾病等多种疾病，属瘀毒内滞证者均可选用本方治疗。

2. **历代医家应用经验** 本方摘录自国家药品监督管理局安全监管司组织编写的《国家基本药物·中成药》。肝复乐研制者，全国著名中医肿瘤和肝病专家潘敏求主任，在使用本药的同时配合中药，以"健脾理气，化瘀软坚，清热解毒"的法则，治疗各种肝病无数。根据文献报道，下列肝胆疾病可用本方化裁治疗：

（1）中晚期肝癌。在行肝动脉栓塞后使用本药，可延长生存时间，改善生活质量。

（2）肝炎后肝硬化。以标准用法口服本药，可起到消退腹水，抗肝纤维化，改善肝功能的作用。

（3）慢性乙型肝炎。有抗肝纤维化和减轻肝细胞炎症的作用。

【注意事项】少数患者开始服药后出现腹泻，一般不影响继续治疗，多可自行缓解。

金龙胶囊

【来源】《国家基本药物·中成药》

【组成】 鲜守宫 鲜金钱 白花蛇 鲜蕲蛇等

【用法】 胶囊，每粒装0.25克。口服，每次4粒，每日3次。

【功用】 破瘀散结，解郁通络。

【主治】 原发性肝癌，血瘀郁结证，症见右胁下积块，胸胁疼痛，神疲乏力，腹胀，纳差等。

【方解】 本方由 3 味药组成，方中鲜守宫破结行水为君药；金钱白花蛇解毒散结，鲜蕲蛇解郁通络共为臣药。诸药相合，共奏破瘀散结，解郁通络之功。

【临床应用】

1. **用方要点** 本方开创鲜药抗癌之先河。现代药理研究证实，具有抗肿瘤、免疫调节、增效、减毒等作用。肝癌、肝硬化、肝炎等肝胆疾病，属血瘀郁结证者均可选用本方治疗。

2. **历代医家应用经验** 本方摘录自国家药品监督管理局安全监管司组织编写的《国家基本药物·中成药》。金龙胶囊是北京建生药业有限公司研发的新药。这 3 味鲜动物药，通过高科技提取制成，即保留了动物体内大量活性物质，又具有补益精血、化瘀散结、消肿解毒之功效，使补益与攻邪兼备。根据文献报道，下列肝胆疾病可用本方化裁治疗：

（1）原发性肝癌。高强乐聚焦超声联合本药为治疗肝癌的一种新安全有效的治疗方法，可明显延长肝癌患者的生存期。

（2）中晚期肝癌。金龙胶囊并肝动脉介入治疗。

（3）早期肝癌。对于切除肝癌术后，有预防复发和转移的作用。

【注意事项】 妊娠及哺乳期妇女禁用。服药期间出现过敏者，应及时停药，并给予相应的治疗措施。

参赭培气逐瘀汤

【来源】 段凤舞方

【组成】 生赭石 15 克　太子参 10 克　生怀山药 15 克　天花粉 10 克　天冬 10 克　鳖甲 15 克　赤芍药 10 克　桃仁 10 克　红花 10 克　夏枯草 15 克　生黄芪 30 克　枸杞子 30 克　焦山楂 30 克　泽泻 15 克　猪苓 15 克　龙葵 15 克　白英 15 克　白芍 10 克　焦六曲 30 克　三七粉 3 克（分冲）

【用法】 每日 1 剂，水煎煮，分早晚 2 次温服，视病情增减日服量。

【功用】 调气，化瘀，利水。

【主治】 肝癌。

【方解】 段氏认为，肝癌一病是由于长期情志不舒，肝郁气滞，血行不畅，致使瘀血内停所致。瘀血阻滞气机，进一步加剧血瘀，瘀久则水湿内停，水瘀互结、阻塞脉络，而成痞块、积聚。或因肝郁化火，或因嗜酒无度，湿热毒邪内生，阻塞脉道，瘀血内停，水毒内生，水瘀互结，痞积而成。所以治病求本，需调气、化瘀、利水，使瘀血去水湿利而气调积消。方中生赭石生新凉血，镇逆降气，祛痰止呕通便，引瘀下行；太子参、山药培中养胃，防止开破之药损伤脾胃；用天冬、花粉，其药理实验既有抗癌作用，且能护胃液，以防开破之药其力猛峻；桃仁、红花、鳖甲、赤芍活血化瘀，消肿止痛兼以通络；泽泻、猪苓利水化瘀；生芪、枸杞益气滋补肝肾；焦山楂、焦六曲健脾和胃；龙葵、白英清热解毒，凉血利尿。

【临床应用】

1. 随症加减　有黄疸者，加茵陈30克；有腹水者，加商陆10克、牛膝10克、大腹皮10克；局部疼痛剧烈者，加郁金10克、元胡10克、凌霄花15克、八月札10克；腹胀甚者，加大腹皮6克、厚朴10克、木香6克；呕逆者，加旋覆花10克、柿蒂10克；口干渴甚者，加沙参10克、麦冬10克；大便干燥，数日不行者，加瓜蒌20克、郁李仁12克。

2. 历代医家应用经验　参赭培气汤原是清末名医张锡纯为治膈食而设，方由潞党参、天门冬、生赭石、清半夏、淡苁蓉、知母、当归身、柿霜饼组成。中国中医研究院广安门医院肿瘤科主任医师、名老中医段凤舞出身于七世医家，以擅治肝瘤见长。他以"平肝健脾，解毒化瘀"为治疗肝癌大法而创用"参赭培气逐瘀汤"，将消癥，扶正，解毒三法集于一方。根据临床辨证，只在各法用药的孰轻孰重上作文章，做到执简御繁、得心应手。本方治疗肝癌，收到了延长生命，改善症状，提高生存质量的较好作用。文献报道，对不能手术切除亦不能介入治疗的晚期原发性肝癌，行腹腔化疗（抗肿瘤药物以顺铂为主），同时口服本方加减：生赭石、太子参、生怀山药、天花粉、天冬、鳖甲、赤芍、桃仁、红花、夏枯草、生黄芪、枸杞子、焦山楂、泽泻、猪苓、龙葵、白英、白芍、焦六曲、三七粉，常规用量。有黄疸者加茵陈；有腹水者加商陆、牛膝、大腹皮；局部疼痛剧烈者加郁金、元胡、凌霄花、八月札；腹胀甚者加大腹皮、厚朴、木香；呕逆者加旋覆花、柿蒂；口干渴甚者加沙参、麦冬；大便干燥数日不行者加瓜蒌、郁李仁，每日1剂，水煎煮，分早晚2次温服，每日1剂，30剂为1疗程。此方法对稳定病情，控制瘤体发展，消除腹水，减轻病人痛苦，相对延长病人生存期，提高病人的生活质量，有着较好的作用。

【注意事项】休息，睡眠充足；情绪乐观；禁烟酒；膳食平衡合理：低脂，适量优质蛋白（肝性脑病患者限制蛋白质摄入），丰富维生素，食物细软易消化，少食多餐。

解毒消癥汤

【来源】张梦侬方

【组成】沙参12克　玉竹12克　旋覆花10克　代赭石30克　昆布15克　海藻15克　三棱15克　莪术15克　炙鳖甲15克　夏枯草80克　白花蛇舌草80克　白茅根50克

【用法】每日1剂，水煎2次，早晚分服。或增大剂量，水煎久熬滤渣取汁1000毫升，加蜂蜜适量熬和，分2日频频饮服。治疗期间禁食各种鸡、牛、羊、狗肉、猪蹄、鲤鱼、鲇鱼、黄颡鱼、虾、蟹、辣椒、葱、蒜等一切发疮动火之物，禁酒及房事。

【功用】润燥活血，解毒消癥。

【主治】各种类型的肿瘤，均可用上方为基本方根据病情酌情增减。

【方解】本方集软坚、散结、败毒、消肿、破癥、消核及润燥生津，滋阴增液，调气活血于一身，善治各种肿瘤。沙参、玉竹滋阴润燥，可助瘤体软化；旋覆花、代赭石化痰通络行气降逆；昆布、海藻消痰软坚散结；三棱、莪术活血化瘀，破癥消肿；炙鳖甲活血滋阴软坚散结；夏枯草、白花蛇舌草、白茅根清热解毒。

【临床应用】

1. **随症加减**　若伴气虚者，加人参、西洋参、黄芪、党参；脾虚湿盛者，加白茯苓、生薏仁、西砂仁；出血者加炒蒲黄、仙鹤草、生地榆；热毒炽盛者，加金银花、蒲公英、紫花地丁、天葵子、野菊花；痰盛者，加半夏、紫菀；便秘者加生大黄等。并用单方白鹅血或白鸭血热服，均具有一定疗效。

2. **按语**　张梦侬是湖北中医学院老中医，他学识渊博，善治疑难瘤疾，并致力于肿瘤的临床研究，屡起沉疴，行医50余载活人无数。他认为癌症治疗不可急功近利，须徐徐以图缓功，医者、患者需坚定信心，只要辨证准确，要守方长服，频频更换将前功尽弃。

【注意事项】休息，睡眠充足；情绪乐观；禁烟酒；膳食平衡合理：低脂，适量优质蛋白（肝性脑病患者限制蛋白质摄入），丰富维生素，食物细软易消化，少食多餐。

茵藻汤

【来源】张梦依方

【组成】茵陈、紫花地丁、蒲公英各30克　海藻、旋覆花、昆布、制鳖甲各15克　夏枯草、白花蛇舌草各120克　炒槐角研　煨莪术、煨三棱、败酱草各10克　蜂蜜60克

【用法】水煎去渣后，加蜜熬令和，分2天6次服。

【功用】活血消瘀，软坚散结。

【主治】肝癌

【方解】本方融补气、活血、软坚、散结、化瘀、解毒诸法于一炉，方中夏枯草、白花蛇舌草，轻药重用，量大力专，既软坚散结，又抗癌解毒，蜂蜜清热补中、解毒止痛，和诸药一起共奏抗癌之功。

【临床应用】张师善用软坚、散结、败毒、消肿、破癥、消核及润燥生津、滋阴增液、调气活血之类药物数十种，按照辨证施治的原则治疗各种类型的肿瘤。

【注意事项】休息，睡眠充足；情绪乐观；禁烟酒；膳食平衡合理：低脂，适量优质蛋白（肝性脑病患者限制蛋白质摄入），丰富维生素，食物细软易消化，少食多餐。

消瘤香附汤

【来源】钱伯文方

【组成】香附12克　郁金12克　八月札12克　绿萼梅6克　枸橘梨12克　田基黄15克　平地木24克　水线草30克　土茯苓30克　猪苓15克　白扁豆15克　杭白芍24克　天花粉24克　石斛12克　合欢皮12克

【用法】每日1剂，水煎2次，早晚分服。

【功用】疏肝解郁，清热利湿，益气养阴。

【主治】肝癌。

【方解】八月札、合欢皮、郁金、香附、枸橘梨、绿萼梅疏肝理气，水线草、田基黄、石上柏、土茯苓清热利湿而不伤阴，白术、白扁豆、怀山药、天花粉、女贞子、炙鳖甲等益气健脾、养阴生津。

【临床应用】钱伯文教授是全国首批名老中医之一，曾任上海中医研究所肿瘤研究室主任。对于肿瘤的治疗，主张从调整整体着手，充分发挥正气的抗癌作用。通过长期的实践，初步总结了肿瘤的辨证施治规律，用于临床行之有效。论著无数，其中《肿瘤的辨证施治》一书尤受欢迎。他认为肝癌大多由情志抑郁、肝气郁结、脾虚湿聚、热毒内蕴而成，属"正虚邪实"，邪实多表现为胁痛、纳呆、腹胀、便秘，甚至出现发热、黄疸、腹水，正虚多为耗气伤阴，如乏力、消瘦、贫血、低热等，临症常以疏肝解郁、清热利湿、益气养阴来治疗。使用疏肝理气药时，力避温燥劫阴，选取药性柔润、理气不伤阴的八月札、合欢皮、郁金、香附、枸橘梨、绿萼梅。选用清热利湿药时，要避用苦寒，而采用性味甘淡或微苦微寒、清热利湿不伤阴之品，如水线草、田基黄、石上柏、土茯苓等。扶正则据"知肝之病当先实脾"之药，以益气健脾、养阴生津药物为主，如白术、白扁豆、怀山药、天花粉、女贞子、炙鳖甲等。尽管肝癌恶性程度较高，但只要辨证得当，仍能使症状改善，甲胎蛋白与癌胚抗原等指标下降而延长生命。

【注意事项】休息，睡眠充足；情绪乐观；禁烟酒；膳食平衡合理：低脂，适量优质蛋白（肝性脑病患者限制蛋白质摄入），丰富维生素，食物细软易消化，少食多餐。

枳术消痞加减方

【来源】于尔辛方

【组成】枳实9克 川厚朴9克 神曲12克 谷、麦芽各12克 山楂12克 八月札30克 川楝子30克 延胡索30克 半枝莲30克 白花蛇舌草30克 鳖甲30克

【用法】每日1剂，水煎2次，早晚分服。

【功用】理气消痞，软坚消积。

【主治】肝癌。

【方解】方中枳实苦辛微寒，行气消痞；厚朴苦辛而温，行气消胀，燥湿除满；二者合用，以增行气消痞除满之效。神曲辛温散结，和胃降逆；谷芽、麦芽、山楂消食和胃；八月札、川楝子、延胡索疏肝解郁，行气散结；半枝莲、白花蛇舌草清热解毒，抑制肝炎病毒；鳖甲软坚消癥。

【临床应用】

1. **随症加减**　肝癌若上腹胀甚，可用枳实、川厚朴；腹水可重用理气诸药；黄疸加入清热化湿药；肝痛甚可用延胡索、青皮之类；腹部癌块可以本方与其他治疗如放疗、动脉栓塞治疗等综合运用。

2. **历代医家应用经验**　于尔辛是上海市名老中医，在防治肿瘤疾病方面建树众多。他一贯的观点是肿瘤的治疗是综合治疗医学，中医和西医的结合是吸取各自的特长，共同发挥作用，且能弥补双方的不足。中医药的好处是对绝大部分的病人能改善生存质量，间接地增强免疫功能，减少手术、放、化疗的副反应和复发以及远处转移，提高患者的远期疗效和生存率。他认为肝癌按之西医，则病位在肝，按之中医，则责之脾胃。肝癌之病，多见上腹饱胀、纳减、疲软无力、便溏等症，均为脾胃病症候，方用消导诸药，是助脾胃消化之力，肝癌不用消导药，非其治也。同样，肝癌无不用理气药，因脾虚而气滞，理气必不可少。从临床疗效看，按脾胃论治肝癌，在缓解症状、提高生存质量、提高生存率方面都较前有很大提高。

【注意事项】休息，睡眠充足；情绪乐观；禁烟酒；膳食平衡合理：低脂，适量优质蛋白（肝性脑病患者限制蛋白质摄入），丰富维生素，食物细软易消化，少食多餐。

茵栀攻毒汤

【来源】孙秉严方

【组成】茵陈15克　山栀10克　川楝子15克　蜈蚣3条　全蝎6克　附子20克　肉桂20克　干姜20克　自然铜20克　党参15克　生黄芪30克　熟地黄30克　白芍20克　厚朴10克　木通10克　茯苓15克　泽泻10克　穿山甲10克　天葵子15克　柴胡10克　竹茹10克　赭石30克　番泻叶10克　大枣15克

【用法】每日1剂，水煎2次，早晚分服。

【功用】温阳散寒化瘀，泻下攻毒。

【主治】肝癌。

【方解】方中附子、肉桂、干姜温阳散寒，令寒凝消气而血通；党参、生黄芪、熟地黄、白芍补气血以扶正气；柴胡、川楝子、赭石、全虫、蜈蚣调肝气以理肝血；番泻叶、泽泻、木通用以利水；穿山甲、自然铜等化瘀消积。诸药共奏温阳益气扶正、破瘀泻利攻毒之功，而获得消积治癌之效。

【临床应用】孙秉严先生是三世祖传中医，天津著名肿瘤专家。他认为，肿瘤形成的主要机制是：正气虚损，内外合邪，致使气滞血瘀、癌毒集结、寒凝成块。治宜破瘀软坚、温阳散寒之法。正如《素问·调经论》所说："血气者，喜温而恶寒，寒则泣不能流，温则消而去之。"

【注意事项】休息，睡眠充足；情绪乐观；禁烟酒；膳食平衡合理：低脂，适量优质蛋白（肝性脑病患者限制蛋白质摄入），丰富维生素，食物细软易消化，少食多餐。

散癌方

【来源】刘仕昌方

【组成】白芍、黄芪、党参各15克　茯苓、郁金各12克　生牡蛎（先煎）30克　柴胡、丹参、枳壳各10克　青皮5克　生薏苡仁20克　甘草3克

【用法】每日1剂，水煎2次，早晚分服。另配西洋参15克，另炖服，每周2~3次；再服片仔癀。

【功用】攻补兼施，疏理气血。

【主治】原发性肝癌。

【方解】党参、黄芪、茯苓、薏苡仁益气健脾，白芍和营养血，柴胡、枳壳、青皮疏肝行气，丹参、郁金活血解郁，生牡蛎软坚散结，甘草调和诸药；辅以西洋参益气生津、扶正祛邪，片仔癀散结化瘀、退黄解毒。

【临床应用】原发性肝癌是一种极其凶险的疾病，目前缺乏特效治疗。中医治疗原则多采用活血化瘀、清热解毒、软坚散结的方法，常用三棱、莪术、地鳖虫、斑蝥、半枝莲、白花蛇舌草等，但这些药物多系破气散血之品，容易耗伤正气，患者难于坚持治疗，效果也不甚满意。刘仕昌出生于中医世家，是广州中医药大学终身教授、广东省学位委员会委员、名老中医。他根据长期的临床经验，认为本病多因肝气郁结，气滞血瘀，正常气血化为瘀毒，耗伤正气

最甚，故治宜攻补兼施、疏理气血，重用中成药"片仔癀"（主要成分：麝香、牛黄、三七、蛇胆等）散结化瘀、退黄解毒，辅以西洋参益气生津、扶正祛邪，再以疏理肝气、调理气血之品治疗，效果满意。用本法治疗原发性肝癌6例，存活3~5年以上。

【注意事项】休息，睡眠充足；情绪乐观；禁烟酒；膳食平衡合理：低脂，适量优质蛋白（肝性脑病患者限制蛋白质摄入），丰富维生素，食物细软易消化，少食多餐。

软肝散

【来源】朱胜典方

【组成】黄芪、茯苓、青皮、苍术、贝母、参三七、白花蛇舌草、蚤休、鼠妇、玳瑁、鳖甲各12克

【用法】本方中所用鳖甲取自鲜活甲鱼，且连肉一并干燥研粉。上方共为15克，分2~3次蜜水调匀，餐后2小时口服，连服30天为1个疗程，停药2天，续服第2个疗程。

【功用】软坚散结消痞，大补精血，滋阴潜阳。

【主治】肝癌。

【方解】方中黄芪、茯苓、青皮、苍术扶正健脾，行气利水；贝母、参三七散结化痰，活血疏肝；白花蛇舌草、蚤休祛风通络，攻毒止痛；鼠妇既能攻坚破积，又能消肿止痛；玳瑁性味咸寒，功能清心平肝、凉血熄风；鳖甲取自鲜活甲鱼，且连肉一并干燥研粉。如此配伍既能软坚散结消痞，又有大补精血、滋阴潜阳之功。

【临床应用】朱胜典主任医师是湖北省中医疑难病专业委员，中国抗癌协会宜昌分会常务理事，湖北省中西结合学会肝病专业委员，从事中西医结合治疗肝病肿瘤研究三十五年，在中医治疗肝炎、肝硬化、肝癌、肺癌等方面独具特色，独立研制的"软肝散"、"乙肝散"、"阿魏散结膏"等制剂临床疗效显著，包括台湾在内的全国二十省市自治区的许多肝癌患者慕名求医购药。临床实验证明，软肝散对原发性肝癌的癌灶有稳定、缩小及消除的突出作用。对原发性肝癌患者有延长生存期及提高生存质量的作用。对部分病例有改善肝功能、提高血清白蛋白、提高血红蛋白含量、消除腹水、使甲胎蛋白下降或转阴

等功效。

【注意事项】休息，睡眠充足；情绪乐观；禁烟酒；膳食平衡合理：低脂，适量优质蛋白（肝性脑病患者限制蛋白质摄入），丰富维生素，食物细软易消化，少食多餐。

仿小陷胸汤

【来源】吕继端方

【组成】金刚藤 30 克　八月札 24 克　浙贝母 24 克　射干 12 克　川丹参 24 克　炒全瓜蒌 12 克　法半夏 10 克　黄芩 10 克　白芍 15 克　枳实 10 克　香附 12 克　茜草 10 克　旋覆花（包煎）10 克　元胡 10 克　茯苓 15 克　白茅根 30 克。另用鳖甲煎丸 10 克，每日 2 次

【用法】每日 1 剂，水煎 2 次，早晚分服。

【功用】化痰热，行瘀滞，祛邪毒，缓消癌毒。

【主治】肝癌。

【方解】本方仿小陷胸汤加味，方中法夏辛温和胃化痰，配黄芩清泄肝胆邪热，以达辛开苦降，治痰热互结之证，益以瓜蒌、贝母清热化痰开结，用旋覆花、枳实、香附、元胡、丹参、白芍、茜草疏肝理气、活血止痛，伍金刚藤、八月札清热解毒、活血止痛。上药合用使痰热分清，瘀滞消融，邪毒得祛，癌肿逐消。

【临床应用】吕继端是湖北中医学院教授，中国生物医学会中医工程学会顾问，湖北省老年医学会理事。擅长内、妇、儿科及疑难病证。他认为痰热瘀滞，阻滞经络，气血运行受阻，聚而为瘤，临床症状虽不尽相同，但多见舌瘀或紫、苔腻、脉滑或涩，辨治须分清痰瘀二者孰轻孰重，治疗各有侧重，痰瘀并重，则痰瘀并举，但清热解毒之品随证选用。由于本病多由慢性肝炎、肝硬化演变而来，所以临床治疗时不忘健脾扶正，药用黄芪、茯苓、白术益气健脾，以知见肝之病，知肝传脾，当先实脾之效，使"脾旺不受邪"，症状得以改善，延长生存期。软坚多选用鳖甲或鳖甲煎丸，配活血药，加强软坚散结，但忌用三棱、莪术，水蛭等破血之品，谨防耗伤正气，使癌细胞扩散或转移，甚则引起上消化道出血、肝破裂等疾病。射干、白茅根两药不仅对肝癌改善症状有效，且对慢性肝炎、肝硬化效果均甚明显。

【注意事项】休息，睡眠充足；情绪乐观；禁烟酒；膳食平衡合理：低脂，适量优质蛋白（肝性脑病患者限制蛋白质摄入），丰富维生素，食物细软易消化，少食多餐。

琥珀止痛膏

【来源】周岱翰方

【组成】琥珀　斑蝥　蟾酥　樟脑　冰片　黄连　山柰　马钱子　天南星　石菖蒲　威灵仙　桂皮油　薄荷油　八角茴香油　丁香罗勒油

中成药，规格为含药橡胶膏；10cm×6cm/帖。

【用法】外用，贴患处，1~2日更换1次。

【功用】活血化瘀，散结消肿，通络止痛。用于各种肿瘤所致的疼痛，神经性疼痛，关节炎风湿痹痛，淋巴结结核，跌打损伤，瘀肿疼痛等。

【主治】主要适用于各种肿瘤所致疼痛，以及关节炎、淋巴结结核、风湿痹痛、神经性疼痛、跌打伤痛及癌瘤肿块等。

【方解】本药为活血化瘀，消肿散结，通络止痛之橡胶膏。含能窜透肌肤的药物成分，使药力深达病所而发挥镇痛作用。临床治疗观察肿瘤81例、骨关节及软组织肿痛26例，共107例，结果总有效率为84.11%，有效病例疼痛基本消失或减轻，肿结明显缩小或有所缩小。

【临床应用】周岱翰教授是当代中医肿瘤大家，广州中医药大学首席教授、广州中医药大学中医肿瘤研究所所长。他强调肝癌疼痛有虚实之分。实证多见于新病年壮者，症见痛而胀闭、拒按喜寒、脉实气粗，属气滞血瘀、不通则痛；虚证则常见于久病年衰者，症见不胀不闭、喜按爱热、脉虚气少，属体质虚衰、气血不荣。现代医学使用三阶梯（非吗啡类、弱吗啡类、强吗啡类）用药治疗癌痛，常有较好的止痛效果，但吗啡类的便秘和成瘾，以及体虚者常有头晕、呕吐等影响药物的应用，限制止痛效果的发挥。大抵虚证疼痛用中药内服加外敷有较好的疗效。外治法具有无成瘾性、副作用少、使用范围广等特点。琥珀止痛膏是其临床验方，临床疗效好。周岱翰教授对中医肿瘤学科发展颇有建树，研制的莲花片、鹤蟾片、乳核散结片、琥珀止痛膏等抗肿瘤系列中成药，临床疗效好，并获得省、部级科技成果奖。

【使用注意】①孕妇慎用。②皮肤破损或溃破、液化、化脓及表皮紧张，趋向溃疡者忌用。③贴药后如皮肤发痒，或出现小水疱时，应暂停贴用。

彭氏抗癌方

【来源】彭胜权方

【组成】陈皮　法半夏　茯苓　甘草　竹茹　枳壳　白花蛇舌草　猫爪草　石上柏　山慈姑　八月札

【用法】每日 1 剂，水煎煮，分早晚 2 次温服。

【功用】清热解毒，祛湿化浊，软坚散结。

【主治】肝癌。

【方解】彭师谓水湿痰饮同源而异流，故用温胆汤以祛湿化痰清热，邪去正安；《内经》云："坚者消之，客者除之"，"结者散之，留者攻之"，故以猫爪草、山慈姑以软坚散结，缩小癌肿；又加蛇舌草、石上柏、八月札，以加强清热解毒抗癌之功，控制病情发展。诸药合用，共奏清热解毒，祛湿化浊，软坚散结之功效。

【临床应用】

1. **随症加减**　若疲倦乏力，气短，纳呆等脾气虚弱者加黄芪、太子参、五爪龙、白术、西洋参等；眩晕乏力，盗汗遗精，口干咽燥，舌红少津，脉细数等阴血不足者可选用沙参、麦冬、玉竹、枸杞子、干地黄、女贞子、鳖甲等；脘腹胀满，或忧郁寡欢，嗳气或矢气则稍舒，脉弦等气滞者加郁金、香附、佛手、合欢花；疼痛较明显，痛有定处，按之有块，或如针刺，舌紫暗或有瘀斑，脉迟涩等血瘀者选用桃仁、泽兰、赤芍、丹参、大黄、炮山甲等；大量腹水者加大黄、牵牛子、车前草等利水消肿；黄疸明显者，加茵陈蒿汤、金钱草等利胆退黄。

2. **历代医家应用经验**　彭胜权教授是广州中医药大学教授，主要从事中医药防治病毒性疾病的理论和临床研究，临床擅长治疗肝病、咳喘、胃肠疾病和疑难杂症，疗效显著，屡起沉疴。彭师析肝癌病因首重湿浊热毒，立治法以清热解毒祛湿为本，故组此方。此方治疗原发性肝癌者多有良效，统计经彭师治疗之晚期肝癌，绝大部分患者生存期在 6 个月以上，且其生存质量明显提高。彭师亦重视肝癌的调养，主张治养结合，综合治疗。首先是要配合饮食调养，宜食用富于营养易消化的软食，忌食生冷油腻及硬性食物，忌用损害肝肾功能及对胃肠道有刺激性的食物和药物。如土茯苓煲穿山甲，有清热解毒，养血活血祛瘀的作用；雪耳炖冰糖，有养阴清肺，生津止渴的作用；生粉葛煲猪瘦肉，有滋阴养血，生津除烦的作用，均可选用。其次是合理养息，起居上要避免过分劳累，在病情许可情况下也可坚持气功锻炼，以促使气血调和，阴阳平衡，促进新陈代谢。最后，尤其要加强心理调摄，在做好患者思想工作的前提下，可以采取公开性治疗，这样既可以减少患者不必要的猜疑，还有助于患者积极配合治疗。

【注意事项】休息，睡眠充足；情绪乐观；禁烟酒；膳食平衡合理：低脂，适量优质蛋白（肝性脑病患者限制蛋白质摄入），丰富维生素，食物细软易消化，少食多餐。

柔肝导水汤

【来源】刘绍峻方

【组成】黄芪 30~60 克　当归 12 克　白芍 12 克　旋覆花 10 克（包煎）　鸡血藤 30 克　泽兰 15 克　川山甲 10 克　鹿角胶 10 克（烊化）　桂枝 10 克　槟榔 10~30 克　佛手 15 克　苦参 10 克　甘草 6 克

【用法】每日 1 剂，水煎煮，分早晚 2 次温服。此药宜泡透，不宜久煎，煮沸后文火再煎煮 10 分钟即可，二煎文火 8 分钟即可滤出。2 煎混合（约 600 毫升），200 毫升/6 小时（空腹糖水送，吸收快，药力均缓，效持久，以利顿挫病势）。

【功用】疏肝柔养，化瘀活络，散结消癥，疏利三焦。

【主治】晚期肝癌腹水及疼痛。

【方解】本方以黄芪、当归、白芍为君药，益气补血，柔肝止痛。鸡血藤等活血化瘀药为臣，有补阳还五汤之意，气催血行。旋覆花善通肝络而行气，引药入络。鸡血藤苦甘性温，既补血又行血。泽兰辛散温通，行而不峻，能疏肝而通血脉，为通调肝脾、治疗大腹水肿的要药。川山甲，虫蚁搜剔，归肝胃经，"善窜、专能行散，通经络，达病所"（《本草从新》）。佛手、槟榔行气宽中，帅瘀血以行。桂枝温经通阳，助气化，配以芍药、甘草以和营。鹿角胶为血肉有情之品，补肝肾，益精血。辛、甘、温群药中反佐苦参，甘苦合化阴气而利小便，小肠水腑，非苦不通。《本草疏经》中记载，苦参"主心腹气结，癥瘕积聚，逐水、消痈肿"。苦参及其生物碱具有较强的抗肿瘤作用，不仅有直接杀伤作用，还能诱导某些肿瘤细胞向正常细胞分化和促进凋亡作用。另外，苦参碱在抗肿瘤的同时，对正常细胞不产生破坏作用，甚至能升高白细胞数，提高机体免疫功能。

【临床应用】

1. 随症加减 痛甚加血竭 10 克；呕血去桂枝加人参、赭石，补气固脱；便血加血余炭或田七；血症已现，加童便（蒲甫周说："童便咸寒入血，治诸血病不可缺"）。

2. 历代医家应用经验 柔肝导水汤的组方之旨，以辛温化阳、辛香通络、甘温益气生血、疏肝柔养、通调肝脾、疏利三焦为宗旨，以护肾为要，培土在先，相生为则，"通"为关键。

【注意事项】休息，睡眠充足；情绪乐观；禁烟酒；膳食平衡合理：低脂，适量优质蛋白（肝性脑病患者限制蛋白质摄入），丰富维生素，食物细软易消化，少食多餐。

消瘤汤

【来源】刘建国方

【组成】半枝莲 15 克　石见穿 20 克　白花蛇舌草 20 克　藤梨根 20 克　薏苡仁 30 克　灵芝 15 克　黄芪 20 克　延胡索 15 克　鸡内金 15 克　丹参 12 克

【用法】每次行经动脉化疗栓塞介入术后第 3 天开始服用，每日 1 剂，加水浓煎取汁 200 毫升，早、中饭后 2 小时服用，14 天为 1 疗程。手术期间不服用，非手术期连用 6 个月。

【功用】健脾疏肝、活血化瘀、软坚散结、清热解毒。

【主治】中晚期肝癌。

【方解】方中半枝莲、白花舌蛇草、石见穿、藤梨根清热解毒、消癥散结；薏苡仁、黄芪、灵芝补中益气、健脾利湿；丹参、延胡索活血止痛、软坚散结；鸡内金消食健胃。

【临床应用】本方出自全国首届名老中医学术经验继承人、华中科技大学同济医学院附属协和医院的刘建国教授的多年临床经验方。早期手术切除仍为目前治疗肝癌的首选方法，但由于其发病隐匿，患者出现临床症状时已属于中晚期，手术切除率低，且术后复发率高。肝癌经动脉化疗栓塞术是目前国内外公认对不适合手术切除的中、晚期肝癌患者的最有效、最普遍的方法，但在临床中单纯运用介入治疗存在不少问题，如出现栓塞和化疗性反应，及不同程度的肝功能损害。消瘤汤联合介入疗法对中晚期肝癌患者进行个体化治疗，疗效较好。方中清热解毒药具有抗病毒、抗肿瘤作用；补气健脾药可提高机体免疫功能；活血化瘀、软坚散结药能抑制肿瘤转移，缓解疼痛；全方在一定程度上能够减轻介入治疗所致的慢性肝功能损害。

【注意事项】休息，睡眠充足；情绪乐观；禁烟酒；膳食平衡合理：低脂，适量优质蛋白（肝性脑病患者限制蛋白质摄入），丰富维生素，食物细软易消化，少食多餐。

加减一贯煎

【来源】吴良村方

【组成】枸杞子15克　北沙参15克　石斛12克　炒黄芩20克　炒青蒿15克　猫人参15克　猫爪草15克　夏枯草15克　白花蛇舌草15克　山慈菇15克　炒柴胡12克　八月札15克　猪苓15克　茯苓15克　薏苡仁30克　炒谷芽15克　炒麦芽15克　鸡内金12克　益元散15克（包煎）

【用法】每日1剂，水煎煮，分2次口服。

【功用】养阴清热，解毒散结，疏肝健脾。

【主治】肝癌早期，有手术指征但尚未行手术治疗的患者。

【方解】方中以枸杞子、北沙参、石斛养阴；炒黄芩、炒青蒿、猫爪草、白花蛇舌草清热解毒；猫人参、夏枯草、山慈菇解毒散结；"见肝之病，知肝传脾，当先实脾"，肝癌消化道症状颇多，同时养阴清热药易于伤中，故上方中加用了猪苓、茯苓、薏苡仁；实脾又须消导为先，每佐以谷芽、麦芽、鸡内金等；治肝需理气，故加用柴胡、八月札。

【临床应用】

1. **随症加减**　放疗后出现的恶心、呕吐，在上述基础方的基础上，加用或加量清热解毒药，再加制半夏、姜竹茹等药和胃止呕对症处理；化疗后出现的恶心、呕吐，应在基础方的基础上，加用或加量益气健脾药，再加制半夏、姜竹茹等药和胃止呕对症处理。对于骨髓抑制出现的一系、二系或三系减少，亦不能单纯采用补肾类的中药，亦应酌情加用清热养阴解毒药如水牛角、生地黄，才能发挥"填精益髓"的功效。

2. **历代医家应用经验**　吴良村教授系全国老中医药专家学术经验继承工作指导老师，擅长运用中西医结合的方法治疗肿瘤，尤其是治疗原发性肝癌有独特经验。运用上述基础方，需辨证辨病相结合，随症加减：若患者在疾病治疗过程中舌质由淡红变深红，则应加大清热解毒药；如患者有慢性肝炎病史，则加用大青叶、金银花；如患者大便次数较多，舌质偏淡或有齿印，证属脾肾阳虚，加大健脾药的用量，适量减少养阴清热药，同时还可加用一些温补肾阳的药物，如杜仲、菟丝子、补骨脂；如患者舌质偏紫，吴师喜用丹参，认为此药不仅可以活血养血安神，而且可以增强患者对放化疗的敏感性；如患者腹水量多，腹胀明显，吴师喜用大腹皮、龙葵、泽泻、车前子；治肝需理气，可选用八月札、绿萼梅、玫瑰花；清热解毒，软坚散结类药，吴师喜用白花蛇舌草、仙鹤草、猫爪草、猫人参、夏枯草、山慈菇、黄芩、青蒿等；如患者在治疗期间，无明显不适主诉，仅肿瘤相关指标持续升高，亦应警惕肿瘤有无进展，加大清热解毒药的用量；如患者肝功能欠佳，可酌加五味子；如患者体内肿块未切除或切除不彻底，且大便质稀，便次较多，可加用龙骨、牡蛎，不仅可以软坚散结，还可以敛肠止泻；如患者舌苔黄腻厚，则可加用莱菔子、白豆蔻，加强消导，祛痰化湿之力；如患者时有上腹疼痛，可加用川楝子、延胡索。

【注意事项】休息，睡眠充足；情绪乐观；禁烟酒；膳食平衡合理：低脂，适量优质蛋白（肝性脑病患者限制蛋白质摄入），丰富维生素，食物细软易消化，少食多餐。

健脾化瘀汤

【来源】邵铭方

【组成】太子参、茯苓、山药各15克　全虫12克　水蛭8克　炒薏苡仁、蛇舌草各30克　半枝莲、杭白芍各15克　炒麦芽15克

【用法】每日1剂，分2次煎汤500~600毫升，早晚2次分服，术后服用半年。

【功用】健脾益气、化瘀消瘤。

【主治】原发性肝癌，脾虚血瘀证。

【方解】方中太子参益气扶正为君，茯苓、山药、芍药助君药补脾益气养阴；全虫、水蛭活血化瘀散结；薏苡仁、蛇舌草、半枝莲清热解毒抗癌；炒麦芽健脾疏肝而不伤阴。全方共奏健脾益气、化瘀消瘤之功。

【临床应用】

1. 随症加减 偏阴虚型加褚实子、旱莲草、女贞子等；偏肝郁气滞型加炒枳壳、佛手等；偏血瘀型加丹参、赤芍等；偏湿热型加龙胆草、黄芩等。

2. 历代医家应用经验 邵铭主任是江苏省中医院感染科主任，南京中医药大学教授，硕士生导师，师从国医大师徐景藩教授，从事肝病临床治疗20余年，潜心于肝胆病的研究，运用中西医结合技术治疗肝癌，形成了颇具特色的见解，取得了较好疗效。方中太子参、山药、茯苓、麦芽、芍药具有健脾补气养阴之功，可提高患者机体免疫力，减轻化疗药物所致的副作用，提高患者对 TACE 术的耐受性，缓解术后综合征。现代医学研究理论证实，健脾益气药物能够改善患者的细胞免疫能力，促进细胞生长代谢活性，可一定程度上抑制癌细胞生长，同时调节 NK 细胞的活性，对正常肝细胞起到一定的保护作用。全虫、水蛭活血化瘀散结。现代研究表明活血化瘀药能改善正常肝组织的血液循环，具有抗炎、防止及缓解肝损伤、促进肝细胞代谢再生能力，增强网状内皮系统吞噬功能，调节激素活性，防止肝脏免疫功能受损，以达到保护肝脏细胞和促进肝脏细胞再生的作用。活血化瘀药物具有调节免疫的自身稳定性和促进及诱导肿瘤细胞凋亡的作用。方中炒薏苡仁、蛇舌草、半枝莲具有清热解毒功效，具有抗癌作用，能直接作用于癌细胞，助益气健脾扶正的药物杀灭癌细胞，同时具有抗菌、消炎作用，可清解癌毒产物在体内的蓄积。清热解毒药可以减轻 TACE 术后，肿瘤组织大量缺血缺氧坏死，产生毒素、瘀毒等引起发热等的症状。临床实验表明，该方联合 TACE 治疗原发性肝癌，在抑制肿瘤生长、改善患者临床症状、改善肝功能、降低 AFP 水平、提高生活质量方面具有较好疗效。

【注意事项】休息，睡眠充足；情绪乐观；禁烟酒；膳食平衡合理：低脂，适量优质蛋白（肝性脑病患者限制蛋白质摄入），丰富维生素，食物细软易消化，少食多餐。

钟氏抗癌方

【来源】《钟洪医案录》

【组成】北芪30克　灵芝20克　白花蛇舌草20克　白果7枚　半枝莲20克　七叶一枝花20克　蒲公英20克　白英20克

【用法】每日1剂，水煎煮，分早晚2次服用。另外加服绞股蓝总甙片10～15片，每日3次口服。

【功用】通利三焦，健脾扶正抗癌。

【主治】中晚期肝癌。

【方解】方中黄芪、灵芝、绞股蓝总甙片健脾养血以扶正；以白英、白花蛇舌草、蒲公英、白果、七叶一枝花、半枝莲通利三焦，化瘀解毒，抗癌祛邪。现代药理研究证实，绞股蓝总甙具有调整机体内分泌，改善机体微循环，促进食欲，提升白细胞，抑制肿瘤细胞生长的作用，而黄芪、蛇舌草、半枝莲、白果、蒲公英、七叶一枝花能通过刺激网状内皮系统，调整机体免疫功能，抑制肿瘤细胞生长，诸药合用达到改善临床症状的目的。

【临床应用】

1. 随症加减　若脾胃气弱为主加党参15克、山楂20克；若瘀血内阻为主加桃仁10克、广郁金15克；若肝郁气滞为主加柴胡10克、白芍15克；兼有湿阻加云苓20克、生苡仁30克；兼阴虚加枸杞子15克、女贞子15克。

2. 历代医家应用经验　本方需配合心理调治。肝癌之三焦功能紊乱，仍由于情志抑郁，肝气郁结，气机不畅所致。肝癌患者往往具备"喜欢抑郁烦恼或悲观情绪的个性，或害怕竞争、逃避现实，企图以姑息的办法来达到虚假和谐的个性等癌症性格"。病情明确后往往更加忧虑悲观，这不仅导致或加重病情，且对药物治疗也起到拮抗作用。钟师从临床实践体会到，治疗原发性肝癌不仅要采用本文的基本方，同时还要进行心理调治，给予疏导、宽慰、鼓励，使患者信任医生，消除郁闷、紧张、恐惧的心理，使其三焦气机调畅，肝气疏泄功能正常，脾胃之气得以升降，这样使病体充分发挥自身抗病能力，与药物治疗起到协同作用，便可促进诸症缓解，从而提高临床疗效。

【注意事项】休息，睡眠充足；情绪乐观；禁烟酒；膳食平衡合理：低脂，适量优质蛋白（肝性脑病患者限制蛋白质摄入），丰富维生素，食物细软易消化，少食多餐。

第六章　肝脓肿

　　肝脓肿是肝脏受感染后，因未及时处理或正确处理而形成肝脏脓疡性疾病，以寒热往来或寒战高热，右胁肋疼痛，肝脏肿大为特征。常见的肝脓肿有细菌性和阿米巴性两种。二者在病因、病程、临床表现及治疗上均各有特点。肝脓肿的临床表现：①细菌性肝脓肿：常继发于胆道、腹腔感染、肝外伤及体内其他部位的感染。表现为寒战、高热，呈弛张热型，伴有大量出汗，脉率加快、乏力、食欲不振等中毒症状；右上腹肝区胀痛。查体见肝肿大和肝区压痛、叩击痛明显，右下胸部肋间饱满有凹陷性水肿，叩诊肝上界升高。白细胞计数及中性粒细胞升高。②阿米巴肝脓肿：发病缓慢，病程较长，发热较低，有阿米巴痢疾史。部分患者在新鲜粪便中可找到滋养体。乙状结肠镜检查如发现结肠有慢性溃疡，取溃疡面黏液或自溃疡面刮取组织作涂片检查，可能找到阿米巴滋养体。肝穿刺可抽得棕褐色脓液。肝脓肿的理化检查：①X线检查常有右侧膈肌升高、活动受限，且常见右侧反应性胸膜炎或胸腔积液的表现，如脓肿位于右肝膈面，可见膈肌局限性隆起。②B超检查肝脏可见圆形或椭圆形液性暗区。

　　肝脓肿，中医称之为肝痈，凡外感邪毒，毒邪内陷，损伤肝叶；或胃肠气滞，血郁，再受邪毒，内外合邪，致肝叶郁而成痈。症见黄疸发热，胁下痛胀，食欲不振，恶心呕吐。病因病机是感受外邪、饮食不节、情志所伤、气滞血瘀、导致热毒痰瘀，火毒化腐而成脓，脓毒又可侵袭脏腑，损耗正气，正虚而邪实；后期毒入营血，脓肿或为内溃，或为外溃，邪正俱虚。

　　西医有非手术疗法和手术疗法。疾病早期多中西医结合内科保守治疗，中晚期多手术治疗。对于细菌性肝脓肿，急性期尚未局限的肝脓肿及多发性小脓肿，予抗生素治疗与支持治疗；已明确诊断为单发性细菌性肝脓肿予早期手术引流。对于阿米巴性肝脓肿，小脓肿用大剂量甲硝唑治疗；巨大脓肿直径在10cm以上或表浅位脓肿，穿刺抽脓同时行抗阿米巴治疗；当脓肿已穿破入胸腹腔或邻近器官，或脓肿位于右外叶有穿破心包的危险，需切开引流。

　　中医主要采取辨证治疗。一般分为湿热蕴蒸、气滞血瘀、肝郁热毒、火毒壅盛、毒入营血、余毒未清等证型。湿热蕴蒸型临床表现为寒热交作或高热寒战，右胁痛甚拒按，局部微隆，或皮色微红，或可伴身目发黄，呕吐，脘闷，纳呆，大便溏滞不爽，或下利脓血，或艰涩干结，舌红，苔厚腻，或白或黄，脉滑或数等症状，治疗以疏肝利胆，清热利湿为主；气滞血瘀型临床表现为右胁疼痛拒按，局部微隆起，扪之觉热，呼吸牵痛，转侧不利，口干咽燥，大便干结，或身发寒热，舌质暗红或有瘀斑，脉弦细等症状，治疗以活血化瘀，行气止痛为主。肝郁热毒型临床表现为右胁胀痛，局部微肿、压痛，恶寒发热或寒热往来，呼吸不畅，口苦咽干，头晕目眩，舌质红，苔薄黄，脉弦数等症状，治疗以理气疏肝，清热解毒为主。火毒壅盛型临床表现为高热口渴，汗出，右胁胀痛增剧，右上腹出现瘀块，手不可近，皮色红或紫，便秘尿赤，舌苔黄燥，脉弦数等症状，治疗以清肝泻火，透脓解毒为主。毒入营血型临床表现为寒战高热，烦躁胸闷，神昏谵语，口渴便秘，右胁疼痛，舌质红绛，舌苔黄燥，脉洪数或滑数等症状，治疗以清营凉血，托里扶正为主。余毒未清型临床表现为本病后期，午后潮热，自汗盗汗，面色不华，纳谷不香，右胁刺痛，脓疡内溃，排出脓血。舌淡苔薄，脉沉细无力等症状，治疗以益气健脾、滋阴养血为主。

白头翁汤

【来源】《伤寒论》

【组成】白头翁二两（15克）　黄柏三两（12克）　黄连三两（6克）　秦皮三两（12克）

【用法】上药四味，以水七升，煮取两升，去滓，温服一升，不愈，更服一升。（现代用法：每日1剂，水煎煮，分早晚2次温服）。

【功用】清热解毒，凉血消脓。

【主治】肝痈，热毒成脓证。症见右胁肋部疼痛，渴欲饮水，腹痛腹泻，肛门灼热，或下痢脓血，舌红苔黄，脉弦数。

【方解】方用苦寒而入血分的白头翁为君，清热解毒，凉血消脓。黄连苦寒，泻火解毒，燥湿厚肠；黄柏清下焦湿热，两药共助君药清热解毒，尤能燥湿治脓，共为臣药。秦皮苦涩而寒，清热解毒，为佐使药。四药合用，共奏清热解毒，凉血消脓之功。

【临床应用】

1. **用方要点** 本方为治疗少阳湿热证的代表方。临床应用以右胁肋部疼痛，渴欲饮水，舌红苔黄，脉弦数为辨证要点。

2. **随症加减** 热重者，加蒲公英、金银花、连翘；腹胀者，加厚朴、枳壳、大腹皮；阴虚者，加阿胶、何首乌、沙参、女贞子；病久体虚者，加北芪、白术；湿重者，加苍术、薏苡仁；夹食滞者，加焦山楂、枳实；抽脓液见脓血多者，加赤芍、丹皮、地榆。

3. **历代医家应用经验** 本方出自汉代医家张仲景的《伤寒论》，原书记载："热利下重者，白头翁汤主之"，"下利欲饮水者，以有热故也，白头翁汤主之"。根据文献报道，下列肝胆疾病可用本方化裁治疗：

（1）细菌性肝脓肿。本方加味：白头翁30克，秦皮15克，黄柏9克，黄连3克，苦参30克，生大黄5克（后下），柴胡6克，厚朴5克，枳壳6克，郁金12克，白芍12克，木香6克，甘草3克，大枣5枚。

（2）阿米巴肝脓肿。本方加味内服：白头翁25克，黄连10克，黄柏10克，秦皮10克，天花粉20克，白芷10克，薏苡仁15克，丹参12克，柴胡6克，白芍10克，郁金10克，甘草6克。日1剂（发热期间每日2剂），水煎2次取汁分服，服药13天。加减：发热者，加龙胆草、败酱草、连翘；热甚者，可早晚各服1剂；食欲不振、苔腻者，加藿香；热退体虚、形体瘦弱、面色萎黄者，加黄芪、当归。可配合外敷消痈散（组成：黄柏30克，大黄30克，芒硝90克，芙蓉花30克，共研细末拌匀备用）根据脓肿部位大小，取适量以陈醋调制成糊状圆饼块外敷于脓肿部位，然后外用纱布盖上，胶布固定。外敷药外敷7天。

（3）慢性胆囊炎。白头翁15克，黄连6克，黄柏12克，秦皮9克，金钱草24克，柴胡10克，郁金10克。

（4）慢性胆囊炎并胆石症。白头翁15克，黄连6克，黄柏12克，秦皮12克，炒柴胡12克，炒赤芍12克，炒枳壳10克，郁金12克，制香附10克，金钱草30克，生甘草3克。

【注意事项】阴性痈疽禁用本方。卧床休息；饮食上增强营养：高蛋白高热量丰富维生素；避免劳累、感冒；禁酒。

大黄牡丹汤

【来源】《金匮要略》

【组成】大黄四两（18克） 牡丹一两（9克） 桃仁五十枚（12克） 冬瓜子半升（30克） 芒硝三合（9克）

【用法】上五味，以水六升，煮取一升，去滓，内芒硝，再煎沸，顿服之。（现代用法：每日1剂，水煎煮，分早晚2次温服，大黄与他药同煎，后入芒硝，使大黄功专苦寒清热及活血化瘀）。

【功用】泻热破瘀，散结消肿。

【主治】肝痈，湿热瘀滞证。肝痈初起，症见右胁肋部肿痞，按之即痛如淋，牵引则痛剧，或伴时时发热，自汗恶寒，舌苔薄黄微腻，脉滑数。

【方解】本方集清热除湿，苦寒泻下，活血散结三法以治内痈初起。方用大黄苦寒泻下，荡涤肠中热积湿滞，且解毒行血；丹皮凉泄营血邪热，活血消痈以散结，两药合用，苦辛通降以下行，主攻瘀热积滞，共为主药；芒硝咸寒，一面助大黄攻逐实热积滞而速下，一面软坚散结以助丹皮行散消痈；桃仁善能破血，且能润肠通滞，故助主药散瘀通下，冬瓜仁清肠中湿热，排脓消痈，为治内痈要药，共为辅佐药。诸药合用，湿热、瘀滞藉泻下而解，壅滞肿痛由活血散结而消。

【临床应用】

1. **用方要点** 本方为治疗内痈初期，瘀热滞积，腑气不通者。临床应用以右胁肋部痞肿，触之包块感且痛，苔黄微腻为辨证要点。现代药理研究证实，大黄牡丹汤具有抗病原微生物、消炎、镇痛、解痉、改善腹腔、盆腔内脏血液循环，增强免疫力、增强肠蠕动等作用。各种内痈、急性阑尾炎、肠梗阻、急性胆道感染、胆石症、胰腺炎等多种急腹症及妇科急性盆腔炎、附件炎等疾病，属湿热瘀滞证者均可选用本方治疗。

2. **随症加减** 腹痛高热明显者，加黄连、石膏以清热；大便似痢不爽，舌红口干脉数，症见阴伤者，去芒硝以缓泻下之方，加玄参、生地养阴清热；右腹肿块明显而脓未成者，加当归、赤芍、蒲公英、紫花地丁、败酱草等，加强活血祛瘀，清热解毒作用。

3. **历代医家应用经验** 本方出自汉代医家张仲景的《金匮要略》，原书载："肠痈者，少腹肿痞，按之即痛，如淋，小便自调，时时发热，自汗出，复恶寒。其脉迟紧者，脓未成，可下之，当有血，脉洪数者，脓已成，不可下也，大黄牡丹汤主之。"根据文献报道，下列肝胆疾病可用本方化裁治疗：

（1）肝脓肿。大黄10克（后下）、丹皮10克、桃仁10克、薏苡仁30克、冬瓜仁 20 克、芒硝 6 克（冲）、黄柏 10 克、苍术 10 克、生石膏 30 克、银花 30 克，每日 1 剂，水煎煮，分早晚 2 次温服，每日 1 剂。配合抗生素或肝穿抽脓。

（2）重症肝炎。中西结合综合疗法：护肝、抗病毒、调节机体免疫功能、促进肝细胞再生、支持疗法、中药，并积极预防和处理并发症。中药处方：大黄 20～60 克，牡丹皮 15～30 克，桃仁 12～24 克，冬瓜子 30～60 克，芒硝 10～20 克，赤芍 30～50 克。每日 1 剂，水煎取汁，早晚分服。恶心呕吐较剧、昏迷或其他原因不能口服者，可用中药保留灌肠，每日 1 次。

（3）急性胆囊炎。大黄 10 克，牡丹皮、桃仁各 10 克，芒硝 10 克（冲），冬瓜子 18 克。发热甚者加蒲公英 30 克，金银花 20 克，连翘 15 克，柴胡 10 克，以增清热解毒之力；右胁痛剧者加延胡索 15 克，川楝子、枳壳、赤芍各 10 克，活血化瘀、行气止痛，恶心呕吐甚者加黄连、竹茹、半夏各 10 克，清热降逆，有黄疸者加茵陈 30 克，郁金 15 克，利湿退黄；伴有胆石者加金钱草 30 克，海金砂 18 克，以利胆排石。每日 1 剂，水煎 2 次，每 8 小时服 1 次，7 天为一个疗程，一般 1～3 个疗程。如绞痛难以忍受者酌情使用西药止痛药，若呕吐较剧有脱水症状的予以补液、纠酸。

（4）慢性胆囊炎。柴胡 15 克，生大黄（后下）12 克，枳壳 12 克，炒白芍 20 克，丹皮 12 克，桃仁 15 克，冬瓜仁 15 克，芒硝（冲）10 克，甘草 6 克。痛甚者加延胡索、川楝子；恶心呕吐者加姜半夏、姜竹茹、炒莱菔子；伴结石者加鸡内金、海金砂、金钱草；黄疸加茵陈、山栀；心烦失眠加枣仁、夜交藤；口渴加天花粉、麦冬。先将中药用水浸泡 30 分钟，每剂煎 2 次后将药汁混合，分早晚 2 次温服，每次约 250 毫升，每日一剂，1 周为 1 个疗程，连续服用 4 个疗程。

（5）胆石症。证属肝胆湿热型，合并或不合并胆囊炎，可用本方合大柴胡汤治疗。处方：柴胡 12 克，半夏 10 克，黄芩 10 克，芍药 10 克，枳实 10 克，生姜 10 克，大枣 2 枚，桃仁 10 克，大黄 10 克，丹皮 10 克，芒硝 12 克，冬瓜子 15 克。若有黄疸者加茵陈、车前子、栀子；发热者加败酱草、金银花、连翘；久病胁痛不解者加橘叶、威灵仙；腹胀者加川朴、大腹皮；慢性期排石去大黄、芒硝，加金钱草、海金沙等。每日一剂，分 2 次口服。发热、呕吐、进食少者配合输液治疗，胆道急性炎症者配以抗菌药物。

（6）胆囊切除术后并发症。胆囊切除术后出现不同程度的腹部胀痛，肛门不能排气排便，发热不退，食欲不振，恶心欲吐，甚者肠梗阻。可于术前 2 日开始口服本方加减治疗，处方：生大黄（后下）18 克，牡丹皮 10 克，桃仁 10 克，冬瓜子 30 克，芒硝 9 克。水煎 400 毫升，每次 200 毫升，每日 2 次口服。大便每日 3 次以上者停用。

【注意事项】本方属清热泻下，逐瘀消肿之峻剂，老人、孕妇、或体质过于虚弱者，应慎用或禁用。肠痈之寒湿瘀滞证，非本方适应证。

薏苡附子败酱散

【来源】《金匮要略》

【组成】薏苡仁十分（30 克） 附子二分（6 克） 败酱草五分（15 克）

【用法】上三味，杵为末，取方寸匕，以水二升，煎减半，顿服，小便当下。（现代用法：每日 1 剂，水煎煮，分早晚 2 次温服）。

【功用】排脓消肿。

【主治】肝痈，脓成日久，邪滞正虚证。症见身无热，肌肤甲错，右胁肋部腹皮急，如肿胀，按之濡软，脉虚小数。

【方解】本方治内痈结于脏腑日久，邪虽衰，但热毒尚余；阳气受损，但尚不太甚。故治拟一面泄热解毒、排脓消肿，一面辛热助阳以培不足。否则，纯用清热则阳气益伤，单独助阳则毒热愈旺。方中重用苡仁以利湿消肿。伍用败酱草清热活血，排脓消痈，两药合用，旨在使浓溃结散痈消；少佐附子辛热，其意有三：①助阳气，因该病已久，且损及阳气。②辛热以行郁滞之气，既利于消肿排脓，又利于腑气运转，魏念庭曾谓"附子微用，意在直走肠中，屈曲之处可达"（《金匮要略方论本义》）。③反佐用药，因此刻脾胃阳气已伤，少佐辛热之品防服寒药后更伤中阳。三药合用，清热排脓而不损阳气，温阳扶正而不助热毒，共奏清热排脓消痈，扶正助阳祛邪之功。

【临床应用】

1. 用方要点 本方为治疗内痈后期，痈脓内蓄，热毒尚存而阳气受损者。临床应用以①肝痈后期，病程较长；②痈脓既未见破溃，也尚未消散，症见右胁肋部痞肿，按之濡软，触之疼痛不显；③全身热象不显，或伴寒象，症见身无热或四肢冷，舌不红或淡，口渴不显，脉虚小数等为辨证要点。现代药理研究证实，薏苡附子败酱散具有抗病原微生物、消炎、抗氧化、抗肿瘤、调节免疫等作用。各种内痈疾病，属痈脓日久，邪滞正伤者均可选用本方治疗。

2. 随症加减　若右胁肋部肿块明显，加桃仁、丹皮；脾虚气弱，加党参、茯苓；局部时有灼痛，重用败酱草，并加黄芩。

3. 历代医家应用经验　本方出自汉代医家张仲景的《金匮要略》，原书载："肠痈之为病，其身甲错，腹皮急，按之濡，如肿状，腹无积聚，身无热，脉数，此为肠内有痈脓，薏苡附子败酱散主之。"根据文献报道，下列肝胆疾病可用本方化裁治疗：

（1）肝脓肿。薏苡仁60克、败酱草30克、制附片10克（先煎）、生黄芪60克、赤芍30克、桔梗15克、莪术15克、枳实10克。每日1剂，先武火后文火煎煮3次，每次煎煮至沸后十五分钟，去渣取汁，三次药汁混匀共300毫升。分上、下午二次饭后温服。

（2）慢性胆囊炎并积液。薏苡仁60克，炮附子30克（先煎），败酱草30克，郁金15克，赤芍30克，枳实15克，益母草30克。每日1剂，水煎2次混兑分服，每次服400毫升。若脉数便干者加大黄15克（后下），上腹痛甚者加白芍30克，玄胡15克；有结石者加加金钱草或海金砂30克；轻度发热者加银花30克。

【注意事项】本方配伍特点是寓寒温并用于排脓消肿之中，方中薏苡仁、败酱草的用量分别是附子的5倍和2.5倍。

苇茎汤

【来源】《外台秘要》引《古今录验方》

【组成】苇茎切，二升，以水二斗，煮取五升，去滓（60克）　薏苡仁半升（30克）瓜瓣半升（24克）　桃仁三十枚（9克）

【用法】㕮咀，内苇汁中，煮取二升，服一升，再服，当吐如脓（现代用法：每日1剂，水煎煮，分早晚2次温服）。

【功用】清热解毒化痰，逐瘀排脓。

【主治】肝痈，热毒壅滞，痰瘀互结证。症见身有微热，肝区疼痛膨隆，或兼咳嗽脓痰，舌红苔黄腻，脉滑数。

【方解】方中苇茎甘寒轻浮，善清肺热，排浊脓，为君。瓜瓣清热化痰，利湿排脓，能清上彻下，与苇茎配合则清热宣壅，涤痰排脓；薏苡仁甘淡微寒，清热排脓，下利肠胃而渗湿，二者共为臣药。桃仁活血逐瘀，可助消痈，是为佐药。方仅四药，结构严谨，药性平和，共具清热解毒化痰、逐瘀排脓之效。

【临床应用】

1. **用方要点** 本方为治疗内痈的代表方。临床应用以肝区疼痛膨隆，舌红苔黄腻，脉数为辨证要点。现代药理研究证实，苇茎汤具有消炎、增强机体免疫力、抗寒冷、抗疲劳、改善血液流变性等作用。多种内痈疾病，属痰热证者均可选用本方治疗。

2. **随症加减** 热毒正盛，高热者，加黄芩、连翘、栀子；瘀阻络脉，胁隐痛，胸闷头晕，舌边瘀斑明显者，加丹参、赤芍、地龙；肝功能受损，转氨酶升高者，加茵陈蒿、生大黄（后下）、黄芩、柴胡。

3. **历代医家应用经验** 本方出自唐代医家王焘收集编写的《外台秘要》，原书载："肺痈，如吐脓。"方中苇茎一药，现代临床上多用芦根，而鲜用茎者，是古今用药习惯不同使然。方中瓜瓣一药，《张氏医通》认为："瓜瓣即甜瓜子"，后世常以冬瓜子代瓜瓣，因其功用近似。本方虽为治肺痈代表方，但近代医家亦有以其治其他内痈者。根据文献报道，下列肝胆疾病可用本方化裁治疗：

（1）细菌性多发性肝脓肿。苇茎 12 克，薏苡仁 20 克，冬瓜仁 20 克，桃仁 15 克，金银花 20 克，连翘 20 克，大青叶 20 克，鱼腥草 20 克。结合敏感抗生素治疗。

（2）细菌性单发性巨大肝脓肿。桃仁 15 克，冬瓜仁 30 克，薏苡仁 30 克，芦根 30 克，赤芍 10 克，莪术 10 克，当归 10 克，柴胡 10 克，蒲公英 30 克，金银花 10 克，连翘 10 克，半枝莲 30 克，茵陈 12 克，甘草 6 克。

（3）病毒性肝炎。广州市荔湾区中西医结合医院李召南副主任医师以本方加减治病毒性肝炎。患者乙肝大三阳病史 2 年。平素嗜食肥甘，形体肥胖，症见口干口苦甚，口气臭秽，食纳一般，溲黄便结，睡眠尚安，舌红苔黄腻，脉弦数。辨为热结肠腑证，以本方加减清热解毒，通腑泻肝。处方：苇茎 30 克，冬瓜仁 30 克，桃仁 15 克，黄芩 12 克，佩兰 12 克，石菖蒲 6 克，蛇舌草 30 克，寮刁竹 15 克，丹参 12 克，竹茹 12 克，砂仁 5 克（后下），麦芽 30 克，内金 6 克。

【注意事项】 阴性痈疽禁用本方。卧床休息；饮食上增强营养：高蛋白高热量丰富维生素；避免劳累、感冒；禁酒。

仙方活命饮

【来源】《校注妇人良方》

【组成】白芷六分（3克） 贝母、防风、赤芍药、当归尾、甘草、炒皂角刺、炙穿山甲、天花粉、乳香、没药各一钱（各6克） 金银花、陈皮各三钱（9克）

【用法】用酒一大碗，煎五七沸服（现代用法：每日1剂，水煎煮，分早晚2次温服，或水酒各半煎服）。

【功用】清热解毒，消肿溃坚，活血止痛。

【主治】肝痈，阳证，痈肿初起。症见肝区胁肋部肿大焮痛，或身热恶寒，苔薄白或黄，脉数有力。

【方解】方中金银花性味甘寒，最善清热解毒疗疮，前人称之谓"疮疡圣药"，故重用为君。然单用清热解毒，则气滞血瘀难消，肿结不散，又以当归尾、赤芍、乳香、没药、陈皮行气活血通络，消肿止痛，共为臣药。疮疡初起，其邪多羁留于肌肤腠理之间，更用辛散的白芷、防风相配，通滞而散其结，使热毒从外透解；气机阻滞每可导致液聚成痰，故配用贝母、花粉清热化痰散结，可使脓未成即消；山甲、皂刺通行经络，透脓溃坚，可使脓成即溃，均为佐药。甘草清热解毒，并调和诸药；煎药加酒者，借其通瘀而行周身，助药力直达病所，共为使药。诸药合用，共奏清热解毒，消肿溃坚，活血止痛之功。本方以清热解毒，活血化瘀，通经溃坚诸法为主，佐以透表、行气、化痰散结，其药物配伍较全面地体现了外科阳证疮疡内治消法的配伍特点。前人称本方为"疮疡之圣药，外科之首方"，适用于阳证而体实的各类疮疡肿毒。若用之得当，则"脓未成者即消，已成者即溃"。

【临床应用】

1. **用方要点** 临床应用以肝区红肿热痛，甚则伴有身热恶寒，脉数有力为辨证要点。现代药理研究证实，仙方活命饮具有解热、镇痛、消炎、抑菌、提高免疫力等作用。多种化脓性炎症疾病，属阳证、实证者均可选用本方治疗。

2. **随症加减** 红肿痛甚，热毒重者，可加蒲公英、连翘、紫花地丁、野菊花等以加强清热解毒之力；便秘者，加大黄以泻热通便；血热盛者加丹皮以凉血；气虚者加黄芪以补气；不善饮酒者可用酒水各半每日 1 剂，水煎煮，分早晚 2 次温服。此外，还可以根据疮疡肿毒所在部位的不同，适当加入引经药，以使药力直达病所。本方除煎煮取汁内服外，其药渣可捣烂外敷。

3. 历代医家应用经验　本方出自宋代医家陈自明编著的《校注妇人良方》，原书载："治一切疮疡，未成者即散，已成者即溃，又止痛消毒之良剂也。"根据文献报道，下列肝胆疾病可用本方化裁治疗：

（1）细菌性多发性肝小脓肿。西药予抗生素，对症及支持疗法，肝穿抽脓或手术引流外，并辅以中药治疗。本方加减：银花 15 克、炮山甲 10 克、浙贝母 15 克、皂角刺 10 克、当归尾 15 克、赤芍 15 克、白芷 15 克、黄连 5 克、黄芩 15 克、栀子 15 克、柴胡 15 克、甘草 10 克。

（2）细菌性单发肝巨大脓肿。双花 50 克，连翘 25 克，大黄 15 克，柴胡 20 克，当归 15 克，赤芍 20 克，乳香 15 克，没药 15 克，甲珠 25 克，皂刺 15 克，浙贝 15 克，陈皮 15 克，天花粉 20 克，黄芪 30 克，甘草 10 克。

（3）阿米巴性肝脓肿。中药配合抗阿米巴药，必要时行肝穿抽脓或手术引流。银花 60 克，炮山甲 8 克，皂角刺 15 克，防风 8 克，白芷 10 克，当归 10 克，陈皮 7 克，浙贝 10 克，赤芍 10 克，天花粉 15 克，制乳香、没药各 4 克，生甘草 5 克。

（4）慢性胆囊炎。本方为基础方：金银花、当归、赤芍、大贝母、天花粉各 15 克，防风、白芷、陈皮、皂角刺各 10 克，制乳没、炮山甲、甘草各 6 克。随症加减，实热型用基础方加大黄、生薏苡仁、金钱草、焦栀子等；瘀血型用基础方加生山楂、桃仁、丹参。胁胀甚者用基础方加香附子、川楝子。每日 1 剂，煎 2 次取汁 500 毫升，分 2 次于饭后 2 小时服下。连服 1 个月为 1 个疗程。

【注意事项】 本方只可用于痈肿未溃之前，若已溃断不可用；本方性偏寒凉，阴证疮疡忌用；脾胃本虚，气血不足者均应慎用。

复元活血汤

【来源】《医学发明》

【组成】 柴胡半两（15 克）　瓜蒌根、当归各三钱（各 9 克）　红花、甘草、穿山甲炮各二钱（各 6 克）　大黄酒浸一两（30 克）　桃仁酒浸，去皮尖，研如泥五十个（9 克）

【用法】除桃仁外，锉如麻豆大，每服 1 两，水 1 盏半，酒半盏，同煎至七分，去滓，大温服之，食前，以利为度，得利痛减，不尽服（现代用法：共为粗末，每服 30 克，加黄酒 30 毫升。每日 1 剂，水煎煮，分早晚 2 次温服或加水四分之三。黄酒四分之一同煎，空腹温服，用量按原方比例酌减）。

【功用】活血化瘀，疏肝通络。

【主治】肝痈，瘀血阻滞证。症见胁下痛不可忍。

【方解】方中重用酒制大黄，荡涤凝瘀败血，引瘀下行，推陈致新；柴胡疏肝行气，兼可引诸药入肝经，两者并用，一升一降，以攻散胁下之瘀滞，同为君药。臣以桃仁、红花活血祛瘀，消肿止痛；穿山甲破瘀通络，消肿散结。佐以当归补血活血；瓜蒌根（即天花粉）既能入血分消瘀血续绝伤，又能合当归清郁热而润血燥。甘草缓急止痛，调和诸药，是为使药。方中大黄、桃仁酒制，且加酒煎服，皆为借酒之行散以增强活血通络之力。诸药相配，特点有二：一为升降同施，以调畅气血；二是祛瘀与扶正兼顾，使祛瘀而无耗伤阴血之弊，从而使瘀祛新生，气行络痛，胁痛自除。正如张秉成所云："去者去，生者生，痛自舒而元自复矣"。故方名"复元活血汤"。

【临床应用】

1. 用方要点　本方为治疗肝痈瘀血阻滞证的常用方。临床应用以胁肋疼痛难忍为辨证要点。现代药理研究证实，复元活血汤具有抗炎镇痛、改善肝脏微循环、防治实验动物肝纤维化、抗凝、抗血栓等作用。肝脓肿、肋间神经痛、肋软骨炎、软组织损伤、胸胁部挫伤等各种跌打损伤，属瘀血阻滞证者均可选用本方治疗。

2. 随症加减　血瘀重者，加三七或酌加乳香、没药、元胡等增强活血祛瘀，消肿止痛之功；气滞重者，可加川芎、香附、郁金、青皮等以增强行气止痛之力；肝胆湿热，瘀血停滞，加茵陈、飞滑石、连翘、石菖蒲、白豆蔻、藿香，或本方合龙胆泻肝汤加减；热毒炽盛，气滞血瘀，用本方合五味消毒饮加减；正虚邪恋，瘀毒未净，偏气血亏虚者，本方合八珍汤加减，偏阴虚内热者，本方合青蒿鳖甲汤加减。

3. 历代医家应用经验　本方出自金代医家李杲的《医学发明》，原书记载："治从高坠下，恶血留于胁下，及疼痛不可忍者"。江西中医学院曾庆骅教授用复元活血汤治疗肝脓肿，分 6 型治疗。瘀血阻络，肝郁气滞型：症见右胸胁肌肤隆起疼痛，右上腹（肝区）持续性刺痛或胀痛，触之痛不可忍，转侧不能，肝肿大，压痛明显，发热，口渴，食欲减退，大便干结，舌质暗或暗红，苔薄黄，脉弦有力，以复元活血汤为主方治疗。肝胆湿热，瘀血停滞型。症见发热，恶寒，午后热甚，汗出热不解，右胸胁胀痛，右上腹肌紧张，肝区疼痛，压之痛甚，胸痞，恶心或呕吐，饥不欲食，口苦、口干，饮水不多，或见黄疸，大便溏稀，小便黄，舌质红或暗红，苔黄腻，脉濡数，以复元活血汤合甘露消毒丹加减治疗。热毒炽盛，气滞血瘀型。症见寒战，高热，肝区灼热痛，肝肿大，按则痛剧，右季肋局限性隆起，口苦咽干，面红目赤，纳减，乏力，汗多，大便结，溲黄，舌质红，苔黄或焦干，脉弦数，以复元活血汤合五味消毒饮加减治疗。寒湿郁滞，瘀阻经络型。症见畏寒肢冷，肌肤甲错，食欲减退，右胸胁疼痛，固定不移，拒按，热度不高，时起时伏，日久不愈，或不发热，口淡不渴，舌淡苔白，边有瘀斑，脉沉弦，以复元活血汤合薏苡附子败酱散加减治疗。正虚邪恋，瘀毒未净，气血亏虚型。此型多见于肝脓肿恢复期，症见头晕，周身乏力，形体消瘦，少气懒言，低热或不发热，面色苍白无华，纳谷不馨，右胸胁及右上腹隐痛，大便偏稀，小便清长，舌质淡，苔薄白，脉细弱，以复元活血汤合八珍汤加减治疗。正虚邪恋，瘀毒未净，阴虚内热型。多见于肝脓肿恢复期，症见病久低热持续不退，体瘦，失眠、盗汗，手足心热，右季肋部灼热隐痛，口干，纳差，大便干结，小便黄，舌质红，苔少，脉细数，以复元活血汤合青蒿鳖甲汤加减治疗。安康地区首位中医主任医师已故的叶锦文老中医擅用本方治疗肺癌胸痛、胸膜炎及支气管炎久咳胸痛以及白血病肝肿大之胁痛等疾病。叶先生治疗白血病患者伴肝脾肿大胁痛不止，以复元活血汤加味：当归15克，桃仁10克，红花10克，酒军6克，炮山甲10克，柴胡10克，党参15克，黄芪15克，熟地10克，川芎10克，元胡10克，瓜蒌根10克。根据文献报道，本方化裁可治疗下述肝胆疾病：

（1）肝脓肿。包括阿米巴肝脓肿、细菌性肝脓肿、混合性肝脓肿患者，早期患者多见胸胁胀痛拒按，高热，口苦黏，大便干结或溏垢而不爽，舌红苔黄厚腻，脉滑数或弦数，肝区叩诊时有明显的痛感。此期中药治疗以复元活血汤合五味消毒饮加减：柴胡10克，天花粉20克，当归10克，穿山甲6克，桃仁10克，红花10克，大黄10克，银花15克，连翘15克，蒲公英30克，紫地丁15克，生甘草6克。同时配合抗生素、灭滴灵、肝穿抽除脓液。中期或后期患者多见神倦乏力，消瘦，面色萎黄，纳呆，舌淡苔薄白，脉细弦或细软。此期中药治疗以生黄芪20克，白术10克，太子参15克，茯苓15克，赤白芍各15克，柴胡10克，花粉15克，薏苡仁20克，败酱草20克，穿山甲6克，升麻8克，生甘草6克，并停用抗生素或间断性使用抗生素，同时继续配合肝穿治疗。

（2）非酒精性脂肪肝气滞血瘀证。症见胸胁刺痛，胁肋胀闷，疼痛走窜或拒按，女子痛经或闭经，经色紫暗夹有血块，舌紫暗或有瘀斑，脉弦或涩。治以复元活血汤加减：柴胡9克，当归12克，川芎9克，香附6克，丹参30克，赤芍12克，牛膝12克，枳壳9克，川楝子9克，生甘草6克。

（3）严重肝外伤术后。对严重肝外伤手术患者在西医常规处理基础上，待胃肠功能恢复后，内服复元活血汤加减方，能促进肝脏恢复。方药：柴胡15克，瓜蒌根10克，当归10克，红花8克，穿山甲（炮）10克，大黄（后下）15克，桃仁10克，甘草6克，若肝胆湿热明显加龙胆草10克、栀子10克、茵陈15克、生地20克、泽泻10克。每日1剂，头煎加水400毫升，取汁200毫升，二煎加水300毫升，取汁100毫升，两煎混合，分2次温服。

（4）慢性胆囊炎。患者经过B型超声波或胆囊造影检查明确诊断为胆囊炎，不伴胆囊结石。症见右胸胁疼痛，并向肩背部放射作痛，恶心，有时呕吐，墨菲征阳性等。内服复元活血汤加减方：柴胡10克，当归10克，桃仁10克，红花6克，穿山甲6克，酒大黄15克，天花粉10克，甘草6克。根据病情随症加减，每日1剂，水煎煮，分早晚2次温服。服药7剂若见症状减轻，再服数剂以巩固疗效。

（5）胆囊结石。患者经过B型超声波或胆囊造影检查明确诊断为胆囊结石。伴或不伴胆囊炎。柴胡10克，当归10克，桃仁10克，红花6克，穿山甲6克，酒大黄15克，天花粉10克，甘草6克。每日1剂，水煎煮，分早晚2次温服，15剂为一疗程。

【注意事项】运用本方时，服药后应"以利为度"，若虽"得利痛减"，而病未痊愈，需继续服药者，应更换方剂或调整原方剂量。孕妇忌用。

柴胡清肝汤

【来源】《医宗金鉴》

【组成】柴胡、生地各一钱五分　当归二钱　赤芍一钱五分　川芎一钱　连翘（去心）二钱　牛蒡子（炒研）一钱五分　黄芩一钱　生栀子研、天花粉、甘草节、

防风

【用法】水二钟，煎至八分，食远服（现代用法：每日1剂，水煎煮，分早晚2次温服）。

【功用】和血疏肝清肝。

【主治】肝脓肿，肝胆湿热之证。症见右上腹疼痛，寒热如疟，寒轻热重，口苦膈闷，吐酸苦水，或呕黄涩而黏，甚则干呕呃逆，胸胁胀疼，小便黄少，舌红苔白腻，间现杂色，脉数而右滑左弦。

【方解】方中重用柴胡，取其疏肝之功，并领诸药入肝经；用四物汤养血以柔肝，其中熟地易生地，取其清热之功较强也。另用黄连解毒汤清热解毒，治一切火热之症；薄荷、连翘、牛蒡子、桔梗疏风清热，解毒，利咽。诸药合用，共成清肝解毒，散风除热之功。

【临床应用】

1. 用方要点　本方为治疗肝胆湿热证的代表方。临床应用以右上腹疼痛，寒热如疟，口苦膈闷，吐酸苦水为辨证要点。现代药理研究证实，柴胡清肝汤具有抗炎、抗菌、调节免疫、抑制食物过敏小鼠肝脏中的细胞活素等作用。肝脓肿、腹腔脓肿、胆囊炎，属肝胆证者均可选用本方治疗。

2. 随症加减　疼痛甚，加元胡；热甚，加大青叶，金银花，并加重连翘用量；口渴加天花粉、知母；气虚，加黄芪、党参。

3. 历代医家应用经验　本方出自清代医家吴谦的《医宗金鉴·外科心法要诀》。根据文献报道，下列肝胆疾病可用本方化裁治疗：

（1）阿米巴肝脓肿。本方配合抽脓和西药抗阿米巴药及支持疗法，初期（脓肿开始形成）用本方加减：柴胡、青皮、郁金、皂刺、乳香各6克，黄芩、生山栀、川楝子、青黛各9克，连翘、紫草各15克，甘草3克，每日1剂，水煎煮，分早晚2次温服。中期（脓肿已形成）以上方加生苡仁、冬瓜仁、败酱草各15～30克，并随症加味：痛加元胡9克；便秘加大黄9克；热甚加银花15克；板蓝根30克。

（2）细菌性肝脓肿。本方加减口服配合肝穿刺抽脓。药用柴胡、黄芩、栀子、赤芍、龙胆草、桔梗各10克，连翘15克，败酱草、金银花、冬瓜仁各30克。每日1剂，水煎200毫升，分2～3次服完。肝区疼痛者加延胡索、川楝子；高热加生石膏；多汗加黄芪。

（3）细菌性肝脓肿合并糖尿病。本方加减配合西药或手术治疗。中药：

柴胡、黄芩、青皮、皂角刺各6克，金银花、连翘、紫花地丁、红藤各20克，赤芍、桃仁、熟地、麦冬各10克，生甘草5克。疼痛剧者加川楝子、元胡各12克；恶心呕吐加竹茹、芦根各12克；高热加石膏（先煎）、大青叶各30克；便秘，加大黄（后下）12克。每日1剂，水煎2次，分2次服用。2周为1个疗程，停用抗生素后继续使用2～3周。予糖尿病饮食并监测血糖。西药：胰岛素静滴或皮下注射控制血糖，三代头孢菌素联合甲硝唑或替硝唑足量足疗程抗感染治疗，纠正低蛋白血症及水电解质失调。手术：病情稳定后对脓腔直径大于5cm者在B超或CT定位导引行穿刺抽脓或置管引流术。

（4）慢性胆囊炎。柴胡18克、白芍15克、川楝子15克、当归12克、黄芩12克、虎杖30克、蒲公英30克、茯苓15克、白术12克、厚朴12克、枳实12克、丹皮12克、甘草6克，急性发作加大黄、银花；合并结石加鸡内金、金钱草；合并胰腺炎加郁金、莱菔子；气滞加香附、佛手；湿热加茵陈、栀子；热毒蕴结加紫花地丁、连翘；气虚加党参、黄芪；阴虚加沙参、麦冬；疼痛较甚者加玄胡、木香。每日1剂，水煎两遍早晚分服，两周为一疗程。

（5）膈下脓肿。膈下脓肿形成多继发阑尾炎、胃十二指肠溃疡、胆囊炎等急性穿孔、肝脓肿穿破，或脾切除术后继发感染所致。用本方加减配合敏感抗生素治疗。药用：柴胡12克，黄芩10克，栀子10克，连翘20克，金银花20克，败酱草15克，薏苡仁30克，冬瓜子30克，制大黄10克；热重加龙胆草6克，黄连10克；伤阴加天花粉15克，石斛30克；瘀血重加桃仁12克，穿山甲10克，三棱10克；气促者加桔梗10克，白前10克。日1剂，早晚温服，6天为1疗程。

【注意事项】卧床休息；饮食上增强营养：高蛋白高热量丰富维生素；避免劳累、感冒；禁酒。

五味消毒饮

【来源】《医宗金鉴》

【组成】银花三钱　野菊花、蒲公英、紫花地丁、紫背天葵子各一钱二分（各15克）

【用法】水一盏，煎八分，加无灰酒半盏，再滚二、三沸时热服，被盖出汗为度。（现代用法：每日1剂，水煎煮，分早晚2次温服）。

【功用】清热解毒，消散疔疮痈肿。

【主治】肝痈，火毒结聚证。症见右胁肋部疼痛肿大，发热恶寒，口苦口渴，便秘尿黄，舌红苔黄，脉数。

【方解】方中重用金银花清热解毒，疏散风热，以外散热毒；蒲公英清热解毒、消痈散结；野菊花清热解毒；紫花地丁清热解毒，凉血消肿；紫背天葵清热解毒、消肿止痛、化痰散结，均为臣药，辅助君药，共奏清热解毒之力。

【临床应用】

1. **用方要点** 本方为治疗火毒结聚的代表方。临床应用以右胁肋部疼痛肿大，发热恶寒，便秘尿黄，舌红苔黄，脉数为辨证要点。现代药理研究证实，五味消毒饮具有解热、消炎、抗病原微生物、增强免疫、保肝、利胆、抗氧化等作用。内外妇儿科各种感染性疾病、炎症性疾病，属火毒炽盛证者均可选用本方治疗。

2. **随症加减** 全身高热，加石膏、知母、连翘；体温暮热朝凉者，加柴胡、青蒿；血热毒盛，加赤芍、丹皮、生地黄；脾胃气虚，加党参、黄芪、首乌；纳呆、舌苔黄粗腻者，去生地，加川朴、山楂、谷（麦）芽；腹胀痛者，加枳壳、郁金、青皮；肝功能损害者，加绵茵陈、虎杖。

3. **历代医家应用经验** 本方出自清代医家吴谦的《医宗金鉴》。根据文献报道，下列肝胆疾病可用本方化裁治疗：

（1）混合性肝脓肿。初期，以发热恶寒，肝区疼痛为主要表现者，以五味消毒饮合柴胡疏肝散加减：金银花15克，菊花10克，蒲公英15克，紫花地丁12克，延胡索15克，柴胡15克，枳实10克，白芍15克，甘草6克，郁金10克，川楝子12克。上药每日1剂，水煎至300毫升，分3次口服。中期，高热，肝区疼痛，热毒炽盛为主要表现者，以五味消毒饮治疗：野菊花、银花、紫花地丁、土茯苓、蒲公英、瓜蒌根各15克，黄芩、当归、红花、穿山甲各10克。每日1剂，水煎煮，分早晚两次温服。

（2）肝单发巨大细菌性脓肿。肝脓肿（未液化），证属热毒内结。以本方加减结合肝脏穿刺抽脓治疗。药用金银花、黄芩、柴胡、当归、青天葵各12克，野菊花、紫花地丁各15克，栀子、龙胆草各10克，白花蛇舌草30克，皂角刺20克，甘草6克，每日1剂，水煎煮，分早晚2次温服。加减应用：午后潮热在原方基础之上去栀子，加地骨皮20克，肝脓肿恢复期，加太子参20克，当归改12克，肝脓肿恢复期加用益气养阴药物，处方调整为：太子参、生地黄、茯苓各 15 克，白花蛇舌草 30 克，三七（先煎）、柴胡、黄芩、皂角刺各 10 克，地骨皮 20 克，甘草、龙胆草各 6 克，白术 12 克。

（3）肝多发细菌性小脓肿。中医诊为热毒痰蕴证。以五味消毒饮合二陈汤加减。银花 20 克，鱼腥草 30 克，紫花地丁 20 克，蒲公英 20 克，天葵子 12 克，浙贝母 12 克，茯苓 15 克，陈皮 10 克，红藤 30 克，薏苡仁 30 克，赤芍 10 克，败酱草 20 克，甘草 6 克，桔梗 10 克，生大黄 10 克（后下）。1 日 1 剂，水煎，分 2 次服。

（4）脂肪肝。金银花、野菊花、蒲公英、败酱草、天葵子、紫花地丁、山楂、丹参各 15 克。兼有气滞血瘀加莪术、三棱各 12 克；兼痰浊阻遏加法半夏、白术各 10 克；兼脾肾阳虚加枸杞子、菟丝子各 12 克；兼肝肾阴虚加何首乌 15 克。每天 1 剂，水煎 2 次，每次加水 500 毫升，煎取 200 毫升，混合后，分 2 次温服。8 周为 1 个疗程。

（5）急性妊娠脂肪肝。据天津市第一中心医院急救医学研究所孙元莹等报道，在西医常规治疗基础上，静脉滴注茵栀黄注射液、华西参麦注射液、醒脑静注射液，同时鼻饲中药汤剂的茵陈蒿汤合五味消毒饮、小承气汤加减以治疗急性妊娠脂肪肝，能降低平均死亡率。鼻饲中药汤剂组方：茵陈 50 克、生栀子 15 克、大黄 15 克、黄连 15 克、虎杖 20 克、金钱草 50 克、蒲公英 30 克、地丁 30 克、双花 20 克、连翘 30 克、青蒿 20 克、紫草 30 克、败酱草 30 克、郁金 30 克、赤芍 30 克、焦白术 25 克、枳实 20 克、厚朴 15 克、苦参 20 克，水煎日 1 剂。

（6）老年急性梗阻性化脓性胆管炎。中药五味消毒饮合茵陈蒿汤、大柴胡汤加减，结合西药抗生素、抗休克等治疗。中药处方：金银花 20 克，野菊花、蒲公英、紫花地丁、天葵子各 10 克，茵陈 30 克，栀子、大黄、柴胡、黄芩、半夏、川黄连、甘草、陈皮各 10 克，鸡内金 15 克，白芍、金银花、车前子、猪苓各 30 克，芒硝（冲）15 克。

（7）胆囊切除术后小网膜孔周围积液。术后按常规使用 3 天头孢美唑，每日 2 克，3 天后停药，改用五味消毒饮加减治疗，药物组成：金银花、蒲公英、野菊花各 15 克，土茯苓、赤芍、麦冬各 18 克，党参、黄芪各 20 克。上药煎 3 次，每次取汁 100 毫升，混匀后每服 100 毫升，日 3 次，共用药 4 天。

【注意事项】阴性痈疽禁用本方。卧床休息；饮食上增强营养：高蛋白高热量丰富维生素；避免劳累、感冒；禁酒。

龙胆清肝汤

【**来源**】冉雪峰方

【**组成**】龙胆草、金银花各50克　连翘、北柴胡、山甲珠、黄芩各9克　板蓝根15克　栀子、赤芍、延胡索各9克　黄连6克　甘草9克

【**用法**】每日1剂，水煎煮，分3～5次服用。

【**功用**】清热解毒，泻肝利胆，活血化瘀。

【**主治**】肝痈。

【**方解**】方中龙胆草、银花、黄芩、连翘，栀子、黄芩、板蓝根清热解毒，消炎杀菌；山甲珠活血化瘀，通经活络；柴胡疏肝通络，清热导滞；延胡索理气止痛，兼能活血；赤芍调气活血；甘草解毒，调和诸药。本方配伍，用以治疗肝脓肿重症，有一定效果。

【**临床应用**】

1. **随症加减**　大便秘者，加生大黄9～12克，芒硝9～15克；肝区剧痛者，加罂粟壳6克，苦楝子9克；多次抽脓，脓腔不见缩小者，加当归9克，红花6克，桃仁9克，丹参9～15克，正不胜邪，病体虚弱者，加黄芪15～50克、人参9～15克，玉竹6克。

2. **历代医家应用经验**　冉雪峰先生六世医传，早在20世纪30年代，在医坛上便享有"南冉（雪峰）北张（锡纯）"之誉。先生为我国著名医学家、中医教育家、一代中医大师，郭士魁、陈可冀等都是他的得意门生。遇肝脓肿重症患者，先生喜用此方并随症加减。当脓疡渐消，邪势已去，气血亏损，需减少清热消炎药的药味和用量，加玄参15克，麦冬12克，天花粉、知母各9克；脓肿症状全部消失，疾病恢复期食欲不佳，身体虚弱者，改用养阴、健胃处方，巩固疗效。临床屡用，奏效顿捷，效果卓著。

【**注意事项**】卧床休息；饮食上增强营养：高蛋白高热量丰富维生素；避免劳累、感冒；禁酒。

第七章 胆囊炎

胆囊炎是指胆囊组织的炎症，有急性、慢性之分。急性胆囊炎和慢性胆囊炎急性发作期有较典型的发病过程，表现为右上腹部疼痛如刀绞，阵发性加重，后逐渐变为持续性疼痛，疼痛常牵扯到右肩或右背部，患者辗转反侧；右上腹部胆囊区饱满，压之疼痛，腹肌紧张，墨菲征阳性。急性结石性胆囊炎，视结石的大小、部位、炎症轻重而临床表现不同。较小的结石移动度大，容易嵌顿而表现出严重的疼痛；大结石因活动度小，不易嵌顿，所以发生严重症状者较少。饮食不规律、高脂肪餐、过度劳累、受凉、精神因素等往往刺激胆囊收缩，引动结石而诱发胆绞痛，常发生于饱餐后的夜间。急性胆囊炎常伴有恶心、呕吐和发热，体温多在 38.5℃ 以上；一般无寒战，少数病人可伴有轻度的黄疸。当胆囊化脓或坏疽时，病情明显加重，腹痛剧烈而持续，疼痛范围扩大；全身感染更趋严重，表现有发热、寒战、脉搏快，病人因疼痛烦躁不安；压痛和腹肌紧张的范围扩大；或出现黄疸，或形成胆囊积脓、坏死、穿孔，导致弥漫性腹膜炎，或引起胆源性肝脓肿或膈下脓肿。急性非结石性胆囊炎的症状和体征与急性结石性胆囊炎相似，但其黄疸的发病率较高。慢性胆囊炎是急性胆囊炎反复多次发作的结果，约 70% 有胆囊结石存在。慢性胆囊炎非发作期临床表现不典型，大多数病人有胆绞痛病史，平时常见吃饱饭后上腹胀或不适、打饱嗝、胃灼热、嗳气、吞酸、呃逆等一系列消化道症状。较一致的症状是右上腹疼痛，右季肋或右腰背疼痛，一般比较轻微，但较少有畏寒、高热和黄疸、墨菲征阳性。检查时右上腹胆囊区有轻压痛和不适感。

胆囊炎属于中医"胆瘅"、"胁痛"、"胆胀"、"黄疸"、"结胸发黄"等范畴。病因病机是情志不畅、饮食不节、外感邪气、蛔虫上扰或石阻胆道等导致湿热内盛、肝胆失于疏泄、气滞血瘀、热结阳明发为急性病变；或因胆石内阻，肝胆疏泄不利；或因饮食不节，过食肥甘厚腻之品等导致肝失疏泄、气滞血瘀、脾失运化、湿热内生发为慢性病变。

中医主要采取辨证治疗。①急性胆囊炎、慢性胆囊炎急性发作期：分为蕴热证、湿热证、毒热证等证型。蕴热型临床表现为胁腹隐痛、闷痛或窜痛，并可牵引肩背，口苦咽干，食少腹胀，大便干结，无热或低热，无黄疸，舌微红苔薄白或微黄，脉平或弦紧等症状，治疗以疏肝清热、通下利胆为主；湿热型临床表现为胁腹疼痛如掣如绞，拒按，或可触及包块，发热或寒热往来，口苦咽干，恶心呕吐，不思纳食，或目黄肤黄似橘色，便秘溲赤，舌红苔黄腻，脉弦滑或滑数等症，治疗以清热利湿、理气通腑为主；毒热型临床表现为胁脘痛剧，痛引肩背，持续不解，范围较广，腹部拘急强直，压痛拒按或扪有包块，高热，口干唇燥，面目红赤或身目俱黄，大便燥急，小便黄赤，甚或神昏谵语，皮肤瘀斑，鼻衄、齿衄，乃至四肢厥冷，脉微欲绝，舌质红绛或有瘀斑，苔黄干、灰黑或无苔等症，治疗以泻火解毒、通腑清热为主。②慢性胆囊炎非发作期：分为肝胆气郁、肝阴不足等证型。肝胆气郁型临床表现为右、中上腹时有隐痛，食入腹胀，纳差，嗳气便秘，症状出现多与情志变化有关，舌红苔腻，脉平或弦等，治疗以疏肝利胆、健脾和胃为主；肝阴不足型临床表现为胁下隐痛，头晕目眩，口苦咽干，纳差，两目干涩，五心烦热，少寐多梦，大便干，妇女经少而淡，舌尖少苔，脉细弦等，治疗以养肝柔肝、疏肝利胆为主。

芍药甘草汤

【来源】《伤寒论》

【组成】白芍药、甘草炙各四两（15克）

【用法】上二味，以水三升，煮取一升五合，去滓，分温再服（现代用法：每日1剂，水煎煮，分2次口服）。

【功用】缓急止痛。

【主治】胆囊炎。症见脘腹疼痛，右上腹为甚，心烦，微恶寒，腿脚挛急。

【方解】方中白芍苦酸甘寒，益阴和营，能平肝止痛，滋阴养血；甘草甘平，归心肺脾胃经，能缓急止痛，柔肝舒筋。芍药伍甘草，寓两意：一是取芍药之酸与甘草之甘，酸甘化阴，滋补阴液，柔润筋脉，缓解而止诸痛；二是取芍药之苦与甘草之甘，苦能通络，甘能缓急，共起舒络缓筋之功。方仅两味，配伍严谨，用量适度，广泛应用于临床，实为一首治疗诸痛的妙方。

【临床应用】

1. **用方要点** 本方为治阴液不足，筋脉失养的基础方。临床应用以脘腹疼痛，右上腹为甚，腹部肌肉拘急紧缩，腿脚挛急为辨证要点。现代药理研究证实，芍药甘草汤具有镇痛、解痉、泻下、抗炎、抗应激性溃疡、平喘、抗过敏等作用。西医学的胆囊炎、肝癌疼痛、肝炎、胆绞痛、肋间神经痛、胃痉挛、胃痛、腹痛、坐骨神经痛、妇科炎性腹痛、痛经等疾病，属阴血不足证者均可选用本方治疗。

2. 随症加减 湿热重加黄柏、泽泻；年老体虚加黄芪、党参；痛剧者加乳香、没药、丹参、玄胡；伴腹胀加厚朴、枳壳、木香。

3. 历代医家应用经验 本方出自汉代医家张仲景的《伤寒论》："若厥愈足温者，更作芍药甘草汤与之，其脚即伸……"、"夜半阳气还，两足当热，胫尚微拘急，重与芍药甘草汤，而乃胫伸……"。根据文献报道，本方化裁可治疗下述肝胆疾病：

（1）胆囊炎。白芍 60～90 克，甘草 15～30 克，水煎分 2 次温服，每日 1 剂，5 剂为 1 疗程。伴畏冷发热，加龙胆草、黄芩、柴胡；伴便秘，加大黄、生地、元参；痛剧加郁金、川楝、元胡；口苦口干加花粉、丹皮；纳少加麦芽、山楂；恶心呕吐加藿香、竹茹、半夏；腹胀加厚朴、枳壳；伴胆道蛔虫，加乌梅丸；伴黄染，加茵陈、栀子。

（2）肝癌疼痛。生白芍 50～60 克，白花蛇舌草 30～50 克，生半夏 10 克，淫羊藿 20 克，细辛 15 克，蜈蚣 3 条（研末冲服），甘草 10 克，鸡内金 10 克。水煎取汁 150 毫升，1 日 3 次服，每日 1 剂。2 周为 1 个疗程。

（3）慢性迁延性肝炎。证属肝郁阴伤，药用：白芍 30 克，生甘草 10 克，柴胡、枳壳、生地、沙参、当归、酸枣仁、丹皮、女贞子各 10 克，茯苓、薏苡仁、扁豆各 15 克。

（4）胆绞痛。芍药（白芍）、甘草各等份研为细面掺匀，每次 15 克，用水调成稀糊状文火煮数沸，凉温后服用。

乌梅丸

【来源】《伤寒论》

【组成】 乌梅三百枚 细辛六两 干姜十两 黄连六两 当归四两 附子（炮，去皮）六两 蜀椒（炒香）四两 桂枝六两 人参六两 黄柏六两

【用法】 上十味，异捣筛，合治之，以苦酒（即米醋）渍乌梅一宿，去

核，蒸之五斗米下，饭熟，捣成泥，和药令相得，内臼中，与蜜杵二千下，丸如梧桐子大，先食，饮服十丸，日三服，稍加至二十丸。禁食生冷滑物，臭食等。

【功用】温脏安蛔。

【主治】胆囊炎，寒热错杂证及蛔虫内扰证。症见脘腹阵痛，右上腹部尤甚，烦闷呕吐，时发时止，得食则吐，甚则吐蛔，手足厥冷；或久泻久痢。

【方解】本方为张仲景治疗上寒下热之蛔厥证的方剂，《古今名医方论》柯韵伯曰："火旺则水亏，故消渴；气上撞心，心中疼热，气有余便是火也；木盛则克土，故饥不欲食；虫为风化，饥则胃中空虚，蛔闻食臭出，故吐蛔。蛔得酸则静，得辛则伏，得苦则下，信为化虫佳剂。久利则虚，调其寒热，酸以收之，下利自止。"本方中重用乌梅，以其味酸能伏蛔，酸敛补肝，以助厥阴春生之气，故为君药。细辛、蜀椒辛温之品，能温脏祛寒且能伏蛔，共为臣药。然虫积毕竟为实邪，故方中须配合黄连、黄柏清热燥湿，温清并举，使补而不滞、温而不燥。且苦寒之品，寒能清胃热，苦能下蛔。干姜、桂枝、附子辛热温脏制蛔；人参、当归益气补血，合桂枝和血通脉，均为佐药。白蜜性柔润，甘缓和中，为使药。此外，乌梅丸是仲景方中唯一的和以米饭、白蜜为丸之方。米饭黏性较大，在胃内崩解较缓慢，既可延长药效，又能避免或减少某些药物的刺激性；白蜜性柔润，作用缓和，有补益作用。加入米饭、白蜜制为丸剂，意在缓图，可助正气渐渐恢复，以治其本。诸药合用，寒热并用、三阴并治，可使水暖、土和、木达，以求温脏、补肝、安蛔补虚之功。本方的配伍特点：一是酸苦辛并进，使"蛔得酸则静，得辛则伏，得苦则下"；二是寒热并用，邪正兼顾。关于久泻久痢，多呈脾胃虚寒，肠滑失禁，气血不足而湿热积滞未去之寒热虚实错杂证候，本方集酸收涩肠、温阳补虚、清热燥湿诸法于一方，切中病机，故每可奏效。

【临床应用】

1. **用方要点**　本方为治疗寒热错杂、脏寒蛔厥证的常用方。临床应用以腹痛时作，右上腹部尤甚，烦闷呕吐，常自吐蛔，手足厥冷为辨证要点。现代药理研究证实，乌梅丸具有驱虫、抗菌、抗肿瘤、抗氧化等作用。西医学的胆囊炎、胆石症、胆道蛔虫症、肝癌疼痛、慢性菌痢、慢性胃肠炎、结肠炎等疾病，属寒热错杂，气血虚弱证者均可选用本方治疗。

2. **随症加减**　若热重者，可去附子、干姜；寒重者，可减黄连、黄柏；

口苦，心下疼热甚者，重用乌梅、黄连，并加川楝子、白芍；无虚者，可去人参、当归；呕吐者，可加吴茱萸、半夏；大便不通者，可加大黄、槟榔。蛔虫内扰者，加使君子、苦楝根皮、榧子、槟榔等以增强驱虫作用；痰湿较明显者加胆南星 15 ~ 20 克；白芥子 10 克；瘀血较重者加酒大黄 3 ~ 5 克，水蛭 10 克。

3. 历代医家应用经验　本方出自汉代医家张仲景的《伤寒论》，原书记载："伤寒，脉微而厥，至七八日肤冷，……蛔上入其膈故烦。须臾复止，得食而呕，又烦者，蛔闻食臭出，其人常自吐蛔。蛔厥者，乌梅丸主之，又主久利"。根据文献报道，本方化裁可治疗下述肝胆疾病：

（1）胆囊炎。处方：乌梅 15 克，川椒 5 克，干姜 15 克，细辛 5 克，桂枝 15 克，黄柏 6 克，当归 15 克，附子 10 克，姜黄 15 克，白鲜皮 15 克，生晒参 15 克。加减：痰湿较显，可加胆南星 15 ~ 20 克，白芥子 10 克；若瘀血较著，可予酒大黄 3 ~ 5 克行瘀通络。

（2）胆石症。以本方加减治疗：乌梅 18 克，黄连 10 克，黄柏 10 克，附子 8 克，干姜 6 克，党参 15 克，当归 10 克，桂枝 10 克，柴胡 12 克，枳实 10 克，金钱草 30 克。热偏重加大黄、蒲公英；寒偏重酌增附子、干姜用量；胁痛明显加姜黄、川楝子，恶心呕吐明显加半夏、竹茹，有黄疸加茵陈、郁金。每日一剂，水煎分 3 次服。

（3）胆道蛔虫症。以乌梅丸为基本方：乌梅、苦楝皮、槟榔各 15 克，黄连、木香各 6 克，花椒、干姜、大黄、黄柏各 10 克，川楝子、使君子各 15 克，细辛 3 克。素体虚弱者，加党参、当归、白芍各 12 克；肢厥、冷汗者加制附子、桂枝各 9 克；兼郁热黄疸者加金钱草、茵陈各 30 克，栀子 10 克。每日 1 剂，水煎煮，分早晚 2 次温服。

（4）肝癌疼痛。以乌梅丸加味治疗：乌梅 30 克，黄连 10 克，黄柏 10 克，细辛 6 克，川椒 10 克，干姜 10 克，桂枝 10 克，附子 10 克，党参 10 克，元胡 15 克，白芍 30 克，川楝子 15 克。8 剂，每日 1 剂，水煎煮，分早中晚三次温服。

（5）胆汁性肝硬化。乌梅、茵陈、金钱草各 30 克，当归、黄柏、柴胡、木香、元胡、郁金各 10 克，枳实 15 克，黄连 6 克，干姜 3 克。每日 1 剂，水煎煮，分早晚 2 次温服。生晒参 20 克另煎服。

大陷胸汤

【来源】《伤寒论》

【组成】大黄去皮六两（10克） 芒硝一升（10克） 甘遂一钱匕（1克）

【用法】上三味，以水六升，先煮大黄，取二升，去滓，内芒硝，煮一二沸，内甘遂末，温服一升。得快利，止后服（现代用法：水煎，溶芒硝，冲甘遂末服）。

【功用】泻热逐水。

【主治】胆囊炎，水热互结之结胸证。症见胁胸疼痛，拒按，按之硬，或从心下至少腹硬满疼痛，手不可近。伴见短气烦躁，大便秘结，舌上燥而渴，日晡小有潮热，舌红，苔黄腻或兼水滑，脉沉紧或沉迟有力。

【方解】本方证因表证未解而误下，或因误下而邪气内陷，热邪与水饮搏结于胸膈所致，为大结胸证。方中甘遂善攻逐水饮，泻热破结，为君药。大黄、芒硝荡涤肠胃，泻结泄热，润燥软坚，为臣佐之用。综观全方，泻热与逐水并施，使水热之邪从大便而去，且药简量大，力专效宏，为泻热逐水之峻剂。

【临床应用】

1. **用方要点** 本方为治疗水热结聚证的常用方。临床应用以胸胁硬满，疼痛拒按，便秘，舌燥，苔黄，脉沉有力为辨证要点。现代药理研究证实，大陷胸汤具有利胆、利尿，改善急性肾功能衰竭、增强免疫力等作用。西医学的胆囊炎、肝硬化腹水、急性胰腺炎、胆石症、肝脓疡、急性胰腺炎、结核性渗出性腹膜炎等疾病，属水热互结证者均可选用本方治疗。

2. **随症加减** 兼热结便秘者合大承气汤，兼气郁疼痛者合四逆散、延胡索，兼呕吐者，加法半夏、生姜；久病兼瘀者合赤芍、红花、桃仁。

3. **历代医家应用经验** 本方出自汉代医家张仲景的《伤寒论》，原书记载："太阳病，脉浮而动数，……而反恶寒者，表未解也。医反下之，……心下因硬，则为结胸，大陷胸汤主之"；"伤寒六七日，结胸热实，脉沉而紧，心下痛，按之石硬者，大陷胸汤主之"。根据文献报道，本方化裁可治疗下述肝胆疾病：

（1）胆囊炎，证属肝胆湿热型，方用大陷胸汤加茵陈30克，郁金18克，柴胡 15 克，赤芍 12 克，双花 30 克，虎杖 30 克。

（2）肝硬化腹水，属实证，水肿壅盛，方用大陷胸汤加鳖甲 30 克，莪术 15 克，甘遂末 0.3 克（冲服），水蛭 9 克，八月札 20 克，厚朴 18 克，大腹皮 30 克。

（3）胆系感染伴胰腺炎。本方加减：生大黄 9 克、芒硝 6 克（后下）、甘遂 1 克（药水冲服），由胃管注入或口服。每日 1 剂，6～8 小时 1 次，每次 100～200 毫升。

（4）腹膜炎。大黄 15 克（去皮），甘遂 4 克（制），水蛭 20 克，桃仁 15 克，阿胶 20 克，百部 30 克，莪术 30 克，厚朴 30 克，水红花子 30 克，功劳叶 30 克，蟾蜍 15 克，蜈蚣 20 条，共为细末，装入胶囊，3 粒/次，3 次/日，饭后服。

【注意事项】凡平素虚弱，或病后不任攻伐者，禁用本方。因本方为泻热逐水峻剂，既要防止利下过度，伤及正气，又要及时攻下，以防留邪为患。能否继续攻下，应视药后快利与否而定。

大承气汤

【来源】《伤寒论》

【组成】大黄酒洗四两（12 克）　厚朴去皮，炙半斤（24 克）　枳实炙五枚（12 克）芒硝三合（9 克）

【用法】上四味，以水一斗，先煮二物，取五升，去滓，内大黄，更煮取二升，去滓，内芒硝，更上微火一二沸，分温再服。得下，余勿服（现代用法：水煎，先煎厚朴、枳实，后下大黄，芒硝溶服）。

【功用】峻下热结。

【主治】胆囊炎，阳明腑实证，热结旁流证，里热实证。症见大便不通，频转矢气，脘腹痞满，腹痛拒按，按之则硬，甚或潮热谵语，手足濈然汗出，舌苔黄燥起刺，或焦黑燥裂，脉沉实；或下利清水，色纯青，其气臭秽，脐腹疼痛，按之坚硬有块，口舌干燥，脉滑实；热厥、痉病或发狂。

【方解】方中大黄苦寒通降，泻热通便，荡涤胃肠实热积滞，是为君药。芒硝咸寒润降，泻热通便，软坚润燥，以除燥坚，用以为臣。硝、黄配合，相须为用，泻下热结之功益峻。实热内阻，腑气不行，故佐以厚朴下气除满、枳实行气消痞，合而用之，既能消痞除满，又使胃肠气机通降下行以助泻下通便。四药相合，共奏峻下热结之功。本方峻下热结，承顺胃气之下行，故名"大承气"。吴瑭《温病条辨》说："承气者，承胃气也……曰大承气者，合四药而观之，可谓无坚不破，无微不入，故曰大也。

【临床应用】

1. **用方要点** 本方为治疗阳明腑实证的基础方，又是寒下法的代表方。临床应用以痞、满、燥、实四症，及舌红苔黄，脉沉实为辨证要点。现代药理研究证实，大承气汤具有促消化、改善血液、调节免疫、抗菌、抗内毒素等作用。急性胆囊炎、急性胰腺炎、急性单纯性肠梗阻、粘连性肠梗阻、蛔虫性肠梗阻；以及某些热性疾病过程中出现高热、谵语、神昏、惊厥、发狂而见大便不通，苔黄脉实者，均可用本方加减治疗。

2. **随症加减** 若兼气虚者，宜加人参以补气，以防泻下气脱；兼阴津不足者，宜加玄参，生地等以滋阴润燥。

3. **历代医家应用经验** 本方出自汉代医家张仲景的《伤寒论》，原书记载："阳明病，脉迟，虽汗出不恶寒者，其身必重，短气，腹满而喘。有潮热者，此外欲解，可攻里也。手足濈然汗出者，此大便已硬也，大承气汤主之。根据文献报道，本方化裁可治疗下述肝胆疾病：

（1）胆囊炎。大黄15克，方用大承气汤加减：芒硝10克（冲服），虎杖15克，金钱草30克，枳实15克，厚朴10克，石韦15克，茵陈15克，柴胡10克，赤芍20克，玄胡15克，甘草5克。

（2）胆道蛔虫症。大承气汤加减：乌梅、金钱草、茵陈各30克，黄连9克，黄柏、虎杖各20克，干姜、附子、桂枝、芒硝各12克，蜀椒、细辛各5克，郁金、枳实、当归、大黄、厚朴各15克。

（3）急性肠梗阻。方用大承气汤：大黄20克，芒硝8克（冲服），枳实15克，厚朴10克。

（4）慢性重症肝炎。方用大承气汤加减灌肠：大黄30克，乌梅30克，枳实10克，厚朴10克，赤芍15克，黄连10克，水煎成150毫升，保留灌肠60分钟，每天灌肠1次，连用5天隔一天使用。以上两组疗程均为4周。

（5）肝硬化腹水。大承气汤加减：大黄35克，枳壳30克，厚朴40克，茯苓皮30克，大腹皮40克，猪苓45克，泽泻30克，木通45克，车前子45克，苍术60克，三棱40克，白术60克，牵牛子45克，竹叶10克。

（6）肝硬化并上消化道出血。大承气汤加减灌肠：大黄（后下）15 克，枳实 12 克，厚朴 12 克，鸡内金 15 克，炒莱菔子 30 克，甘草 6 克。加水 1500 毫升煎至 1000 毫升，保留灌肠，每晚 1 次。

（7）原发性肝癌并发肝性脑病。大承气汤滴肛：大黄 30 克（后下），厚朴 60 克，枳实 30 克，芒硝 20 克（冲）。用 1000 毫升水慢火煎至 500 毫升，待药液温度降至 39℃～41℃时，以滴肛法将药液滴入结肠 40～60cm 处，并尽量延长药液保留时间以利吸收。每日使用 1 剂滴肛，连续 7 天为一疗程。

【注意事项】本方为泻下峻剂，凡气虚阴亏、燥结不甚者，以及年老、体弱等均应慎用；孕妇禁用；注意中病即止，以免耗损正气。

大黄附子汤

【来源】《金匮要略》

【组成】大黄三两（9 克）　附子炮三枚（12 克）　细辛二两（3 克）

【用法】以水五升，煮取二升，分温三服。若强人煮取二升半，分温三服。服后如人行四五里，进一服（现代用法：每日一剂，水煎煮，分早晚两次温服）。

【功用】温里散寒，通便止痛。

【主治】胆囊炎，寒积里实证。症见腹痛便秘，胁下偏痛，发热，手足厥冷，舌苔白腻，脉弦紧。

【方解】本方证因寒邪与积滞互结于肠道所致。寒为阴邪，其性收引，寒入于内；阳气失于温通，气血被阻，故见腹痛；寒邪阻于肠道，传导失职，故大便不通；寒邪凝聚于厥阴，则胁下偏痛。本方意在温下，故重用辛热之附子，温里散寒，止腹胁疼痛；以苦寒泻下之大黄，泻下通便，荡涤积滞，共为君药。细辛辛温宣通，散寒止痛，助附子温里散寒，是为臣药。大黄性味虽属苦寒，但配伍附子、细辛之辛散大热之品，则寒性被制而泻下之功犹存，为去性取用之法。三味协力，而成温散寒凝、苦辛通降之剂，合成温下之功。

【临床应用】

1. **用方要点**　本方为温下法的代表方，又是治疗冷积便秘实证的常用方。临床应用以腹痛便秘，手足厥冷，苔白腻，脉弦紧为辨证要点。现代药理研究证实，大黄附子汤具有泻下，抗缺氧，抗感染，镇痛等作用。西医学的胆囊炎、胆绞痛、胆囊术后综合征、急性阑尾炎、急性肠梗阻、睾丸肿痛、慢性痢疾、尿毒症等，属寒积里实证者均可选用本方治疗。

2. **随症加减** 腹痛甚，喜温，加肉桂温里祛寒止痛；腹胀满，可加厚朴、木香以行气导滞；体虚或积滞较轻，可用制大黄，以减缓泻下之功；如体虚较甚，加党参、当归以益气养血。

3. **历代医家应用经验** 本方出自汉代医家张仲景的《金匮要略》，原书记载："胁下偏痛，发热，其脉紧弦，此寒也，以温药下之，宜大黄附子汤"。根据文献报道，本方化裁可治疗下述肝胆疾病：①急性胆囊炎。方用大黄附子汤：生大黄 10 克，制附子 15 克，细辛 2 克。加减法：寒战者，附子、细辛量可加倍；黄疸者加茵陈，气滞者加枳实、郁金，呕吐者加制半夏、陈皮、吴茱萸、黄连；胀甚者加六神曲、炙鸡内金之类，另可随证加入川楝子、玄胡索、金钱草、蒲公英、虎杖之品，然柴胡为必用之品，可入少阳机枢以作和解疏泄引经之用。②重症急性胰腺炎。方用大黄附子汤：生大黄（后下）、茵陈各 15 克，淡附片、川黄连各 6 克，细辛 3 克，瓜蒌、苇茎各 30 克，法半夏、枳实、元胡、川朴、郁金各 10 克，每日 1 剂水煎分 2 次服。③急性肠梗阻。方用大黄附子汤：大黄 20 克（后下），附子 9 克，细辛 6 克，枳实 15 克，厚朴 15 克，芒硝 10 克等，急煎 1 剂取汁 200 毫升灌肠。

【注意事项】使用时大黄用量一般不超过附子。

凉膈散

【来源】《太平惠民和剂局方》

【组成】川大黄、朴硝、甘草炙各二十两（各 600 克） 山栀子仁、薄荷去梗、黄芩各十两（各 300 克） 连翘二斤半（1250 克）

【用法】上药为粗末，每服二钱（6 克），水一盏，入竹叶七片，蜜少许，煎至七分，去滓，食后温服。小儿可服半钱，更随岁数加减服之。得利下，住服（现代用法：上药共为粗末，每服 6 ~ 12 克，加竹叶 3 克，蜜少许，每日 1 剂，水煎煮，分早晚 2 次温服。亦可作汤剂煎服）。

【功用】泻火通便，清上泄下。

【主治】胆囊炎，上中二焦邪郁生热证。症见烦躁口渴，面赤唇焦，胸膈烦热，口舌生疮，睡卧不宁，谵语狂妄，或咽痛吐衄，便秘溲赤，或大便不畅，舌红苔黄，脉滑数。

【方解】本方证由脏腑积热，聚于胸膈所致，故以上、中二焦见证为主。方中连翘轻清透散，长于清热解毒，透散上焦之热，故重用以为君。配黄芩以清胸膈郁热；山栀通泻三焦，引火下行；大黄、芒硝泻火通便，以荡涤中焦燥热内结，共为臣药。薄荷清头目，利咽喉；竹叶清上焦之热，均为佐药。使以甘草、白蜜，既能缓和硝、黄峻泻之力，又能生津润燥，调和诸药。全方配伍，共奏泻火通便，清上泄下之功。本方的配伍特点是清上与泻下并行，但泻下是为清泄胸膈郁热而设，所谓"以泻代清"，其意在此。

【临床应用】

1. **用方要点** 本方为治疗上、中二焦火热炽盛的常用方。临床应用以胸膈烦热，面赤唇焦，烦躁口渴，舌红苔黄，脉数为辨证要点。现代药理研究证实，凉膈散具有导泻，利尿，利胆，抗炎和抗菌等作用。西医学的胆囊炎、胆道感染、急性黄疸型肝炎、咽炎、口腔炎、急性扁桃体炎等疾病，属上、中二焦火热证者均可选用本方治疗。

2. **随症加减** 若热毒壅阻上焦，症见壮热、口渴、烦躁、咽喉红肿、大便不燥者，可去朴硝，加石膏、桔梗以增强清热凉膈之功。

3. **历代医家应用经验** 本方出自宋代太平惠民和剂局组织编写的《太平惠民和剂局方》，原书记载："治大人小儿腑脏积热，烦躁多渴……肠胃燥涩，便溺秘结，一切风壅，并宜服之。"根据文献报道，本方化裁可治疗下述肝胆疾病：

（1）急性胆囊炎。本方加减：大黄（后下）、连翘、酸枣仁、合欢皮、白芍各15克，甘草3克，川楝子、黄芩、栀子各9克，柴胡、玄明粉（后下）、郁金各12克，茵陈25克。每日1剂，水煎煮，分早晚2次温服。

（2）脂肪肝伴肥胖。辨证为实热证，患者见体肥怕热、口臭便秘、食欲大或嗜酒、舌红苔黄腻、脉滑数。予本方加荷叶20克、山楂10克、决明子20克、丹参15克、生何首乌15克。

【注意事项】非火热壅盛者慎用。

枳实消痞丸

【来源】《兰室秘藏》

【组成】 干生姜、炙甘草、麦芽曲、白茯苓、白术各二钱（各6克） 半夏曲、人参各三钱（各9克） 厚朴炙四钱（12克） 枳实、黄连各五钱（各15克）

【用法】 上为细末，汤浸蒸饼为丸，如梧桐子大，每服五七十丸，白汤下，食远服（现代用法：共为细末，水泛小丸或糊丸，每服6~9克，饭后温开水送下，日2次；亦可改为汤剂，每日1剂，水煎煮，分早晚2次温服）。

【功用】 行气消痞，健脾和胃。

【主治】 胆囊炎，脾虚气滞，寒热互结证。症见胃脘胀满，不欲饮食，倦怠乏力，大便不畅，苔腻而微黄，脉弦。

【方解】 本方证因脾胃素虚，升降失职，寒热互结，气壅湿聚所致。方中枳实苦辛微寒，行气消痞为君；厚朴苦辛而温，行气除满为臣。二者合用，以增行气消痞除满之效。黄连苦寒清热燥湿而除痞、半夏曲辛温散结而和胃、少佐干姜辛热温中祛寒，三味相伍，辛开苦降，平调寒热，共助枳、朴行气开痞除满之功；麦芽甘平，消食和胃；人参、白术、茯苓、炙甘草（四君子汤）益气健脾，祛湿和中，共为佐药。炙甘草还兼调药之用，亦为使药。全方用药有消有补，有寒有热，体现了消补兼施、辛开苦降的配伍特点。

【临床应用】

1. **用方要点** 本方为治疗脾虚气滞，寒热互结之心下痞满证之常用方。临床应用以胃脘胀满，食少倦怠，苔腻微黄为辨证要点。现代药理研究证实，枳实消痞丸具有利胆、调节胃肠蠕动、泻下、抑菌、抑制平滑肌收缩等作用。西医学的胆囊炎、胆汁反流性胃炎、胆结石、慢性胃炎、慢性支气管炎、胃肠神经官能症等疾病，属脾虚气滞，寒热互结证者均可选用本方治疗。

2. **随症加减** 脾虚甚者，重用人参、白术以增益气健脾之功；偏寒者，减黄连，加重干姜用量，可再加高良姜、肉桂等以助温中散寒之力；胀满重者，可加陈皮、木香等以加强行气消胀之效。

3. **历代医家应用经验** 本方出自金代医家李杲的《内外伤辨惑论》，原书记载："治右关脉弦，心下虚痞，恶食懒倦，开胃进饮食。"根据文献报道，本方化裁可治疗下述肝胆疾病：

（1）结石性胆囊炎。本方加减：枳实、党参、云茯苓、白术各12克，黄连、厚朴、法夏、麦芽各10克，干姜8克，炙甘草6克组成。1剂/天，加水浓煎2次，分早晚2次服。加减：热重者加大黄连用量或加二花，右胁刺痛者加柴胡、郁金或失笑散，呕吐甚者加竹茹，大便干结者加大黄、全瓜蒌，有黄疸者加茵陈、栀子、金钱草、海金砂、郁金。

(2) 脂肪肝。生大黄9克，枳实9克，神曲15克，白茯苓12克，黄芩7克，黄连2克，白术15克，泽泻12克，山楂15克，柴胡9克，苍术13克。每日一剂水煎，分2次温服，每服13天休息2天。

(3) 胆汁反流性胃炎。方用枳实消痞丸：枳实9克，枳壳6克，黄连8克，党参9克，白术12克，茯苓9克，麦芽15克，半夏9克，厚朴12克，柴胡15克，白芍8克，川芎8克，香附10克，生姜6克，炙甘草6克。每日1剂，水煎2次。

【注意事项】忌生冷、油腻及煎炸等不宜消化的食物。

金铃子散

【来源】《素问病机气宜保命集》

【组成】金铃子、玄胡各一两（各30克）

【用法】为细末，每服三钱，酒调下（现代用法：为末，每服6~9克，酒或开水送下；亦可作汤剂，每日1剂，水煎煮，分早晚2次温服，用量按原方比例酌定）。

【功用】疏肝泄热，活血止痛。

【主治】胆囊炎，肝郁化火证。症见胸胁肋诸痛，时发时止，口苦，或痛经，或疝气痛，舌红苔黄，脉弦数。

【方解】本方证因肝郁气滞，气郁化火所致。肝郁气滞则疏泄失常，血行不畅，故见胸腹胁肋诸痛，或因情志变化而疼痛加剧、时发时止。方中金铃子苦寒入肝，疏肝气，泄肝火，以治胸腹胁肋疼痛而为君药；玄胡（延胡索）辛苦性温入肝经，能行血中气滞以达行气活血止痛之功，为臣佐之药。二药相配，气行血畅，疼痛自止。

【临床应用】

1. **用方要点**　本方为治疗肝郁化火之胸腹胁肋疼痛的常用方，亦是治疗气郁血滞而致诸痛的基础方。临床应用以胸腹胁肋诸痛，口苦，苔黄，脉弦数为辨证要点。现代药理研究证实，金铃子散具有利胆、抗炎、止痛、保肝等作用。西医学的胆囊炎、肝炎、胃肠痉挛、肋间神经痛、肋软骨炎等疾病，属肝郁化火证者均可选用本方治疗。

2. 随症加减 本方所治疼痛范围甚广，可根据具体病位适当加味。如用于治疗胸胁疼痛，可酌加郁金、柴胡、香附等；脘腹疼痛，可酌加木香、陈皮、砂仁等；妇女痛经，可酌加当归、益母草、香附等；少腹疝气痛，可酌加乌药、橘核、荔枝核等。

3. 历代医家应用经验 本方出自金代医家刘完素的《素问病机气宜保命集》，原书记载："热厥心痛，或作或止，久不愈者。"根据文献报道，下述肝胆疾病可用本方化裁治疗：

（1）胆囊炎伴胆石症。方用金铃子散加减：川楝子 12～15 克，元胡 10～15 克，当归 15 克，丹参 15～30 克，乳香 10 克，柴胡 10 克，黄芩 10 克，山楂 15 克，大黄 10 克，甘草 6 克。气滞明显者加香附，枳壳，佛手疏肝理气。湿热重者加茵陈、黄连、栀子、青蒿、虎杖清热利湿退黄；脓毒热盛者加生石膏、败酱草、双花、连翘、公英等。脾虚加党参、云茯苓、白芍、山药等。伴结石者加金钱草、海金砂、内金、滑石、郁金清热利湿，消石退黄。

（2）慢性胆囊炎。金铃子 15 克，延胡索 15 克，柴胡 15 克，白芍 15 克，枳实 10 克，川芎 15 克，陈皮 10 克，香附 15 克，郁金 15 克，甘草 5 克，焦三仙各 15 克。如果伴有恶心呕吐者加竹茹 15 克，半夏 10 克；如果伴有便秘者加生大黄（后下）5 克。每日 1 剂，水煎分 2 次服，每次 250～300 毫升，15 天为 1 个疗程。

（3）胆道蛔虫症。方用金铃子散加乌梅、槟榔各 10 克。

（4）慢性肝炎或肝硬化、肝区疼痛的患者。方用金铃子散：金铃子、延胡索各 15 克、柴胡、炒白芍各 10 克。

【注意事项】若肝气郁滞属寒者，则不宜单独使用。

保和丸

【来源】《丹溪心法》

【组成】山楂六两（180 克） 神曲二两（60 克） 半夏、茯苓各三两（各 90 克）陈皮、连翘、莱菔子各一两（各 30 克）

【用法】上为末，炊饼为丸，如梧桐子大，每服七八十丸（9 克），食远白汤下（现代用法：共为末，水泛为丸，每服 6～9 克，温开水送下。亦可每日 1 剂，水煎煮，分早晚 2 次温服，用量按原方比例酌减）。

【功用】消食和胃。

【主治】胆囊炎，食滞胃脘证。症见脘腹痞满胀痛，嗳腐吞酸，恶食呕逆，或大便泄泻，舌苔厚腻，脉滑。

【方解】〕本方证因饮食不节，暴饮暴食所致。《素问·痹论》说："饮食自倍，肠胃乃伤。"方中重用酸甘性温之山楂为君，消一切饮食积滞，长于消肉食油腻之积；神曲甘辛性温，消食健胃，长于化酒食陈腐之积；莱菔子辛甘而平，下气消食除胀，长于消谷面之积。三药同用为臣，能消各种食物积滞。食积易于阻气、生湿、化热，故以半夏、陈皮辛温，理气化湿，和胃止呕；茯苓甘淡，健脾利湿，和中止泻；连翘味苦微寒，既可散结以助消积，又可清解食积所生之热，均为佐药。诸药配伍，使食积得化，胃气得和，热清湿去，则诸症自除。

【临床应用】

1. **用方要点**　本方为治疗一切食积之常用方。临床应用以脘腹胀满，嗳腐厌食，苔厚腻，脉滑为辨证要点。现代药理研究证实，保和丸具有助消化、调节胃肠功能，保肝、利胆，镇吐，抗溃疡及抑菌等作用。西医学的胆囊炎、急慢性胃炎、急慢性肠炎、消化不良、婴幼儿腹泻等疾病，属食积内停证者均可选用本方治疗。

2. **随症加减**　本方药力较缓，若食积较重者，可加枳实、槟榔；苔黄脉数者，可加黄连、黄芩；大便秘结者，可加大黄；兼脾虚者，可加白术。

3. **历代医家应用经验**　本方出自元代医家朱丹溪的《丹溪心法》，原书载："保和丸，治一切食积。"根据文献报道，本方化裁可治疗下述肝胆疾病：

（1）小儿慢性胆囊炎。遣方用保和丸加减：云苓、半夏、陈皮、川朴、神曲、山楂、莱菔子、炒二芽、连翘、虎杖等，每日1剂，水煎煮，分3～5次服完，连用10天。伴大便干结者加生大黄；呃逆者加生姜。

（2）胆石症。以保和丸加减。处方：山楂、神曲、姜半夏、陈皮、茯苓、连翘、莱菔子、硝石、川郁金、黄芩、焦栀、大黄各10克，王不留行15克，磁石、金钱草、茵陈各30克。7剂，每日1剂，水煎煮，分早晚2次温服。

（3）慢性迁延性肝炎。方以保和丸加味。处方：山楂、神曲、连翘、姜夏、茯苓、莱菔子、焦栀、柴胡、苍白术各10克，生黄芪、茵陈、虎杖各20克，垂盆草30克。

（4）脂肪肝。山楂30克，神曲、泽泻、茵陈各20克，茯苓、半夏、陈皮、首乌、草决明、莱菔子各 15 克，大黄 8 ~ 10 克，每日 1 剂，水煎分 2 次服。若肝郁脾虚者加柴胡、郁金；肝肾阴虚者加女贞子、旱莲草、枸杞等；瘀血阻络者加三棱、莪术、泽兰、桃仁等。

【注意事项】本方属攻伐之剂，故不宜久服。

蒿芩清胆汤

【来源】《重订通俗伤寒论》

【组成】青蒿半钱至二钱（4.5 ~ 6 克）　淡竹茹三钱（9 克）　仙半夏一钱半（4.5克）　赤茯苓三钱（9 克）　青子芩一钱至三钱（4.5 ~ 9 克）　生枳壳一钱半（4.5 克）陈广皮一钱半（4.5 克）　碧玉散（包）三钱（9 克）

【用法】原方未著用法（现代用法：每日 1 剂，水煎煮，分早晚 2 次温服）。

【功用】清胆利湿，和胃化痰。

【主治】胆囊炎，少阳湿热之证。症见右上腹疼痛，寒热如疟，寒轻热重，口苦膈闷，吐酸苦水，或呕黄涎而黏，甚则干呕呃逆，胸胁胀疼，小便黄少，舌红苔白腻，间现杂色，脉数而右滑左弦。

【方解】俞氏和解胆经法，源于《伤寒论》小柴胡汤。蒿芩清胆汤为治少阳胆热偏重，兼有湿热痰浊中阻，三焦气机不畅之证。方中青蒿苦寒芳香，清透少阳邪热；黄芩苦寒，善清胆热，并能燥湿，两药相合，既可内清少阳湿热，又能透邪外出，共为君药。竹茹善清胆胃之热，化痰止呕；半夏燥湿化痰，和胃降逆，两味相协，以加强化痰止呕之功；碧玉散、赤茯苓清热利湿，导邪从小便而去。正如古人所云："治湿不利小便，非其治也。"四药相伍，使热清湿化痰除，共为臣药。枳壳下气宽中，除痰消痞；陈皮理气化痰，宽胸畅膈，为佐药。综合全方，可使胆热清，痰湿化，胃气和，则诸症均解。此方由温胆汤去生姜，大枣，甘草，加青蒿，黄芩，碧玉散组成。其作用极为轻灵，实乃和解胆经，清利湿热，解除寒热如疟之良方。正如《重订通俗伤寒论》所云："此为和解胆经之良方，凡胸痞作呕，寒热如疟者，投无不效。"

【临床应用】

1. 用方要点　本方为治疗少阳湿热证的代表方。临床应用以右上腹疼痛，寒热如疟，寒轻热重，胸胁胀疼，吐酸苦水，舌红苔腻，脉弦滑数为辨证要点。现代药理研究证实，蒿芩清胆汤具有抗胆道感染、增加胆汁流量、解热、抗菌、抗病毒、免疫调节、利尿、双向调节胃肠功能等作用。西医学的胆囊炎、胆石症、肝炎、肝囊肿、胆汁反流性胃炎、流感、肾盂肾炎、疟疾、盆腔炎、钩端螺旋体等疾病，属少阳胆与三焦湿热证者均可选用本方治疗。

2. 随症加减 胆热犯胃，呕吐重者，加黄连、苏叶清热止呕或与左金丸合用以增强清胆和胃之力；湿重，加藿香、薏苡仁、白蔻仁以化湿浊；湿热发黄，加茵陈、栀子以增强利湿退黄之效；气机郁滞重者，加川楝子、延胡索，以理气止痛；痰热扰心，心烦失眠，加瓜蒌皮、琥珀以化痰宁心；痰热蕴肺，咳嗽痰多，加冬瓜仁、芦根，以清肺化痰；湿热下注，小便淋涩，加木通、山栀，以利湿通淋；湿热壅滞肠腑，便秘，加大黄、杏仁以行滞通腑；湿热阻滞经络，肢体酸痛，加薏苡仁、丝瓜络，以通络舒经；小便不利，加车前子、泽泻、通草以利小便。

3. 历代医家应用经验 本方出自清代医家俞根初的《重订通俗伤寒论》，原书载："暑湿疟……当辨其暑重于湿者为暑疟，……暑疟，先与蒿芩清胆汤清其暑。"根据文献报道，下列肝胆疾病可用本方化裁治疗：

（1）急性胆囊炎。青蒿 30 克，黄芩 15 克，滑石 18 克，郁金 9 克，车前子 9 克，蒲公英 30 克，甘草 6 克，栀子 9 克。幼儿及老年体弱者酌减；若痛甚者加乳香；白细胞总数过高者加金银花 30 克，连翘 12 克；若有胆结石急性发作者加海金沙 15 克，金钱草 30 ~ 60 克，茵陈 15 克。

（2）慢性胆囊炎。青蒿 15 克，黄芩 12 克，柴胡 12 克，竹茹 10 克，半夏 10 克，陈皮 6 克，茯苓 12 克，枳壳 10 克，滑石 15 克，金钱草 30 克，甘草 5 克。

（3）胆石症。胆结石患者予青蒿 6 克，淡竹茹 9 克，半夏 5 克，赤茯苓 9 克，黄芩 6 克，生枳壳 5 克，陈皮 5 克，滑石、甘草、青黛各 9 克。肝郁气滞者加柴胡 6 克；口苦恶心，大便干结加大黄 6 克；黄疸较重者加龙胆草、车前子、茵陈各 6 克，每日 1 剂，水煎煮，分早晚 2 次温服。

（4）慢性乙型病毒性肝炎。青蒿 10 克，黄芩 10 克，枳壳 5 克，竹茹 5 克，茯苓 10 克，法半夏 10 克，陈皮 5 克，碧玉散 10 克，夏枯草 10 克，茵陈 10 克，冬瓜子 10 克，苡仁 10 克，泽泻 10 克。上药每日 1 剂，水煎煮 2 次，分 2 次口服，疗程 2 个月。

（5）肝胆病发热。多种肝胆疾病出现的发热，包括急性黄疸型肝炎、急性无黄疸型肝炎、淤胆型肝炎、慢性活动型肝炎、急性胆囊炎、急性胆管炎、胆石症急性发作。予青蒿 15~30 克，黄芩 15 克，竹茹、生甘草、陈皮、半夏各 10 克，赤茯苓 20 克，枳壳 12 克，滑石 24 克（包煎），青黛 6 克（调入汤剂中服），每日 1 剂，水煎分 3~4 次温服。加减：急性黄疸型肝炎加茵陈、大黄；急性无黄疸型肝炎加香附、白芍、川楝子；淤胆型肝炎加赤芍、郁金、葛根；慢性活动型肝炎加虎杖、三棱、丹参；急性胆囊炎、急性胆管炎及胆石症急性发作加金钱草、大黄、蒲公英、木香、板蓝根、厚朴。服药期间采用一般支持疗法，急性胆囊炎、急性胆管炎及胆石症急性发作者配合应用抗生素；高热者同时给予物理降温。

（6）细菌性肝脓肿。青蒿、薏苡仁各 20 克，黄芩、柴胡、竹茹各 12 克，陈皮、生大黄、法半夏各 8 克，青黛、栀子、枳壳、皂角刺各 10 克，滑石 15 克，甘草 4 克。

（7）胆汁反流性胃炎。青蒿 10 克，黄芩 10 克，竹茹 10 克，半夏 10 克，陈皮 6 克，生枳壳 20 克，赤茯苓 10 克，碧玉散（包）12 克）。伴食管炎加白及、生地榆、石打穿；胃糜烂加仙鹤草、参三七；吐酸、嘈杂合左金丸或乌贝散；便秘加生大黄；胆囊炎、胆石症加金钱草、片姜黄、郁金等。

【注意事项】本方纯属祛邪之剂，不宜长期服用，体虚者不宜单独应用。

后辛汤

【来源】《医醇賸义》

【组成】柴胡、陈皮、栀子皮（姜汁炒）、枳壳各一钱　郁金、当归、茯苓、合欢花各二钱　蒺藜四钱　佛手五分

【用法】每日 1 剂，水煎煮，分早晚 2 次温服，用量按原方比例酌情增减，每日 1 剂，1 日 2 次。

【功用】行气消胀，利胆清热。

【主治】胆囊炎。症见胆胀，胁下痛胀，口中苦，善太息。

【方解】本方为治胆胀专用方。胆胀的病位在胆，病机为胆气疏泄失调，郁而化热，以胁下胀痛或胀满、口苦为主要的诊断依据，可有胸闷、口干、太息等伴随症状。方以柴胡、栀子清肝胆之火，解肝胆之郁；枳实、陈皮泻土中之木，病久由气及血用当归、郁金养血除瘀；并以蒺藜、合欢花、佛手、茯苓

柔肝畅脾。诸药合用，使胆郁除，胀痛消，有轻扬和解配伍之妙，共奏利胆清热，行气消胀之功。

【临床应用】

1. **用方要点** 本方为治疗胆胀的常用方。临床应用以胁下痛胀，口中苦，善太息为辨证要点。现代药理研究证实，后辛汤具有利胆、利尿、抗炎、解热等作用。西医学的胆囊炎、胆石症、脂肪肝、肝炎、肝硬化、肝癌等疾病，属肝郁气滞证者均可选用本方治疗。

2. **随症加减** 口苦心烦者，加龙胆草、黄芩；脘腹胀甚者加木香、陈皮；恶心呕吐者加半夏、竹茹。

3. **历代医家应用经验** 本方出自清代医家费伯雄的《医醇賸义》，原书记载："胆气血皆少，为清静之腑，寒气干之，故胁痛口苦；气郁不舒，故善太息也。当轻扬和解，后辛汤主之"。"后辛汤"一方，是为治疗肝胆疾病而设。《素问·灵兰秘典论》曰："肝者，将军之官，谋虑出焉。"肝属木，其性疏泄，"在志为怒"，怒则伤肝，故《素问·脏气法时论》中说：'肝病者，两胁下痛引少腹，令人善怒。"由于肝胆为表里之经，如果肝胆之气疏散宣泄动能正常，肝仁胆义的五常之性就会中正不偏；一旦肝胆疏泄功能失常，仁义之性即会偏离。这样，就会出现"激暴易怒"，象后辛那样，无仁无义，残酷暴虐，故制方者费伯雄在取方名时用了暴君后辛的名字。根据文献报道，本方化裁可治疗下述肝胆疾病：

（1）慢性胆囊炎。柴胡、陈皮、栀子、枳壳、郁金、当归、茯苓、合欢花、蒺藜、佛手各10克。若大便干结者加大黄（同煎）、厚朴各10克；胀痛较甚者加延胡索、白芍各10克；纳呆厌食者加山楂、石斛各10克；舌黯有瘀点者加丹参15克；有胆结石者加金钱草30克。每日1剂，水煎煮，分早晚2次温服，治疗30日为1疗程。

（2）胆石症。金钱草、茵陈各30克，鸡内金、元胡、白芍、枳实、三棱、莪术各20克，柴胡、半夏、青皮、陈皮、木香、大黄各12克。

五味消毒饮

【来源】《医宗金鉴》

【组成】 金银花三钱（20克） 野菊花、蒲公英、紫花地丁、紫背天葵子各一

钱二分（各 15 克）

【用法】水一盅，煎八分，加无灰酒半盅，再滚二三沸时，热服，被盖出汗为度。

【功用】清热解毒，消散疔疮。

【主治】胆囊炎，热毒内聚证。症见两胁或右胁灼痛，疔疮初起，发热恶寒，疮形如粟，坚硬根深，状如铁钉，以及痈疡疖肿，红肿热痛，舌红苔黄，脉数。

【方解】方中银花清热解毒，消散痈肿；紫花地丁、蒲公英、野菊花，紫背天葵子清热解毒，凉血消肿散结；少加酒以通血脉，有利于痈肿疔毒之消散。配合成方，共奏清热解毒，散结消肿之功。

【临床应用】

1. **用方要点** 本方为治疗热毒内聚的常用方。临床应用以两胁灼痛，舌红苔黄，脉数为辨证要点。现代药理研究证实，五味消毒饮具有抗菌、抗炎、解热、增强免疫功能、解毒等作用。西医学的胆囊炎、肝炎、脂肪肝、肺炎、流行性乙型脑炎等疾病，属火毒结聚证者均可选用本方治疗。

2. **随症加减** 便秘者加大黄、芒硝、枳实、芍药；恶心欲吐者加半夏、生姜、竹茹；胁肋胀痛加柴胡、枳壳、白芍；口苦口干者加柴胡、黄芩；久病者加赤芍、丹皮。

3. **历代医家应用经验** 本方出自清代医家吴谦的《医宗金鉴》。泸州医学院孙同郊医师以五味消毒饮加减为基础方治疗慢性乙型肝炎：茵陈、连翘各 15 克，白术、茯苓各 10 克，薏苡仁、赤芍、丹参、白茅根、滑石、紫花地丁、蒲公英、败酱草、升麻各 15 克，甘草 3 克。通过长期的临床实践，孙同郊认为清热除湿既可祛除病邪，有利于正气的恢复，又可防止病情复发或加重，亦即张子和之所谓"论病首重邪气，治病必先祛邪"，"先攻其邪，邪去而元气自复"。因此立清热除湿为治疗本病的基本法则。临床运用清热法时，孙同郊首重解毒，以祛除邪毒，消除致病因素。如慢性乙型肝炎胁痛症状明显、伴情志抑郁，多有肝气郁滞，治疗在五味消毒饮的基础上加疏肝理气之品，如柴胡、白芍、川楝子、香附等；如湿热症状明显，临床可见舌质红，舌苔黄腻或白腻，脉弦滑数，或伴有黄疸，此类患者大多转氨酶显著增高或持续不降，多数为"大三阳"或 HBV－DNA 阳性，则以五味消毒饮合甘露消毒丹加减治疗，常用清热除湿之品，如茵陈、土茯苓、苦参、白茅根、金钱草、车前子等。对于兼有脾虚者，多加用白术、茯苓、薏苡仁、山药等健脾而不滋腻之品；兼见肝肾阴虚者，选用女贞子、枸杞子、麦门冬、墨旱莲、制首乌等。由于"久病必瘀"，孙同郊临证时，常辅以活血化瘀治疗，常用赤芍、丹参、牡丹皮、生地黄、郁金等。而对于病情趋于稳定者，这类患者临床症状较少或仅见肝区轻度不适，肝功能检查多正常或仅表现为转氨酶轻度增高（不超过正常值高限的2倍），治疗虽应以疏肝健脾或疏肝养肝为主，但仍应在疏肝健脾或疏肝养肝的基础上酌情加用清热解毒、祛湿之品，以达到治病必求于本的目的。根据文献报道，本方化裁可治疗下述肝胆疾病：

（1）急性胆囊炎。银花30克、菊花20克、紫花地丁30克、蒲公英30克、紫背天葵15克。兼有湿邪者加泽兰、云苓、龙胆草、苍术；久治未愈者加当归、桃仁、赤芍，便秘加生大黄、朴硝，疼痛重者加元胡索、制乳香、制没药、川楝子，体温高者加春柴胡、黄芩、山栀；纳差加焦三仙，呕吐加陈皮、半夏、竹茹，黄疸加茵陈、金钱草；气滞腹胀痛，加香附、木香、郁金；体虚加参芪。

（2）慢性病毒性肝炎。基本方为五味消毒饮：银花30克，野菊花30克，紫花地丁30克，紫背天葵子20克，大青叶30克。黄疸则加茵陈、板蓝根、大黄、虎杖；湿重加云茯苓、佩兰、砂仁、苍白术；胁痛加郁金、川楝子、元胡索；体虚加参芪；发热加柴胡、黄芪；结石加金钱草，海金砂、鸡内金、朴硝、大黄；饮食不振加焦三仙、鸡内金；肝硬化加丹参、三棱等活血化瘀之品，兼有腹水加泽泻，半边莲，玉米须、猪苓；兼有肝癌加白花蛇舌草、半枝莲，兼有乙肝及乙肝表抗阳性加验方（鱼脑石、地鳖虫、三七，垂盆草等药）。

（3）急性乙型病毒性肝炎。证属疫毒内侵。金银花20克，黄芪、天葵子、野菊花、紫花地丁、蒲公英、茯苓、佩兰各15克，贯众、黄柏、虎杖各10克，甘草5克。每日一剂，水煎煮，分早晚两次温服。

（4）脂肪肝。方用五味消毒饮加味，基本方：金银花、野菊、蒲公英、败酱草、天葵子、紫花地丁、山楂、丹参各15克。兼有气滞血瘀加莪术、三棱各12克；兼痰浊阻遏加法半夏、白术各10克；兼脾肾阳虚加枸杞子、菟丝子各12克；兼肝肾阴虚加何首乌15克。每天1剂，水煎2次，每次加水500毫升，煎取200毫升，混合后，分2次温服。

【注意事项】非热毒内聚者慎用。

变通大柴胡汤

【来源】刘渡舟方

【组成】柴胡18克 大黄9克 白芍9克 枳实9克 黄芩9克 半夏9克 郁金9克 生姜12克

【用法】每日1~2剂，水煎分服。

【功用】疏肝利胆。

【主治】急性胆囊炎证属肝胆湿热者。临床以胁痛、发热、厌油、恶心、便干、舌质红苔黄腻、脉弦滑为特征。

【方解】方中柴胡味苦微辛，气平微寒，具轻清上升、宣透疏达之性，长于疏泄肝胆之邪热，与黄芩相伍能和解表里、清热利湿，与白芍同用，能柔肝舒肝止痛；半夏、生姜化湿和中，降逆止呕；大黄、枳实泻腑清热、利胆消炎；郁金辛开苦降，性寒泄热，入气分行气解郁，入血分凉血化瘀，为血中之气药，并有利胆之功。诸药合用，共奏疏肝理气，清热利湿，通腑利胆之效。

【临床应用】

历代医家应用经验 现代研究表明，柴胡有解热、抗菌、抗炎、利胆、护肝、镇痛等作用；大黄亦有很强的解热、抗菌、抗炎、利胆等作用；白芍有很好的镇痛、抗炎等作用；郁金、黄芩均有利胆、抗菌作用，故本方既能治"本"（抗菌、消炎），又能治"标"（止痛、退热），诚为一首治疗急性胆囊炎的有效方剂。由于本方多苦寒之品，故于脾胃虚弱，正气不足之急性胆囊炎不相宜。临证当辨病与辨证相结合，不可套用照搬，方能取得好的疗效。

【注意事项】治疗期间清淡饮食，忌食辛辣生冷食物，禁食油腻。

变通一贯煎

【来源】顾伯华方

【组成】生地12克 首乌9克 枸杞9克 茵陈12克 虎杖12克 生大黄6~9克（后下） 生山楂12克 鸡内金3克（研粉分吞） 麦芽12克 玫瑰花3克 佛手6克 绿萼梅6克

【用法】每日1剂，水煎分服。

【功用】养肝柔肝，疏肝利胆。

【主治】慢性胆囊炎、胆石症证属肝阴不足者。临床胁痛隐隐、体倦乏力，口干咽燥，头晕目涩，舌质红、体瘦小，苔薄黄或少苔，脉弦细为特征。

【方解】方中生地、首乌、枸杞甘寒补肾，滋水涵木，养肝柔肝；茵陈、虎杖、大黄清热利胆，消炎化石；山楂、麦芽、鸡内金健胃消食化滞，鸡内金尚有化石之能；玫瑰花舒肝和血；佛手、绿萼梅疏肝理气。诸药合用，共为滋水涵木、疏肝利胆之剂。

【临床应用】

历代医家应用经验 上海名老中医顾老认为，胆囊炎、胆石症多为肝胆湿热之实证，加之医者多囿于炎症，每以清热利胆之剂统治，故收效不尽如人意。顾老则另辟蹊径，既辨证又辨病，针对西医之炎症和中医肝阴不足之病理特点，创制是方。一方面滋阴扶正，使水生木旺而不恋邪；一方面清泻祛邪，使炎消石溶而不伤正，相反相承，正复邪除，故收效颇著。

【注意事项】治疗期间清淡饮食，忌食辛辣生冷食物，禁食油腻。

金钱开郁汤

【来源】魏长春方

【组成】金钱草30克　柴胡9克　枳实9克　白芍9克　炙甘草3克　郁金9克　乌贼骨9克　浙贝母9克

【用法】每日一剂，水煎分服。

【功用】疏肝利胆，解郁镇痛，清热化石。

【主治】慢性胆囊炎、胆石症。

【方解】本方取柴胡疏肝达郁，枳实理气泻浊，白芍缓急止痛，甘草益胃缓中，郁金解郁止痛，大贝母化痰散结，乌贼骨中和胃酸，金钱草有清热利湿、解毒消肿之功，现代研究表明其有利胆，并能促肝细胞的胆汁分泌，肝内胆管内胆汁增加，内压增高，胆道括约肌松弛，而使胆汁排出，还能使小便变为酸性，而促使存在于碱性条件下的结石溶解，综合全方，具有利胆、消炎、排石之功。

【临床应用】

1. 随症加减 若兼脘痛者，加蒲公英、甘松、天仙藤；若阴虚血热、烦躁、头昏头痛者，则去柴胡，加焦山栀、决明子、旱莲草；若兼瘀血者，加川芎、当归、丹参或失笑散。

2. 历代医家应用经验 乌贼骨与浙贝母相伍为一有名的乌贝散，专治溃疡，疗效颇著。浙江名老中医魏老移用于胆囊炎、胆石症，让人匪夷所思，想必魏老定有所本，否则不会随便移用。考历代本草，唯《本草纲目》谓"乌贼骨，厥阴血分药也，其味咸而走血也；厥阴属肝，肝主血，故诸血病皆治之"入肝的记载；治疗结石、胁痛均无记载。作者认为，乌贝治疗结石、炎症可能与下列二个因素有关：一是其味咸，能软坚散结，软化结石。二是肝主酸，酸主收主敛，结石因酸生焉；乌贝制酸胜酸，肝之酸收、敛性被遏，结石不复聚敛。究竟机理何在，有待探究。

【注意事项】 治疗期间清淡饮食，忌食辛辣生冷食物，禁食油腻。

舒肝汤

【来源】 盛国荣方

【组成】 香附 10 克　郁金 10 克　枳壳 6 克　赤芍 15 克　枇杷叶 10 克　藕节 15 克　川芎 9 克　百合 15 克

【用法】 每日 1 剂，水煎分服。

【功用】 疏肝理气，行气活血。

【主治】 胆囊炎、急慢性肝炎、慢性支气管炎、肺气肿、肋间神经痛等。证属肝气郁结、肺气佛郁者。临床以胸胁闷痛或呼吸迫促等气机不得舒畅之症为特点。

【方解】 方中主以香附行气之中兼能理血，辅以郁金，破血之中兼能理气；主以枳壳入脾、肺而理气消胀，辅以赤芍入肝经而活血散瘀；枇杷叶专入气分，降肺胃之气逆；藕节专入血分，宣经络之瘀滞；川芎活血兼能行气；百合养阴柔肝以润燥，并防诸气药辛燥伤津之弊。诸药相伍，功能行气解郁，疏肝理气，使气行血运，源洁流清。

【临床应用】 胆囊炎尤其慢性者治疗颇为棘手，目前多以疏利肝胆、清热解毒利湿之剂统治，有效有不效。福建名老中医盛老舍柴胡、茵陈、金钱草等品不用，另辟蹊径，从肺肝论治，从气血入手，创舒郁汤，疗效颇著。盖肺主一身之气，肺气不畅，诸气愤佛；肺气一调，诸气皆畅。肝主疏泄，喜调达，恶抑郁。肝气郁结，肝病（包括胆囊炎）乃生，故肝病应以调气为主。又气为血帅，血为气母，气行则血行，气滞则血滞，反之亦然。所以，调气不忘活血，理血不忘调气。气血同调，肺肝兼治，故顽症可愈。

【注意事项】治疗期间清淡饮食，忌食辛辣生冷食物，禁食油腻。

金茵茶

【来源】刘茂甫方

【组成】茵陈、金钱草（等份）

【用法】上药适量，开水浸泡当茶饮用，1 日数次，长期饮用不再复发（症状完全缓解后再坚持服用 2 周停药）。

【功用】胆囊术后综合征、单纯性胆囊炎。

【主治】清热利胆，利湿。

【方解】方中茵陈苦辛微寒，入肺胆脾经，功擅清热利湿、利胆退黄；金钱草苦酸凉，入肝胆肾膀胱经，功擅清热解毒，利尿排石。二药皆入肝胆，均有清肝利胆之功，且含挥发油，开水泡茶较易保存其有效成分，故疗效卓著。

【临床应用】胆囊术后病人部分出现右上腹痛、向肩背放射、发热、恶心、食欲不振等症，西医称之为"胆囊术后综合征"。对此，无法再行手术，抗生素使用治疗效果不著且易复发。鉴此，西安医科大学名老中医刘老立此方，简便易行，患者乐意接受，并有药到病除之效。值得推广，可以师法。

【注意事项】治疗期间清淡饮食，忌食辛辣生冷食物，禁食油腻。

利胆解郁汤

【来源】任继学方

【组成】柴胡 15 克　茵陈 50 克　马齿苋 15 克　元胡 15 克　银花 15 克　川楝子 15 克

【用法】每日 1 剂，水煎煮，分早晚 2 次温服，日服 2 次，早饭前、晚饭后 30 分钟温服。服药期间，停服一切与本病有关的中西药物。

【功用】疏肝理气，利胆解郁。

【主治】适用于慢性胆胀病。症见胆区疼痛，并向右肩背放射，纳呆口苦，胁痛腹胀，舌质红，苔薄黄，脉弦滑而数者。

【方解】 方中柴胡、川楝疏肝理气止痛；茵陈清利湿热；银花、马齿苋清热解毒；元胡理气活血止痛。诸药合用，共奏疏利肝胆、理气止痛之功。

【临床应用】

1. **随症加减** 偏少阳证加黄芩 15 克、胆草 15 克、清半夏 10 克，每日 1 剂，水煎煮，分早晚 2 次温服，并同服紫金锭；偏湿热加木通 15 克、滑石 75 克、郁金 30 克、青皮 15 克，每日 1 剂，水煎煮，分早晚 2 次温服，并送服紫金锭一锭；见胆郁证者，减银花加砂仁壳 10 克、香橼 15 克，每日 1 剂，水煎煮，分早晚 2 次温服。

2. **历代医家应用经验** 此方是吉林名老中医任老的临床验方，虽为慢性胆胀病而设，但从组成来看仍为一首祛邪之剂，故病虽为慢性，但证当属实，对于虚证胆胀，则不宜之。

【注意事项】 治疗期间清淡饮食，忌食辛辣生冷食物，禁食油腻。

六胆汤

【来源】 费振平方

【组成】 金钱草 30 克　鸡内金 9 克　广木香 9 克　香附 9 克　佛手 3 克　逍遥丸 9 克（包）

【用法】 每日 1 剂，水煎 2 次，日服 2 次。

【功用】 理气解郁，利胆止痛。

【主治】 慢性胆囊炎，胆结石疾患，症见右上腹胀痛或牵至右肩部疼痛，食后腹胀，每因情志或劳作而增减，饮食减少，嗳气频作、脉弦、苔薄。

【方解】 方以金钱草渗泄湿热，且长于利胆；鸡内金消积化石，有运脾利胆之功；广木香行气止痛，香附理气解郁，善治气结：佛手理气；逍遥丸舒肝解郁，健脾和营。六者配合，相得益彰。

【临床应用】 中医无胆囊炎之称，但有相似之叙述。《灵枢·胀论》曰："胆胀者，胁下痛胀，口中苦，善太息。"肝为刚脏，一有郁结，气火俱升，上犯胃经，痛连胁肋。临症见此，亦多气郁所致，亦有过食油腻厚味、醇酒辛辣，湿热蕴蓄而发。故组方以理气解郁，渗湿利胆，消积化石为原则。曾以此方为基本方治疗胆囊炎 200 例，显效 110 例，有效 83 例。

【注意事项】治疗期间清淡饮食，忌食辛辣生冷食物，禁食油腻。

蒲栀煎

【来源】陈之才方

【组成】蒲公英10~15克 焦山栀5~9克 茵陈15克 制香附12克 广郁金12克 枳壳6克 青皮4.5克 陈皮4.5克 忍冬藤10克 鸡内金10克

【用法】每日1剂，水煎煮，分早晚2次温服。并用皮硝外敷。取250克皮硝捣细末装入缝制的小布袋，睡前敷于右上腹胆囊区，次晨起取下，以皮硝烊化为有效，每晚1次，连续使用至不烊化则停用。此外，患者需忌食酸、辣、甜味油腻之食品。

【功用】清热利胆，疏肝理气。

【主治】胆囊炎，胆石症。

【方解】方中蒲公英是清热解毒的传统药物，现代药理已证实了它有良好的抗感染作用，对胆囊的炎症及胆结石有效；山栀有清热利湿、泻火凉血之功，唯性味苦寒，多服碍胃，依老师经验，炒焦后，可缓和苦寒之性，故临床喜用焦山栀而少用生山栀；茵陈退黄，人人皆知，但它还有利胆之功，能增加胆汁分泌，故老师对胆石症有无黄疸均用之。此三药与忍冬藤同用，加强了清热除湿、消肿利胆之力，再配伍香附、郁金、枳壳、青陈皮以疏肝理气、消积化滞，合鸡内金消食化石。

【临床应用】

1. **随症加减** 痛甚者加玄胡索9克、川楝子6克；腹胀加大腹皮10克、藿梗9克、苏梗9克；舌苔腻加厚朴6~9克，焦薏仁30克；便秘加玄明粉9~12克冲服、全瓜蒌12克；有烧灼感加海螵蛸15克、煅瓦楞子15克；发热加银花9克；纳差加焦谷芽9克、焦麦芽9克、山楂炭12克；有泛恶感或呕吐加姜半夏9克、姜竹茹6克；有阴虚之象加玄参9克、麦冬9克、天花粉9克。

2. **历代医家应用经验** 运用蒲栀煎、皮硝内服外敷结合的治疗方法，经多年的临床实践证实，收到了良好的效果。极大多数患者经用此法治疗在1~2周临床症状减轻或消失，且有助于肝功能的改善，使增高的黄疸指数及转氨酶指标等在短期内下降或恢复正常，B 超复查部分病人的胆结合容量（体积或数目）减少或消失。

【注意事项】 治疗期间清淡饮食，忌食辛辣生冷食物，禁食油腻。

胆宁片

【来源】 徐长生方

【组成】 青皮　陈皮　郁金　虎杖　山楂　白茅根　大黄

【用法】 口服。1 次 5 片，1 日 3 次。饭后服。

【功用】 疏肝利胆，清热通下。

【主治】 胆囊炎，肝郁气滞、湿热未清证。症见右上腹隐隐作痛、食入作胀、胃纳不香、嗳气、便秘、口不干、舌苔薄腻、脉平或弦。

【方解】 方中青皮疏肝理气，陈皮理气化湿健脾，合用疏肝理脾，为君药。臣以郁金行气解郁，利胆退黄，活血止痛；虎杖清热解毒，利胆排石，通络止痛。佐以山楂消食导滞，活血化瘀；白茅根、大黄清热泻火，利胆退黄，使邪从二便出。全方相合，共奏疏肝利胆、清热通下之功。

【临床应用】

1. **用方要点**　本方为治疗胆囊炎的常用中成药。临床应用以右上腹隐隐作痛，舌苔薄腻、脉平或弦为辨证要点。现代药理研究证实，胆宁片具有保肝、利胆等作用。西医学的胆囊炎、胆囊结石、胆管炎、胆管结石（胆总管结石、肝内胆管结石）、胆囊切除术后综合征等疾病，属肝郁化热证者均可选用本方治疗。

2. **历代医家应用经验**　20 世纪 80 年代初，根据上海中医学院附属龙华医院著名中医外科专家顾伯华、中西医结合外科专家徐长生教授的验方，由朱培庭教授牵头，通过龙华医院与上海中药制药一厂协作改革剂型，共同研制成的具有疏肝利胆、通下清热作用的中药片剂"胆宁片"，适宜于治疗气郁型的急、慢性胆管感染及胆石病。朱培庭教授长期从事中医及中西医结合防治胆石病的临床及实验研究，并积累了丰富的经验。在对 274 例慢性胆管感染、胆石病做了辨证观察后发现：临床辨证属肝胆气郁者占 44.53%，采用疏肝利胆法进行辨证治疗，取得良好的疗效。在对具有疏肝利胆作用的中药胆宁片临床疗效进行随机、双盲、对照前瞻性临床试验中，通过对 608 例的临床病例观察，结果证实了胆宁片效率为 95.38%，优于利胆排石片，并有助于改善肝功能，使增高的 SGPT、SB、AKP 等在短期内恢复正常。中药胆宁片与胆通、熊去氧胆酸在治疗慢性胆管感染、胆石病的临床疗效对照研究中，通过对 492 例的临床病例观察，结果发现胆宁片与胆通、熊去氧胆酸对于改善症状有显著性差异（$P < 0.05$），以胆宁片组为最优。在结石消融率方面则无显著性差异（$P > 0.05$），说明胆宁片与胆通、熊去氧胆酸具有同样的口服溶石率。据文献报道，本方化裁可治疗下述肝胆疾病：

（1）急、慢性胆管感染。

（2）胆石症。

（3）非酒精性脂肪肝。

（4）便秘。

【注意事项】孕妇及过敏体质者慎用。服用本品后，如每日排便增至三次以上者，应酌情减量服用。

疏肝利胆汤

【来源】李培生方

【组成】柴胡 10 克　黄芩 8 克　海金砂（草）15 克　金钱草 15 克　鸡内金 10 克　郁金 8 克　炒金铃子 10 克　白芍 10 克　炒枳实 10 克　赤茯苓 15 克　车前子 10 克

【用法】每日一剂，水煎分服。

【功用】疏肝利胆，清热除湿，理气和营，止痛散结。

【主治】肝胆湿热蕴结之证（包括胆系感染疾病，如胆囊炎、胆结石、急性黄疸以及血吸虫病肝硬化腹水等）。

【方解】方用柴胡苦平疏木解郁，黄芪苦寒清火泻热，柴胡升达，黄芩苦降，升降协调，最能疏肝利肝，而为本方应用之主药，海金砂、金钱草 2 味寒凉清利湿热，从而协助柴胡、黄芩发挥疏肝利胆之作用；内金化石磨坚，消积导滞，使肝胆疏泄得以恢复正常，郁金理气解郁、和血散结，佐芍药以和营舒急。金铃子入肝行气、止痛解结，伴枳实以消痞除满；茯苓白入气分，赤入血分，本方用赤茯苓深入血分而利湿行水，车前子通气道、利小便，使肝胆湿热蕴结之邪，得以从小便而出，所谓"治湿不利小便，非其治也"。

【临床应用】

1. **随症加减** 黄疸色深加茵陈，泛恶欲呕加川连、法半夏、橘红，腹胀加厚朴，大腹皮，便秘加酒川军，胁肋胀甚加青皮，胁痛甚加玄胡，小便不利加滑石、猪苓、泽泻。

2. **历代医家应用经验** 本方系湖北中医药大学名老中医李培生的临床验方，李老出身于中医世家，师从上海名医恽铁樵先生，是我国著名的伤寒学专家。本方是李老多年临床诊治肝胆疾病的经验方，多年使用，治验甚多，疗效显著。李老曾试用本方加半枝莲、白花蛇舌草各30克，治疗肝癌晚期病人出现黄疸者数例，亦有暂时缓解作用。

【注意事项】治疗期间清淡饮食，忌食辛辣生冷食物，禁食油腻。

清胆消炎汤

【来源】王季儒方

【组成】生石膏20克 知母、黄芩、黄连各9克 金银花20克 连翘、柴胡各12克 青蒿5克 丹皮9克 滑石12克 龙胆草、川郁金各9克

【用法】每日1剂，水煎煮，分早晚2次温服。

【功用】清热退烧，消炎止痛，活血化瘀，软坚散结。

【主治】急性胆囊炎。症见高热，胆囊肿大疼痛。

【方解】病由气滞血瘀，湿热夹杂所致。病为急性，此时湿热，尤以热盛为著，故用大队清热退烧之品：生石膏、知母、黄芩、黄连、金银花、连翘、龙胆草、配以柴胡、郁金解郁化瘀、青蒿、丹皮养阴活血清热；滑石利湿。诸药配伍，其清热退烧，消炎止痛之功甚著。

【临床应用】

1. **随症加减** 若恶心呕吐，加竹茹、藿香、清半夏，黄疸，加茵陈、栀子；大便燥，加大黄；胸脘痞闷，加枳壳、苦桔梗；腹胀，加莱菔子、大腹皮；神志朦胧，加牛黄清心丸；热退后，胆囊肿大疼痛不减者，加川楝子、元胡、生鳖甲、三棱、莪术；桃仁、犀黄丸等。

2. **历代医家应用经验** 王季儒是天津著名中医，出生于中医世家，拜孔伯华为师。王老以善治温病闻名于世，世称"石膏王"，其医德高尚、医术精良。此方验之临床，确有实效，被收录于王老著作《肘后积余集》中。

【注意事项】治疗期间清淡饮食，忌食辛辣生冷食物，禁食油腻。

消癥积汤

【来源】张羹梅方

【组成】荆三棱、蓬莪术各9克　金钱草60克　硝矾丸4.5克（分吞）　青、陈皮各4.5克　赤白芍各9克　生川军3克（后下）　车前子30克（包煎）　生甘草3克

【用法】每日1剂，水煎煮，分早晚2次温服。

【功用】活血祛瘀，疏肝利胆。

【主治】梗阻性胆囊炎、胆囊积液、胆石症。症见右胁疼痛，时时泛酸，痛处拒按，肿块，脉弦，苔腻。

【方解】胁肋属肝，右胁下块物则属于肝经积血，故方用荆三棱有"通肝经积血"（《汤液本草》）的作用与蓬莪术同用，则破血祛瘀，消积止痛的作用更好；大黄是"下瘀血，破癥瘕积聚"（《本经》）的要药。同时有利胆作用；车前子与赤白芍合用，则养肝利肝的功效更佳；又以青陈皮、金钱草、硝矾丸等疏肝，利胆，消石；诸药合用，活血化瘀以消癥，疏肝利胆以消石，其功甚著。

【临床应用】

1. **随症加减**　本病初愈后，就改用参苓白术散加金钱草、硝矾丸善后，巩固疗效。

2. **历代医家应用经验**　本方是上海中医药大学附属曙光医院名老中医张羹梅的临床验方，主要适用于胆囊肿大积液者，临床屡用，疗效颇著。

【注意事项】治疗期间清淡饮食，忌食辛辣生冷食物，禁食油腻。

利胆汤

【来源】张梦侬方

【组成】红柴胡、法半夏、炒栀子、炒枳壳、莱菔子、川郁金、瓜蒌皮、焦山楂、炒神曲、枯黄芩、龙胆草（酒炒）各10克　大腹皮15克　生姜5片

【用法】每日1剂，水煎煮，分3次口服，可连服5剂，痛胀愈后则停药，

以后病发可仍服此方数剂，自然逐渐减轻而至痊愈。

【功用】苦辛开泄，宣湿清热，行气解郁。

【主治】胆囊炎。症见右上腹膨满胀闷，胆囊压痛；气逆嗳饱，甚则呕吐，右胁痛或时剧痛。食脂肪过多或油炸食物则痛发。

【方解】本病为肝胆两经气血郁滞而成。故方用柴胡清肝胆相火，散血瘀气滞，治五脏寒热邪气；用半夏开郁下气，散痞消胀，宣通阴阳；用栀子利三焦，解六郁，清热散结；用枳壳散瘤结，消胀满，散血破坚；用莱菔子化滞散瘀，消胀下气；用瓜蒌皮除热解郁，下气消痰；郁金破瘀行气，散肝解郁；黄芩除脾之湿热，泻肝胆；山楂去食积，消油腻；神曲消胀满，消积滞，大腹皮降逆气，消痞满；再以生姜消胀满，开胃气。诸药相伍为用，共奏苦辛开泄，宣湿清热，行气解郁之功。

【临床应用】

1. **随症加减** 本病初愈后，就改用参苓白术散加金钱草、硝矾丸善后，巩固疗效。

2. **历代医家应用经验** 本方是湖北中医药大学名老中医张梦侬的临床验方，临床屡验，效果颇著。

【注意事项】治疗期间清淡饮食，忌食辛辣生冷食物，禁食油腻。

利胆消胀汤

【来源】董建华方

【组成】柴胡、白芍、香附、枳壳、苏梗、郁金、香橼皮各10克 青皮、陈皮、佛手各6克

【用法】每日1剂，水煎煮，分早晚2次温服。

【功用】疏肝解郁，理气通降，和胃利胆。

【主治】慢性胆囊炎，肋间神经痛，经前乳胀和胃脘痛等病。症见右胁肋满或胀痛，口苦，善太息，常与情绪变化有关。舌淡红、苔薄白，脉弦，或有情志抑郁，乳房胀痛，胃脘胀满疼痛，食少纳呆，心烦头晕。

【方解】本方是治疗胆胀之肝胆气滞证的首选效方。本方重在调理肝用，但不伤肝体。故方用柴胡疏肝解郁，为治肝郁证之要药；白芍养血敛阴以护肝体；香附、青皮辛苦疏肝理气，郁金辛苦凉，入心肺肝经解郁理气，凉血活

血，堪称解郁之佳品，枳壳、苏梗、陈皮理气消胀；和胃通降；香橼皮、佛手理气而不伤阴。诸药合用，共奏疏肝解郁，理气通降，和胃利胆之功。

【临床应用】

1. **随症加减** 若大便秘结，加槟榔 10 克，酒军 3 克；腹部胀满，加大腹皮 10 克，乌药 6 克；头晕目眩明显，加菊花、钩藤各 10 克，口苦心烦重者，加山栀子、黄芩各 10 克；脘腹痞闷，苔黄腻，加藿香，佩兰各 10 克，黄连 3 克；大便稀溏，加茯苓 10 克，苡仁 15 克。

2. **历代医家应用经验** 名老中医董建华在继承先师学术的基础上，集百家之长，经过长期临床实践，形成了独特的学术风格。在治疗内科、妇科及儿科疑难重症及多发顽症方面有独到之处。特别是治疗脾胃病和热病方面有着极其丰富的经验。本方验之临床，确有实效。

【注意事项】治疗期间清淡饮食，忌食辛辣生冷食物，禁食油腻。

茵钱汤

【来源】王焕禄方

【组成】茵陈 30 克　金钱草 30 克　败酱草 30 克　生草 10 克　黄芩 10 克　柴胡 10 克　郁金 10 克　香附 10 克

【用法】每日 1 剂，水煎煮，分早晚 2 次温服。

【功用】清肝胆湿热，理气止痛。

【主治】肋痛阵作，口苦咽干，食欲不振，恶寒发热，或身目黄染，尿黄赤，苔黄，脉滑数。

【方解】方中茵陈、金钱草为主药，清利肝胆湿热；败酱草、生草解毒和中；柴胡、黄芩清泄肝胆湿热郁火；且黄芩苦寒燥湿，配合茵陈、金钱草并治胆囊疾患；郁金、香附疏肝理气止痛。

【临床应用】

1. **随症加减** 急性发作，大便秘结者，加大黄 10 克；疼痛较重者，加元胡 10 克；有血瘀者，加红花 10 克，灵脂 10 克；伴结石者，加海金砂 10 克。

2. **历代医家应用经验** 本方为北京市名老中医王焕禄的临床验方，适用于湿热蕴结肝胆，气滞不畅之证。临床常见于急性、慢性胆囊炎而见上述症状者。

【注意事项】治疗期间清淡饮食，忌食辛辣生冷食物，禁食油腻。

第八章　胆石症

胆石症是指胆汁内的固体成分在肝胆系统内析出，形成大小不等、颜色不同的石样结构。胆石可引起胆道阻塞、胆囊炎。按结石所含成分，分为三类：胆固醇结石、胆色素结石、混合型结石，以胆固醇结石最为多见。按发生部位，可分为胆囊结石、肝外胆管结石、肝内胆管结石，以胆囊结石最为多见。胆石症的临床表现多样。

（1）胆囊结石的临床表现：①胆绞痛。90％以上的患者因胆绞痛而就诊。大部分胆绞痛在饱餐或进食高脂肪餐后数小时内，或腹部受到震动，饮酒，妊娠，停经等诱发。疼痛部位多位于上腹部或右上腹，开始时疼痛呈持续性，以后逐渐加重至难以忍受，放射至右肩胛处或右肩部，痛时大汗淋漓、面色苍白、恶心及呕吐。②合并胆囊炎。一次发作6小时以上才能缓解的胆绞痛，可能继发急性胆囊炎，40％以上的急性胆囊炎并发结石。③消化系统症状。单纯的胆囊结石，无梗阻和炎症时，可无症状或仅有轻微的消化道症状，如食欲差、厌油、上腹部饱胀、嗳气等。恶心、呕吐多在胆绞痛发作后不久出现，呕吐多为胃内容物，吐后腹痛并不缓解。消化系统症状在摄取油腻食物后更加显著。④体征。右上腹有明显的压痛和腹肌紧张，可扪及肿大的胆囊，墨菲征阳性。

（2）肝外胆管结石的临床表现：①腹痛。部位在剑突下和右上腹部，呈阵发性刀割样，常向右肩背部放射，伴恶心呕吐。②寒战高热。疼痛发作后出现寒战高热，先寒战，后高热，体温可在38℃~40℃之间。③黄疸。出现较快，症状较重。初发时呈橘红色，有光泽，时间较长或消退时呈晦暗黄色，无光泽。④体征。急性期时，患者常有肝大，触痛明显，腹肌紧张较轻，可有脾大，或扪及肿大的胆囊。病程长者有严重的全身消耗症状，如贫血、营养不良，水肿、低蛋白血症等。

（3）肝内胆管结石的临床表现：患者常自幼年即有腹痛、发冷、发热、黄疸等反复发作的病史。常有肝区、胸背部的深在的而持续性的疼痛，影响睡眠。患者可以发生急性梗阻性化脓性胆管炎，此时有寒战、发热，一侧肝大、触痛、黄疸可无或轻，晚期可发生败血症、休克、肝胆管支气管瘘、门静脉高压症状。少数患者无典型胆道症状，仅时常感到肝区轻微疼痛或不适，伴有畏寒发热。查体时可扪及肝脏有不对称的肿大和触痛。

本病属中医"胁痛"、"腹痛"、"黄疸"、"胆胀"等范畴。病因病机是情志不畅、饮食不节、外邪内侵、虫积内扰等引起肝胆疏泄失常，脾胃运化失司，肝胆气郁，湿浊内生，郁久化热，湿热熏蒸，煎熬成石，形成本病。

胆石症的治疗方法目前主要包括溶石、碎石、排石、手术、中医中药等，尽管手术治疗疗效确切，但结石的治疗不仅是去除结石本身，还需解决形成结石的"源头"和中间环节，恢复、重建肝胆系统的正常功能。中药辨证治疗可望阻断从包括胆结石成因的"源头"在内的胆结石形成的诸多环节，具有独特优势。

中医主要采取辨证治疗：分为肝郁气滞、肝胆湿热、肝阴不足、脾胃虚弱等证型。肝郁气滞型临床表现为右胁胀痛，连及右肩背，反复发作，遇怒加重，心烦易怒，胸闷，善太息，大便不畅，舌红苔薄白，脉弦等症状，此型多见于胆囊结石，治疗以疏肝理气、利胆排石为主；肝胆湿热型临床表现为突发右胁胀痛，身热发黄，胸闷纳呆，恶心欲呕，心烦口苦，大便黏滞，舌红苔黄腻，脉弦滑等症状，此型多见于胆总管结石，治疗以清热利湿、利胆排石为主；肝阴不足型临床表现为右胁隐隐作痛，口苦咽干，两目干涩，五心烦热，少寐多梦，大便干，舌红少苔，脉弦细数等症状，此型多见于肝内胆管结石，治疗以滋肝疏肝、利胆排石为主；脾胃虚弱型临床表现为右胁坠胀，或伴隐痛，或仅有坠胀感，纳呆乏力，大便溏薄或初干后溏，舌淡胖苔薄白，脉弦细或沉细等症状，此型多见于填满型胆囊结石，治疗以滋肝疏肝、利胆排石为主。

大黄硝石汤

【来源】《金匮要略》

【组成】大黄、黄柏、硝石各四两（15克） 栀子十五枚（15克）

【用法】上四味，以水六升，煮取二升，去滓，再内硝，更煮取一升，顿服。（现代用法：上4味，以水600毫升，煮取200毫升，去滓，再下硝石，更煮取100毫升，去药渣，一次顿服）

【功用】通腑泄热，利湿退黄排石。

【主治】胆石症，湿热蕴结，里热成实重证。症见，胁肋部满胀疼痛拒按，大便干结，身目俱黄，色泽鲜明，潮热汗出，小便不利，尿色深黄，似如浓茶，舌红苔黄，脉沉实，或见发热烦喘，胸满口燥。

【方解】方中以大黄、硝石为主，通腑泄热，以祛除瘀热结滞，导热由大便而出，辅以黄柏、栀子清热利湿而退黄，导湿热由小便而出。四药合用，共奏通腑泄热，利湿退黄排石之效。

【临床应用】

1. 用方要点　本方为治疗里热成实之胆石症伴黄疸者。临床应用以胁肋部满胀疼痛拒按，大便秘结，小便不利，身目俱黄，黄色鲜明，苔黄为辨证要点。现代药理研究证实，大黄硝石汤中的大黄有较轻之利胆作用，并且降低十二指肠平滑肌张力，促进肠蠕动。方中栀子有较强的促进胆囊收缩的作用，栀子浸膏对血中胆红素的出现有明显析出作用；此方中药物大黄、黄柏、栀子，均报道有较好的体外抗杀病原微生物作用，黄柏对乙型肝炎表面抗原具有明显的选择性抑制作用。胆结石，胆囊炎，肝炎，肝硬化，急性胃炎，急性胰腺炎等疾病，属热盛里实，大便燥结者均可选用本方治疗。

2. 随症加减　黄疸鲜明者常合用茵陈蒿汤，加强其清热利湿退黄之功。若症见胁痛胀满者，加郁金、川楝子、青皮等；恶心呕吐重者，加陈皮、竹茹以降逆止呕；小便短赤而少者，宜加滑石、冬葵子等；若阳明热结，潮热谵语，便秘，黄疸色深脉沉实者，可用芒硝软坚泻热，以急下存阴。

3. 历代医家应用经验　本方出自汉代医家张仲景的《金匮要略》，原书用此方治疗里热成实之湿热黄疸重证，证属邪热充斥三焦肝胆胃肠，瘀热内结，热盛里实，病位偏于中下，病势急重。《圣惠方》载：治黄病腹胀满，小便涩而赤少，于本方中加冬葵子。《方极》载：治发黄，腹中有结块者。《方舆挽》载：此方为荡涤瘀热之剂，治疸诸方，无有峻于此者。又云：此本治黄疸之药，余假以治血淋脉数者，常加甘草，或去芒硝。《方机》载：治发黄色，腹满，小便不利者，身热心烦，大便不通者。根据文献报道，下列肝胆疾病可用本方化裁治疗。

（1）胆囊结石。本方加金钱草、郁金、茵陈、枳实、赤芍、瞿麦等药。

（2）急性病毒性肝炎。本方加减：大黄9克，黄柏9克，芒硝9克，栀子18克，茯苓18克，扁豆18克。服药13剂。

（3）酒精性肝损伤。本方加郁金、茵陈蒿、金银花、连翘、丹参、丹皮、女贞子、墨旱莲等药。

（4）钩端螺旋体病导致的黄疸：药用茵陈45克，栀子15克，大黄20克，黄柏15克，每日1剂，水煎煮，分早中晚3次温服，连续服用18剂。

【注意事项】由于病势较急重，故要求药汤煮好后，一次服完，以集中药力，取其速效。

硝石矾石散

【来源】《金匮要略》

【组成】硝石、矾石（烧）等份（各3克）

【用法】上二味，为散，以大麦粥汁和服方寸匕（6克），日三服，病随大小便去，小便正黄，大便正黑，是候也。（现代用法：明矾3克，硝石3克，研细，胶囊装。分3次服，大麦粥汤或米汤送服）

【功用】消瘀化湿排石。

【主治】胆石症，肾阴虚兼瘀血湿热证。症见胁肋部疼痛，一身尽黄，额上发黑，微汗出，手足心发热，傍晚尤甚，膀胱部有迫急感，小腹满，大便稀溏发黑。或腹部胀满如鼓。

【方解】方中硝石即火硝，味苦性咸寒，能消坚散积并入血分消瘀除热；矾石味酸寒，能入气分化湿利水，消瘀解毒。因二药皆为石药，用之伤胃，故方中加以大麦粥汁调服以保养胃气，使攻邪而不伤正。三药合奏消坚化瘀，祛湿排石之功。

【临床应用】

1. 用方要点　本方为治疗胆石症虚实夹杂证之代表方。临床应用以胁肋部疼痛，黄疸反复不退，额上黑，微汗出，手足中热，薄暮尤甚，膀胱急，但小便自利，尺脉浮为辨证要点。现代药理研究证实，硝石矾石散具有良好的保肝降酶作用，改善肝脏功能，促进肝糖原及蛋白质合成，促进脂肪代谢，调整肝脏的物质代谢趋于正常，同时具有免疫调节作用，通过调节非特异自然杀伤细胞、细胞因子网络机制，减少免疫反应，对抗损伤效应，对抗自由基及其引发脂质过氧化造成的肝损害。胆石症、肝炎、肝硬化腹水、血吸虫病、囊虫病、钩虫病、蛔虫病等疾病，属肾阴虚兼瘀血湿热者均可选用本方治疗。

2. 随症加减　方中矾石可用皂矾代替，大麦可以小麦代替。若兼肾阴不足者合六味地黄丸或左归丸、左归饮；若肾阳不足者当配合肾气丸、右归丸或右归饮。其有实热者，可加茵陈、栀子煎汤送服。有食积者，可用生鸡内金、山楂煎汤送服。大便结者，可用大黄、麻仁煎汤送服。小便闭者，可用滑石、白芍煎汤送服。恶心呕吐者，可用赭石、青黛煎汤送服。左脉沉而无力者，可用地黄、生姜煎汤送服。右脉沉而无力者，可用白术、陈皮煎汤送服。其左右之脉沉迟而弦，且畏寒四肢冰凉者，附子、干姜皆可加入汤药之中。凡服此丸药而嫌其味劣者，皆可于所服汤药中加甘草数钱以调之。

3. 历代医家应用经验　本方出自汉代医家张仲景的《金匮要略》，原文记载："黄家日晡所发热，而反恶寒，此为女劳得之。膀胱急，少腹满，身尽黄，额上黑，足下热，因作黑疸。其腹胀如水状，大便必黑，时溏，此女劳之病，非水也。腹满者难治。硝石矾石散主之"，即用此方治疗肾虚兼湿热瘀结导致的女劳疸。现在多用于黄疸后期而症见肝肾亏虚者。硝石矾石散有消瘀化湿的功能，近代医家认为方中矾石可用皂矾代替，不仅能治女劳疸，而且可治其他内伤诸黄。因本方对胃有刺激，故需时刻顾护胃气。《肘后方》载：女劳疸者，身目皆黄，发热恶寒，小腹满急，小便难，由大劳大热而交接，交接竟入水所致，治之方（即本方）；治交接劳复，阴卵肿，或缩入腹，腹中绞痛，或便绝。《类聚方广义》载：黄胖病腹满有块，胸膈跳动，短气不能起步者。宜此方加铁粉，为丸亦良。《医学衷中参西录》用本方改丸，治疗胆石致黄疸者；本方加榧子、槟榔、使君子、茵陈、党参、当归等，可治疗钩虫病。本方为女劳疸而设，但要注意，此为治标之方，临证时应辨证沦治，若女劳病纯属肾亏，不兼湿热瘀血黄疸者，多以补肾法施治，如六味地黄丸、八味肾气丸、鹿茸丸等。根据文献报道，下列肝胆疾病可用本方化裁治疗。

（1）胆结石。郁金 0.6 克，明矾 0.48 克，火硝 1.48 克，滑石 1.8 克，甘草 0.3 克。上药共研细末，制片或丸剂，为一次服量，每日 3～4 次，饭后温开水冲服。或大枣 15 枚，金钱草 30 克，煎汤送服。持续服用 16 个月。

（2）急性病毒性肝炎。用硝石 3 份，矾石 10 份，以山药代大麦，炼蜜为丸，每丸重 1.5 克，每日服 3 次，饭后服。

【注意事项】　因硝石、矾石均为石药，对胃有刺激，故本方不宜空腹服用。在初服本方的 4～5 天中，如胃部觉有阵发性嘈杂，可将剂量减轻，待无嘈杂感觉时，再逐渐增加剂量。黄疸兼胃病患者不适合用此方。

透脓散

【来源】《外科正宗》

【组成】生黄芪四钱（12克）　穿山甲炒末一钱（6克）　川芎三钱（9克）　当归二钱（9克）　皂角刺一钱五分（6克）

【用法】水二盅，煎一半服，随病前后服，临服入酒一杯亦可。（现代用法：每日1剂，水煎煮，分早晚2次温服，临服入酒适量亦可）。

【功用】托毒溃脓，益气养血。

【主治】胆石症，气血两虚，瘀毒蕴结证。症见右胁肋胀闷不适或隐痛，体倦乏力，纳差，上腹部饱胀，嗳气，恶心，舌暗苔薄腻，脉浮数无力。

【方解】方中黄芪甘而微温，归脾、肺经，生用尤长于大补元气而托毒排脓，故前人称之为"疮家之圣药"，为君药。当归养血活血；川芎活血行气，化瘀通络，两药与黄芪相伍，既补益气血，扶正以托毒，又通畅血脉，使气血充足，血脉通畅，则可鼓营卫外发，生肌长肉，透脓外泄，共为臣药。穿山甲、皂角刺善于消散穿透，可直达病所，软坚溃脓；加酒少许，宣通血脉，以助药力，均为佐药。诸药合用，共奏托毒透脓，益气养血之效。黄芪生用补而能走，故本方重用以大补元气，托毒排脓；且黄芪与当归相配，则气血双补以助扶正托毒之力，与穿山甲、皂角刺相伍，则益气溃坚以增托毒排脓之功。

【临床应用】

1. 用方要点　本方为外科痈疡托法的代表方。临床应用以右胁肋胀闷不适或隐痛，纳差，体倦乏力，舌暗苔薄腻，脉浮数无力为辨证要点。现代药理研究证实，透脓散具有增强免疫功能、改善局部微循环、抗菌、抗炎等作用。胆石症、胆囊炎、肝脓肿、化脓性扁桃体炎、卵巢囊肿等疾病，属气血两虚，瘀毒蕴结证者均可选用本方治疗。

2. 随症加减　若气血虚甚者，宜加党参、人参以补气托毒；若阳虚寒甚者，宜加肉桂心、鹿角片以温阳托毒；若热毒瘀滞甚而发热者，加银花、连翘、蒲公英、野菊花等清热解毒；恶心呕吐者加陈皮、半夏、竹茹以降逆止呕，食欲不振者加鸡内金、焦山楂、炒莱菔子以消食，右上腹憋胀者加郁金、青皮、木香以行气消胀；大便秘结者加厚朴、生大黄（后下）、芒硝泻热通便；尿黄赤者加木通、栀子、海金砂以清热利尿。

3. 历代医家应用经验 本方出自明代医家陈实功的《外科正宗》。根据文献报道，下述肝胆疾病可用本方化裁治疗。

(1) 胆石症。生黄芪 20 克、当归 10 克、皂角刺 10 克、川芎 16 克、炮山甲（先煎）10 克、金钱草 60 克、鸡内金 30 克、茵陈 30 克、玄胡索 20 克、生大黄（后下）10 克。每日 1 剂，水煎煮，分早晚 2 次温服，7 天为 1 疗程。恶心呕吐者加姜半夏 15 克、竹茹 15 克；右上腹胀痛者加青皮 10 克、郁金 15 克；发热者则加柴胡 20 克、黄芩 10 克、青蒿 10 克；疼痛剧烈者，适当肌注阿托品或其他解痉药；不能进食者给以补液，急性炎症给以抗菌素。

(2) 急性胆囊炎及慢性胆囊炎急性发作。常规抗感染、利胆、对症、支持等治疗，同时服用加味透脓散：生黄芪 20 克、穿山甲 12 克、皂角刺 12 克，当归 10 克、川芎 10 克、制大黄 10 克、虎杖 15 克、枳壳 10 克、郁金 10 克、甘草 3 克，每日 1 剂，早晚 2 次分服，连续服药 7 天为 1 个疗程。服药期间忌酒、忌饱餐、低脂、低蛋白饮食。

(3) 肝脓肿。本方为基础方加减治疗肝脓肿辨为气血亏虚，热毒瘀结证者。热毒偏盛者，予黄芪 30 克，当归、黄芩、陈皮各 10 克，金银花、生地、败酱草各 15 克，川芎、穿山甲、皂角刺各 5 克，甘草 6 克；气血虚甚者，予黄芪 30 克，党参 20 克，淮山药、何首乌各 15 克，茯苓、杏仁、瓜蒌皮、陈皮各 10 克，川芎、穿山甲、皂角刺各 5 克，甘草 6 克。每日 2 剂，水煎 2 次，分 3 次口服。

【注意事项】实热证者禁用。

复元活血汤

【来源】《医学发明》

【组成】柴胡半两（15 克） 瓜蒌根、当归各三钱（各 9 克） 红花、甘草、穿山甲炮各二钱（各 6 克） 大黄酒浸一两（30 克） 桃仁酒浸，去皮尖，研如泥五十个（15 克）

【用法】除桃仁外，锉如麻豆大，每服一两，水一盏半，酒半盏，同煎至七分，去滓，大温服之，食前。以利为度，得利痛减，不尽服（现代用法：共为粗末，每服 30 克，加黄酒 30 毫升，每日 1 剂，水煎煮，分早晚 2 次温服）。

【功用】活血祛瘀，疏肝通络。

【主治】跌打损伤，瘀血阻滞证。胁肋瘀肿，痛不可忍。

【方解】本方证因跌打损伤，瘀血滞留胁肋，气机阻滞所致。胁肋为肝经循行之处，跌打损伤，瘀血停留，气机阻滞，故胁肋瘀肿疼痛，甚至痛不可忍。治当活血祛瘀，兼以疏肝行气通络。方中重用酒制大黄，荡涤凝瘀败血，导瘀下行，推陈致新；柴胡疏肝行气，并可引诸药入肝经。两药合用，一升一降，以攻散胁下之瘀滞，共为君药。桃仁、红花活血祛瘀，消肿止痛；穿山甲破瘀通络，消肿散结，共为臣药。当归补血活血；瓜蒌根"续绝伤"（《神农本草经》），"消仆损瘀血"（《日华子本草》），既能入血分助诸药而消瘀散结，又可清热润燥，共为佐药。甘草缓急止痛，调和诸药，是为使药。大黄、桃仁酒制，及原方加酒煎服，乃增强活血通络之意。诸药配伍，特点有二：一为升降同施，以调畅气血；二是活中寓养，则活血破瘀而不耗伤阴血。瘀祛新生，气行络通，胁痛自平。正如张秉成所言："去者去，生者生，痛自舒而元自复矣"，故名"复元活血汤"。

【临床应用】

1. **用方要点**　本方为治疗跌打损伤，瘀血阻滞证的常用方。临床应用以胁肋瘀肿疼痛为辨证要点。现代药理研究证实，复元活血汤具有利胆排石、镇痛、抗炎及改善微循环等作用。西医学的肋间神经痛、肋软骨炎、胸胁部挫伤、乳腺增生症等出现以胁痛为主症的疾病，属瘀血停滞证者均可选用本方治疗。

2. **随症加减**　瘀重而痛甚者，加三七或酌加乳香、没药、元胡等增强活血祛瘀，消肿止痛之功；气滞重而痛甚者，可加川芎；香附、郁金、青皮等以增强行气止痛之力。

3. **历代医家应用经验**　本方出自金代医家李杲的《医学发明》，原书记载："治从高坠下。恶血留于胁下。及疼痛不可忍者。"根据文献报道，下列肝胆疾病可用本方化裁治疗：

（1）胆石症。以复元活血汤为基本方，酌加一些利胆排石之品：柴胡6克、当归12克、桃仁10克、红花10克、炮山甲10克、瓜蒌根10克、大黄（后下）10克、郁金10克、白芍12克、三棱10克、鸡内金10克、金钱草20克、甘草5克。加减：湿热重加茵陈10克、黄芩10克，右胁痛明显加延胡索、制香附各10克；腹胀加厚朴10克，大腹皮15克；恶心呕吐加清半夏6

克，姜竹茹 10 克；便秘增加大黄用量至 15 克；便溏加党参、白术各 10 克。水煎煮，分早晚 2 次服用，1 个月为 1 疗程。

（2）慢性胆囊炎伴胆结石。柴胡 10 克，当归 10 克，桃仁 10 克，红花 6 克，穿山甲 6 克，酒大黄 15 克，天花粉 10 克，甘草 6 克。每日 1 剂，水煎煮，分早晚 2 次温服，15 剂一疗程。

（3）慢性胆囊炎。柴胡 10 克，当归 10 克，桃仁 10 克，红花 6 克，穿山甲 6 克，酒大黄 15 克，天花粉 10 克，甘草 6 克。每日 1 剂，水煎煮，分早晚 2 次温服，7 剂为 1 个疗程。

（4）慢性肝炎。柴胡 15 克，天花粉 15 克，当归 15 克，甲珠 15 克，桃仁 10 克，红花 10 克，黄芪 50 克，升麻 10 克，党参 15 克，法夏 10 克，神曲 10 克，甘草 10 克。每日 1 剂，水煎煮，分早晚 2 次温服。

（5）肝脓肿。江西医学院第一附属医院中医科曾庆骅教授以复元活血汤为基础方治疗肝脓肿。根据临床表现不同，将肝脓肿概括为 5 型论治：①瘀血阻络，肝郁气滞型。症见右胸胁肌肤隆起疼痛，右上腹（肝区）持续性刺痛或胀痛，触之痛不可忍，转侧不能，肝肿大，压痛明显，发热，口渴，食欲减退，大便干结，舌质暗或暗红，苔薄黄，脉弦有力。以基础方治疗：柴胡、当归、红花、穿山甲、大黄（后下）、桃仁各 10 克，瓜蒌根 15 克，甘草 6 克。②肝胆湿热，瘀血停滞型。症见发热，恶寒，午后热甚，汗出热不解，右胸胁胀痛，右上腹肌紧张，肝区疼痛，压之痛甚，胸痞，恶心或呕吐，饥不欲食，口苦、口干，饮水不多，或见黄疸，大便溏稀，小便黄，舌质红或暗红，苔黄腻，脉濡数。用基础方加茵陈、飞滑石各 30 克，连翘、石菖蒲、白豆蔻、藿香各 10 克；或基础方加龙胆草、柴胡、黄芩、栀子、车前子、木通各 10 克。③热毒炽盛，气滞血瘀型。本型多见于细菌性、混合性肝脓肿。症见寒战，高热，肝区灼热痛，肝肿大，按则痛剧，右季肋局限性隆起，口苦咽干，面红目赤，纳减，乏力，汗多，大便结，溲黄，舌质红，苔黄或焦干，脉弦数。主方加野菊花、金银花、紫花地丁、土茯苓、蒲公英各 15 克，黄芩 10 克。④寒湿郁滞，瘀阻经络型。本型是临床上少见的证型。症见畏寒肢冷，肌肤甲错，食欲减退，右胸胁疼痛，固定不移，拒按，热度不高，时起时伏，日久不愈，或不发热，口淡不渴，舌淡苔白，边有瘀斑，脉沉弦。用主方加制附片、川芎、香附各 10 克，薏苡仁、败酱草、皂角刺各 12 克。

（6）正虚邪恋，瘀毒未净型。此型多见于肝脓肿恢复期，根据临床表现可分 2 类。①偏气血亏虚。头晕，周身乏力，形体消瘦，少气懒言，低热或不发热，面色苍白无华，纳谷不馨，右胸胁及右上腹隐痛，大便偏稀，小便清长，舌质淡，苔薄白，脉细弱。主方加白术、川芎各 10 克，熟地、白芍各 12 克，党参、茯苓各 15 克。②偏阴虚内热。病久低热持续不退，体瘦，失眠、盗汗，手足心热，右季肋部灼热隐痛，口干，纳差，大便干结，小便黄，舌质红，苔少，脉细数。主方加青蒿、知母、地骨皮各 10 克、鳖甲、生地各 15 克。以上 5 型尚需针对病原微生物急性治疗，如口服灭滴灵或加用抗生素或肝穿刺抽脓等。

【注意事项】 运用本方，服药后应"以利为度"，若虽"得利痛减"，而病未痊愈，需继续服药者，必须更换方剂或调整原方剂量。孕妇忌服。

加味五金汤

【来源】 俞慎初方

【组成】 金钱草 30 克　海金砂 15 克　鸡内金 10 克　川楝子 10 克　川郁金 10 克　玉米须 15 克

【用法】 每日 1 剂，水煎分服。

【功用】 清热利胆，化结排石。

【主治】 肝胆结石。尿路结石，以及肝炎、胆囊炎、肾炎、肾盂肾炎、膀胱炎等。

【方解】 方中金钱草为大金钱草；入肝胆肾膀胱经，清热、利水、通淋排石；海金砂甘淡寒，入小肠膀胱经，清热、利水、通淋；鸡内金入脾胃小肠膀胱经，健脾胃、消食滞、止遗尿、化结石；郁金辛苦寒，入心肝肺经，行气活血，疏肝利胆；川楝子清热利湿、理气止痛；玉米须甘平，利胆、利水。诸药合用，共奏清热利胆、消炎排石之效。

【临床应用】

1. **随症加减**　肝胆结石加枳壳 6 克、朴硝 6 克；大便不通加元明粉 12 克（后入）；尿路结石加石韦 12 克、猫须草 12 克；有绞痛者加元胡 10 克、生甘草 3 克，以缓解疼痛。

2. **历代医家应用经验**　本方是福建名老中医俞老的临床验方。中医认为，饮食厚味、劳逸失宜，则湿热内蕴，郁于肝胆，不通则痛，内灼胆汁，炼液成石，或湿热蕴于下焦致淋，煎熬尿液则成石淋等。俞老即针对湿热内蕴、炼液成石这一病理特点，而采用清热利湿、化结排石的药物配伍组方。验之临床，疗效颇著，不但病情能得以控制，而且结石也多随之而化。

【注意事项】治疗期间清淡饮食，忌食辛辣生冷食物，禁食油腻。

金钱利胆汤

【来源】张羹梅方

【组成】金钱草60克　平地木30克　板蓝根30克　枳壳9克　柴胡3克　赤白芍各9克　生大黄3克（后下）　生甘草3克　硝矾丸4.5克（分吞）

【用法】每日1剂，水煎分服。

【功用】疏肝清热，利胆排石。

【主治】胆囊炎、胆石症证属肝胆湿热者，临床以胁痛、寒热、厌油口苦、便干尿赤，舌红苔黄腻、脉弦滑为特征。

【方解】方中金钱草功擅清热利湿，利胆、溶石、排石为君。硝矾丸、生军利胆排石、溶石为臣。板蓝根、柴胡、枳壳疏肝清热解毒；赤白芍、平地木养血、凉血、活血为佐；生甘草清热解毒，调和诸药为使。诸药合用，共奏清热、利胆、排石之效。

【临床应用】

历代医家应用经验　胆囊由于解剖和生理上的特性，胆囊结石不易排出，目前尚无特效中西药物。临床上将炎症消除（暂时），即算收效。上海名老中医张老处方，不在排石，重在溶石（金钱草，硝矾丸均有很好的溶石作用），冀大石化小，小石化了（更小），最后"了"随胆汁入肠排外，以收全功。思路之新，用药之巧，足可师法。

【注意事项】治疗期间清淡饮食，忌食辛辣生冷食物，禁食油腻。

通胆汤

【来源】李俊川方

【组成】柴胡10克　白芍15克　枳实10克　黄连6克　吴茱萸3克　木香、砂仁各6克　甘遂、大戟各3克　白芥子10克　虎杖12克　金银花15克

【用法】每日 1 剂，水煎煮，分早晚两次温服。

【功用】疏肝利胆，通络止痛。

【主治】胆石症、胆囊炎。

【方解】中医文献本无胆囊炎、胆石症之名，但类似记述之"胆胀"、"悬饮内痛"、"痰饮停伏"等，都与本病相近似。其治法都以逐饮导痰为主，本方即寻源于此。如方中以控涎丹为主方，意在逐痰饮以利胆道之开通。方中四逆散虽为"少阴病、四逆"而设，但方中柴胡、白芍、枳实都有疏肝理气，散结缓痛的作用；黄连、吴茱萸能清热平肝和胃，有"左金平木"，调和肝胃之用；再加银花、虎杖以清湿热；砂仁、木香以和胃。诸药合用，共奏疏肝利胆，排石止痛之功，故用之多效。

【临床应用】

1. **随症加减**　发热加连翘、蒲公英；痛甚加延胡索，小便短赤加白茅根、茵陈草、金钱草；发黄加茵陈、黄柏；大便秘结加大黄、玄明粉；呕恶加陈皮、白术。

2. **历代医家应用经验**　本方是武汉名老中医李俊川的临床验方，临床屡用，效果颇佳。

【注意事项】消化道出血及孕妇忌服。

疏利通腑汤

【来源】林鹤和方

【组成】柴胡、黄芩、白芍、姜半夏各10克　桂枝、广藿香、薤白各9克　枳实、大黄各15克　甘草5克

【用法】以上药用冷水 500 毫升，浸泡 20 分钟，每日煎服 2 次。

【功用】寒热并治，通腑止痛。

【主治】胆绞痛，胆石症、胆囊炎急性发作期。

【方解】本方由柴胡桂枝汤合小承气汤而成，表里双解，旨在清少阳之郁热，祛半表之寒邪，清阳明之里实，是治疗少阳与阳明合病较为满意之方剂。因邪在少阳，多见寒热往来，胸胁苦满，故用柴胡、桂枝、黄芩和解少阳；里有实热，症见心下痞硬或满痛，郁郁微烦，大便秘结，故用小承气汤以泻热结；半夏配生姜以治呕吐不止；大黄配芍药、枳实、薤白、延胡索宽肠利气以

治胁腹痛。

【临床应用】

1. **随症加减** 有黄疸者，加茵陈 30 克；剧痛持续者，加沉香 6 克；腹胀便结甚者，加玄明粉 12 克；剧痛缓解后，排石加金钱草 15 ~ 30 克，鸡内金 15 克；体弱者，加白参 15 克，或太子参 15 克；脾阳虚者，加肉桂 5 克，附片 6 克。

2. **历代医家应用经验** 林鹤和教授是中国名老中医，行医近 60 年，擅长治疗肝胆疾病，对胆绞痛的治疗积累了丰富的经验。林老认为胆绞痛的病因为寒热之邪，病邪入侵，直趋中道潜入膜原，久郁化火，横犯肝胆，造成肝失条达，胆失升发，从而引起胆汁流行不畅，瘀结于内，热盛燥结，气机闭塞，腑气不通，少阳与阳明合病，是一种寒热错杂之症。"不通"是病机关键，所以治疗方针应围绕一个"通"字，以达"通则不痛"的目的。林老根据《伤寒论》六经辨证法，结合腑脏辨证法，创立此疏利通腑汤。林老体会本病的治疗须胆胃同顾，胆病之后，失却通行下降之功，胃气塞滞，食积胃脘，湿热蕴结更剧。胆囊炎、胆石症患者，呈现胃脘饱胀，大便不畅或数日不便时，此乃将要发生急性发作的先兆症状，须及时清泄肝胆，导滞通降，可起到预防发作的积极作用。

【注意事项】 治疗期间清淡饮食，忌食辛辣生冷食物，禁食油腻。

柴楝茵陈汤

【来源】 张沛霖方

【组成】 柴胡 10 克　川楝 10 克　茵陈 30 克　枳实 6 克　郁金 10 克　大黄 6 ~ 9 克 白芍 30 克　甘草 6 克　金钱草 30 克　鸡内金 6 克

【用法】 上药每日一剂，水煎 2 次，早晚各服 1 次。

【功用】 疏肝利胆、清热排石。

【主治】 胆石症。包括胆囊结石、胆总管结石、肝内胆管结石，或并发胆囊炎。症见右上腹痛，并向右背部放射，或伴发热、恶心呕吐、黄疸，脘腹胀满，墨菲征（＋），舌红，苔黄或黄腻，脉弦或滑数。

【方解】 方中柴胡、川楝子、茵陈为治胆石症主药，一疏肝解郁，一利胆行气，一利湿清热，再配合其他疏肝利胆通腑药物，促进胆石排出。方中枳实、郁金配合柴胡、川楝子疏肝理气，条理气机，白芍、甘草具有缓急止痛松弛胆道括约肌作用。金钱草、鸡内金有溶石、排石之功，大黄疏通利胆腑，促进胃道排空，合而奏之疏肝利胆、清热排石之功。

【临床应用】

1. 随症加减 腹痛甚加元胡 10 克、五灵脂 10 克、蒲黄 10 克；呕吐者加半夏 10 克、竹茹 10 克、苏梗 10 克；发热重加蒲公英 30 克、虎杖 15 克、银花 30 克；黄疸明显加重茵陈 45～60 克、山栀 10 克；大便秘结加玄明粉 3～6 克，兑药汁冲服；腹胀明显加槟榔 10 克、木香 10 克、川朴 10 克。

2. 历代医家应用经验 本方是九江市第三医院已故名老中医张沛霖拟定的经验方，临床效佳。张老认为胆石症是由于肝失疏泄，胆汁排泄不利，湿热内蕴，炼液为石，结于肝胆内，不通则痛。其治疗原则当遵"郁者散之"，"留者攻之"，"热者清之"，故组成此疏肝利胆、清热排石之方。应用本方治疗胆石症能取得较满意的临床效果。

【注意事项】 治疗期间清淡饮食，忌食辛辣生冷食物，禁食油腻。

通利排石汤

【来源】 朱良春方

【组成】 柴胡、九香虫各 6 克　徐长卿、延胡索、郁金、青蒿子各 15 克　蒲公英、石见穿各 30 克　冬葵子、赤芍、鸡内金各 10 克　芒硝（分冲）4 克

【用法】 上药每日 1 剂，水煎煮 2 次，分早晚 2 次服用。

【功用】 疏清通利，熔石排石。

【主治】 胆石症，久病体弱寒热夹杂，气机升降失常，右胁痛为主，引及右肩背的患者。

【方解】 方中柴胡、郁金疏肝以解郁；蒲公英、石见穿、赤芍、青蒿取其清肝利胆、化痰行瘀、透泄郁火、清退低热之用；冬葵子滑利、滑以去着，通窍利浊，排毒消炎；九香虫配柴胡、郁金、延胡索理气止痛，上通下达，激活气机升降，使结石易于排出；徐长卿能调整脾胃功能，镇痛，消炎，尤对脘胁部的胀痛配合郁金、延胡索，效验甚著，更妙在以芒硝代大黄，更合久病体弱，胃气大虚，或年老患者之治，此即所谓取大柴胡汤之意也。全方将疏清通利集于一炉，故每收著效。

【临床应用】国医大师朱良春为首批全国继承老中医药专家学术经验导师,行医近 70 载。朱师独辟蹊径,分型论治自创数验方治疗胆石病。此方仿仲景大柴胡汤之意,结合程钟龄"治胁痛需重视气机升降"之说而创制。若患者正发作右胁剧痛,痛引右肩背,先用"速效止痛散"(川楝子粉、生吴茱萸各 30 克,生吴茱萸打粉即用,久置无效,此验方屡用屡效,胆石或胆囊炎均效)醋调外敷右胁下,片刻,即痛胀均消,再投"疏清通利排石汤" 30 剂。

【注意事项】治疗期间清淡饮食,忌食辛辣生冷食物,禁食油腻。

甘缓和中排石汤

【来源】朱良春方

【组成】生白芍 15 克 生甘草、炙甘草各 10 克 蒲公英 30 克 九香虫、乌药、芒硝(分冲)各 5 克 郁金、川楝子、瓜蒌仁各 12 克

【用法】上药每日 1 剂,水煎煮 2 次,分早晚 2 次服用。

【功用】甘缓和中,健脾排石。

【主治】胆石病,肝阴不足。多见于胆石症合并胆囊炎、胃病者,或久服苦寒疏利药伤及肝阴者,或因胆道手术损伤肝阴,术后仍复发结石者。

【方解】方中生白芍平肝安脾;合大剂量生、炙甘草既甘缓和中、缓急止痛,又敛阴和阳,缓肝补脾;蒲公英甘寒养阴,合生甘草泻火清热解毒;九香虫、乌药、郁金、川楝子理气止痛,上通下达,使气机升降复常,促助诸药斡旋,使结石排出;芒硝合瓜蒌仁熔石通窍滑利。

【临床应用】

历代医家应用经验 国医大师朱良春为首批全国继承老中医药专家学术经验导师,行医近 70 载。朱师独辟蹊径,分型论治自创数验方治疗胆石病。此方适用人群为因肝阴不足,常发两胁疼痛,食后尤甚,稍食刺激物(如食醋、苹果、西红柿、葡萄等偏酸食物)即痛剧,胃纳较差,两胁痛,或左胁较甚。舌红苔黄,且舌有裂纹,脉象多见两关均弦,热象显露,辨证应遵"损其肝者,缓其中","肝苦急,急食甘以缓之"之旨。朱师治以甘缓和中之法,仿仲景芍药甘草汤变化而创制。此方妙在重用甘草,考甘草有升降沉浮之能,可上可下,可外可内,有和有缓,有补有泻,通行十二经,生用能清热解毒,炙用则缓中补益而健脾胃。夫木盛乘土,当先培土折木,脾胃和即正气充,中州

斡旋之力得复，即不用利胆排石之重剂，亦能轻可去实。甘缓和中，敛阴和阳，乃增液益气排石并用，夫欲通之，必先充之，气足则推动结石之力强，肝阴得补，津血盈满则水深舟自浮，实践证明，甘缓和中法，能扶正健脾排石，此方对胆石病，肝阴不足型，能补、能清、能润、能通。燮理阴阳、缓解胁痛或上腹痛，控制胆道感染，故能屡收著效。

【注意事项】但凡中满者、呕家、酒家、痰饮诸证，皆不用此方。治疗期间清淡饮食，忌食辛辣生冷食物，禁食油腻。

山甲利胆排石汤

【来源】朱振铎方

【组成】穿山甲9克　黄芩9克　枳壳9克　白术9克　柴胡12克　郁金12克　鸡内金12克　赤芍15克　白芍15克　金钱草15克　蒲公英15克　紫花地丁15克　甘草3克

【用法】每日1剂，水煎煮2次，分早晚2次服用。

【功用】清、疏、通、降。

【主治】胆石症。

【方解】方中柴胡入肝胆经，疏达少阳，为邪在少阳、寒热往来的主药，配合黄芩以和解少阳，清肝胆之热，合白芍以柔肝缓急止痛，合枳壳以行气破滞消瘀。赤芍凉血活血、祛瘀止痛，金钱草清热解毒，利胆退黄。郁金辛开苦降，行气解郁、凉血破瘀、利胆排石；鸡内金消积化石；蒲公英、紫花地丁解毒消痈，结石在胆腑日久必生热毒，如肌肤之疮痈疖肿等，必得消痈之品方可消散；白术顾护脾胃，益气扶正，老年人脾胃已虚，妄用攻伐，耗气伤津，日久必伤元气，故脾胃当健；甘草调和诸药。尤穿山甲一味，入肝胃经，性善走窜，能祛瘀散结、攻坚排脓、搜风通络，可透达经络，引导诸药直达病所，且有解热败毒、消痈止痛之功效。

【临床应用】朱振铎教授是山东省名老中医、第3批全国老中医药专家，在治疗老年胆石症方面有独特疗效。朱教授认为其病位在胆，责之于肝，肝阴不足是其病理基础。临证常虚实夹杂，以虚为本，以实为标，热瘀化生，结石形成。临床以山甲利胆排石汤联用耳压食疗，灵活用药，并注意顾护脾胃，形成治疗老年胆石症成熟的学术思想。朱师认为一般结石的发作性疼痛是自身排石反应,而自身排石率可达 12% ,故应用中药因势利导,以加强排石。胆为六腑之一,六腑宜通宜降,故治疗胆病,宜清、疏、通、降。清即清热解毒、清热泻火,疏即疏肝利胆,通即祛瘀通里,降即降气和胃,达到以下效果:①促进胆汁分泌,利胆以防结石增大或新生;②增加胆汁流量,有溶石排石作用;③加强胆囊、胆管蠕动功能,促进胆囊收缩;④降低奥荻扩约肌的紧张度,使其开放,促进结石排出。因此以大柴胡汤、四金排石汤加味而自拟成此方治疗胆石症,每获良效。用本方排石可配合耳穴压豆及食物疗法。耳穴压豆方法如下:把贴有王不留行粒的小方块胶布贴敷在患者一侧耳穴上,每隔 3 天,两耳交换 1 次,饭前饭后分别压耳穴 5 ~ 10 分钟。常用耳穴为:肝、胆、胰、十二指肠、交感、内分泌、皮质下、三焦、神门。食物疗法:中餐晚餐食用适量猪蹄或猪皮冻,也可间断食用,冲击治疗。耳穴压豆以上穴位有消炎、利胆、排石作用。过去的经验表明,单纯服用中药,虽能排出较小结石,但排石反应较为强烈,常常发生胆绞痛、发冷发热及黄疸出现。配合耳穴压豆,虽在排出较大结石时亦有反应,但较轻微,这与耳穴的镇痛解痉作用及调节大脑皮层的功能是分不开的。

【注意事项】治疗期间清淡饮食,忌食辛辣生冷食物,禁食油腻。

三金二胡汤

【来源】陈宝贵方

【组成】金钱草　郁金　鸡内金　柴胡　元胡（原方未注明剂量）

【用法】每日 1 剂,水煎煮 2 次,分早晚 2 次服用。

【功用】舒肝利胆为主,健脾和胃,化滞排石。

【主治】胆石症、胆囊炎。

【方解】方中柴胡、元胡、郁金有舒、收肝胆功能,具有促进胆汁分泌和排泄与镇痛作用,为疏肝解郁,行气化瘀,清利胆汁之药。金钱草、鸡内金有清利肝胆湿热,健胃消食,具有排石化石功效。

【临床应用】

1. 随症加减　若兼胃院不适,胀满疼痛,恶心欲吐,加半夏、佛手、香橼、陈皮;若纳呆食少,加焦三仙、莱菔子;若腹胀、便干,加槟榔、厚朴、大黄;若乏力、便溏,舌淡有齿痕,加党参、白术、茯苓等;舌苔黄腻,加厚朴、藿香、黄连，口苦苔腻，加龙胆草；口干少津，加石斛、玉竹、麦冬；舌暗，加桃仁、赤芍、丹参、红花等活血药。

2. 历代医家应用经验　陈宝贵教授是全国名老中医，全国第三批、第四批名老中医学术经验继承指导老师，博士生导师。其擅长脾胃病的研究。在治疗胆石症、胆囊炎上基本用三金二胡汤为基本方，再根据兼症以及临床症状加减灵活运用。陈教授认为胆囊炎、胆石症虽为两病，但其病机是一致的，均属中医"胁痛"、"肝（胆）胀"等范畴，皆与肝之疏泄、脾之运化密切相关。肝胆互为表里，共司疏泄清肃之职，肝疏泄功能正常，胆汁排泄通畅；反之，肝疏泄功能失常，则胆汁排泄失畅，故病发矣。肝木疏泄失常，克伐脾土致运化不健，脾胃互为表里。因此，胆囊炎、胆石症病人，脾胃功能亦失常。根据以上理论，陈师治以舒肝利胆为主，辅以健脾和胃，行气化滞，利胆排石，故组成此方。服用此方，使肝气条达，气机通畅，使肝疏泄有职，胆清肃有权，胆汁自利，污浊难积。

【注意事项】 治疗期间清淡饮食，忌食辛辣生冷食物，禁食油腻。

三金消石汤

【来源】 王焕禄方

【组成】 金钱草30克　海金砂10克（包）　生鸡内金6~60克　柴胡10克　黄芩10克　莪术10克　木香10克　大黄10克（后下）

【用法】 每日1剂，水煎煮，分早晚2次温服。

【功用】 利胆排石，行气止痛。

【主治】 右胁下疼痛异常，反复发作，痛引肩背，拒按，或有黄疸，小便黄赤，恶心呕吐，甚则发热。

【方解】 方中金钱草、海金砂、鸡内金清利湿热，消石散结；柴胡、黄芩清利肝胆湿热；莪术、木香理气止痛，且莪术有化瘀溶石之作用；大黄有攻积导滞之效，因而对胆结石有较好疗效。

【临床应用】

1. 随症加减　痛重者，加元胡10克、郁金15克；黄疸者，加茵陈30克；素体脾胃虚弱者，减大黄；病久气虚者，加党参15克；若无海金砂可用海金砂草30克。

2. **历代医家应用经验**　本方为北京市名老中医王焕禄的临床验方，适用于胆石症肝胆湿热之证。

【注意事项】治疗期间清淡饮食，忌食辛辣生冷食物，禁食油腻。

胡氏排石方

【来源】胡蔷望方

【组成】柴胡10克　木香10克　金钱草30克　郁金10克　枳壳10克　川楝子10克　地龙10克　元胡10克　青陈皮各10克　连翘20克　黄芩10克　川牛膝10克　丹参30克　生草5克

【用法】每日1剂，水煎煮2次，分早晚2次服用。

【功用】疏肝利胆、清热利湿、活血化石。

【主治】胆石症。

【方解】方中川牛膝能活血化瘀并引石下行。郁金辛苦寒，能活血化瘀并行气解郁，利湿退黄，为治肝胆病要药。青皮，入肝胆经，善于疏肝理气，消积化滞。陈皮能行气健脾、燥湿化痰，理气而不耗气。柴胡、木香、川楝子等具疏肝理气、破气通降，具扩张胆总管括约肌，松弛胆道平滑肌的作用。茵陈、黄芩、金钱草等具清热渗湿，通利肝胆，有促进胆汁分泌，增加胆汁流量，并具一定化结石之功。全方具有疏肝利胆、清热利湿、活血化石之功。能增加胆汁的分泌，使胆囊收缩，胆道括约肌松弛，使肝胆管压力高于胆总管下段压力，从而达到结石下移排出的目的。

【临床应用】

1. **随症加减** 若症见右上腹间歇疼痛、腹胀、嗳气、舌苔薄白、脉弦者，为肝郁气滞型，相当于不伴明显梗阻与感染的肝胆结石以及胆道残余结石，宜疏肝利胆，理气止痛为主，基础方中重用柴胡、川楝子、木香、白芍、丹参，加白芍。若症见持续右上腹痛，阵发性加剧，发热，黄疸，舌红苔黄，脉弦数者，为肝胆湿热型，相当于急性胆囊炎胆管炎，肝胆结石有明显梗阻感染者，则以疏肝理气、清利湿热为主，基础方中重用金钱草、黄芩、木香、枳壳，加茵陈、虎杖、栀子、大黄等。纳呆恶心，基础方中重用木香，加砂仁、神曲、姜半夏等。

2. **历代医家应用经验** 永康著名老中医胡蔷望在治疗胆石症上有其独特之处，他以疏、利、清、通为主，在辨证治疗中以自拟基本方为基础，随症加减，又顾及肝阴与脾胃，用之辄效。胡师认为因本病是由诸多原因引起的肝失疏泄，胆失通降，胆汁瘀积所致，故疏肝利胆法为治本病之根本；胆道结石系在肝胆失疏的基础上，进而湿热蕴结、煎熬日久而成，故清利湿热也为治疗本病的常法；攻下法能促使结石的排出，适用于结石小、体壮实者；结石的形成并非一、二日所致，活血化瘀法可以增强化结石之功。故围绕"疏、利、清、通"四法组成此基础方。临床实验表明该方能增加胆汁的分泌，使胆囊收缩，胆道括约肌松弛，使肝胆管压力高于胆总管下段压力，从而达到结石下移排出的目的。

【注意事项】 治疗期间清淡饮食，忌食辛辣生冷食物，禁食油腻。

二金茵枳黄汤

【来源】 张志雄方

【组成】 金钱草 15 克　郁金 15 克　茵陈 15 克　枳壳 15 克　生大黄 9 克

【用法】 每日 1 剂，水煎煮 2 次，分早晚 2 次服用。

【功用】 疏肝利胆，行气解郁，通腑退黄排石。

【主治】 胆石症，肝郁气滞，湿热交阻证。

【方解】 方中茵陈清热利胆，治湿热黄疸。《本经》："主风湿寒热邪气，热结黄疸。"《别录》：'治通身发黄，小便不利。"现代研究证实对消退黄疸和缩小肝脏有明显作用。金钱草辛凉，清热利尿，消肿退黄。郁金一味，《本草备要》谓有行气、解郁、泄热、破瘀、散肝郁之功，近代研究认为对止痛、退黄，使肝缩小有较好的效果，对降低转氨酶，提高血浆白蛋白亦有效。枳壳有破气消积之力，治胸痞，胁胀食积，恶心，呕逆。大黄下瘀血寒热，破癥瘕积聚，通利水谷，安和五脏。诸药合用，共起疏肝利胆，行气解郁，通腑退黄的作用。

【临床应用】

1. **随症加减** 疼痛剧烈者加制香附6克，炙延胡9克；发热重者加丹皮6克，土茯苓15克；呕吐者加姜半夏9克，苏梗9克，湿重者加苍术9克，白术9克，厚朴6克；谷丙转氨酶升高者加白花蛇舌草15克。

2. **历代医家应用经验** 本方为上海名老中医张志雄教授的临床验方。本方的立方依据，主要从《伤寒论》茵陈蒿汤，以及刘河间的"有结胸发黄者，茵陈汤、大陷胸汤各半服下之"和李梴"有结胸发黄者，心胸满硬，按之不可近，大陷胸汤加茵陈"等论述，再结合张老长期临床经验综合而成。凡右上腹、右胁疼痛，或伴黄疸，B超提示胆石症、胆囊炎、胆道术后综合征、胆囊息肉、胆道蛔虫等疾病，中医辨证属肝郁气滞，湿热交阻者，用该方治疗均能收到良好的效果。

【注意事项】治疗期间清淡饮食，忌食辛辣生冷食物，禁食油腻。

疏肝利胆溶石汤

【来源】路广晃方

【组成】柴胡12克 枳实10克 白芍18克 郁金15克 鸡内金12克 金钱草30克 炮山甲（先煎）12克 王不留行30克 青皮12克 大黄（后入）6克 莪术9克 佛手12克

【用法】上药每日1剂，水煎煮，取汁400毫升，分早晚2次温服。

【功用】疏肝清热利胆，化坚散结。

【主治】胆石症，肝郁气滞证。症见右胁胀痛，或痛引肩背，因情志而增减，嗳气频作，纳食减少，胸闷不舒，口苦、恶心、厌食油腻、大便干结或艰难等。舌红苔薄白或微黄，脉弦细或弦紧。

【方解】方中以柴胡为君，辛苦微寒，入肝胆经，疏肝解郁，调达肝气。白芍，酸苦微寒，入肝脾经，敛阴养血，平肝柔肝，与柴胡合用，敛阴和阳，条达肝气，一燥一润，一疏一敛，一气一血，相辅相成，升散而无耗阴血之弊，是为臣药；枳实，苦辛微寒，归脾胃大肠经，理气解郁，泻热破结。青皮，味苦辛性温，色青气烈，入肝胆气分。"破坚癖，散滞气"。枳实、青皮与柴胡为伍，升降相宜，上下宣通，气郁可疏，气滞可行，气结可散，共为臣药；郁金，辛开苦降，芳香宣达，入气分以行气解郁，入血分以凉血破瘀，性寒又能清热，入肝胆心经，其性轻扬上行，有助于柴胡散肝郁之用，又有利胆退黄之功，顺应胆腑"通降为顺"之性。鸡内金，味甘性平，善化瘀积。金钱草，味微甘，性微寒，有良好的除湿退黄、散瘀消肿的作用。此"三金"同为臣药，增强清利肝胆之效，溶石排石相得益彰。穿山甲，味咸，性微寒，入肝胃经。其性专行散，善于消肿排脓、搜风通络。王不留行，味苦，性平。入肝、胃经。能走血分，其性走而不守，不能以留其行也。与穿山甲相须为用，共为佐药，取其软坚散结、活血通络之功，助臣药溶石。莪术，辛苦性温，入肝脾经，行气破血、消积止痛。大黄，味苦性寒，清热通腑，活血化瘀，利胆排石；佛手，味辛苦性温，归肝脾胃肺经。清轻之气尤胜，故能疏肝理气、醒脾开胃；以助肝胆之气机畅通无阻，肝胃同治。上三味同为佐药。柴胡还可以引诸药达肝胆，兼使药之用。

【临床应用】

1. **用方要点**　本方适用于经 B 超检查发现胆囊或胆管内有结石光团和声影，结石直径＜1.0cm 的患者。临床表现为右上腹或剑突下持续性隐痛、胀痛或阵发性痉挛性剧痛，向右肩背放射；有恶心、嗳气、泛酸、腹胀、食欲不振等消化不良症状，进食油腻食物后加重，严重时可见寒战高热、黄疸；病程长，病程经过急性发作和缓解交替的特点；查体右上腹胆囊区或剑突下可有深压痛，反跳痛和肌紧张，墨菲征可为阳性。禁用者：急性单纯性胆囊炎、急性化脓性胆囊炎、急性坏疽性胆囊炎、急性梗阻性化脓性胆囊炎、胆囊穿孔并弥漫性腹膜炎者，有手术指征者；胆囊结石、胆总管内结石直径＞1.0cm，单纯肝内胆管结石，胆囊管、总胆管下端和肝内胆管的器质性病变而致狭窄患者；妊娠或准备妊娠妇女，哺乳期妇女。现代药理研究证实，疏肝利胆溶石汤具有改变胆汁成分，调节胆道及胃肠道动力，抗菌消炎等作用。胆囊结石、肝内胆管结石、胆总管结石，属肝郁气滞证者均可选用本方治疗。

2. **随症加减**　胁痛甚者加川楝子 9 克、元胡 12 克；痛引肩背加威灵仙 12 克；伴有情绪烦躁、焦虑者，加合欢皮 30 克；胃脘胀满明显者，加砂仁 10

克、炒莱菔子 15 克；恶心，舌苔白厚腻者加竹茹 12 克、白豆蔻 15 克；大便秘结加槟榔 12 克、厚朴 10 克；病程长，舌质紫黯者，加丹参 15 克、当归 9 克；结合化验指标，伴有高脂血症者，加荷叶 15 克、决明子 12 克、泽泻 15 克；转氨酶升高者，加茵陈蒿 24 克、虎杖 20 克；有胆囊息肉者加皂刺 9 克。

3. **历代医家应用经验** 本方出自山东中医药大学路广晁教授的临床验方。路师认为肝郁气滞，胆失通降是胆石症发病的关键，组方以疏肝利胆为主，配以清热利胆、化坚散结之品，以清除结石、祛除病因、防石再生为基本治疗目标。可谓标本同治，气血共调，溶（石）排相兼，整体与局部兼顾。因此具有多靶点的治疗作用。诸药合用，达到疏泄解郁、通降清利、宣畅少阳气机，使枢机运转，热消郁开，结石得出，痛止病除。临床实验表明，疏肝利胆溶石汤的疾病疗效、中医证候疗效、影像学疗效均优于或明显优于对照组，说明该方切合临床实际，符合胆石症的病机变化规律，是治疗胆石症的有效方剂，能够消除或改善临床症状，促进胆汁的排泄及胆汁成分的改变，调节胆道及胃肠道动力、抗菌消炎，能缓解患者的痛苦，无明显毒、副作用。

【注意事项】治疗期间低脂、低蛋白饮食，禁食刺激性食物，禁酒，忌饱餐。

利胆排石汤

【来源】吴勃力方

【组成】金钱草 50 克　海金沙（包煎）30 克　青皮 20 克　鸡内金 15 克　生山楂 30 克　泽泻 15 克　草决明 30 克　蒲公英 30 克　柴胡 15 克　白芍 25 克

【用法】每日 1 剂，水煎煮，分早晚 2 次口服，2 个月为一疗程。

【功用】清热利湿，利胆排石。

【主治】胆囊结石，气滞证与湿热证。气滞证患者，症见右胁胀满疼痛，痛引肩背，或伴胃脘部痞满，厌食油腻，舌质淡红，舌苔白或微黄，脉弦细或弦紧。湿热证患者症见右胁疼痛，痛引肩背，伴口苦咽干，恶心呕吐，小便黄，大便秘结，舌质红，舌苔黄腻，脉弦数或弦滑。

【方解】方以金钱草为君药。金钱草味甘、咸，性微寒，入肝、胆、肾、膀胱经，具有利湿通淋、除湿退黄、解毒消肿之效。海金沙性寒，味甘，归膀胱、小肠经，具有清热解毒、利水通淋之效。鸡内金为鸡之脾胃，味甘，性微寒，归脾、胃、膀胱经，具有健胃消积、化坚消石之效，与金钱草合用，能很好消胆石。青皮性温，味苦、辛，具有疏肝破气、散结化滞的功效。以上三味药物共为臣药，加强清热利湿、利胆排石之效。胆囊结石与胆囊炎互为因果关系，故抗菌消炎是治疗和预防胆结石的重要措施。方中蒲公英味甘、苦，性寒，入肝、胃经，具有清热解毒、消痈散结、利湿通淋之效。方中生山楂味酸、甘，归脾、胃、肝经，具有消食化积、破气散癖之效。泽泻性寒，味甘，有清热、利水、渗湿的功效。草决明味甘、苦、咸，性微寒，归肝、肾、大肠经，具有清肝明目、润肠通便之效。柴胡性微寒，味苦、辛，具有疏肝解郁的功效。白芍味甘、苦、酸，性微寒，入肝、脾经，补肝血，敛肝阴而有补血柔肝、缓急止痛之效。柴胡配伍白芍有疏肝利胆之效。诸药共奏清热利湿、利胆排石之效，从而达排石治疗目的。

【临床应用】

1. **用方要点**　本方适用于超声确诊为胆囊结石，伴或不伴胆囊炎及高脂血症的患者。现代药理研究证实，利胆排石汤中金钱草、海金沙等具有促进胆汁分泌，增加胆盐浓度的作用，山楂、泽泻、草决明、柴胡具有降血脂作用，山楂还可收缩胆囊，松弛奥狄括约肌，促进胆囊排空，蒲公英具有抗菌消炎作用。胆石症伴或不伴高脂血症、胆囊炎伴或不伴高脂血症，属气滞证、湿热证者可选用本方治疗。

2. **随症加减**　湿热证加茵陈 30 克，赤芍 30 克；气滞证加元胡 15 克，川楝子 15 克，郁金 15 克；便秘者加大黄 10 克；泄泻者加茯苓 25 克，白术 25克，扁豆 15 克，砂仁 30 克；腰膝酸软者加女贞子 30 克，山茱萸 20 克。

3. **历代医家应用经验**　本方由黑龙江中医药大学吴勃力教授等研制。临床实验表明，该方在排石率、缓解临床症状（上腹不适、腹胀、嗳气、右上腹疼痛、恶心呕吐、右上腹压痛）、降低血脂等方面具有显著疗效。本方不适用于胆囊结石直径≥0.5cm，或胆囊管、总胆管下端和肝内胆管的器质性病变而致狭窄者。

【注意事项】　有手术指征者可口服本方配合手术治疗。

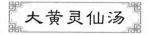

大黄灵仙汤

【来源】　唐乾利方

【组成】生大黄 12 克　威灵仙 30 克　芒硝 15 克　金钱草 30 克　枳壳 12 克　鸡内金 6 克（研末冲服）　泽兰 10 克　柴胡 12 克　郁金 12 克　磁石 15 克　黄芪 12 克　甘草 5 克

【用法】每日 1 剂，水煎煮，分早晚 2 次服用，每次 200 毫升。3 个月为 1 疗程，服用 3 个疗程。

【功用】疏肝利胆、通下排石、行气化瘀。

【主治】胆石症。

【方解】方中大黄、芒硝攻下导滞，利胆排石；金钱草、郁金、柴胡、枳壳相伍，既有清热利湿之功，又有理气祛瘀之效；金钱草、威灵仙利胆排石，为排石佳品；鸡内金健脾消食，攻坚化积，以助排石；黄芪、甘草意在益气补虚，保护胃气。全方共奏疏肝利胆、通下排石、行气化瘀之功。

【临床应用】

1. **用方要点**　本方适用于超声确诊为胆石症，中医辨证为肝胆气郁证、肝胆湿热证、肝阴不足证的患者。现代药理研究证实，大黄灵仙汤具有利胆、溶石、排石、预防结石形成等作用。

2. **随症加减**　肝郁气滞为主者，加川楝子 12 克、川芎 10 克；湿热甚者，加茵陈 15 克、栀子 10 克；肝阴不足为主者，酌情选用枸杞子 15 克、北沙参 15 克、石斛 15 克；用药 3~6 周后，可去芒硝、柴胡，逐渐减少大黄用量至 6 克，或改用制大黄，以防攻伐太过。

3. **历代医家应用经验**　本方是广西中医学院第一附属医院、广西名中医唐乾利教授的临床验方，其研发受广西壮族自治区卫生厅重点科研课题经费资助。课题组认为，胆石形成与肝胆升降失调有密切关系。肝胆互为表里，肝病以疏为贵，胆疾以通为顺。由于大部分胆石症患者有肝胆湿热蕴结、气滞瘀阻、肝胆疏泄功能失常的表现，治宜疏肝利胆，通腑泄热。目的是疏通胆道，攻下排石，故通降之法贯穿治疗的全过程。但由于多数患者病程较长，结石未净，余热未清，而正气已虚，从而成为虚实夹杂之证，治宜攻补兼施，尤其应注意保护胃气。故组成此方。临床实验表明，大黄灵仙汤对肝胆气郁证和肝胆湿热证的疗效优于肝阴不足证，这可能是因为肝阴不足证的患者一般病程较久，病邪较深，不易一时攻克所致。从治愈病例看，一般服药时间较长，多在 2 个疗程以上，治愈的病例中胆石直径多 <0.5cm，对于直径 >0.5cm 的胆石则有消除症状、缩小结石、促其排出的作用，无效病例多为直径 >0.8cm，且为多发性的结石。目前胆石症治疗仍以手术为主，但术后并发症、术后残留及复发问题突出，再手术率较高。该方能溶石排石、缓解临床症状、预防结石再发，同时还具有调养、增强体质、扶正祛邪及不良反应少的优势。

【注意事项】有手术指征者可口服本方配合手术治疗。

三金排石汤

【来源】于年海方

【组成】金钱草 50 克　鸡内金 20 克　郁金 20 克　柴胡 20 克　青皮 20 克　茵陈 20 克　栀子 20 克　香附 15 克　砂仁 15 克　木香 10 克　元胡 10 克　甘草 5 克大黄（后下）10 克

【用法】每日 1 剂，水煎煮，分早晚 2 次服用，每次 100 毫升。4 周为 1 疗程，连续服用 2 个疗程。

【功用】疏肝健脾，清热利湿，利胆排石。

【主治】胆石症（胆囊结石、肝内胆管结石、胆总管结石），气滞型、湿热型、脓毒型。

【方解】方中金钱草为君，有良好的利胆排石、除湿退黄、散瘀消肿的作用，是治疗肝胆结石的良药。郁金，辛开苦降，芳香宣达，入气分以行气解郁，入血分以凉血破瘀，性寒又能清热，入肝胆心经，其性轻扬上行，有利胆退黄之功，顺应胆腑"通降为顺"之性。鸡内金，有运脾健胃，化坚消石之效。此"二金"同为臣药，增强清利肝胆，溶石排石之效。柴胡，疏肝解郁，调达肝气。青皮色青气烈，入肝胆气分。苦泻下行，疏肝利胆，破气散结。青皮与柴胡为伍，升降相兼，上下宣通，气郁可疏，气滞可行，气结可散，共为臣药；茵陈，苦泻下降，功专清利湿热。大黄，味苦性寒，清热通腑，活血化瘀，利胆排石；栀子泻心除烦，清热利湿。与茵陈、大黄伍利胆退黄。木香，气芳香而辛散温通，擅长调中宣滞，行气止痛，与郁金伍疏肝理气，与茵陈伍清热利湿。香附辛散苦降甘和，疏肝解郁，调理气机。与青皮伍行气和营，疏肝散结。元胡有良好的止痛功效，应广泛用于身体各部位的疼痛。方中以寒凉药物为主，易伤脾胃，醒脾和胃之良药砂仁，辛散温通，善于化湿、行气、醒脾和胃。甘草补脾益气、缓急止痛、调和诸药、佐使相兼。柴胡还可引诸药直达肝胆，兼使药之用。诸药合用，达到疏泄解郁、通降清利、宣畅少阳气机，使枢机运转，热消郁开，结石得出，痛止病除。

【临床应用】

1. **用方要点** 本方适用于 B 超确诊为胆囊结石、肝内胆管结石、胆总管结石，其结石直径≤1cm，可伴胆囊壁增厚的患者。现代药理研究证实，三金利胆排石汤中药物具有利胆、抗菌消炎、改变胆汁成分、调节胆道动力、调节脂质代谢、调节胃肠道功能、止痛等作用。

2. **历代医家应用经验** 本方是辽宁中医药大学附属医院于年海教授的临床验方。于教授认为，胆结石的基本病变中心是肝、胆、脾、胃四脏，湿、热、痰、瘀是胆石形成的促成因素，临床主要为气滞型、湿热型、脓毒型 3 个证型，治疗以疏肝健脾，清热利湿，利胆排石为主，故组成此方。临床实践表明，本方具有良好的排石和利胆效果。

【注意事项】 治疗期间清淡饮食，忌食辛辣生冷食物，禁食油腻。

陷胸三金汤

【来源】 陈永辉方

【组成】 法半夏20克　瓜蒌15克　黄连15克　郁金15克　鸡内金10克　金钱草20克　厚朴10克　枳实10克　白芍药30克　甘草10克

【用法】 每日 1 剂，水煎煮，分早饭前和晚饭后 2 次服用。

【功用】 消炎利胆溶石。

【主治】 胆石症，气滞证或湿热证。气滞证患者症见胁肋隐痛、脘腹痞胀、嗳气纳呆、口干口苦、便溏；湿热证患者症见右上腹胀满隐痛、或阵发性疼痛、痛引肩背、或伴胃脘部痞痛、厌食油腻、食欲下降。

【方解】 方中以小陷胸汤之半夏、黄连、全瓜蒌的清热豁痰祛湿为基础，加用金钱草渗利湿热，郁金理气止痛；鸡内金健脾和胃，厚朴、枳实行气宽中疏肝利湿热，白芍药、甘草酸甘缓急止痛，使蕴结中焦之湿热得以清散；热盛者加栀子、川楝子泄火；湿盛者加藿香、佩兰化湿；便秘者加大黄通腑泻热；热入血分加赤芍药活血凉血，利胆退黄；痰盛血脂高加皂角刺、白芥子、威灵仙加强豁痰祛湿之力。

【临床应用】

1. **用方要点** 本方适用于经超声确诊的胆石症患者。现代药理研究证实，陷胸三金汤能有效改善胆汁中总胆汁酸、总胆固醇的含量及其比例，有望消除胆石形成因素，有效治疗和预防胆囊结石等作用。胆囊结石、肝内胆管结石、胆总管结石，属湿热证与气滞证者均可选用本方治疗。

2. **随症加减** 热象偏重加川楝子 10 克、栀子 10 克泄火；大便干结加大黄（后下）10 克通腑泻热；湿盛加藿香 10 克、佩兰 10 克化湿；有血热征象加赤芍药 30 克活血凉血、利胆退黄；痰盛血脂高加皂角刺 15 克、白芥子 10 克、威灵仙 10 克加强豁痰祛湿之力。

3. **历代医家应用经验** 本方由河北省滦县中医医院普外科陈永辉等人研制，临床疗效确切。根据文献报道，下述肝胆疾病可用本方化裁治疗：

（1）胆石症。适用于结石直径≤1cm，不合并明显感染征象的患者，中医辨证为肝胆气滞证或肝胆湿热证。每日 1 剂，水煎煮取汁 500 毫升，早饭前和晚饭后 30 分钟分服，14 天为 1 个疗程，休息 2 天后开始服用第 2 个疗程，连续治疗 6～12 个疗程。

（2）保胆取石术后预防复发。应用纤维胆道镜行腹腔镜下保胆取石术，术后第 5 天开始服用陷胸三金汤，每日 1 剂，早饭前和晚饭后 30 分钟分服，14 天为 1 个疗程，休息 2 天后开始服用第 2 疗程，连续治疗 2～4 个疗程。

（3）胆囊息肉。超声确诊多发息肉，最大直径≤0.6cm，伴右上腹钝痛间歇发作病史。水煎煮，分早饭前和晚饭后 30 分钟服，14 天为 1 个疗程，停药3 天后开始服用第 2 个疗程，连续治疗 3 个疗程。

【注意事项】治疗期间清淡饮食，忌食辛辣生冷食物，禁食油腻。有手术指征者可术后服以预防复发。

溶石散

【来源】白金尚方

【组成】溶石散Ⅰ号：柴胡、生大黄、元胡、姜黄各 10 克　牛黄、麝香各0.2 克　金钱草、生鸡内金各 30 克　芒硝、生甘草各 6 克

溶石散Ⅱ号：Ⅰ号方去牛黄、芒硝，加三棱、莪术各 10 克　丹参 20 克

溶石散Ⅲ号：Ⅰ号方去生大黄、姜黄、牛黄、麝香、芒硝，加茯苓 20 克焦术 12 克　清半夏、煅瓦楞子、桂枝、焦三仙各 10 克

溶石散Ⅳ号：Ⅰ号方去生大黄、芒硝、牛黄、麝香、姜黄，加太子参、茯

苓、山药、杭芍各20克　炙鳖甲15克　海蛤壳10克

【用法】将以上四个型号的药物分别研成细末，过100目筛，装入胶囊。患者每日7.5克，分3次于饭后半小时口服，6周为1疗程。

【功用】溶石排石。

【主治】胆石症。

【方解】在Ⅰ～Ⅳ号方中，取其柴胡疏肝利胆，入肝胆经，引药直达病所，金钱草味咸，咸能软坚，鸡内金化石削坚，元胡理气止痛，生甘草和药缓急。5味药配伍共奏利胆化石，缓急止痛之功。Ⅰ号配生大黄、芒硝、牛黄等着重以泻热利胆，软坚化积。Ⅱ号配丹参、三棱、莪术等，行气破血，祛瘀消积。Ⅲ号配茯苓、焦术健脾燥湿，半夏、瓦楞子消痰散积。Ⅳ号配太子参、山药补气养阴，炙鳖甲、海蛤壳、杭芍滋阴柔肝，软坚散结。

【临床应用】

1. 用方要点　本方适用于经超声确诊的胆石症患者。胆囊结石、肝内胆管结石、胆总管结石，可辨证选择溶石散系列方。肝胆湿热型用溶石散Ⅰ号，症见右肋下时呈胀痛、大便秘结，或泻下不爽，小便黄赤，舌红，苔黄腻，脉弦数。气滞血瘀型用溶石散Ⅱ号，症见右肋下时呈刺痛，面色晦黯，舌质青紫，或瘀斑、瘀点，脉弦涩。痰湿凝滞型用溶石散Ⅲ号，症见右肋下时呈闷痛，背沉，纳呆，面色萎黄，口淡不渴，舌质淡，苔白腻，脉弦滑。气阴两虚型用溶石散Ⅳ号，症见右肋下时呈隐痛，咽干口渴，体倦乏力，舌黯红，少苔、脉沉细。

2. 历代医家应用经验　溶石散系列是根据临床常见的4种证型选药配伍而成，由河北省邯郸市中医院白金尚、郑万忠等人研制，临床疗效确切。临床研究表明，口服系列溶石散平均172天后，结石全溶率30%。

【注意事项】治疗期间清淡饮食，忌食辛辣生冷食物，禁食油腻。

胆宁片

【来源】朱培庭方

【组成】大黄　虎杖　青皮　陈皮　郁金　山楂　白茅根

【用法】一次5片，一日3次，饭后服。

【功用】疏肝利胆，清热通下。

【主治】胆石症、胆囊炎、胆道感染，肝郁气滞，湿热未清所致右上腹隐隐作痛、食入作胀、胃纳不香、嗳气、便秘；慢性胆囊炎见上述症候者。

【方解】大黄利胆导滞通下，虎杖清热利湿，青皮疏肝解郁，陈皮理气燥湿和胃，郁金活血止痛，行气解郁，山楂消食开胃，活血化瘀，白茅根清热利尿，清利湿热。全方共奏疏肝利胆、清热利湿、理气通下之效。

【临床应用】

1. **用方要点**　现代药理研究证实，胆宁片具有利胆、消炎、防石、抗肝脏脂肪变性、溶石、抗自由基等作用。胆石症、胆囊炎、慢性胆道感染、胆囊切除术后综合征、脂肪肝和便秘等疾病，属实证、热证者可选用本方治疗，对一些脾胃虚寒的患者，需与健脾和胃中药同时服用，并视病员大便性状及次数，适当减量。

2. **历代医家应用经验**　本药由上海中医药大学附属龙华医院朱培庭教授为首的研究组，在继承已故名老中医顾伯华、徐长生教授经验的基础上，与上海和黄药业协作共同研制的中成药制剂。根据文献报道，下述肝胆疾病可用本方化裁治疗：

（1）胆囊结石。影像学等检查确诊为胆囊结石，结石直径<2mm。并且排除胆囊息肉及胆囊癌的患者，口服胆宁片，3次/日，5片/次，有腹泻等症状可减为4片或3片。连续口服3~6个月不等。治疗期间低脂饮食，忌饮酒、暴饮暴食及进食过油腻食物。

（2）肝内胆管结石。对于单纯性肝内胆管结石，结石直径<5mm，且排除胆管癌，无肝功能及黄疸指数改变，可有进食油腻食物或劳累后感上腹部闷胀不适，或长期无临床症状的患者，可予本药3次/日，5片/次，有腹泻等症状可减为4片或3片。连续口服3~6个月不等。对于有手术指征的肝内胆管结石，本药可以配合外科治疗：选择性肝切除治疗术存在术后结石残留、结石复发、胆道感染等并发症。如果术后服用胆宁片，1次5片，每日3次，饭后服用，疗程为半年，能改善胁痛、腹胀、纳差、恶心呕吐等症状，显著减少术后结石的复发。

（3）胆总管结石。每次5片，每日3次，饭后服。若每日排便增至3次以上，酌情减量服用。4周为1个疗程。

（4）慢性胆囊炎。本药适用于慢性胆囊炎患者，或伴胆囊结石（结石直径<1cm，超声检查示胆囊增大或缩小，胆囊后壁回声差，胆囊壁毛糙或增厚

等异常，常见症状包括右上腹及胁肋痛，或有明显的向右肩背部放射痛，并兼有胃脘部胀满不适，嗳气，纳食减少，口干，时有恶心或呕吐，便秘等症，均未见皮肤和巩膜黄染。口服胆宁片每次5片，每日3次，饭后服。临床观察表明，本药对气郁型、湿热型的疗效优于热毒型。本药不适用于慢性胆囊炎伴腹满便溏，四肢欠温，气短乏力，舌质淡，苔薄白，脉沉细等症的患者。

（5）胆囊息肉。每次5片，每日3次，饭后服。若每日排便增至3次以上，酌情减量服用。4周为1个疗程。

（6）胆囊术后综合征。胆囊切除术后，部分患者会出现右上腹胀闷不适，甚或隐痛等症状，排除损伤、粘连、感染等其他并发症，临床上称之为胆囊术后综合征。如果于术后第5天起，口服胆宁片，每次2~3片，每日2~3次，服药时间大于3个月，对缓解胆囊切除术后右上腹胀闷不适症状、改善肝功能，减轻胆总管代偿性扩张，有良好的作用。

（7）胆石症、胆囊炎兼便秘。胆石症或胆囊炎患者伴便秘持续4周以上者，症见排便费力、排出硬质粪便、排便不尽感、有肛门直肠阻塞感、每周排便少于3次，除外结肠器质性病变，可用本药治疗。每次5片，每日3次，疗程4周以上。同时给予病人饮食指导并纠正其不良行为。疗程中出现腹泻者，胆宁片剂量减为3片/次，3次/天或5片/天，2次/天，或病人自行调正至能够耐受为止。

（8）非酒精性脂肪性肝病。在反复通过健康宣教实施节制饮食、增加运动和修正不良行为等改变生活方式的基础上，给予胆宁片口服，5片/次，3次/日。疗程中出现腹泻者，剂量减为3片/次，3次/日，或5片/次，2次/日。少数病例同时加用益肝灵（每次77毫克，每日3次）、复合维生素B（每次2片，每日3次）等1种或多种药物口服。经用药3~6个月后，能有效改善非酒精性脂肪性肝病患者肝区不适、乏力、食欲减退、便秘等症状以及体重指数、肝功能、血脂、影像学等指标。

【注意事项】孕妇及过敏体质者慎用。服用本品后，如每日排便增至3次以上者，应酌情减量服用。

复方胆宁片

【来源】刘炳午方

【组成】 茵陈 金钱草 海金沙 鸡内金 栀子 冬葵子 瓦楞子煅 当归 川楝子 白术 茯苓 白芍

【用法】 每次 10 片，每日 3 次。

【功用】 疏肝利胆、健脾溶石排石。

【主治】 胆囊结石、肝胆管结石术后肝胆功能的调理、肝胆管残余结石的排石、慢性胆囊炎。

【方解】 方中金钱草有利湿退黄、清热解毒，茵陈蒿具有清热利湿、利胆退黄的功效，善清肝胆之热从小便出，为治疗黄疸之要药，二者共为君药。佐以柴胡入肝胆经，升发阳气，疏肝解郁、抗炎、利胆、抗肝损伤作用，舒张奥狄括约肌、增强胆道平滑肌的运动；白芍敛阴和阳，条达肝气，缓急止痛，可使柴胡升散而无耗伤阴血之弊，当归养血柔肝、缓中止痛；栀子味苦性寒，苦寒清降、泻火除烦；臣以白术、茯苓健脾，使运化有权，气血有源。半夏降逆止呕，黄芩清泄肝胆之热，枳实助大黄泻热通便，散积止痛，与柴胡为伍，一升一降，加强疏畅气机之功，并奏升清降浊之效，与白芍相配，又能理气，又能和血，使气血调和。

【临床应用】

1. **用方要点** 现代药理研究证实，复发胆宁片具有利胆、消炎、防石溶石、保护肝脏、改善肝功能等作用。胆石症、胆囊炎、胆石症术后可选用本方治疗。

2. **历代医家应用经验** 本药根据湖南省中医药研究院名老中医刘炳午的临床验方研究而成，是湖南省中医药研究院附属医院院内制剂，本药获 1996 年度湖南省中医药科技进步二等奖，对胆囊结石、慢性胆囊炎、肝胆管结石术后肝胆功能的调理、肝胆管残余结石的排石均有确切疗效。其药性平和，补而不滞，疏而不峻，适应于胆石症、胆石症术后的病因病机与病情，可以长期应用，从而达到改善生理功能，"澄本清源"的目的。本药不侧重于过用泻下通腑，而是注重脾胃气机、协调和恢复正常的肝胆脾胃生理功能。正所谓肝得血而能和，脾胃健而能纳谷散精，运化水湿，肝疏调达，胆腑自然通利。根据文献报道，下述肝胆疾病可用本方化裁治疗：

（1）可保守治疗的胆石症。每次 15 片，每日 3 次，饭后服，3 个月为 1 疗程。

（2）手术治疗的胆石症。对于下述患者行胆总管切开取石加"T"形管引流术后可配合本药治疗：反复发作性右上腹胀痛、畏寒，高热史，B超显示肝胆管扩张，内有强光团伴声影，经皮肝穿刺胆管造影或经十二指肠纤维内窥镜逆行胰胆管造影显示胆管狭窄与扩张病变，扩张胆管内有大小不一结石影。于术后第3天开始服用复方胆宁片，10片/次，3次/日，连续服用6周。

（3）慢性胆囊炎。每次15片，每日3次，饭后服，3个月为1疗程。

【注意事项】治疗期间清淡饮食，忌食辛辣生冷油腻食物。

靖胆丸

【来源】尤松鑫方

【组成】柴胡　白芍　枳壳　甘草　广郁金　制附子　黄连　焦栀子　金钱草　鸡内金

【用法】按一定比例研制成极细粉末，水泛成绿豆大小丸。每次服5克，每日2次，餐前半小时温开水送服。急性发作期用汤剂并酌情增减。

【功用】调肝扶脾，清热利湿，消积化石。

【主治】胆石症。

【方解】本方中含三张古方：四逆散、三金汤、连附六一汤。其中有四逆散加广郁金，疏通肝胆气机；栀子、川连、金钱草清热除湿，鸡内金消积化石。配附子，则更独具妙用。附子味辛、性大热，具有温补，通行之特点，配入方中旨在温助脾阳，祛除湿邪。附子与甘草为伍，名甘草附子汤，可增强其温补中阳，健运脾胃之作用，使该方具有运中有补，补而不滞的特点。湿为阴邪，非温不化，附子与除湿药为伍，也能更有效地发挥祛湿作用。该药与调肝药为伍，则能条畅气机，疏通肝胆；与苦寒药为伍，则清泄而不伤正；其中与黄连为伍，有丹溪"连附六一汤"之意，能更好地起到降火止痛的作用；与化石药为伍，取其通行走散之性，而增消散结石，通利胆腑之功。

【临床应用】

1. **用方要点**　本方适用于症见右胁或两胁疼痛，呈隐痛、胀痛或阵发性剧痛，可放射至右肩背，脘腹胀满，纳差，恶心甚则呕吐，口苦口干，大便不调，尿黄，苔腻，脉弦的各类胆石症患者。现代药理研究证实，靖胆丸具有利胆、消炎、镇痛、溶石排石、保护肝脏、改善肝功能、抗病原微生物、调节机体免疫功能等作用。胆囊结石、胆总管结石、肝内胆管结石、胆石症性胆绞痛等疾病，可选用本方治疗。

2. 历代医家应用经验　本方是南京中医药大学尤松鑫教授的临床验方，是江苏省中医院院内制剂［批准文号为宁卫制（1996）第 025 号］。尤教授针对本病肝郁气滞，脾虚湿阻，湿热交结的病机实质，确立了调肝扶脾的治疗法则，融合古方四逆散、三金汤、连附六一汤，组成此方。本方有 4 个特点：

（1）重视调整肝脾功能，在常用的疏肝利胆，清化消解等治法中，增加了扶脾一法。

（2）健脾不用甘温之白术、党参、山药，也不用温热守中之干姜等，而选用辛热温补走散之附子，使泻中有补，补而不滞；并以之与苦寒药为伍，有异于以往治胆石一意用苦寒攻伐的老模式。

（3）从本病间歇期入手。不总攻排石、不单纯消炎利胆，而是标本同治，虚实兼顾，着重通过对间歇期的治疗，来达到控制和减少急性发作，根治结石的目的。

（4）适应证广。主要适用于胆石症间歇期的治疗，急性发作期可适当配合水煎剂。对各种不同类型、大小的结石，中医各类证型均较有效，对本病中占多数的证型（如湿热型、气滞型、脾虚型、痰湿型）的疗效则更为显著。根据文献报道，下述肝胆疾病可用本方化裁治疗：①胆石症缓解期。用本丸药规定剂量，服药时间平均 6 个月。②胆绞痛。胆石症，伴右胁或两胁疼痛，呈隐痛、胀痛或阵发性剧痛，可放射至右肩背，脘腹胀满，纳差，恶心甚则呕吐，口苦口干，大便不调，尿黄，苔腻，脉弦。将原方丸剂改为水煎剂，以 3 个月为 1 个疗程，连续服药 3 个疗程。

【注意事项】治疗期间清淡饮食，忌食辛辣生冷食物，禁食油腻。

方剂索引

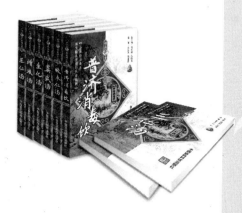

《难病奇方系列丛书第四辑》(31本)

诠释经典方剂，
探究临床应用与作用机制。

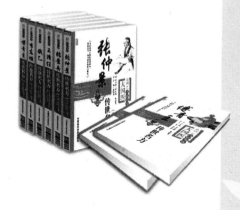

国医传世名方系列 (10本)

全面公开大国医首创妙方，
带给读者一场方剂学的豪门盛宴。

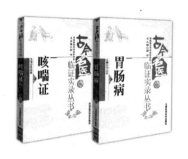

《古今名医临证实录丛书》(22本)

集古今医家经验之大成，开卷有益。
展各家专病诊治之绝学。醍醐灌顶。